中国抗癌协会环境肿瘤学专业委员会组织撰写

现代健康管理学丛书　　　　总主编　李玉民

甲状腺疾病
健康管理学

Health Management of Thyroid Diseases

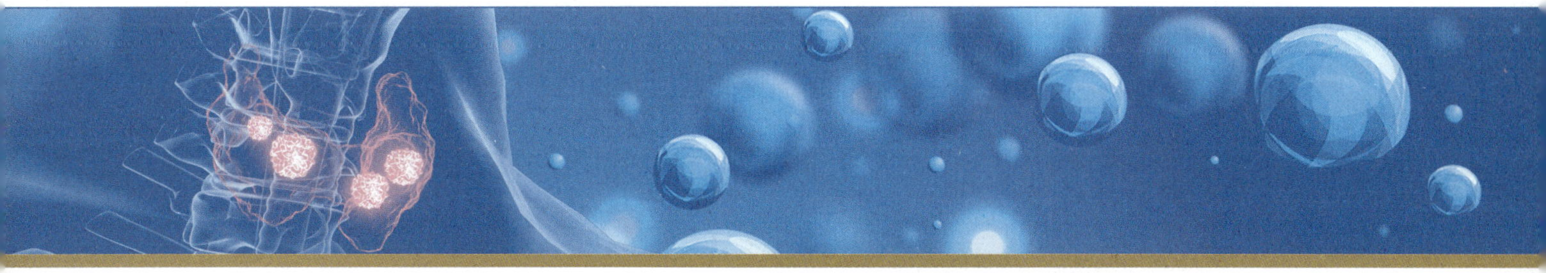

主编　刘小康　李玉民

蘭州大學出版社
LANZHOU UNIVERSITY PRESS

图书在版编目（CIP）数据

甲状腺疾病健康管理学 / 刘小康，李玉民主编．兰州 ：兰州大学出版社，2024．12．--（现代健康管理学丛书 / 李玉民总主编）．-- ISBN 978-7-311-06708-3

Ⅰ．R581

中国国家版本馆 CIP 数据核字第 2024UD6726 号

责任编辑　宋　婷　马雯婷
封面设计　陈　欣

丛 书 名　现代健康管理学丛书
总 主 编　李玉民
本册书名　甲状腺疾病健康管理学
　　　　　JIAZHUANGXIAN JIBING JIANKANG GUANLIXUE
作　　者　刘小康　李玉民　主编
出版发行　兰州大学出版社　（地址：兰州市天水南路222号　730000）
电　　话　0931-8912613(总编办公室)　0931-8617156(营销中心)
网　　址　http://press.lzu.edu.cn
电子信箱　press@lzu.edu.cn
印　　刷　兰州银声印务有限公司
开　　本　880 mm×1230 mm　1/16
成品尺寸　210 mm×285 mm
印　　张　23.25
字　　数　680千
版　　次　2024年12月第1版
印　　次　2024年12月第1次印刷
书　　号　ISBN 978-7-311-06708-3
定　　价　142.00元

（图书若有破损、缺页、掉页，可随时与本社联系）

丛书编委会

李玉民　李宁荫　李则宣　李伟东　李兴杰　李红利　李志勇　李丽斐　李秀丽　李明鸣
李建雄　李俊峰　李彦妮　李桂香　李晓玲　李笑然　李海元　李雪梅　李彩娥　李福平
李嘉正　杨　飞　杨　立　杨　丽　杨　杰　杨　波　杨　柳　杨　菁　杨　晶　杨　斌
杨　婷　杨　静　杨　磊　杨　燕　杨一蕃　杨冬梓　杨永秀　杨旭龙　杨汝阳　杨利娟
杨含腾　杨忠霞　杨全伟　杨景茹　杨璐西　杨鑫娜　豆欣蔓　肖　楠　肖晓辉　吴　雪
吴　强　吴向阳　吴多明　吴庭恺　吴恭瑾　吴银瓶　吴锦涛　何　莉　何　晓　何亚娟
何佳静　何荣霞　何綦琪　余　静　余阳阳　谷有全　狄天宁　闵光涛　汪　维　汪小亚
汪五全　汪玉红　汪苑苑　沈海丽　宋飞雪　宋天亮　宋克薇　宋晓静　宋爱琳　宋润泽
张　兰　张　红　张丽(肾病)　张丽(精神)　张　洁　张　洲　张　莉　张　涛
张　朗　张　娟　张　通　张　辉　张　鹏　张　静　张　豪　张　磊　张燕(风湿)
张燕(健康管理中心)　张小卫　张小珍　张文君　张玉怀　张甲翠　张立婷　张亚敏
张成俊　张旭东　张亦舒　张军红　张军强　张红丽　张芮浩　张苍宇　张欣宗　张学红
张学良　张珊珊　张树泽　张思功　张耕源　张振昶　张莉莉　张晓芳　张爱萍　张海鸿
张海滨　张婉婉　张雅兰　张雅丽　张瑞芳　张翠莲　张德刚　张德奎　陈　刚　陈　军
陈　昊　陈　敏　陈　琳　陈　慧　陈江君　陈秀娟　陈思雨　陈雁飞　武　力　武　君
武国德　苟文婕　苟亚妮　范阿娇　范晟煊　林　欣　尚攀峰　呼永华　罗　晖　罗小峰
罗长江　罗志强　罗瑞英　岳　平　岳　鹏　岳秀宁　金　晶　周　栋　周小春　周文策
周心怡　周建平　周俊林　周晓伟　周海宇　周辉年　庞云清　郑　婷　郑鹏飞　屈　鹏
孟文勃　封昱辰　赵　龙　赵　达　赵　旭　赵　军　赵　艳　赵　桐　赵　敏　赵　琴
赵　锋　赵　斌　赵　媛　赵　磊　赵大成　赵月生　赵文君　赵兰婷　赵成基　赵宇昊
赵学文　赵思华　赵海燕　赵翀翀　赵瑜梨　郝晋雍　胡旭昌　胡丽娜　胡茂荣　胡建明
胡晓斌　胡钰敏　胡继科　胡雪剑　胡微薇　南　伟　柳　进　柳江燕　郜丽娜　侯博儒
俞泽元　姜　金　姜　程　宫玉哲　贺东强　贺志云　骆晓荣　秦立军　袁　月　袁　东
袁　新　袁　薇　袁若雯　热勒肯　耿　彬　桂惠明　夏　苇　夏亚一　原铂尧　顾　冰
柴尔青　党欣欣　党建中　党跃修　徐　献　徐义先　徐百成　徐学超　徐嘉宁　高　敏
高明霞　高莉萍　郭　梁　郭元成　郭少华　郭发才　郭柳青　郭莉莉　郭钰珍　郭凌云
郭继武　郭琎祎　席大勇　唐依苗　唐荣冰　姬　瑞　黄　昊　黄　莉　黄　越　黄卫东
黄泽平　黄晓俊　黄晖蓉　乾栋梁　曹宏泰　曹雨芬　曹菊玲　龚　霞　盛晓赟　常　鹏
常　鑫　崔　祥　崔鸿斌　康学文　商俊芳　阎丹峰　阎立新　梁　成　梁　伟　梁晓磊
梁海萍　梁耀军　彭正奎　彭雪彬　葛朝明　董　静　董治龙　董海涛　董强利　蒋　妮
蒋常莲　韩　清　韩　婕　韩兴文　韩彦明　景玉宏　景海雪　程志斌　傅松波　焦作义
舒　娟　鲁锦玥　曾　双　曾　嵘　曾晓丽　曾祥挺　谢小冬　谢广妹　谢亚东　谢泽慧
谢寒冰　靳佳欣　蒲建中　甄东户　路　锦　满江位　蔡宏斌　裴锡波　裴霞霞　廖　梅
谭季春　谭恩丽　谭继英　熊　彬　熊金涛　滕晓明　颜耀华　潘　青　潘晓婧　操慧颖
薛莉花　魏　宁　魏　丽　魏孔孔　魏丽娜　魏育才　魏晓瑞　魏海东　濮家源

本册编委会

主　编　刘小康　李玉民

编　委

（以姓氏笔画排序）

马家骧　　兰州大学第二医院
马　强　　兰州大学第二医院
王金海　　兰州大学第二医院
王彦伟　　兰州大学第二医院
王　涛　　兰州大学第二医院
毛　杰　　兰州大学第二医院
吕　西　　兰州大学第二医院
刘小康　　兰州大学第二医院
刘海鹏　　兰州大学第二医院
安丽娟　　兰州大学第二医院
杜志兴　　兰州大学第二医院
李玉民　　兰州大学
李　榆　　兰州大学第二医院
宋爱琳　　兰州大学第二医院
张玉怀　　兰州大学第二医院
张军强　　兰州大学第二医院
罗　晖　　兰州大学第二医院
赵　磊　　兰州大学第二医院
贺东强　　兰州大学第二医院
党建中　　兰州大学第二医院
郭琎祎　　兰州大学第二医院
郭　梁　　兰州大学第二医院
黄泽平　　兰州大学第二医院

总主编简介

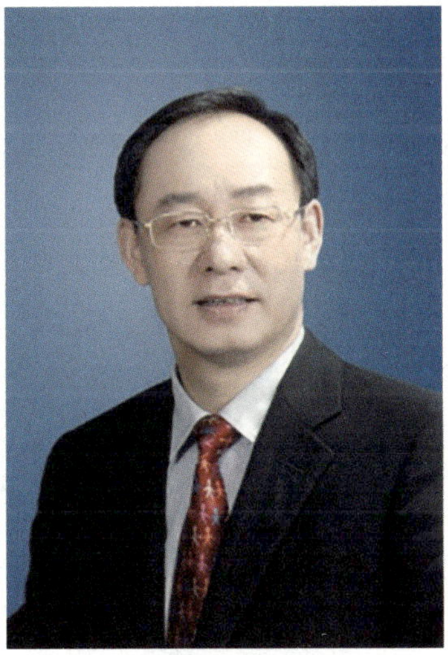

李玉民

李玉民，1962年12月出生，医学博士，兰州大学教授、博士生导师，兰州大学第二医院普通外科主任医师，英国剑桥大学访问学者，澳大利亚昆士兰科技大学客座教授。从事肝胆胰外科、微创外科和消化系肿瘤的研究。发表学术论文360余篇，其中SCI论文140余篇。参编全国高等学校“十三五”教育医学规划教材《外科学》，主编、参编专著20余部。承担“国家863计划”“国际科技合作项目”和“科技部惠民计划”等科研项目31个。获“甘肃省科技进步一等奖”等奖项27个；担任国内外学术期刊主编及编委30余个，其中担任SCI杂志副主编及编委7个；担任中国抗癌协会环境肿瘤学专委会主任委员等学术职务70余个。被授予“国务院政府特殊津贴专家”“卫生部突出贡献中青年专家”“甘肃省优秀领军人才”等多项荣誉称号。

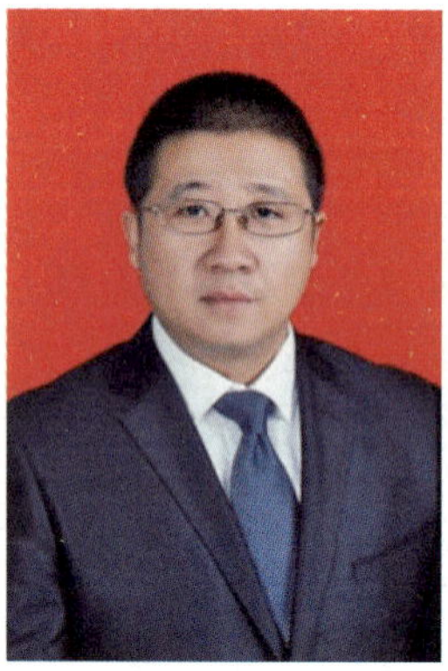

刘小康

刘小康，1978年10月出生，中共党员，兰州大学第二医院（第二临床医学院）普外科主任医师、甲状腺外科主任，外科学博士。甘肃省医师协会普外医师分会甲状腺外科委员会常委，甘肃省医学会医学鉴定专家。从事甲状腺及甲状旁腺外科的教学与研究。已发表论文“Assessment of causal association between differentiated thyroid cancer and disordered serum lipid profile: a Mendelian randomization study”等。主持科研项目“甲状腺手术后颈部功能保护的前瞻性队列研究”等。获甘肃省科技进步二等奖。

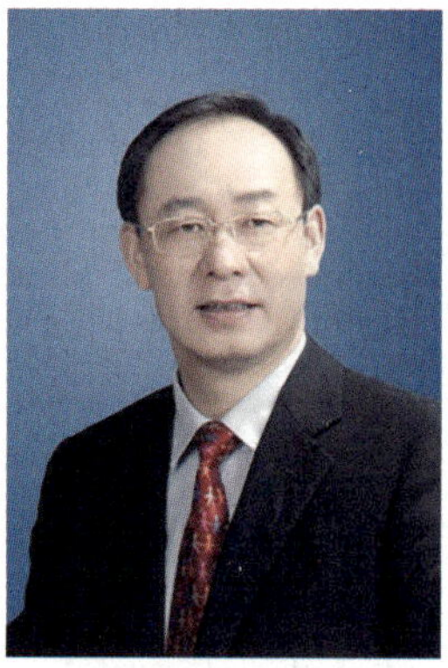

李玉民

李玉民，1962年12月出生，医学博士，兰州大学教授、博士生导师，兰州大学第二医院普通外科主任医师，英国剑桥大学访问学者，澳大利亚昆士兰科技大学客座教授。从事肝胆胰外科、微创外科和消化系肿瘤的研究。发表学术论文360余篇，其中SCI论文140余篇。参编全国高等学校“十三五”教育医学规划教材《外科学》，主编、参编专著20余部。承担“国家863计划”“国际科技合作项目”和“科技部惠民计划”等科研项目31个。获“甘肃省科技进步一等奖”等奖项27个；担任国内外学术期刊主编及编委30余个，其中担任SCI杂志副主编及编委7个；担任中国抗癌协会环境肿瘤学专委会主任委员等学术职务70余个。被授予“国务院政府特殊津贴专家”“卫生部突出贡献中青年专家”“甘肃省优秀领军人才”等多项荣誉称号。

序 一

随着现代经济社会飞速发展，人们的生活方式发生了变化，加之生态环境恶化、工业污染等诸多因素，全球多种疾病的发病率大幅增加，我国面临着巨大的健康压力和挑战。因此，不断创新现代健康管理的新理念，注重全生命周期的健康维护，建立现代健康管理的新体系，对于提升广大人民群众的健康水平意义深远。

兰州大学李玉民教授作为总主编，组织国内数百位具有丰富经验的临床专家撰写了“现代健康管理学丛书”，全面系统地介绍了常见多发疾病现代健康管理的新进展。丛书聚焦常见疾病诊疗和预防的热点问题，详细论述了饮食、生活习惯、心理精神等因素与疾病发生发展的关系；深入阐述了常见疾病发生的机制；重点突出了常见疾病现代健康管理的新方法和新策略。丛书强调多学科交叉融合，推动实行疾病的“早筛、早诊、早治、早康复”。

丛书还注重常见疾病全过程的健康管理，积极促进和创新现代健康管理体系，以常见疾病的诊疗为基础，向“上游”关注疾病病因，向“下游”关注疾病治疗后患者的康复与管理，高度重视影响健康的致病因素，强调防治并重，以预防为主，可有效指导健康生活方式并优化创新疾病防控模式。

丛书内容丰富、信息量大，兼具专业性和实用性，可为临床医生、预防医学医生、公共卫生工作者、健康管理工作者、科普工作者及医学生提供学术参考，也可为社会民众提供有益的健康指导，对提高广大人民群众的健康意识、促进建立现代健康管理新模式、维护全生命周期健康、服务健康中国战略具有重要意义。

我谨向广大读者推荐此丛书，以期有所裨益。

中国工程院院士

原国家卫生部副部长

中华预防医学会第四、五届会长

2024年3月

序　二

研究创新现代健康管理的新理论和实践是人类健康事业发展的必然需要，对提高人类的健康水平具有重要意义。

新时代的医学健康理念从以治病为中心，转向以健康为中心，维护全生命周期健康。此外，诞生了“群医学”的新理念，群医学是为恢复、维护、增强众生、生态的整体与长远健康而发展出的知识、技术、艺术和学术体系，提倡以人类为中心，实现“健康大同”。为顺应新时代健康理念的需要，推动群医学快速发展，“现代健康管理学丛书”应运而生，本丛书系统阐述了临床常见疾病的诊断、治疗、预防和康复的最新发展动态；同时，详细介绍了环境、饮食、生活习惯和心理精神等因素与疾病发生的关系，阐述了常见疾病发生的机制，重点突出了常见疾病健康管理的新技术、新方法和新理念，强调了群医学的“六域”，即促、防、诊、控、治、康（促进、预防、诊断、控制、治疗、康复）和“六宝”即语、药、械、食、居、环（语言、药材、器械、饮食、起居、环境），凸显了大健康的理念。

丛书对指导广大民众的健康生活方式、探索现代健康管理新方法、提高人民群众疾病预防意识、提升常见疾病诊疗能力、维护生命健康具有积极作用，希望能为临床医学、基础医学、公共卫生、预防保健、健康管理及科普等专业人员和医学生提供有益参考。

我特为此丛书作序。

中国工程院院士
中国工程院副院长
中国医学科学院院长
北京协和医学院校长

2024年7月

序　三

进入21世纪，健康已成为全球关注的重大课题，提升常见疾病的诊治和预防能力，推进健康管理的新技术、新方法和新理念，对维护全过程全生命周期的健康至关重要，对实施健康中国战略意义非凡。

为反映常见疾病的诊疗和现代健康管理发展的新动态和新进展，提高广大人民群众的健康水平，兰州大学李玉民教授携手数百位专家学者共同编写了“现代健康管理学丛书”。丛书详细阐述了临床常见多发疾病的病因学和发病机制，系统介绍了常见疾病的诊断、治疗、预防、康复及健康管理的最新成果；重点突出了常见疾病健康管理的新理念，强调疾病预防策略，详细介绍了常见疾病的诊疗新技术，倡导健康生活方式，既适用于专业人员，又能指导社会民众。阅读此丛书，对提高民众的健康意识、探索疾病的健康管理新模式、提升常见疾病的诊疗水平、维护广大人民群众全生命周期健康具有十分积极的作用。

丛书汇集了数百位临床专家的智慧，具有先进性、科学性和实用性，是临床医生、健康管理工作者以及医学生的良师益友。

我谨为此丛书作序，并向广大读者推荐此丛书。

中国工程院院士　[signature]

2024年7月

序　四

维护全生命周期健康是21世纪医学发展的重大使命。促进临床医学、基础医学、预防医学和公共卫生多学科交叉融合，推广常见疾病诊疗和预防新技术、创新全过程全周期的健康管理新理念，对推动实施健康中国战略具有重要意义。

由兰州大学李玉民教授作为总主编、数百位优秀专家共同参与编写的“现代健康管理学丛书”，荟萃了最前沿的健康管理理论与实践；结合专家团队多年丰富的临床经验和研究成果，全面系统地阐述了常见疾病的病因学，生理病理学，诊断、治疗、康复及预防的现状和新进展；涵盖了健康管理、健康促进、健康评估以及健康教育等多个方面的内容；系统介绍了现代健康管理学的发展趋势和临床研究动态，强调防治并重，突出了现代健康管理的新技术和新理念。

丛书的知识传递方式较为科学，既适合专业人士深入学习，又适合普通读者获取健康管理知识，这符合现代人对于全民健康管理的迫切需要，这也正是丛书的重要价值所在。

丛书立意新颖、系统全面、图文并茂，具有实用性、专业性和指导性，可使临床医学、基础医学、全科医学、健康管理、公共卫生和预防医学的相关工作者及医学生等全面系统地了解健康管理的新理念。同时，也可使民众提高自身的健康管理意识和防病治病能力。

人民的终极福祉就是健康。我很荣幸为此丛书作序，谨向读者推荐此丛书，以期广大读者从中有所受益。

中国工程院院士
中国医师协会常务副会长
清华大学临床医学院院长
清华长庚医院院长

2024年7月

序　五

为推进实施健康中国战略，维护全生命周期健康，充分反映常见疾病健康管理的最新发展动态和研究成果，“现代健康管理学丛书”全面系统地阐述了临床常见多发病的流行病学、病因学、发病机制、病理生理学、诊断、治疗、预防和康复等的新进展；详细论述了饮食、生活习惯和心理精神及环境因素与疾病发生的关系；重点突出了常见疾病现代诊疗的新方法和新策略，着重强调了常见疾病预防和康复的新理念。

丛书针对常见疾病诊断治疗和预防的关键问题，强调疾病全过程全生命周期的健康管理，重点突出疾病预防，关注影响健康的现代危险因素，注重疾病的预防、诊断、治疗和康复有机衔接；丛书涵盖了各系统常见疾病的健康管理理念，信息量大，图文并茂，实用性和指导性强，对于推广常见疾病早筛、早诊、早治的新理念、新技术，普及广大民众防病治病的知识，改善民众的生活方式，建立健康管理的新模式具有指导作用。

丛书面向人民生命健康，对于提高广大人民群众的健康水平具有重要意义，是从事临床医学专业、健康管理专业、公共卫生和预防医学专业、基础医学专业的工作者及医学生的良好参考用书。

是为序！

中国工程院院士

北京大学心血管研究所所长

北京大学博雅讲习教授

血管稳态与重构全国重点实验室主任

中国康复大学校长

2024年3月

序　六

21世纪的医学理念发生了重大变化，从以治病为目的对高科技的无限追求，逐渐转向以疾病治疗和预防并重；从以治病为中心，转向以健康为中心，重视全生命周期的健康管理。

“现代健康管理学丛书”聚焦常见疾病的现代诊疗和健康管理发展的前沿问题，总结归纳了最新的研究进展，结合专家团队丰富的临床经验，全面系统地阐述了临床常见多发病的流行病学、病因学、发病机制、病理学、诊断、治疗、预防及康复的现状和新进展，反映了常见疾病现代健康管理和诊疗技术的新动态。

丛书主要突出了现代健康管理的多学科交叉融合特征，关注影响健康的危险因素，强调预防为主，注重现代康复管理的新技术，以期促进常见疾病的诊治、预防和健康管理能力的提升。

丛书面向临床医学、全科医学、健康管理、公共卫生、预防医学、基础医学等专业工作者及医学生，使读者能全面系统地了解常见病的现代健康管理理念，掌握常见疾病诊疗和现代健康管理的新技术和新方法，提高对疾病防治的整体认识，树立健康管理新理念和新模式，这对提高全民的健康管理水平和防病治病能力具有重要意义。

我特为此丛书作序，希望为其出版能够起到一定的积极作用。

中国科学院院士　[signature]

2024年3月

序　七

随着经济的飞速发展，生态环境和生活方式的不断变化，人类健康面临着巨大挑战，常见多发疾病的发病率越来越高，健康问题也越来越受到全球的高度重视。加速推进现代健康管理的理论和实践，提高广大人民群众的健康水平，是促进健康事业发展和实施健康中国战略的必然需要。

为顺应生命健康维护的时代需求，“现代健康管理学丛书”阐述了临床常见多发病的流行病特征、病因、发病机制、诊断、治疗、预防和康复的最新发展动态，重点突出了常见疾病诊疗和健康管理的新技术、新方法和新理念。

丛书对提高医生对常见疾病的诊疗能力，推广普及常见疾病的现代健康管理新技术、新方法，提高广大人民群众的健康水平，维护全生命周期健康，具有积极作用。

丛书系统全面，兼具实用性、专业性和指导性，是广大医生和医学生的有益参考书。

谨以此作序！

中国工程院院士

2024年3月

序 八

现代健康管理学是关于健康管理的学科理论体系，它已经成为当代医学中非常重要的一部分。

世界卫生组织发布的《2020年全球卫生统计报告》指出，全球十大死因中，心血管疾病、癌症、糖尿病和慢性呼吸道疾病均在榜中。2021年，我国65岁及以上的老年人口达2亿人，占总人口的14.2%，按照联合国的标准，中国正式进入“老龄社会”。

慢性病的高发、老龄化社会的到来、亚健康人群比例的增高等都凸显了发展健康管理学的紧迫性、必要性。开展健康管理，用现代健康管理理念和新的医学模式作为指导，通过现代医学和现代健康管理学的技术手段，对个体和群体健康状况及影响健康的危险因素进行评估，并给予有效医学干预，可以此来预防和控制疾病的发生与发展，提高生命质量，降低全社会的疾病治疗费用。因此，健康管理学在疾病的预防和诊疗研究中的重要意义日益受到学者关注。

为此，由兰州大学李玉民教授作为丛书总主编，近百位临床专家作为分册主编共同编写的“现代健康管理学丛书”，涉及心血管、呼吸、普外、骨科、妇产科、儿科、口腔、生殖等多个临床学科，是国内首套对健康管理进行系统阐述的丛书，从基础到临床、从管理体系到大数据应用，为提高健康管理水平、助力健康中国战略具有重要的价值和意义。

我谨推荐此套丛书，希望相关读者能有所收获。

中国科学院院士 陈剑江

2024年夏

总 序

随着经济社会飞速发展，人们的生活方式发生了重大变化；同时，生态环境恶化、工业污染、人口老龄化、不良生活习惯以及心理精神等诸多因素引发的健康问题越来越多。常见疾病多发和重大疾病发病低龄化情况日趋严重，使人类面临巨大的健康压力和挑战。全球范围内对健康问题也越来越重视，从医学教育到临床实践，从疾病预防到诊疗，从卫生健康到国家安全，健康理念均发生了深刻变化，疾病诊疗方式也随之改变，为此，创新现代健康管理模式是人类社会发展的必然要求。

世界卫生组织在《迎接21世纪的挑战》的报告中指出，21世纪的医学不应该以疾病为主要研究对象，应该以人类健康为研究的主要方向。由治病医学转向预防保健医学，由关注人的疾病转向关注人的健康；在重视科技的同时，更加重视人文关怀，推动现代健康管理新理念是医学发展的必由之路。

一人之健康是立身之本，人民之健康是立国之基。“十四五”规划和2035年远景目标纲要提出，全面推进健康中国建设，坚持预防为主的方针，为人民提供全方位全生命周期健康服务。增进人民健康福祉，事关人的全面发展和社会全面进步，事关“两个一百年”奋斗目标的实现。党的二十大报告也提出，推进健康中国建设，把保障人民健康放在优先发展的战略位置，完善人民健康促进政策。

坚持预防为主，减少疾病发生。从以“疾病”为中心转为以“健康”为中心，关键是加强对疾病预防的重视，这是健康中国战略发展的必然选择。科学证明，大部分慢性病都可以通过改变饮食和生活方式进行早期预防，做好疾病预防工作，要从普及健康知识做起，从环境安全开始落实；要重视重大疾病防控，倡导健康文明的生活方式；建立健全健康教育体系，提升全民健康素养；强化慢性病筛查和早期发现；坚持防治并重，以防为主，全生命周期的健康管理，建立和发展健康管理新理念是实施健康中国战略的必然要求。

20世纪70年代末，美国提出了“健康管理”的概念，主要是医疗保险机构通过对其医疗保险客户（包括疾病患者或高危人群）开展系统的健康管理，达到有效控制疾病的发生或发展、减少医疗保险赔付损失的目的。经过数十年的发展，健康管理学已发展成为一门学科，它通过信息和医疗技术对个人的健康状况以及影响健康的风险因素进行全面检查监测，分析评估影响健康的生理、心理及行为风险因素，提供咨询、干预和指导健康生活方式等，建立科学的健康服务流程，实施慢病综合防治策略，充分发挥个体和社会群体的健康潜能，以期提高个体的健康意识和防病治病能力，目的是恢复健康、维护健康、促进健康。

随着科技进步和社会发展、人类疾病谱和死亡谱转变、人口老龄化加速、医疗费用支出快速增长、生活水平提高以及健康意识增强，人们对健康服务的需求已经发生重大变化，从过去被动式、应对性的就医诊疗逐渐转变为主动性、常态化追求健康、预防疾病，有力促进了健康管理学的快速发展。但是，常见多发病的防治能力和健康管理水平距离健康中国战略的要求还有较大差距。就目前来讲，无论从学科、人才、技术以及投入方面，还是在理念、资源分配方面，重视疾病的诊治都远大于重视疾病的预防。因此，包括疾病诊断、治疗、预防和康复体系化的现代健康管理理念亟待加强。

“群医学”理念的诞生，即疾病的“促、防、诊、控、治、康（促进、预防、诊断、控制、治疗、康复）”，创新了医学思维，是临床医学、基础医学、预防医学和公共卫生等多学科交叉融合形成的一个创新体系，为发展现代健康管理学新理念提供了有力支撑，以期适应新时代医学健康观的重要变化，扩展健康服务的内涵，提高健康管理的效能。现代健康管理学是将疾病诊疗与预防康复有机结合起来，以疾病诊疗为基础，既向“上游”关注病因和预防，又向“下游”关注疾病治疗后的康复和管理，突出疾病的预防、诊断、治疗、康复和管理的有机衔接，强调防治并重，以防为主，促进疾病全过程全生命周期的健康管理和健康维护。

基于现代健康管理学的理念，我们从2021年3月启动，邀请了临床医学、基础医学、预防医学和健康管理学等多学科的数百位知名专家学者，编写了“现代健康管理学丛书”，旨在全面反映现代健康管理学发展的最新动态，深入阐述常见疾病从预防到康复全过程的关键问题，推广常见疾病现代健康管理学的理念和新技术，促进多学科交叉融合，以期提高常见疾病“促、防、诊、控、治、康”的能力，服务健康中国战略。

本丛书聚焦常见疾病现代健康管理学的前沿问题，分析归纳海量信息数据和研究成果，结合专家团队丰富的临床实践经验，全面系统地阐述了生殖系统、心血管系统、呼吸系统、神经系统、血液系统、内分泌系统、风湿免疫系统、消化系统、骨骼系统、泌尿系统、宫颈疾病、乳腺疾病、口腔疾病及精神心理等常见多发病的流行病学、病因学、发病机制、诊断、治疗、三级预防、康复及健康管理的发展动态。从流行病学、预防医学、临床医学、康复医学、社会学以及管理学等多学科概述了常见疾病的病因及其临床特征；从细胞生物学、分子生物学、病理学、免疫学及生物信息学等多维度解析了疾病发生发展的分子机制；重点突出了疾病的现代诊疗、预防康复和健康管理的新方法和新策略。

丛书立意新颖、学科全面、内容丰富、信息量大、图文并茂，具有创新性、专业性、系统性、完整性和实用性，面向临床专业医生、全科医生、健康管理医生，以及从事基础研究、公共卫生和预防医学、科普、公共管理等的工作者和医学生。通过阅读本丛书，希望广大读者更加全面地了解现代健康管理学的新理念，了解常见疾病现代诊疗的新技术、新方法，掌握现代健康管理学的研究方向，促进常见疾病早筛早诊早治新技术的推广应用，提高广大群众治“未病”的预防意识。

丛书编写过程中得到了王陇德院士、王辰院士、董家鸿院士、李兆申院士、窦科峰院士、董尔丹院士、陈子江院士、陈香美院士、尚永丰院士、王坤正教授等著名专家的亲切指导和帮助，在此向他们表示由衷的感谢！丛书的指导专家和各分册主编都是长期工作在临床一线的专家，他们既有扎实的理论知识又有丰富的临床经验，反复讨论丛书的目录确定、章节结构、逻辑关系、重点问题、研究进展以及创新点等关键环节，能够把握常见疾病诊疗和健康管理的热点和难点，充分展示了现代健康管理学的新进展和新理念。

由于丛书涵盖了近年来多学科多领域有关健康管理学的最新研究成果，分册较多，信息量大，工作任务重，时间紧，加之编者水平有限，错误和不足在所难免，恳请各位同道批评指正。

李玉民

2024年8月

目录

第一章
概　论

随着人们生活方式的改变、生活节奏的加快以及生活压力的增大等因素，甲状腺疾病发病率逐年上升，且发病人群不断趋于年轻化，我国14亿人口中约有20%的人患有不同程度的甲状腺疾病。但总体来说，甲状腺疾病的知晓率较低，整体规范治疗率不足，给患病群体带来了巨大的疾病负担与经济负担。为深入阐述甲状腺疾病的发生发展，揭示其发病机制和内在发展规律，本书将以国内外最新研究为参考，全面阐述甲状腺疾病防治及诊疗的相关知识，旨在提供规范的甲状腺疾病预防建议及健康管理，从而更好地做到面对甲状腺疾病“早发现、早诊断、早治疗”。

第一节　甲状腺疾病概述

内分泌腺是人体分泌激素的器官，个体的生长发育、新陈代谢、血液循环、生殖等都离不开激素的作用。内分泌腺包括垂体、甲状腺、甲状旁腺、肾上腺、胰腺、卵巢、睾丸等器官，其中甲状腺是人体最大的内分泌腺。甲状腺的主要作用是分泌甲状腺激素（thyroid hormone，TH），以调节身体新陈代谢，促进人体生长发育，维持中枢神经系统兴奋性，维持心脏正常的泵血功能和心率。

甲状腺疾病是指甲状腺功能、大小以及组织结构出现改变的疾病总称，是一种常见的内分泌疾病，因其早期症状具有隐匿性，缺乏特异性，很难被发现，所以导致公众关注度不高，防治意识不强，延误治疗甚至误诊。部分患者就诊时，该病已对患者机体造成严重损害，影响其正常生活与工作。甲状腺疾病主要包括甲状腺功能亢进症（甲亢）、甲状腺功能减退症（甲减）和甲状腺结节。近年来，甲状腺疾病的患病率呈明显升高的趋势，疾病的治疗也成为人们关注的重点。

调查研究发现，目前我国各类甲状腺疾病患病率为50.96%，甲状腺功能异常患病率为15.22%。有近2亿的甲状腺疾病患者，发病率也呈明显上升趋势。从性别分布来看，我国甲亢患病率为3.7%，20～45岁的青年女性相对多见，男女发病比率为1∶6～1∶4。值得注意的是，近年来甲状腺结节的患病率在不断攀升，有数据显示1999年甲状腺结节患病率仅为2.73%，2011年时已增长到12.80%，而2017年最新患病率高达20.43%，但其中80%～90%甲状腺结节为良性，恶性仅占5%～15%，所以早期准确区分甲状腺结节的性质是临床首要任务之一。2023年全球癌症报告数据显示，甲状腺肿瘤已进入全球女性患病率最高的十大癌种之一。中国甲状腺癌的发病率逐年上升，标化发病率从1990年的每年1.4/10万人上升至2016年的每年14.65/10万人，已经成为中国发病率第7位的恶性肿瘤。中国女性甲状腺癌的发病率从2000年到2016年增长了近10倍，15～45岁的女性容易罹患甲状腺癌，是男性发病率的3～4倍。国家癌症中心发布的最新全国癌症统计数据显示，甲状腺癌目前是我国内分泌系统发病率第一的恶性肿瘤，2020年全国新发病例数为22万人，其中女性新发病例数为17万人，存在明显的性别差异。

良性甲状腺疾病经过规范化治疗是可以治愈的，而甲状腺恶性肿瘤的患者在接受及时、有效的治疗后，癌细胞增殖也可得到有效控制，进而可延长患者生命周期。有数据显示，甲状腺癌总体生存率可达98%，是目前生存率最高的癌症。通过术前精准诊断、规范外科手术治疗、新技术应用及术后规范化、个体化随访，患者术后生存率显著提升，但癌症治疗期间和术后长期服药问题，也给个人和社会带来了沉重的负担。随着精准诊疗的不断实施，中国甲状腺癌患者的5年生存率已由2003—2005年的67.5%上升至2012—2015年的84.3%，但与美国等国家（98.7%）相比，我国甲状腺癌5年生存率仍处于较低水平，其诊疗现状仍有待提升。因此，甲状腺疾病的筛查及早诊早治、肿瘤临床规范化治疗和同质化推广等方面需要进一步提升，以期降低疾病发病率和死亡率，提高人群的生命质量。

第二节　甲状腺疾病的发展历史

甲状腺疾病是一个古老的疾病，无论是东方还是西方，对甲状腺疾病的认识和治疗都有悠久的历史。我国对甲状腺的认识最早源于甲状腺肿，早在公元前2700年，我国古人对甲状腺肿已有早期认识。公元前1600年，我国古人已经会食用烧焦的海绵和海藻来治疗甲状腺肿。到公元300年前后，晋代葛洪已在《肘后备急方》中有关于海藻及昆布治疗瘿病的记载。而到了隋唐时期，唐代著名医药学家孙思邈的《千金要方》中，详细论述了瘿瘤等病的针灸取穴治疗，书中还记载了如海藻、昆布、羊靥等众多用于治疗瘿瘤的中药。明代《普济方》中也收纳了众多治疗瘿瘤的特效方剂。

西方对甲状腺疾病的认识最早可追溯至公元5世纪前后，拜占庭帝国继承了古希腊罗马的文化和医学，涌现出一批杰出的医学家，其中艾修斯（Aetius）在其著作*Tetra-biblion*一书中详细描述了甲状腺肿的症状。1170年，罗杰·奥法·萨莱诺（Roger Offa Salerno）将海绵和海藻的灰烬作为治疗甲状腺肿的方法。13世纪，医生阿纳杜斯·德·维拉诺瓦（Anadus de Villanova）发现海绵可用于治疗年轻人新发的甲状腺肿。到了14世纪，外国的一些医生也开始用海绵、海藻和软体动物等海产品来治疗甲状腺肿。1500年，知名画家列奥纳多·达·芬奇（Leonardo DaVinci）被认为是世界上第一个识别和绘制出甲状腺生理结构的人。43年后，著名解剖学家安德烈·维萨里（Andreas Vesalius）描述了甲状腺的解剖学特征，并提供了更为准确的甲状腺插图。1656年，著名英国解剖学家托马斯·沃顿（Thomas Wharton）发现了甲状腺以及身体其他腺体确切的解剖结构，并首次揭露了腺体的功能，他认为大部分腺体的主要功能是分泌某种物质，而颈部的这个腺体负责保持甲状腺软骨的温度，并润滑颈部，为颈部提供美感，依据古希腊盾牌的形状将这个腺体形象地命名为“甲状腺（thyroid）”。这一时期人们对甲状腺有了基础的认识，但对其生理功能的认识尚处于朦胧阶段，多数人认为该腺体没有功能，是一种畸形的肿大。此时有关甲状腺的概念、生理学知识和对后续种种疾病的认知，都还未被揭露出来。

外科治疗甲状腺疾病开始于12世纪，有相关书籍详细描述了手术切除甲状腺肿的过程。到了1791年，法国解剖学家和外科医生皮埃尔·约瑟夫·德索（Pierre Joseph Desault）通过一个垂直切口从甲状腺腺体上切除了一个4 cm的肿块，这被视为首例文献记录的甲状腺部分切除术。

在甲状腺解剖学的结构之谜被揭开后，科学家们开始不断地探索甲状腺的功能和甲状腺疾病。1808年，法国解剖学家纪尧姆·杜普伊特伦（Guillaume Dupuytren）对甲状腺腺体肿瘤进行了全甲状腺切除术。1811年，法国化学家伯纳德·库尔图瓦（Bernard Courtois）在做实验时，无意中在被硫酸烧焦的海藻里发现了碘，大约10年后，碘开始被用于治疗甲状腺肿和克汀病，这是甲状腺科学史上里程碑式的发现。19世纪中期关于简单的甲状腺结节切除、动脉结扎等手术，已有100多例的记载，但当时手术的病死率高达40%。1836年，英国科学家发现，切除甲状腺后的动物会出现人类黏液水肿的某些症状，由此提出了甲状腺是有功能的器官，其功能可能是分泌某种物质，并详细地描述了甲状腺滤泡，对其血运和淋巴引流也进行了阐述。

19世纪后期，随着麻醉、抗感染和无菌概念及止血器械的发展，甲状腺外科进入了新的时代。1877年，甲状腺外科史上的先驱埃米尔·西奥多·科歇尔（Emir Theodor Kocher）在维也纳进行了多例甲状腺切除手术，成为施行此种手术的领路人，他在那时就提倡，避免窒息是实施甲状腺切除术的一般理由。在甲状腺外科领域，最重要的进展是采用动脉止血钳以防止出血，在当时他就特别强调手术时一定要注意分离喉返神经，切记不可使其受到损伤。科歇尔在手术操作时不再使用垂直切口打开颈部，而改用横行的领状切口，使得当时甲状腺外科手术达到了崭新的高度，该切口被称为Kocher切口，这一切口设计被沿用至今。1909年，科歇尔也因在甲状腺生理学、病理学和甲状腺外科手术等方面的杰出成就而获得诺贝尔生理学或医学奖。1895年，马格纳斯·利维（Magnus Lery）发现，毒性甲状腺肿的患者在安静状态下的氧耗量比正常人显著增高，而黏液性水肿患者的氧耗量则降低，并发现服用“甲状腺粉”者其氧耗量增加，因而他提出了甲状腺分泌物可加速营养物质氧化的观点。进入20世纪，随着解剖学与生理学的不断进步、手术器械和手术方式的不断更新，甲状腺疾病研究进入了迅速发展阶段，甲状腺外科手术逐渐开始趋于成熟；到了20世纪中期，随着根治性颈淋巴结清扫术的推广，甲状腺手术死亡率降低至4%，术后5年生存率也得到了极大的升高。

甲状腺疾病的治疗药物，从最初的海洋生物如海藻、海绵，到后来19世纪时人们开始用碘治疗甲状腺疾病。德国化学家欧根·鲍曼（Eugen Baumann）当年使用稀硫酸煮沸了1000只羊的甲状腺，收集其沉淀物并命名为“碘甲状腺素”，这种提取物治疗甲状腺疾病取得了很好的效果。当医疗技术逐步发展后，甲状腺素被美国化学家爱德华·卡尔文·肯德尔（E.C. Kendall）提取出来，人们也逐渐舍弃了使用动物甲状腺切片晒干后磨成的粉末来治疗甲状腺疾病。1973年时，默克公司上市了优甲乐药片，优甲乐是一种人为合成的甲状腺素，是甲状腺疾病的常规用药，这个药物一直沿用至今。

进入21世纪，甲状腺疾病研究的热点领域逐渐覆盖到病理和生理、同位素诊断及治疗、药物研发、微创手术等多个层次，与基础医学、核医学、分子生物学技术、药物化学、人工智能等领域产生了深度交融。激素调节、基因检测、靶向治疗、免疫抑制等逐渐成为甲状腺领域研究的热点。同时，随着多普勒超声、甲状腺显像、CT等影像学技术的不断发展和病理检测能力的不断提升，甲状腺疾病的早期识别和诊断更加精准，疾病治疗也逐渐走向科学化、规范化。

第三节　甲状腺疾病类型

疾病的分类是向研究发病机制和症状学迈出的关键一步，其目的是根据不同的致病原理，实施最佳的诊断和治疗方法。过去半个世纪，科学家们在遗传学、分子生物学和甲状腺疾病发病机制、临床治疗等方面取得了众多进展。因为甲状腺功能、疾病的演变和各种环境因素的作用，所以甲状腺疾病的类别也在不断演化和调整，其目的在于精准识别疾病，从而调整治疗方案。

一、甲状腺功能减退症

甲状腺功能减退是指甲状腺激素合成减少，甲状腺功能减退症的发病率取决于碘化物的含量，成年人通常是由于甲状腺组织受到损伤，儿童则可能与酶缺乏、组织缺陷或先天性异常（例如舌甲状腺或甲状腺发育不全）有关。而中枢性甲状腺功能减退是指促甲状腺激素（thyroid stimulating hormone，TSH）对甲状腺的刺激减少，这是一种与垂体疾病（继发性甲状腺功能减退）或下丘脑促甲状腺激素释放激素（thyrotropin-releasing hormone，TRH）缺乏（三级甲状腺功能减退）有关的疾病。除非早期识别和管理，否则产前或婴儿期发生的甲状腺功能减退会导致克汀病。甲状腺发育不全是先天性甲状腺功能减退症（CH）的主要原因，这是一种严重的内分泌疾病，如果不及时补充甲状腺素，会损害神经元和骨骼发育，从而不可避免地导致侏儒症、不可逆的脑功能障碍或克汀病。

二、甲状腺功能亢进症

甲状腺功能亢进是指持续的甲状腺功能亢进，主要是甲状腺激素合成和释放增加。成人常表现出潮红（外周血管扩张）、热量减少、体重减轻、肌病和食欲增加等症状，儿童则表现为过度活跃，老年患者常表现为心动过速、心慌、心律失常和心脏肥大。与甲状腺功能亢进相关的甲状腺毒症最常见于Graves病，但也见于毒性多结节性甲状腺肿或高功能腺瘤。

三、甲状腺炎

甲状腺炎是一类由自身免疫、病毒感染、细菌或真菌感染、慢性硬化、放射损伤、肉芽肿、药物、创伤等多种原因所致甲状腺滤泡结构破坏，从而累及甲状腺的异质性疾病。

四、甲状腺肿

甲状腺肿是指非炎症和非肿瘤原因阻碍甲状腺激素合成，从而导致的甲状腺代偿性肿大。甲状腺表现为弥漫性或多结节性肿大。当人群单纯性甲状腺肿的患病率超过10%时，称为地方性甲状腺肿，常为缺碘所致。

五、自身免疫性甲状腺疾病

自身免疫性甲状腺疾病（autoimmune thyroid disease，AITD）包括一系列密切相关的疾病，代表两类致病机制。桥本病、产后甲状腺炎、无痛性甲状腺炎主要是T细胞介导的自身免疫，而毒性弥漫性甲状腺肿，也称为Graves病（Graves's disease，GD）的特征主要是体液反应和促甲状腺激素（TSH）受体抗体。

六、甲状腺肿瘤

甲状腺肿瘤在临床上属于头颈部肿瘤，其中良性甲状腺肿瘤患者多见于女性，可分为滤泡型腺瘤、乳头型腺瘤和混合型腺瘤3种类型。甲状腺恶性肿瘤（TC）是最常见的内分泌肿瘤，全球发病率女性为10/100000，男性为3/100000。根据肿瘤起源及分化差异，甲状腺癌又分为：甲状腺乳头状癌（papillary thyroid carcinoma，PTC）、甲状腺滤泡状癌（follicular thyroid carcinoma，FTC）、甲状腺髓样癌（medullary thyroid carcinoma，MTC）、低分化型甲状腺癌（poorly differentiated thyroid cancer，PDTC）以及甲状腺未分化癌（anaplastic thyroid carcinoma，ATC），其他还包括不常见的淋巴瘤、肉瘤及转移性癌等。

第四节 甲状腺疾病的诊疗进展

近年来，随着检查、检验技术的不断提升和创新，使得甲状腺疾病诊断指标的敏感性和特异性不断提高，在临床上，循证医学的证据使人们对这些指标的认识也在不断更新。甲状腺检查的异常提示甲状腺相关疾病的发生，合理选择甲状腺功能检查项目，在疾病诊断、鉴别诊断、监测疗效等方面具有重要意义。

一、甲状腺疾病的实验室及辅助检查

甲状腺疾病的实验室检查包括：①功能相关指标；②自身免疫异常指标；③甲状腺癌相关指标。甲状腺实验室检查与甲状腺的自身免疫性疾病、甲状腺恶性肿瘤及一些全身疾病等密切关联，这有助于临床诊断甲状腺疾病、评估甲状腺功能障碍。

目前，临床常用的甲状腺功能相关指标是血清甲状腺激素测定和血清促甲状腺激素（TSH）测定，血清TSH浓度的变化是反映甲状腺功能的最敏感指标。

甲状腺自身免疫异常指标测定临床常用的是甲状腺过氧化物酶抗体（thyroid peroxidase antibody，TPOAb）、抗甲状腺球蛋白抗体（anti-thyroglobulin antibodies，TGAb）和促甲状腺激素受体抗体（TSH receptor antibody，TRAb）。甲状腺自身抗体的测定主要用于Graves病、自身免疫性甲状腺疾病（AITD）等的鉴别诊断，并且对预测抗甲状腺药物（antithyroid drug，ATD）治疗后甲亢复发有一定意义。甲状腺球蛋白（thyroglobulin，Tg）由甲状腺滤泡上皮细胞分泌，是甲状腺激素合成和储存的载体。临床一般将Tg和TGAb联合检测，在分化型甲状腺癌（differentiated thyroid cancer，DTC）患者的随访中，TGAb水平降低或消失是预后良好的因素之一。

临床诊断检查中首选甲状腺超声检查，对于发现结节和确定结节的性质有很大帮助。在甲状腺恶性肿瘤患者的长期随访中，超声检查对于颈部淋巴结性质的判断也极为重要。超声弹性成像、超声造影、介入超声在鉴别良恶性结节方面也有一定的应用价值。介入超声是在超声引导下对甲状腺结节部位进行细针穿刺活检（fine needle aspiration，FNA），FNA诊断甲状腺非滤泡性结节具有高度特异性，可取得细胞学标本，这被视为甲状腺结节性病变诊断的金标准。

甲状腺CT对甲状腺疾病辅助诊断也具有较高的参考价值，可清晰显示甲状腺和甲状腺与周围组织器官的关系，对甲状腺结节的鉴别诊断意义较大。甲状腺CT也可以用于术前评估甲状腺

疾病的程度、周围组织浸润以及远处转移等情况，但由于检查费用及操作性方面不如超声性价比高，所以不常作为影像学的一线检查手段。

甲状腺MRI检查对中央组、上纵隔组和咽后间隙组淋巴结的判断较好。通过多方位、多参数成像，可更好地观察胸骨后甲状腺病变、较大病变与其周围结构的关系、内囊病变和出血等情况。可通过动态增强扫描、DWI等功能成像对良恶性结节进行较准确评估。

放射性核素显像诊断主要是利用甲状腺组织摄取和浓聚^{99m}Tc-高锝酸盐和^{123}I、^{131}I放射性同位素的功能，观察甲状腺显像剂的分布，了解甲状腺的位置、形态、大小、功能状态以及甲状腺结节的诊断方法。单光子发射计算机断层成像术（SPECT）、正电子发射断层扫描术（PET）是目前普遍采用的放射性核素显像技术，通常和超声、CT、FNA联合应用来提高诊断准确率，也可应用于甲状腺恶性肿瘤的诊断、分期和治疗反应的监测。随着显像设备的发展和核医学显像技术的不断完善，尤其在核医学发展到分子核医学的今天，作为一种无创、易被患者接受的检查方法，放射性核素甲状腺显像将在甲状腺疾病的诊断中发挥越来越重要的作用。

近年来，随着基因检测技术的飞速发展，根据基因变异的肿瘤危险度分层对甲状腺癌进行个体化管理已得到国内外学者的广泛性认可，分子检测已从单基因*BRAF*检测发展到多基因多位点变异分析，如基因融合、单核苷酸多态性和拷贝数变异等多层面检测，特别是*BRAF V600E*和*TERT*启动子突变对于甲状腺癌的个体化管理显得尤为重要。*BRAF V600E/RAS*和*TERT*启动子突变强烈预示DTC高侵袭性和预后不良，这些肿瘤标志物对于甲状腺癌精准规范性管理，以及科学地选择个体化管理方式具有重要的参考价值。

二、甲状腺癌的治疗进展

近年来，甲状腺癌发生过程中基因改变的识别已将重点转移到探索靶向治疗在甲状腺癌中的作用上，涉及*RAS*、丝裂原激活蛋白激酶（*MAPK*）、*BRAF*等细胞内信号通路的突变在甲状腺肿瘤细胞生长和存活中起关键作用。研究表明，*BRAF V600E*突变通常发生在甲状腺乳头状癌中，而*RAS*点突变主要见于滤泡状甲状腺癌和低分化型甲状腺癌。此外，血管内皮生长因子（VEGF）及其受体（*VEGFR*）也与侵袭性甲状腺癌有关。随着酪氨酸激酶抑制剂（TKIs）的出现，碘难治性甲状腺癌的治疗选择范围扩大。在甲状腺癌的靶向治疗中，酪氨酸激酶抑制剂的发展最为显著，其基本原理是抑制各种致癌激酶在肿瘤发生和发展中的作用。目前，索拉非尼和乐伐替尼获得了食品药品监督管理局和欧洲药品管理局（EMA）的批准，用于治疗放射性碘治疗（RAI）难治性甲状腺癌。

免疫疗法已在肿瘤学领域兴起，以*PD-1*、*PD-L1*和*CTLA-4*等免疫检查点为靶点的免疫治疗剂在转移性黑色素瘤、非小细胞肺癌和转移性肾癌患者中显示出良好的生存效益，旨在阻断免疫逃逸。甲状腺癌微环境中富含22个免疫细胞，是免疫治疗的合理候选者。目前，前沿免疫疗法同样为甲状腺癌患者提供了潜在的替代策略，有望成为治疗复杂病例的新方法。甲状腺是人体内免疫原性最强的组织之一，这使研究者对使用免疫方法治疗甲状腺癌更有信心。目前应用于甲状腺癌的免疫治疗方法主要是免疫检查点抑制剂治疗。近年来，以针对靶向*ICAM-1*的CAR-T细胞疗法，已在动物实验中取得进展。随着研究者对甲状腺癌分子机制的深入研究，晚期甲状腺癌的治疗逐渐迈入精准治疗时代；对于局部晚期难以手术、碘抵抗和远处转移的患者，靶向治疗、免疫治疗可能为这些患者提供新的治疗选择。

20世纪初，外科手术被公认为甲状腺疾病的有效治疗方法。因为甲状腺所处的特殊位置，传统手术需在颈部遗留手术疤痕，从而影响患者的颈部美观。随着医疗技术的不断发展，人们对生活质量和审美的要求逐渐提高，微创手术因创伤小、恢复快等优点而被大众所接受。甲状腺微创手术主要以腔镜与消融术为主。

腔镜甲状腺手术（endoscopic thyroid surgery，ETS）是过去20年甲状腺外科的主要进展。1996年美国医生实施了全球首例腔镜甲状旁腺切除术，1997年首例腔镜辅助甲状腺腺叶切除术由意大利外科医生完成，同年又报道了意大利医生对甲亢患者腔镜辅助甲状腺切除术，并首次提出“微创腔镜辅助小切口甲状腺切除术”，是腔镜甲状腺切除术的最初探索。我国腔镜甲状腺切除术于2001年由海军军医大学附属医院仇明教授等人首次在文献中引入。虽然腔镜甲状腺切除术在切除效果和美容效果上具备优势，但上述不同入路手术时可能会面临一些操作困难。2005年，美国医生最先报道了Da Vinci机器人辅助腔镜甲状腺手术。之后国内国外又发展了多种入路的机器人甲状腺切除术，但机器人手术存在手术费用贵、用时较长等问题，目前临床推广使用仍存在一定争议。

时至今日，甲状腺外科已发展成为一个专门的学科，特别是近10年来，甲状腺外科快速发展，随着甲状腺外科相关指南、专家共识的不断修订与完善，甲状腺外科在术前诊断、手术方式、治疗方法创新等方面实现了更好的发展。特别是基础和临床研究的推进，使得甲状腺癌的个体化治疗取得了新进展，患者5年生存率明显提高。目前，甲状腺的外科治疗多以切除部分或全部甲状腺为手段，最常见的手术风险之一就是术后发生甲状腺功能减退和周围神经受损。在国内外甲状腺癌发病率迅速增长的背景下，实施精准诊断和规范化治疗是提高甲状腺疾病生存率及提高患者生活质量的关键所在。基础研究、转化研究和临床研究进展显著，甲状腺癌分子生物学特性和临床转化研究的深入及发病机制的阐述，也将为局部晚期、复发、特殊类型和转移性甲状腺癌患者提供更多的机会。

第五节　甲状腺疾病的健康管理

疾病预防指预防疾病的发生，延缓其发展，最大限度地减少疾病带来的危害，根据疾病的自然史，疾病的预防主要分为一级预防、二级预防和三级预防。一级预防即病因预防，是指预防健康人群中疾病的发生，主要措施是降低危险因素；二级预防指早期发现，预防潜伏期或亚临床期疾病进展；三级预防又称临床预防，是对已确诊疾病进行治疗和监测，延长生存时间，提高生活质量。目前研究普遍认为，甲状腺疾病是由饮食、激素分泌、遗传、疾病演变等多因素共同作用所致的，及早采取预防措施干预甲状腺疾病进展的各个环节，降低疾病可能暴露的危险因素，是预防甲状腺疾病发生发展的有效措施，也是贯彻落实面对疾病“早发现、早诊断、早治疗”理念的积极行为。

甲状腺疾病的一级预防以环境、经济、社会和行为条件以及生活文化的形式抑制风险因素出现，消除或减少疾病发生的可能性。碘摄入量异常是甲状腺疾病的重要危险因素，确保碘的适量摄入是甲状腺疾病一级预防的重要措施。碘对甲状腺的影响是多方位、多层次的。碘摄入明显不足导致的碘缺乏病（iodine deficiency disorders，IDD），包括地方性甲状腺肿、克汀病等，早已引起全世界的关注。我国实行全民食盐加碘政策后，在全国范围内成功地抑制了地方性甲状腺肿的流行。我国幅员辽阔，碘营养状态极不平衡，所以科学、适当、因地制宜地补碘，既达到消除IDD的目标，又能将碘摄入量增加时可能引起的副作用控制到最低，这是目前甲状腺一级预防最有效、最便捷和最经济的措施。维生素D是通过维持机体钙、磷代谢平衡来调节机体骨与矿物质盐代谢的一类激素。作为一类新免疫调控激素，不仅对机体骨钙代谢起到关键作用，还对机体几乎所有组织都具有影响。近年来研究发现甲状腺疾病患者体内维生素D激素含量偏低，这可能参与甲状腺疾病的发生发展，而补充维生素D有助于甲状腺疾病的预防和治疗。此外，吸烟、饮酒等也与某些甲状腺疾病的发生密切。适当锻炼、避免身体过度疲劳、加强情绪管理、保证充足睡眠、调节情绪、降低由于生活压力或情绪不良等因素对激素分泌造成的不利影响，远离辐射性物质、避免有毒有害环境暴露等，这些都是降低甲状腺疾病发生的积极因素。

甲状腺的二级预防包括亚临床甲状腺疾病早期发现以及给予适当治疗，以减少其对人体健康的影响，从而延缓疾病进展。亚临床甲状腺疾病包括亚临床甲状腺功能异常、微小甲状腺结节和甲状腺隐匿性癌症等。由于亚临床甲状腺功能异常缺乏典型临床表现，所以通过临床筛查是早期发现甲状腺疾病高危人群的唯一途径。甲状腺激素水平检测结合彩色多普勒超声是目前甲状腺疾病临床筛查常用的手段：①TSH是亚临床甲状腺功能异常筛查中推荐的首选指标，具有高度的敏感性和特异性；②彩色多普勒超声具有重复性好、无创、快捷等优点，对病变部位的形态、血流等特征进行反映，能够早期发现甲状腺恶性疾病。此外，对易感个体进行降钙素和*RET*突变检测也是甲状腺疾病二级预防的主要方法。使用左甲状腺素（levo thyroxine，L-T_4）、抗甲状腺药物、放射碘疗法或手术对甲状腺疾病进行充分和优化的治疗，以防止疾病进展到更晚期或出现并发症和疾病后遗症时期，这均包括在二级预防中。

甲状腺疾病三级预防即对已确诊甲状腺疾病及早采取积极有效的治疗和监测，将甲状腺功能维持在稳定水平，最大程度地减少甲状腺功能障碍的后遗症和并发症。目前对甲状腺疾病的临床治疗，按照疾病分类，主要分为手术治疗和非手术治疗。

对于儿童和青少年来说，正常的甲状腺功能对于早期神经认知发育以及整个儿童期和青春期的生长发育至关重要。考虑到甲状腺疾病的发生具有明显的性别差异，相关研究发现，自身免疫性甲状腺疾病的主要病因是X染色体失活。在研究动物的实验中发现，雌激素水平低下可以降低自身免疫性甲状腺炎（AIT）的概率，改善甲状腺的炎症反应。对于女性群体来说，更要关注甲状腺状态，定期进行健康检查。妊娠对于甲状腺疾病也存在一定的影响，女性在妊娠期间，甲状腺功能会出现显著的改变，主要体现在总甲状腺素升高，在妊娠中后期，容易出现游离甲状腺素FT_4降低。如果女性在妊娠期间发生亚临床甲状腺功能减退症，会直接影响胎儿的生长发育。开展孕前妇女甲状腺健康教育和早期筛查，提供备孕指导，对患有甲状腺疾病的妊娠期妇女开展全周期监测和随访，加强用药指导，是减轻甲状腺疾病所致不良影响的有效措施。

综上所述，引起甲状腺疾病的影响因素多种多样，加强疾病预防和健康管理理念，全面提升大众对甲状腺疾病的认知程度，采用相应的预防措施，以降低甲状腺疾病的患病率，防止疾病发生。

（宋爱琳）

参考文献

[1]ZHENG R, ZHANG S, ZENG H, et al. Cancer incidence and mortality in China, 2016[J]. Journal of the National Cancer Center, 2022, 2(1):1-9.

[2]ZHOU M G, WANG H D, ZENG X Y, et al. Mortality, morbidity, and risk factors in China and its provinces, 1990—2017: a systematic analysis for the global burden of disease study 2017[J].The Lancet, 2019, 394(10204):1145-1158.

[3]张新洲，刘劲松，许娴，等. 2005—2016年中国甲状腺癌发病和死亡趋势分析[J]. 中华肿瘤防治杂志，2022，29(24):1725-1733.

[4]ZENG H, CHEN W, ZHENG R, et al. Changing cancer survival in China during 2003-15: a pooled analysis of 17 population-based cancer registries[J]. The Lancet Global Health, 2018, 6(5):

e555–e567.

[5]TAYLOR P N, ALBRECHT D, SCHOLZ A, et al. Global epidemiology of hyperthyroidism and hypothyroidism [J]. Nature Reviews Endocrinology, 2018, 14(5):301–316.

[6]DORAIRAJAN N, PRADEEP P V. Vignette thyroid surgery: a glimpse into its history[J]. International Surgery, 2013, 98(1):70–75.

[7]NIAZI A K, KALRA S, IRFAN A, et al. Thyroidology over the ages[J]. Indian Journal of Endocrinology and Metabolism, 2011, 15(2):S121–S126.

[8]AHMED A M, AHMED N H. History of disorders of thyroid dysfunction[J]. Eastern Mediterranean Health Journal, 2005, 11(3):459–469.

[9]Mehran L, Amouzegar A, Azizi F. Thyroid disease and the metabolic syndrome [J]. Current Opinion in Endocrinology, Diabetes and obesity, 2019, 26(5):256–265.

[10]COOPER D S, BIONDI B. Subclinical thyroid disease[J].The Lancet, 2012, 379(9821):1142–1154.

[11]FILETTI S, DURANTE C, HARTL D, et al. Thyroid cancer: ESMO Clinical Practice Guidelines for diagnosis, treatment and follow-up[J]. Annals of oncology: official journal of the European Society for Medical Oncology / ESMO, 2019, 30(12):1856–1883.

[12]中华人民共和国国家卫生健康委员会. 甲状腺癌诊疗指南(2022年版)[J]. 中国实用外科杂志,2022,42(12):1343–1357.

[13]Lee H J, Li C W, HAMMERSTAD S S, et al. Immunogenetics of autoimmune thyroid diseases: A comprehensive review [J]. Journal of Autoimmunity, 2015, 64(1):82–90.

[14]BALOCH Z W, ASA S L, BARLETTA J A, et al. Overview of the 2022 WHO classification of thyroid Neoplasms [J]. Endocrine Pathology, 2022, 33(1):27–63.

[15]VARGHESE J, ROHREN E, GUOFAN X. Radioiodine imaging and treatment in thyroid disorders[J]. Neuroimaging clinics of North America, 2021, 31(3):337–344.

[16]WALSH J P. Managing thyroid disease in general practice [J]. Medical Journal of Australia (MED J AUST), 2016, 205(4):179–184.

第二章
甲状腺的解剖生理

甲状腺是人体最大的内分泌器官，其分泌的甲状腺激素在人体的代谢过程中发挥着重要的作用。近年来，甲状腺疾病的发病率逐年增加，人们对甲状腺的研究也越来越多，诸多研究都离不开甲状腺的解剖和生理作用，下面就将甲状腺的基本解剖以及生理作用做一简单阐述。

第一节　甲状腺及毗邻结构

甲状腺（thyroid gland）位于颈部的中央偏下，甲状软骨的正下方，相当于人体第五颈椎和第一胸椎的水平位置，正常人体甲状腺的质地比较松软，色暗红；甲状腺的外观通常为H形，包括左、右两个侧叶，以及中央的甲状腺峡部（isthmus），有些人群可见锥状叶，平均重量为20～25 g，女性略重；甲状腺的大小可随年龄、季节和营养等情况而变化，见图2-1。

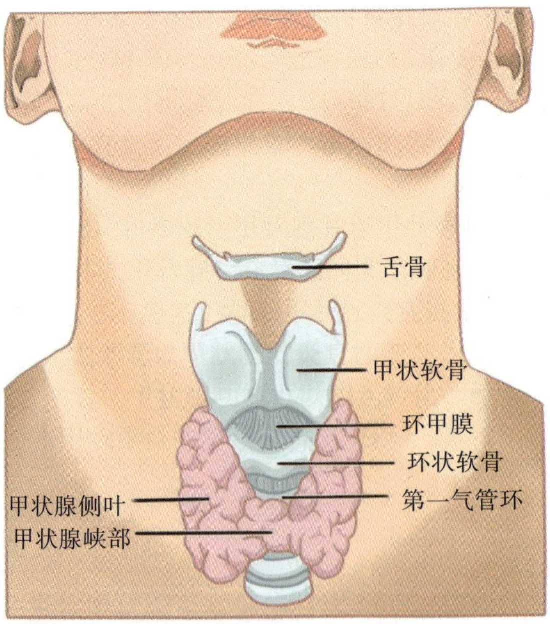

图2-1　甲状腺解剖示意图

甲状腺的两侧叶在形状上近似圆锥形，处于喉下部和气管颈部的内侧面，侧叶的下端可达甲状软骨的中央，最底端达气管软骨之上。甲状腺峡部通常由两侧叶的下部连结，但偶有缺如；甲状腺峡部的位置和大小变化很大，其位置有时高、有时低。据国外资料的统计，大约有10%的人群可见甲状腺峡部缺如，约50%的人群自甲状腺峡部向上伸出一个锥状叶，长短不一，长者可达舌骨，是胚胎发育的痕迹，常随年龄而逐渐退化，故儿童较成年人多。

异位甲状腺较少见，它是一种胚胎发育畸形，其发生与甲状腺发育时原基下降，途中终止于不同的位置有关，甲状腺不在颈部正常位置而出现在甲状腺下降途中的其他部位，如咽部、舌内、舌骨上、舌骨下、喉前、气管内、食管内、胸骨上、胸骨后及胸腔内等，其中以胸骨后甲状腺肿及甲状舌管囊肿较为常见。

甲状腺的表面主要由两层被膜所覆盖，最内层是由结缔组织所形成的纤维囊（真被膜），覆盖甲状腺的表层，与腺体紧紧连接，并通过纤维随血液和神经系统深入腺体实质，使腺体分为多个大小不等的小叶；外层的甲状腺被气管前筋膜包裹，该筋膜形成甲状腺假被膜，即甲状腺鞘；两个被膜间产生的空隙称为囊鞘间隙，空间相对狭小，内有疏松结缔组织、毛细血管、神经根和甲状旁腺，间隙中的蜂窝结构便于分离解剖，故手术剥离甲状腺时可在该间隙中进行。

甲状腺前侧叶的后内侧部（近峡部）借甲状腺悬韧带（Berry韧带，致密白色结缔组织带）紧贴于环状软骨的中下缘，并向前与气管前筋膜相延伸，再向前与甲状腺悬韧带相延伸；甲状腺借假被膜层固定在气管软骨和环形软骨上，在甲状腺侧叶的上极内面和甲状腺峡部中间，以假被膜内层所增厚而构成的甲状腺悬韧带，连接于甲状软骨、环形软骨与气管软骨环，从而使甲状腺固定在喉部和气管壁上。故在吞咽动作时，甲状腺可随喉的运动而上下运动，它是诊断有无甲状腺肿大和鉴别病变是不是和甲状腺相关的基础之一，但正常情况下一般不能清楚地看到或触及甲状腺。

甲状腺的毗邻：①甲状腺腺体的前外侧面（浅面）覆盖着胸骨甲状肌，并附着于甲状软骨斜线，可阻止腺体的上极伸至甲状舌骨肌。②甲状腺侧叶内下侧面靠近喉部和气管，其上极与吞咽功能的缩肌和环甲肌后部有联系；腺体的内后方有气管，靠后方有喉返神经，内侧有食管（左侧更接近），甲状腺侧叶的外侧紧靠颈动脉鞘。③甲状腺前部由浅入深分别是皮肤、颈浅筋膜、封套筋膜（颈深筋膜浅层）、舌骨下肌群和气管前筋膜（颈深筋膜中层），但在甲状腺峡前部正中宽约0.5～1.0 cm的区域无肌肉包裹。在甲状腺肿大时，若向后挤压气管和食道，可产生呼吸功能和吞咽功能的障碍，如挤压喉返神经，则可产生嗓音嘶哑；如果长期向后或向外侧压迫下颈交感干，则可发生霍纳综合征（Horner综合征），出现瞳孔变小、眼裂变窄（上眼睑凹陷）、患侧额部无汗或眼球内陷等症状。

第二节　甲状腺的血液供应

甲状腺有比较丰富的血液供应，主要有成对的甲状腺上下动静脉，以及独立的甲状腺最下动静脉，为呼吸道、食管动脉的甲状腺支（副甲状腺血管）。

一、甲状腺上动脉

甲状腺上动脉起于颈外动脉起点处，与喉上神经外支伴行，在甲状腺的端面附近分成前、后两支。前支沿甲状腺侧叶前缘下行，后支沿甲状腺侧叶后缘下行。喉上神经外支伴甲状腺上动脉的中下部，位于距甲状腺0.5～1.0 cm的位置，有细分支控制环甲肌。

二、甲状腺下动脉

甲状腺下动脉是胸锁下动脉在甲状腺颈干的分支，在椎动脉和颈长肌前；在颈动脉鞘及其内容物后面向内侧转动，也在交感神经干后面转动，颈中神经节位于血管上。到达甲状腺下缘，分为两支，供应甲状腺的后下方，并与甲状腺上动脉和对侧相应的动脉吻合，喉返神经亦与甲状腺下动脉有关联，左喉返神经勾绕主动脉弓至其后部，而右喉返神经则勾绕胸锁下血管至其后部，但二者均支配除环甲肌之外的全部喉肌，喉返神经和甲状腺下动脉在下极附近的关系很复杂，故在手术中结扎甲状腺下动脉时，必须远离喉返神经，并且在直视下操作时应尽量远离甲状腺的下极，以避免伤及神经而引起声音嘶哑。

三、甲状腺最下动脉

甲状腺最下动脉形成率低，一般起于头臂干，止于甲状腺峡。

四、甲状腺的静脉

甲状腺的静脉主要包括甲状腺上、中、下静脉。

（一）甲状腺上静脉

甲状腺上静脉在甲状腺侧叶上端汇合，沿同名动脉外侧向上伴行，接受喉上静脉的汇入，越过颈总动脉前方汇入颈内静脉或面总静脉的末端。

（二）甲状腺中静脉

甲状腺中静脉起于甲状腺侧叶外侧缘中点稍下方，越过颈总动脉汇入颈内静脉前壁的静脉；只有58%的人群具有一侧或双侧的甲状腺中静脉。在甲状腺病损切除术中，剥离腺体边缘时应防止撕裂此静脉，并小心结扎，以防大出血或气栓（空气流入颈内静脉造成）。

（三）甲状腺下静脉

甲状腺下静脉起于腺体静脉丛，该丛亦可与甲状腺外中静脉、甲状腺下静脉等相关联，左甲状腺下静脉下行，注入左头臂静脉处；右甲状腺外下静脉则向斜跨头臂干，注入右头臂静脉处和左上腔静脉交汇处。甲状腺下静脉常通过一个总干注入上腔静脉或左头臂静脉，它们引流食管、气管和喉下静脉的血液，在末端有瓣膜。两侧甲状腺下静脉位于气管内的一些融合支，在甲状腺峡的表层和下方，构成了甲状腺奇静脉丛，在甲状腺峡内做低位气管切开术时要特别注意止血。

第三节　甲状旁腺结构及功能

甲状旁腺（parathyroid gland）是一些小的棕黄色、表面光滑、扁圆形或豆状结构的腺体，每个大小为（3～8）mm×（2～5）mm×（0.5～2.0）mm，每个质量为35～50 mg。典型的甲状旁腺一般为每侧2枚，上下各1枚，但也可以有多枚或只有3枚，也可以是许多小的甲状旁腺小岛状腺体散于常见位置的结缔组织中，偶尔也会有隐匿性腺体随血管分布于甲状腺表面的沟内。

构成甲状旁腺腺体的是主细胞和嗜酸细胞，同时在排列成团状或索状的细胞间隙中还含有丰富的毛细血管。

主细胞：是构成甲状旁腺细胞中含量最多的细胞，为直径7～10 μm的多边形。细胞核为圆形，位于细胞中央，染色质稀疏，染色浅。主细胞通过染色，按照染色后着色的深浅以及分泌颗粒和糖原含量的差别将主细胞分为明细胞和暗细胞。明细胞属于功能活跃的主细胞，暗细胞则是处于静息状态的主细胞。通过电镜观察，明细胞的细胞核相对较大，染色较浅，胞质的着色也较浅；胞质中的高尔基复合体，粗面内质网和线粒体等细胞器含量较多；并且包含有较多直径为200～400 nm的圆形或椭圆形分泌颗粒，分泌颗粒由界膜以及致密的核心构成，内含大量的甲状旁腺激素（parathyroid hormone，PTH）。而暗细胞相对较小，细胞核也较小，胞质着色深；高尔基复合体、粗面内质网和线粒体等细胞器也相对较少；几乎没有分泌颗粒，取而代之的是糖原以及脂褐素颗粒。无论主细胞的形态如何，它都有一面与有孔毛细血管相邻，从而将分泌颗粒所包含的激素释放入血。同时，有神经末梢存在于主细胞的表面以及血管周围间隙，但这些神经的具体效用还有待进一步研究。

嗜酸细胞：相对于主细胞，嗜酸细胞的体积较大且数目较少；通常以单个或成群的方式存在于主细胞之间；嗜酸细胞的造型多呈多边形或者不规则形；细胞核较小且染色深，胞质呈现强嗜酸性。通过电镜观察，其超微结构主要具有大量密集的线粒体，呈长形，并且具有很多嵴，大量线粒体导致了嗜酸细胞质的强嗜酸性。在嗜酸细胞的线粒体间还存在有大量的糖原颗粒，其胞质中的高尔基复合体小，内质网分布稀疏，偶见少量的分泌颗粒。人体生长发育在青春期不存在嗜酸细胞，青春期后逐渐增多。

在人体生长发育过程中还偶见一些过渡型细胞。这些过渡细胞所含的线粒体及糖原有多有少，同时也包含分泌颗粒。在甲状旁腺增生的过程中，也会出现大量的过渡型细胞，有时还会出现水样、清明的细胞。对这类细胞的观察发现，其含有大量的糖原，基本不含线粒体和内质网；在常规染色下，由于细胞中所含的糖原被染色剂溶去，所以胞质透明如水样。

目前的研究对嗜酸细胞的功能仍不清楚，但提出甲状旁腺只具有主细胞功能，其他类型的细胞只是甲状旁腺处于不同功能状态时才会出现，而有的细胞则是甲状旁腺的退化性改变。

一般情况下，下甲状旁腺一般转移至甲状腺下极，但也可能随胸腺下降至胸部或被固定于颈动脉交叉处附近而高于正常位置。正常情况下有2对4个甲状旁腺，包括1对上甲状旁腺和1对下甲状旁腺，常处于甲状腺侧叶后面的真、假被膜内部，有的则处于甲状腺的实质中或假被膜外面的支气管和结缔组织内。甲状腺上动脉和甲状腺下动脉在甲状腺后缘形成的血管吻合，这通常与甲状旁腺非常接近，以此来辨识甲状旁腺。上甲状旁腺一般在喉返神经的背斜面，而下甲状旁腺则位于喉返神经的下腹侧。上甲状旁腺相较于下甲状旁腺的位置更为稳定，尽管有时可能位置要高一些，但通常可以在甲状腺后缘中点附近寻到；下甲状旁腺的部位变化与其胚胎发育有关，可处于甲状腺筋膜鞘下、甲状腺内血管下部和甲状腺的下极部。筋膜鞘内的下甲状旁腺肿瘤可以向下沿气管前方到达上纵隔，而鞘外肿瘤则可以沿食管的后面向后下方侵犯至后纵隔。

上、下甲状旁腺一般由甲状腺下动脉支供血，下甲状旁腺血供则主要来源于甲状腺最下动脉分支，甲状旁腺的静脉回流于甲状腺前面的静脉丛。甲状旁腺的淋巴管数量丰富，与甲状腺淋巴管相通。甲状腺手术中在保护甲状旁腺的同时应尽量保留其相应血管，最大限度保留其功能。交感神经支配甲状旁腺，神经纤维可以直接来自颈上神经节或颈中神经节，或者来自位于甲状腺后表面筋膜内的神经丛。甲状旁腺的功能主要是通过甲状旁腺激素的释放调节体内钙、磷的代谢，甲状腺手术过程中要注意保护甲状旁腺，如术中误将腺叶联合甲状旁腺一并摘除，根据机能减退的情况会使患者发生钙、磷代谢失调，严重者血钙下降。

第四节　甲状腺神经及淋巴引流

甲状腺的神经支配主要是交感神经和副交感神经，交感神经包括颈上、中、下交感神经节，伴随着甲状腺的周围血管，副交感神经包括喉返神经和喉上神经。

喉上神经为迷走神经在颈部上的分支，起于迷走神经下神经节处，在颈内动脉和咽缩肌侧壁中间以下，通常从舌骨的下角处分出内、外两支；喉上神经外支伴甲状腺上毛细血管行向前下方，在距甲状腺结节左侧叶上极 1 cm处时，将冠状动脉分离，支配环甲肌和吞咽功能的缩肌。但因为甲状腺上动脉和喉上神经细胞外支的关系，在行甲状腺次全切除术并结扎甲状腺上动脉时，必须在靠近甲状腺上极处进行，以避免伤及喉上神经细胞外支并引起环甲肌麻痹，从而导致声带松弛、声调降低、饮水呛咳等不适症状。

喉返神经为迷走神经在胸腔的分支，具有重要的临床意义。以往主张在行甲状腺切除手术时，可避开位于甲状腺下极的甲状腺下动脉；但现今应注意在解剖及直视的情况下，要显露喉返神经以防破坏喉返神经；一侧喉返神经受损后会导致声音嘶哑或失音，但没有呼吸困难或死亡的可能性；双侧喉返神经受损，则可导致双侧声带麻痹，出现重度呼吸功能障碍甚至窒息，应作气管切开进行急救。目前为止，甲状腺手术过程中喉返神经的损伤是主要的手术并发症。

甲状腺的淋巴引流主要由甲状腺峡部上缘的淋巴管，进入环甲膜前的喉前淋巴结，经腺体侧叶上极的淋巴管沿甲状腺上动静脉汇入颈总动脉分叉处，沿颈内静脉分出的颈深淋巴结，经甲状腺的淋巴管向下与气管丛相联系注入气管前淋巴结和气管周淋巴结，还可注入沿喉返神经的小淋巴群、头臂淋巴结（与上纵隔内的胸腺有关）。甲状腺的淋巴管还可以直接引流至胸导管（无须中间淋巴结）。

第五节　甲状腺生理功能及调节

甲状腺是人体最大的内分泌器官，具有分泌甲状腺激素的功能，而甲状腺激素有促进生长发育、增加基础代谢率以及影响神经系统等作用。

一、对代谢的影响

（一）产热效应

甲状腺激素能够提高人体内的蛋白质氧化代谢速度，特别是正常人在完全禁食、空腹状态下，主要是由人体甲状腺激素的作用来产生热量，这种转化作用称为“产热效应”；这种产热效应最大的健康生理意义在于可以使人体组织的生物能量及代谢能维持稳定在一定能量水平，调节体温而使温度相对恒定。恒温动物体温正常调节机制的机体自我调节，是依靠神经、甲状腺及其内分泌激素共同调节才能起到的主导作用，甲状腺生成的甲状腺激素同时还可直接帮助提高身体和绝大多数运动性组织、器官、细胞的每日平均耗氧率，增加整个身体“产氧热”。

（二）糖、脂肪、蛋白质代谢

糖分解代谢：甲状腺激素制剂对动物机体糖原代谢水平的影响一般包括正常生理剂量和超生理剂量两个基本方面。生理剂量下的正常甲状腺激素制剂能迅速促进肠道组织对体内葡萄糖类和可溶性半乳糖酸的快速吸收，促进糖原异生合成和促进肝糖原蛋白的正常合成。超生理剂量下的过量甲状腺激素也能直接促进胰、肝糖原细胞的异常分解，加速乳糖代谢的充分利用，促进胰岛素类的降解。所以治疗甲亢时，可伴随急性高血糖症和血浆葡萄糖耐量曲线突然降低，患者如果吃高糖药稍多，即可逐渐出现空腹血糖迅速升高，甚至引起尿糖。但是使用超生理剂量的长效甲状腺激素则可有效加速体内外周组织对游离糖酶的生物利用，有抑制升糖使空腹血糖快速降低的重要作用。所以多数甲亢患者出现的早期空腹血糖测定仍可控制在较正常水平范围，血糖耐量试验值也仍可持续在较正常水平范围之内。

脂肪分解代谢：甲状腺激素有可能直接刺激肝脏的脂肪细胞进行代谢分解，进而降低血脂浓度。

蛋白质分解代谢：甲状腺激素能通过下丘脑刺激细胞mRNA的形成，促进血浆蛋白质水解及各种合成酶体的大量生成，肌肉、肝脏与心肾蛋白质的合成率明显增加，细胞数量与红细胞体积等均随之增多，尿氮含量减少，表现出正氮平衡。

二、对生长发育的影响

甲状腺激素是人类生长发育的必要物质，可促进人体生长、发育及成熟。动物实验表明切除蝌蚪甲状腺，则发育停止，不能变成青蛙。如果在水中加入适量的甲状腺激素，这些蝌蚪则又可恢复生长并变成青蛙。对人类而言，甲状腺激素不仅能促进生长发育，还能促进生长激素的分泌，并增强生长激素对组织的效应，两者之间存在着协同作用。甲状腺激素促进生长发育的作用是通过促进组织的发育、分泌，使细胞体积增大、数量增多，其中对神经系统和骨骼的发育尤为重要，特别是在出生后前4个月内的影响最大。

三、对神经系统的影响

甲状腺激素在中枢神经系统的发育和功能实现的过程中起重要作用。甲状腺激素对于神经细胞的树突、轴突和髓鞘的形成至关重要，这些结构是神经细胞之间传递信息的基础，甲状腺激素的缺乏会影响它们的发育。孕妇正常的甲状腺功能对于胎儿的大脑发育是十分重要的，甲状腺激素调节包括与大脑灰质的形成密切相关的神经细胞的扩散、迁移和分化等。胎儿的甲状腺激素在妊娠期第14周左右才开始出现，直到18～20周胎儿的甲状腺功能都不能发育完全。因此，在重要的大脑发育早期阶段，胎儿的甲状腺激素很大程度上依赖通过胎盘传递而来的母亲的甲状腺素。妊娠早期孕妇的甲状腺功能减退与儿童随后的神经发育障碍的发生（智力低下，儿童孤独症、阿尔茨海默病和注意力不集中）有着密切的联系。血清甲状腺素通过血脑屏障进入中枢神经系统，脑细胞对甲状腺素水平变化非常敏感，中枢神经系统内轻微的浓度变化会引起行为改变。甲状腺激素对于维持脑血流供应也有重要作用。

四、对心血管系统的影响

甲状腺激素具有增加血流量和心输出量，以及增加心率和增强心肌收缩力的作用。当甲状腺激素分泌增加时，心输出量有时会上升到正常值的60%或更多，而当患者处于甲状腺功能减退时，心输出量仅为正常值的50%。甲状腺激素可以直接影响心脏的兴奋性，进而心率增快。甲状腺功能亢进时，心率增加更加明显，心率也是临床医生用来确定患者甲状腺激素分泌过多或减少的敏感生理信号之一。当机体分泌略微过量的甲状腺激素时，可增加心脏的收缩力，这种作用类似于在轻度发烧和运动过程中心脏力量的增强。但是当甲状腺激素显著增加时，由于蛋白质分解代谢失衡，心肌力量就会降低。一些重度甲亢患者往往并发心脏代偿失调的心肌衰竭。

五、对消化系统的影响

甲状腺激素含量增加后能使人体整个胃肠道的排空增快，小肠脂肪转化吸收的时间明显缩短，蠕动速度加快，食欲旺盛，食量有明显增长或明显超过普通人，但同时伴随有饥饿感，且可能出现慢性消瘦的情况。

六、对水、电解质代谢的影响

甲状腺激素无论对正常人还是黏液性水肿的患者均具有利尿作用，在利尿的同时，能促进电解质的排泄。超生理剂量的甲状腺激素能促进蛋白质分解，使尿中钾的排出多于钠，加之大量的钾转入细胞内，所以甲亢时常因钾的丢失过多而见低钾血症；甲状腺激素不足时，毛细血管通透性增加，水、钠及黏蛋白潴留于皮下组织，则可形成黏液性水肿。甲状腺激素对破骨细胞和成骨细胞均有兴奋作用，使骨骼更新率加快，过多的甲状腺激素可引起钙磷代谢紊乱，引起骨质脱钙、骨质疏松，甚至发生纤维囊性骨炎。

七、对维生素代谢的影响

甲状腺激素是多种维生素代谢和多种酶合成所必需的激素，故其过多或过少均能影响维生素的代谢。甲亢时代谢增强，机体对维生素的需要量增加，维生素 B_1、B_2、C、A、D、E 等在组织中的含量减少，将维生素转化为辅酶的能力也降低。甲状腺功能减退时，血中胡萝卜素积存，皮肤可呈特殊的黄色，但巩膜不黄。

八、其他影响

人体是一个统一的有机整体，各器官、系统之间相互协调、相互制约是维持机体内环境稳定的基础。生理状态下一个腺体的功能活动常受到多个腺体影响，同时它也影响着多个腺体的功能活动，这种双向作用，对维持机体内环境的稳定具有重要的生理学意义。如甲状腺激素能促进生长激素的分泌，并与其有协同作用。甲状腺激素对维持正常的性腺功能及生殖机能来说是必要的，甲亢时三碘甲状腺原氨酸（T_3）、甲状腺素（T_4）增多，可抑制雌激素的分泌，导致女性月经周期紊乱。甲减时导致性腺发育及功能障碍，女性可见月经紊乱，早期月经过多，晚期月经过少，甚至闭经，生育能力降低，一旦受孕也容易流产；男性患者则见生殖器官发育不良，第二性征不明显。除此之外，甲状腺激素对肾上腺皮质功能有刺激作用，可使肾上腺肥大。生理学表明甲状腺激素也对维持胰岛的正常功能有一定作用。

正常情况下，机体甲状腺滤泡细胞主要产生激素原甲状腺素，其在外周组织中转化为生物活性激素；甲状腺激素（TH）在靶组织中的生物利用度很大程度上取决于血浆 T_4 和 T_3 供应、介导这些激素的细胞摄取或外排的转运蛋白的活性以及催化TH活化或失活的脱碘酶的活性，甲状腺功能受到促甲状腺激素（TSH）的积极控制；反过来，下丘脑促甲状腺激素释放激素（TRH）刺激垂体前叶分泌TSH。TH对下丘脑和垂体的负反馈作用使TSH分泌下调，对于某些组织如脑和垂体，局部产生的 T_3 对血浆 T_3 摄取的贡献比其他组织大得多。虽然血清TSH是诊断甲状腺功能异常的重要参数，但它并不能代表所有组织的甲状腺状态。

（一）促甲状腺激素释放激素

促甲状腺激素释放激素除促进促甲状腺激素（TSH）分泌之外，TRH还能促进垂体前叶产生的催乳素受体，TRH不仅产生于下丘脑，而且广泛分布于整个中枢神经系统；在垂体后叶和不同的外周组织，如心脏、肾上腺、卵巢、睾丸、子宫和胎盘，TRH通过垂体柄转运到垂体前叶，从而刺激TSH（和催乳素）的产生和分泌。TRH的这些作用是通过其与TRH受体（TRHR）的结合而启动的，TRHR在促甲状腺细胞（产生TSH的细胞）和催乳细胞（产生催乳素的细胞）上均有表达。TRH在血液和不同组织中迅速降解，特别是脑、垂体、肝和肺，尽管涉及多种酶，但TRH在降解胞外焦谷氨酰肽酶Ⅱ（TRHDE）中也发挥了重要作用，因其催化TRH中pGlu-His键的裂解。该蛋白质目前已被标示为含锌的金属蛋白酶，它在人体中由1024个氨基酸所构成，有一个单一的跨膜结构域，并被插入到质膜中，使得大部分蛋白质暴露在细胞表面，靠近细胞膜的蛋白质的酶促进裂解，将大部分蛋白质以可融合酶活性形式释放到循环中。血浆TRHDE主要来源于肝脏、脑和垂体中，TRHDE位于TRH受体附近，在TRH生物利用度的局部调节中起重要作用。

值得注意的是，甲状腺功能亢进症患者垂体和血浆中的TRHDE活性增加，而甲状腺功能减退症患者的TRHDE活性降低，这可能由于TH对TSH分泌的负反馈控制，而下丘脑TRH的合成和释放受到TH负反馈作用的重要调节。

（二）促甲状腺激素

促甲状腺激素（TSH）是一种由垂体前叶促甲状腺细胞产生的糖蛋白，与其他垂体激素、黄体生成素（LH）和卵泡刺激素（FSH）一样，由两个亚基组成。在三种激素中，α亚基是相同的，β亚基是同源的，虽然激素特异性是由β亚基决定的，但生物活性需要与α亚基异二聚化，人体TSH由211个氨基酸组成，整个分子由α链和β链两条肽链组成，分子量为25～28 kDa，其中20%由三个复杂的碳水化合物基团组成，两个在α亚基上，一个在β亚基上。这些碳水化合物基团的结构对于TSH的生物活性很重要，并且依赖于TRH对促甲状腺激素（TSH）的刺激。除了TRH的刺激和TH的负反馈外，TSH的产生和分泌还受到下丘脑生长抑素、多巴胺和皮质醇的负调节，皮质醇的抑制作用在下丘脑和垂体水平都发挥作用。TSH与位于滤泡细胞质膜中的特异性TSH受体（TSHR）结合，与TRH受体一样，这也是一种G蛋白偶联受体。在人类中，TSH是一种由764个氨基酸组成的蛋白质，具有特别长的细胞外N-末端结构域，TSHR优先与三聚体G蛋白的G(s6)α亚基偶联，TSH与其受体的结合诱导G蛋白亚基的解离，导致膜结合的腺苷酸环化酶的激活，从而刺激环磷酸腺苷（cAMP）作为第二信使的形成，增加的cAMP水平激活细胞的过程，最终导致TH的产生和分泌增加，特别是编码TH产生中的关键参与者（碘化物转运蛋白、甲状腺球蛋白和甲状腺过氧化物酶）的基因表达通过也涉及不同甲状腺特异性转录因子，如*TTF1*（*NKX2-1*）、*Ts*（*FOXE1*）和*PAX8*的机制而增加。在高TSH浓度下，TSHR还与G(s7)α亚基偶联，导致磷酸肌醇途径的激活，该途径也参与甲状腺功能和生长的调节。

（三）甲状腺激素合成

甲状腺球蛋白（Tg）是一种由两个相同亚基组成的异常大的糖蛋白，TH合成发生在Tg分子的支架内的顶膜的腔表面，并且发生在均由TPO催化的两个步骤中：①Tyr残基的碘化；②碘酪氨酸与碘甲腺原氨酸形成的偶联。TPO的血红素辅基通过H_2O_2进行双电子氧化，生成化合物Ⅰ，化合物Ⅰ可以进行单电子氧化反应，从而转化为化合物Ⅱ，或者进行双电子氧化，从而再生天然TPO。TPO催化H_2O_2将I^-双电子氧化为I^+，随后亲电取代Tg中的Tyr残基，生成3-

碘酪氨酸，用第二个碘取代MIT残基产生3,5-二碘酪氨酸（DIT）。两个适当定位的碘酪氨酸偶联导致在受体碘酪氨酸的位点形成碘甲腺原氨酸残基，在供体碘酪氨酸的位点形成脱氢丙氨酸残基。这涉及每个供体和受体碘酪氨酸残基的单电子氧化，迅速结合产生碘甲腺原氨酸残基的自由基。

T_4由两个DIT残基反应生成，T_3由受体DIT与供体MIT残基反应生成。由于甲状腺产生的rT3可忽略不计，所以MIT也不具有受体残基的功能。尽管Tyr是Th的结构单元，但Tg的Tyr含量并不比大多数其他蛋白质的Tyr含量高。在每个Tg亚基的67个Tyr残基中，有20～25个可用于碘化，但碘甲腺原氨酸的形成能力有限。每个Tg亚基只有4个最终可转化为碘甲腺原氨酸的激素受体Tyr残基，位于成熟Tg的5、1291、2554和2747位点在正常的碘化水平下，每个Tg亚基的平均产量为1～1.5个T_4分子和0.1个T_3分子，它们储存在滤泡腔中的Tg支架内，直到需要它们的分泌。

（四）甲状腺激素产生和分泌抑制剂

给予大量碘化物通常导致TH分泌的急性但短暂地减少，过量碘化物抑制TH分泌的机制尚不清楚。过量的碘化物也会导致TH合成的抑制，这种现象被称为Wolff-Chaikoff效应；除外，该机制似乎涉及碘化脂质（碘内酯）的形成，其抑制TH合成中的几个步骤，这包括抑制钠碘同向转运体（sodium iodide symporter，*NIS*），导致细胞内碘浓度降低，从而减少碘内酯的形成。在血浆中，TH与三种蛋白质结合，即甲状腺素结合球蛋白（thyroxine binding globulin，TBG）、甲状腺素运载蛋白（TTR）和白蛋白，在所有血浆TH转运蛋白中，TBG对T_4的亲和力最高（Kd值0.1 nM），但血清浓度最低（15 mg/L）。

TTR是一种非糖基化蛋白质，由4个相同的亚基组成，每个亚基由127个氨基酸组成。TTR基因位于人类染色体18q12.1上，覆盖7 Kb，包含4个外显子，TTR具有雪茄形状的结构；具有两个相同的结合通道，每个结合通道由两个对称定位的亚基形成，在TTR分子的相对末端具有配体进入位点。TTR以比第二个T_4分子更高的亲和力（Kd值10 nM）结合第一个T_4分子，并且其血浆浓度总计为250 mg/L。血浆TTR在肝脏中产生，但该蛋白也在脉络丛和胎盘中表达，可能分别参与血浆-脑脊液和母胎T_4转移。TTR也结合视黄醇结合蛋白，起到在维生素A转运中的重要作用。白蛋白对TH具有多个低亲和力结合位点，T_4的Kd值为1～10 μM，但其血浆浓度最高（40 g/L），碘甲腺原氨酸也与脂蛋白，特别是高密度脂蛋白（HDL）结合。虽然与其他血浆转运蛋白相比，血浆T_4和T_3与脂蛋白结合的比例较低，但是TH特异性靶向脂蛋白受体表达组织可能很重要。由于血浆FT_4和FT_3浓度决定了TH组织的可利用性，所以它们是比血浆总T_4和T_3水平更重要的甲状腺状态指标。不同血浆蛋白的浓度和TH结合亲和力均受多种生理（病理）因素的影响。由于它结合血浆中的大部分TH，TBG浓度的变化比TTR或白蛋白浓度的变化更重要。

TH的生物活性在靶组织水平上受到重要调节，涉及促进细胞摄取和（或）排出碘甲腺原氨酸的质膜转运蛋白以及催化激素活化和（或）失活的脱碘酶。T_4和T_3由异二聚体氨基酸转运蛋白的两个成员*LAT1*和*LAT2*转运，这些转运蛋白是由两个亚基组成的糖蛋白，有重链和轻链。在人类中，有两条可能的重链（*SLC3A1*，*SLC3A2*）和13条可能的轻链（*SLC7A1-11*，*SLC7A13*，*SLC7A14*）。重链包含单个跨膜结构域，轻链包含12～14个跨膜结构域，*LAT1*由*SLC3A2-SLC7A8*亚基的*SLC3A2-SLC7A5*和*LAT2*组成。这些转运蛋白在各种组织中表达，*LAT1*的表达在活化的免疫细胞和癌细胞中受到刺激。*LAT1*和*LAT2*都是专性交换体，促进多种脂肪族和芳香族氨基酸以及碘甲腺原氨酸穿过质膜的双向运输。两种重要的TH转运蛋白属于单羧酸转运蛋白（*MCT*）家族，由于该家族中的前四种转运蛋白（*MCT1-4*）被发现转运乳酸和丙酮酸等单羧酸，故将其命名为*MCT*。

MCT（*SLC16*）家族包含14个成员；除*MCT1-4*外，*MCT7*和*MCT11*也被鉴定为单羧酸转运蛋白，肉碱是*MCT9*的生理底物和用于*MCT12*的肌酸，*MCT10*促进芳香族氨基酸和碘甲腺原氨酸的转运，而*MCT8*（*SLC16A2*）仅转运碘甲腺原氨酸。人体*MCT8*的普遍形式由539个氨基酸组成，*MCT10*由515个氨基酸组成，与其他MCTs一样，它们含有12个跨膜结构域；然而，与其他MCTs不同，它们不是糖基化的，并且它们也不需要辅助蛋白来进行功能表达；*MCT8*和*MCT10*是高度同源的蛋白质，特别是在它们的跨膜结构域中，这解释了它们相似的底物特异性还具有相同的基因结构。由于TH对大脑发育至关重要，AHDS被认为是在发展的重要阶段由T_4和T_3进入大脑的转运受损引起的。*MCT8*也在甲状腺和外周组织中表达。在甲状腺中，*MCT8*参与TH分泌，*MCT8*的失活导致T_4在甲状腺中的停留时间增加，从而导致T_4向T_3的局部转化增快。

（五）甲状腺功能的调节

甲状腺功能的调节主要由下丘脑-腺垂体-甲状腺轴进行，通过调节保持甲状腺功能的稳定，另外甲状腺的自身调节在调节自主神经、免疫功能时也都起着重要作用。

1. 下丘脑-腺垂体-甲状腺轴

该轴形成一个负反馈调节系统，在调节过程中，下丘脑可释放下丘脑促甲状腺激素释放激素（TRH），TRH作用于腺垂体TSH细胞，促进其分泌TSH，TSH释放入血后到达甲状腺，刺激甲状腺激素的合成和分泌。当T_3和T_4在血液中达到一定浓度后，又会作用于下丘脑以及垂体进而抑制TRH、TSH的产生和分泌，并产生负反馈效应，TRH-TSH-TH的负反馈调节系统是维持血中甲状腺激素水平最重要的因素。在下丘脑的调节中，TRH为3个氨基酸残基构成的神经肽，一分子TRH可使腺垂体释放约1000分子TSH。

2. 甲状腺的自身调节

自身调节是甲状腺通过血液中碘的浓度进行的一种自身调节行为，这种调节有利于调节和缓冲因为碘摄入波动造成的甲状腺合成和分泌激素的变化。血碘轻度升高（低于1 mmol/L）可诱导碘的活化和甲状腺激素合成，但当血碘升高超过一定浓度（1 mmol/L）时，甲状腺细胞聚碘作用受抑制。血碘浓度达到10 mmol/L时，甲状腺细胞聚碘作用几乎消失，碘的活化过程受到抑制，使甲状腺激素合成明显减少。上述过量碘抑制甲状腺激素合成的现象称为碘阻滞效应，但如果长时间摄入过量的碘，则可发生“脱逸”现象，导致甲状腺激素的合成又重新增加，这样可以避免碘的过度抑制效应。当血液中碘的浓度降低时，甲状腺碘转运能力增强和碘的利用率提高，甲状腺激素合成增多，T_3合成比例升高。另外，Tg作为反映甲状腺功能的重要物质，也参与调节*NIS*和Pendrin蛋白等基因表达，在甲状腺内部实现自身调节。

3. 甲状腺功能的神经及免疫调节

甲状腺既受自主神经的调节，同时又受交感和副交感神经双重支配。当交感神经兴奋时，甲状腺分泌甲状腺激素增加，保证血液中有足够所需的激素，而副交感神经则拮抗交感神经的作用，使甲状腺分泌减少，这几种调节方式相辅相成，共同调节甲状腺激素水平的稳定。

（马强、吕西）

参考文献

[1]王怀经，张绍祥．局部解剖学：第2版[M]．北京：人民卫生出版社，2010.

[2]柏树令，应大君．系统解剖学：第3版[M]．北京：人民卫生出版社，2015.

[3]高明，葛明华．甲状腺肿瘤学：第1版[M]．北京：人民卫生出版社，2018.

[4] COPPOLA M, GLINNI D, MORENO M, et al. Thyroid hormone analogues and derivatives: Actions in fatty liver[J]. World Journal of Hepatology, 2014, 6(3): 114-129.

[5] BOTTA R, LISI S, ROTONDO D G, et al. Binding of thyroglobulin (Tg) to the low - density lipoprotein receptor - associated protein (RAP) during the biosynthetic pathway prevents premature Tg interactions with sortilin[J].Journal of Endocrinological Investigation, 2017, 40(9):991-997.

[6] kOULOURI O, NICHOLAS A K, SCHOENMAKERS E, et al. A novel thyrotropin - releasing hormone receptor missense mutation (P81R) in central congenital hypothyroidism[J]. Journal of Clinical Endocrinology & Metabolism, 2016, 101(3):847-851.

[7] KERSSEBOOM S, GUCHT A V, MULLEN V, et al. Role of the bile acid transporter SLC10A1 in liver targeting of the lipid - lowering thyroid hormone analog eprotirome[J]. Endocrinology, 2017, 158(10):3307-3318.

[8] LI W, URBAN S. Entry of hepatitis B and hepatitis D virus into hepatocytes: basic insights and clinical implications[J]. Journal of Hepatology, 2016, 64(1):S32-S40.

[9] CITTERIO C E, TARGOVNIK H M, RIVOLTA C M. Iodide handling disorders (NIS, TPO, TG, IYD) [J]. Best Practice & Research:Clinical Endocrinology & Metabolism, 2017, 31(2):195-212.

[10] MERUVU S, AYERS S D, WINNIER G, et al. Thyroid hormone analogues: where do we stand in 2013?[J]. Thyroid, 2013, 23(11):1333-1344.

[11] SCHOENMAKERS E, CARLSON B, AGOSTINI M, et al. Mutation in human selenocysteine transfer RNA selectively disrupts selenoprotein synthesis[J].Journal of Clinical Investigation, 2016, 126(3):992-996.

[12] VAITKUS J A, FARRAR J S, CELI F S. Thyroid hormone mediated modulation of energy expenditure[J]. International journal of molecular sciences (electronic resource), 2015, 16(7):16158-16175.

[13] KRAUSE G, HINZ K M. Thyroid hormone transport across L - type amino acid transporters: What can molecular modelling tell us?[J].Molecular and Cellular Endocrinology, 2017, 15(458):68-75.

[14]朱大年,王庭槐.生理学:第8版[M].北京:人民卫生出版社,2013.

[15]刘卫怀,李鹏飞,张远炎,等.高碘、钠碘转运体及甲状腺肿瘤的关系[J].中华内分泌外科杂志,2014,8(4):293-295.

第三章
甲状腺癌的流行病学

目前世界范围内甲状腺癌的发生率已成为世界十大恶性肿瘤之一，同时也是严重危害中国居民健康的高发恶性肿瘤之一，其主要病变类型包括乳头状癌和滤泡状癌。有研究表明，全球甲状腺癌发病率近年急剧上升，在过去几十年中增加了大约两倍，甲状腺癌发病率在中国亦呈上升趋势。在成年人中，通过触诊甲状腺诊断的甲状腺结节的发生率为5%～10%，由于甲状腺超声检查（US）的频繁使用和可及性，甲状腺癌的检出率有所增加，而甲状腺结节患者的检查目的也是确定是否患有甲状腺癌。甲状腺癌的危险因素包括电离辐射的致癌效应、碘摄入量的波动、遗传因素、过度筛查等。虽然近年来我国甲状腺癌诊治水平有较大幅度提升，但我国甲状腺癌患者5年生存率（84%）仍低于发达国家（98%），而且不同地区、不同级别的医院在甲状腺癌诊治水平上仍存在较大差异。因此，研究甲状腺癌的流行病学特征以及与甲状腺癌相关的致病危险因素，将是提高我国甲状腺癌患者生存率、提高人们生活质量的重要保证。

第一节　全球甲状腺癌的流行病学

一、全球甲状腺癌的流行病学

在世界各国，癌症是导致死亡的主要原因，也是阻碍人类预期寿命提高的重要因素之一。根据2019年世界卫生组织（WHO）的统计，癌症在全球61%的国家是70岁之前死亡的第1或第2原因，在其中23个国家中为第3或第4原因。

据GLOBOCAN 2020数据库显示，2020年全球估计新发癌症19292789例，其中甲状腺癌全球新发病例58.6万例（男13.7万例，女44.9万例；男女比例为1∶3.28），发病人数在全球癌症中排第9位，同时甲状腺癌世标发病率为6.6/10万，发病率在全球癌症中排第11位。与甲状腺癌相对较高的发病率相反的是，2020年全球甲状腺癌总体死亡人数仅占0.4%（死亡43646例），意味着在2020年，每250例因癌症死亡的仅有1例死于甲状腺癌。

二、全球甲状腺癌地域分布差异

全球甲状腺癌的流行病学特点具有明显的地域差异性。无论男女，人类发展指数高和非常高的国家的甲状腺癌发病率是人类发展指数低和中等国家的5倍，而不同环境下的死亡率则相似。在大多数国家，男女的死亡率都低于1/10万。导致这种地域内发病率不同的因素有许多，包括治疗方法的不同、环境因素的暴露或个体风险因素的不同，还有地域内对健康医疗可及程度的不同等。

三、全球甲状腺癌性别分布差异

甲状腺癌的女性发病率显著高于男性，全球最新数据显示，甲状腺癌已是女性第5位最常见的恶性肿瘤，而在男性中排在第10位之后。2020年甲状腺癌女性发病人数为448915，占全球女性癌症发病人数的4.9%，居全球女性癌症发病率的第5位，全球女性的发病率为10.1/10万，是男性的3倍，全球约76.6%的甲状腺癌发生在女性群体中。2020年全球甲状腺癌男性发病人数为137287，在2020年全球甲状腺癌症发病人数中占比为23.4%，全球男性的发病率为3.1/10万。全球甲状腺癌的死亡率相比发病率来说要低得多，女性为0.5/10万，男性为0.3/10万，男女之间死亡率相差1～2倍。

甲状腺癌流行病学的性别差异是全球性的，与我国邻近的韩国女性人群甲状腺癌发病率居全球首位，达89/10万，已为该国女性最常见的恶性肿瘤。在意大利，甲状腺癌是45岁以下女性第2常见的恶性肿瘤。在北美（尤其是加拿大）、澳大利亚、新西兰以及东亚，女性发病率高于男性；在太平洋的几个国家，女性发病率的比例也很高。

四、全球甲状腺癌年龄分布差异

甲状腺癌的发病年龄分布跨度很大，从儿童到老年人均可发生，而甲状腺癌的好发年龄为40岁左右，即较多发生于青壮年时期，这与一般癌种好发于老年人的特点不同。

甲状腺癌的好发年龄在各病理类型中不尽相同，甲状腺癌的病理类型中，腺癌占绝大多数，其中乳头状腺癌分布最广，可发生于10岁以下儿童至百岁老人，滤泡状癌多见于20～100岁，髓样癌多见于40～80岁，未分化癌多见于40～90岁。

五、全球甲状腺癌发病率和死亡率的变化趋势

在全球范围内，甲状腺癌的发病率在过去几十年里大幅上升，尤其是在青壮年甚至青少年中，而甲状腺癌导致的死亡率却相对稳定在较低水平，或几乎在各地都有所下降。近年来，由于对甲状腺超声检查和其他现代诊断技术的广泛使用，使得人们发现了大量以前无法检测到的、小型的、以乳头状为主的甲状腺肿瘤。因此，甲状腺癌现在的流行特点可能主要是由过度诊断引起的，而诊断出的癌症可能不会引起严重症状或死亡。据估计，在一些国家，甲状腺癌的过度诊断占确诊病例的60%～90%。

美国甲状腺癌发病率自1990年以来增长速度高于其他任何恶性肿瘤，每年持续以3.6%的速度增加；根据现有发病率数据预测，2030年甲状腺癌将超过结直肠癌，成为发病率第4的恶性肿瘤。澳大利亚一项对1996—2015年癌症发病率变化的分析研究，主要通过实际肿瘤发病率与之前预测结果比较，发现实际甲状腺癌和乳腺癌的病例比预测结果多。1996—2015年男性甲状腺癌年龄标化发病率从2.9/10万上升至7.6/10万，女性从8.6/10万上升到21.7/10万。甲状腺癌在西班牙全性别人群中的发病均呈上升趋势，年平均增长百分比达到5.4%。但也有例外，韩国2017年肿瘤发病研究显示甲状腺癌新增人数为26170人，标化发病率为36.8/10万。但甲状腺癌的发病趋势从1990—2017年发病趋势可以发现已经逆转，1990—2011年甲状腺癌发病率为22.2%，但2011—2017年年均变化为-11.2%，表现为下降趋势。

高发病率自然会引起大家对死亡率的关注，甲状腺癌的发病率在许多国家和环境中都有所上升，但甲状腺癌的死亡率却并没有随着发病率的增长而增长，稳定在较低的水平，这种流行病学模式在很大程度上归因于过度诊断效应。

六、全球甲状腺癌生存率

分化型甲状腺癌（DTC）约占所有甲状腺癌的95%，通常预后良好，恶性程度较低，生长缓慢，不易出现远处转移。研究显示，甲状腺乳头状癌患者术后10年、20年和30年的复发率分别为11.3%、21.8%和29.4%，肿瘤特异性死亡率分别为2.7%、6.2%和8.6%。绝大多数甲状腺癌为分化型甲状腺癌（甲状腺乳头状癌、甲状腺滤泡状癌、甲状腺嗜酸细胞癌），患者预后良好，通过手术或^{131}I治疗后，其5年、10年和30年生存率分别为97%、93%和76%。其中甲状腺滤泡状癌大约占甲状腺癌10%，5年生存率近88%，10年生存率为78%；微小浸润性甲状腺嗜酸细胞癌总体生存率约85%，弥漫浸润型约10%。

第二节　中国甲状腺癌的流行病学

一、中国甲状腺癌流行病学

中国目前正处于癌症过渡阶段，癌症的发病率和死亡率状况正在从发展中国家向发达国家转变。由于中国有14亿人口，所以发病率或死亡率略有上升，个人面临的风险和经济负担都会大幅增加。

国家癌症中心的最新数据详尽分析了2016年中国癌症疾病负担情况。2016年中国的新发癌症人数为406.4万，其中男性发病人数为223.4万，女性为183.0万。癌症新发人数前10的癌症种类分别是：肺癌（82.8万）、结直肠癌（40.8万）、胃癌（39.7万）、肝癌（38.9万）、乳腺癌（30.6万）、食管癌（25.3万）、甲状腺癌（20.3万）、宫颈癌（11.9万）、脑瘤（10.9万）、其他（19.4万）。2016年中国甲状腺癌的发病人数居全国癌症发病人数的第7位，中国女性甲状腺癌的世标发病率为15.81/10万，居全国女性癌症发病率的第3位。

同时，有数据显示中国甲状腺癌发病率在东部最高而中部最低，城市的甲状腺癌发病率高于农村，女性高于男性，甲状腺癌在中年人群中高发。中国甲状腺癌标化发病率整体呈上升趋势，近十年来发病率不断攀升，年均增长11%，而标化死亡率整体呈下降趋势。

二、中国甲状腺癌地域分布差异

在中国，甲状腺癌是增长最快的癌症，2003—2011年平均每年增长20%。然而，中国甲状腺癌的流行病学存在很大的地域分布差异性，发病率最低和最高的地区之间存在约45倍的差异。同时，第三次全国肿瘤死因调查显示，我国东、中、西部地区甲状腺癌死亡率稍有不同，东部最高，西部其次，中部最低。

中国的许多肿瘤登记处主要是在经济发达的城市地区，例如上海、北京、天津等地，这些地区似乎显示了甲状腺癌过度诊断的典型流行病学特征。这些特征包括甲状腺癌发病率有很大的地域差异；甲状腺癌发病率在短时间内快速上升，而死亡率却没有相应的增加；甲状腺癌中乳头状癌的比例很大，年龄特异性曲线有很大的变化。甲状腺癌发病率与代表医疗服务可得性和可及性的指标有正相关，如人均GDP和医院床位数，这些都表明过度诊断在甲状腺癌发病率的地域分布差异中有很大的影响。

三、中国甲状腺癌性别分布差异

国家癌症中心最新数据显示，2016年中国甲状腺癌发病人数20.3万（男性5.0万，女性15.3万），2016年女性新增病例数量显著高于男性，比例约为3.06∶1。2016年中国甲状腺癌城乡合计粗发病率为14.65/10万（全部恶性肿瘤中男性甲状腺癌粗发病率为7.06/10万，女性为22.63/10万），中国女性甲状腺癌的粗发病率是男性的3.21倍。

各省市的单独调研数据，也进一步证明了甲状腺癌女性发病率大于男性。江苏省女性甲状腺癌标化发病率为9.41/10万，男性为2.68/10万，女性发病率是男性的3.51倍；而内蒙古肿瘤数据显示甲状腺癌女性发病率（18.47/10万）是男性（4.91/10万）的3.76倍。

四、中国甲状腺癌城乡分布差异

甲状腺癌发病率在不同人群之间具有显著差异，表现为女性发病率高于男性，城市发病率水平高于农村。全国城市甲状腺癌发病率及死亡率均高于农村地区，江苏省的城市甲状腺癌发病率为农村的2.20倍；与此同时，内蒙古城市甲状腺癌标准发病率为13.63/10万，农村地区甲状腺癌标准发病率为7.22/10万。

有研究表明，甲状腺癌的过度诊断经常发生在人们更容易获得和负担得起医疗服务的地区。城镇职工基本医疗保险计划中，甲状腺超声被列入了服务清单，而一项全国性的调查显示，在普通人群中，通过超声检查发现的甲状腺结节的发病率为20.4%。普通人群中存在大量的亚临床疾病，再加上越来越多的无临床证据的甲状腺相关检查的开展，可能促使城市地区出现高比例的过度诊断，这也是甲状腺癌城市发病率水平高于农村的主要原因之一。

五、中国甲状腺癌年龄分布差异

甲状腺癌发病率在0～14岁处于较低水平，低龄特别是19岁之前的年龄可能是甲状腺癌发病的保护因素，这与关于甲状腺癌多项研究年龄特征的结果相同。

女性从15岁开始甲状腺癌发病率快速升高，在45～59岁年龄组达到高峰，男性从15岁缓慢上升，45～59岁达到高峰。然而，有部分地区甲状腺癌发病高峰前移，如浦东新区前移至40～44岁，提示中青年应成为甲状腺癌重点防治人群。甲状腺癌死亡率随年龄增加逐渐上升，男性在70～74岁，女性在85岁以上达到高峰。45～54岁为女性的绝经年龄段，一项Meta分析结果表明女性绝经年龄是甲状腺乳头状癌（PTC）的一个独立危险因素。

六、中国甲状腺癌流行病学变化趋势

甲状腺癌的发病率时间增长趋势总体呈上升趋势与国内相关研究结果相一致。此外，有研究表明1990—2019年中国甲状腺癌标化发病率整体呈上升趋势，平均每年上升2.47%（$P<0.05$）。其中，有统计学意义的发病率变化时段为1990—2005年、2005—2011年、2016—2019年，三个时段的趋势分别以2.29%、4.84%、2.72%年平均增长速度上升。同时可以发现，1990—2019年中国男性甲状腺癌标化发病率整体呈上升趋势，平均每年上升3.98%（$P<0.05$），而中国女性甲状腺癌发病率在1990—2019年间同样呈上升趋势，平均年度变化百分比（average annual percentage change，AAPC）为1.65%，明显年均变化低于男性。甲状腺癌发病率的上升趋势在不同性别中分布不均，与国内报道的基本一致，中国甲状腺癌女性的发病率高于男性，但男性的平均每年上升趋势高于女性，男女甲状腺癌发病率差距正在缩小。

1990—2019年中国甲状腺癌标化死亡率整体呈下降趋势，平均每年下降2.09%（$P<0.05$）。其中在1990—1998年和2011—2019年分别以1.14%、1.41%的速度下降，而在1998—2008年、

2008—2011年分别以0.42%和2.70%的速度逐渐上升。

第三节　甲状腺癌环境流行病学

流行病学研究表明，过去几十年，全球甲状腺癌的发病率有所上升。虽然这一增长部分归因于过度筛查和较高的诊断率，但事实证明，这些因素不能完整地解释甲状腺癌的发病率。其他发病因素（例如，肥胖或基因）、补碘、辐射暴露和其他环境因素（例如，内分泌干扰物和致癌物），需要更深入地探索。包括电离辐射在内的环境和遗传易感因素可能会影响甲状腺癌的发展，空气污染和碘摄入量被认为是甲状腺癌的危险因素，肥胖、吸烟和饮酒也与甲状腺癌有关。甲状腺癌家族史也是5%～15%病例的建议风险因素，有几种基因突变被确定在DTC的发展中起作用。

一、家族史

研究表明甲状腺癌的发病率与甲状腺癌家族史有关，甲状腺癌的家族风险在所有癌症类别里是最高的。家族史这一风险因素，可能与医疗、心理、社会经济因素有关，同时这有助于对有甲状腺癌家族史的个体进行定期检查，以防疾病进展并确保早期治疗。

甲状腺癌或良性甲状腺疾病家族史是甲状腺癌发生的危险因素。一项针对288例散发性分化型甲状腺癌患者的研究发现，一级亲属中有甲状腺癌病史与分化型甲状腺癌风险显著增加（校正OR=4.1，95% CI：1.7～9.9）相关。

二、电离辐射

电离辐射是甲状腺癌发生的最广为人知的环境风险因素，甲状腺特别容易受到辐射致癌效应的影响，尤其是在儿童或青少年时期。历史事件，如1986年乌克兰切尔诺贝利核电站事故期间的核反应堆爆炸和随后的熔毁，1945年日本广岛和长崎的核爆炸，以及1979年美国三英里岛事故期间的核反应堆部分熔毁，都与甲状腺癌发病率较高有关。

自20世纪70年代CT问世以来，医学影像的辐射暴露已成为甲状腺癌的一个重要风险因素。总的来说，在对年龄、性别和出生年份进行调整后，暴露于CT扫描电离辐射的人的癌症发病率比未暴露于CT扫描电离辐射的人高24%。此外，还观察到剂量-反应关系，每增加一次CT扫描，发病率比（IRR）增加0.16（IRR 0.19，95% CI：0.13～0.19，P<0.001）。对于甲状腺癌而言，接触CT成像也与更高的发病风险相关（IRR 1.4，95% CI：1.23～1.59）。

三、碘摄入量

缺碘和补碘都与改变全球甲状腺癌发病率有关，碘摄入量与甲状腺疾病发生风险呈U形曲线，即过高或过低碘摄入均会增加甲状腺疾病的发生风险，碘摄入的波动会影响甲状腺癌的发病率，尤其是乳头状和滤泡状甲状腺癌的发病率。

一项包含随访时间从1914—1965年的纵向研究表明，奥地利、挪威、丹麦和哥伦比亚等国补碘导致甲状腺癌发病率增加。相比之下，来自澳大利亚和德国的研究发现，碘缺乏症与总体甲状腺癌的风险增加相关。然而，人口水平的碘摄入量很难测量，因为大部分碘摄入量都是营养性的。因此，专门针对这一问题的大规模研究很难进行，大多数数据的质量也有限。

除澳大利亚外，上海也注意到甲状腺癌发病率稳步上升，在实施补碘计划后尤其显著。1995年，因为中国有缺碘地区，遂启动了一项全国范围的“碘盐加碘”计划，此后甲状腺癌发病率的上升速度明显加快。1983—2007年上海甲状腺癌发病率的研究显示，从1983—2003年，女性甲状腺癌发病率的年变化率为4.9%，在接下来的时期（2003—2007年），发病率的年百分比变化上升至19.9%。同样，在男性中甲状腺癌发病率的年百分比变化从1983—2000年的2.6%上升到2000—2007年的14.4%。

四、体重指数及肥胖

肥胖已成为全球健康流行病，与甲状腺癌的风险增加有关。

1980—2013年，成年人超重和肥胖的比例大幅增长；在全球范围内，目前超过1/3的成年男女体重指数（body mass index，BMI）>25 kg/m^2。在韩国的一项研究中，对15000多名患者进行了甲状腺超声检查，并在例行健康检查中对相关甲状腺结节进行了后续细针穿刺，结果发现大多数确诊癌症的亚型为甲状腺乳头状微小癌，且被诊断为甲状腺癌的女性肥胖率较高，拥有较高的平均腰围和较高的脂肪比。调整年龄、吸烟和TSH水平后，女性中较高的BMI与较高的甲状腺癌患病率相关（BMI每增加5 kg/m^2，95% CI：1.24～2.1，P<0.01）。

一项名为“欧洲癌症和营养前瞻性调查”的大型欧洲前瞻性研究调查了人体测量变量与甲状腺癌之间的关系，结果分析出在女性中，体重、身高、BMI、腰围和腰臀比越大，分化型甲状腺癌的风险在统计学上显著增加；然而，在男性中，相同的人体测量变量并不影响甲状腺癌风险。在对北美、欧洲和亚洲22项前瞻性研究的汇总分析中，基线BMI越高、年轻时BMI越高、成年期BMI增加、身高增加和腰围升高均与男性和女性甲状腺癌发病率呈正相关。值得注意的是，这项汇总中大多数甲状腺癌分型为乳头状，平均诊断年龄为62岁。分析显示，甲状腺乳头状癌的风险与年轻时较高的BMI显著相关，而甲状腺滤泡状癌的风险与基线BMI的增加显著相关；此外，间变性甲状腺癌与基线BMI和成年BMI增益密切相关。鉴于BMI和BMI增加与间变性甲状腺癌之间的密切联系，更大的脂肪含量可能在更具侵袭性的肿瘤的发展中发挥作用。

目前，肥胖增加甲状腺癌风险的机制尚不清楚。未来的前瞻性研究中评估胰岛素抵抗、炎症、雌激素水平和其他与肥胖相关的激素变化，可能会促进我们对机制的理解。

五、过度筛查

在美国、韩国等国家，过度筛查和随之而来的较高诊断率被认为是导致发病率升高的主要原因。例如，更多地使用超声检查和细针穿刺可能通过提高检出率来提高发病率。对甲状腺癌的过度检测，包括影像学手段应用的增加、甲状腺手术频率增加以及对组织病理学标本的详细检查，所有这些操作均增加了微小肿瘤的检出率。值得注意的是，尸检研究显示偶发性、隐匿性甲状腺癌是经常被发现的，尽管报告的患病率可能因地理位置的不同而有所不同。

甲状腺癌是目前韩国诊断最常见的“癌症22种”，尽管发病率增加，死亡率仍然稳定，这引起了人们的担忧，即过度诊断临床上不显著的疾病，可能导致额外的、昂贵的程序步骤和治疗，而这些措施可能不会影响患者的总体预期寿命。据估计，过度诊断病例占韩国所有新发甲状腺癌的90%，占美国、意大利、法国和澳大利亚的70%～80%，占日本、北欧、英格兰以及苏格兰的50%。

六、吸烟

吸烟通常被认为是癌症的高危因素，然而在甲状腺癌中，吸烟状态却与甲状腺癌发生风险具有负相关性。

病例对照和前瞻性队列研究表明，与不吸烟相比，吸烟与甲状腺癌风险呈负相关。此外，2012年对美国五项研究的汇总分析发现，当前吸烟与甲状腺癌风险降低相关（HR=0.68，95% CI：0.55～0.85）。然而，与从不吸烟者相比，未观察到以前吸烟者患甲状腺癌的风险降低。值得注意的是，更大的吸烟强度、更长的吸烟时间和吸烟年限都与甲状腺癌风险的进一步降低有关。

在一项观察性研究的荟萃分析中，有学者表明，与不吸烟者相比，吸烟者患甲状腺癌的风险降低了21%。另一项纳入31例对照研究的荟萃分析用来分析甲状腺癌的发生与吸烟之间的关系，发现与没有吸烟史的参与者相比，有吸烟史的参与者患甲状腺癌的风险降低（RR=0.79，95% CI：0.70～0.88）。在一项国际汇总分析中，包括来自美国、欧洲和亚洲的14项病例对照研究，当前吸烟者患甲状腺癌的风险显著降低（OR=0.6，95% CI：0.6～0.7），当前吸烟者的风险没有显著降低（OR=0.9，95% CI：0.8～1.1），更多的吸烟包数、吸烟年龄也与甲状腺癌风险降低有关，同时，患者是否在18岁之前或之后开始吸烟对降低风险没有任何影响。

降低吸烟者患甲状腺癌风险的生物学机制尚不清楚。据推测，升高的TSH水平会增加甲状腺癌的风险，但有趣的是当前吸烟者的血清TSH水平低于以前和从未吸烟者，TSH水平降低可能会降低甲状腺癌的风险。吸烟状况最终可能是影响体重的一个指标，因为不吸烟者更可能有较低的BMI，也降低了甲状腺癌的风险。

七、饮酒

关于饮酒这一可能的危险因素，之前有研究表明，当使用对照组进行分析时，饮酒与甲状腺癌风险降低显著相关。有学者评估了来自五项前瞻性美国研究的数据（384433名男性和361664名女性），酒精摄入与甲状腺癌风险呈负相关（≥7杯/周与0杯相比，HR=0.72，95% CI：0.58～0.90），对于乳头状肿瘤和滤泡状肿瘤，其患病率与饮酒量呈负相关更为明显。有学者调查了33项观察性研究，发现饮酒与甲状腺癌风险降低相关（OR=0.74，95% CI：0.67～0.83）。

八、其他因素

也有研究显示，饮食因素与甲状腺癌的发生有一定的关联性，烟熏及腌制海产品、高脂肪食物、奶酪、淀粉等过多摄入都可以提高甲状腺癌的发病危险性，但此类研究样本量较少，偏倚较多，所以需要进一步深入地研究。其次，国外癌症研究机构已证明嚼槟榔存在致甲状腺癌的危险性；中国的一项观察性调查也表明，嚼槟榔与甲状腺结节的出现存在着独立关联；韩国的观察性研究报告称，食用红肉会增加患甲状腺癌的风险。有学者登记并审查了超过55万名新癌症患者，其结果表明废气排放造成的环境空气污染与包括甲状腺癌在内的多种癌症发病率呈正相关。

（吕西）

参考文献

[1]LI M, BRITO J P, VACCARELLA S. Long-Term declines of thyroid cancer mortality: An international Age-Period-Cohort analysis[J].Thyroid, 2020, 30(6):838-846.

[2]BRAY F, LAVERSANNE M, WEIDERPASS E, et al. The ever-increasing importance of cancer as a leading cause of premature death worldwide[J].Cancer, 2021, 127(16):3029-3030.

[3]BRAY F, FERLAY J, SOERJOMATARAM I, et al. Global cancer statistics 2018: GLOBOCAN estimates of incidence and mortality worldwide for 36 cancers in 185 countries[J]. CA Cancer Journal for Clinicians, 2018, 68(6):394-424.

[4]MCGUIRE S.World cancer report 2014.Geneva, Switzerland: World Health Organization, International Agency for Research on Cancer, WHO Press, 2015[J].Advances in Nutrition, 2016, 7(2):418-419.

[5]LI M, DAL MASO L, VACCARELLA S. Global trends in thyroid cancer incidence and the impact of overdiagnosis[J].The Lancet Diabetes & Endocrinology, 2020, 8(6):468-470.

[6]KIM J, GOSNELL J E, ROMAN S A. Geographic influences in the global rise of thyroid cancer [J]. Nature Reviews Endocrinology, 2020, 16(1):17-29.

[7]LUO Q, STEINBERG J, O'CONNELL D L, et al. Changes in cancer incidence and mortality in Australia over the period 1996-2015[J]. BMC Research Notes, 2020, 13(1):561.

[8]SALAMANCA-FERNÁNDEZ E, RODRIGUEZ-BARRANCO M, CHANG-CHAN Y L, et al. Thyroid Cancer Epidemiology in South Spain: a population-based time trend study[J].Endocrine, 2018, 62(2): 423-431.

[9]CABANILLAS M E, MCFADDEN D G, DURANTE C. Thyroid cancer[J].Lancet, 2016, 388 (10061): 2783-2795.

[10]DONG W W, HORIUCHI K, TOKUMITSU H, et al. Time-varying pattern of mortality and recurrence from papillary thyroid cancer: lessons from a long-term follow-up[J].Thyroid, 2019, 29(6): 802-808.

[11]LORTET-TIEULENT J, FRANCESCHI S, DAL MASO L, et al. Thyroid cancer "epidemic" also occurs in low- and middle-income countries[J].International Journal of Cancer, 2019, 144(9): 2082-2087.

[12]赵平,孔灵芝.中国肿瘤死亡报告 全国第三次死因回顾抽样调查[M].北京:人民卫生出版社,2010:373.

[13]LI Y, TENG D, BA J M, et al. Efficacy and safety of long-term universal salt iodization on thyroid disorders: epidemiological evidence from 31 provinces of Mainland China [J]. Thyroid, 2020, 30 (4):568-579.

[14]WANG P, LV L, QI F, et al. Increased risk of papillary thyroid cancer related to hormonal factors in women[J].Tumour biology: the journal of the International Society for Oncodevelopmental Biology and Medicine, 2015, 36(7):5127-5132.

[15]XU L, LI G, WEI Q, et al. Family history of cancer and risk of sporadic differentiated thyroid carcinoma[J].Cancer, 2012, 118(5):1228-1235.

[16]MACK W J, PRESTON-MARTIN S, DAL MASO L, et al.A pooled analysis of case-control studies of thyroid cancer: Cigarette smoking and consumption of alcohol, coffee, and tea[J].Cancer Causes and Control, 2003, 14(8):773-785.

[17]KUST D, STANIČIĆ J, MATEŠA N. Bethesda thyroid categories and family history of thyroid disease[J]. Clinical Endocrinology, 2018, 88(3):468-472.

[18]FALLAH M, SUNDQUIST K, HEMMINKI K. Risk of thyroid cancer in relatives of patients with medullary thyroid carcinoma by age at diagnosis[J].Endocrine-Related Cancer, 2013, 20(5): 717-724.

[19]NOSE V. Familial thyroid cancer: a review[J].Modern Pathology, 2011, 24 (2):S19-S33.

[20]LUBIN J H, ADAMS M J, SHORE R, et al. Thyroid cancer following childhood Low-Dose radiation exposure: a pooled analysis of nine cohorts[J].The Journal of Clinical Endocrinology & Metabolism, 2017, 102(7):2575-2583.

[21]MATHEWS J D, FORSYTHE A V, BRADY Z, et al.Cancer risk in 680 000 people exposed to computed tomography scans in childhood or adolescence: data linkage study of 11 million Australians[J].

British Medical Journal, 2013, 346(10):f2360.

[22]WILTSHIRE J J, DRAKE T M, UTTLEY L, et al.Systematic review of trends in the incidence rates of thyroid cancer[J].Thyroid, 2016, 26(11):1541-1552.

[23]KITAHARA C M, MCCULLOUGH M L, FRANCESCHI S, et al. Anthropometric factors and thyroid cancer risk by histological subtype: Pooled analysis of 22 prospective studies[J].Thyroid, 2016, 26(2):306-318.

[24]NG M, FLEMING T, ROBINSON M, et al. Global, regional, and national prevalence of overweight and obesity in children and adults during 1980-2013: a systematic analysis for the global burden of disease study 2013[J].The Lancet, 2014, 384(9945):766-781.

[25]HAN J M, KIM T Y, JEON M J, et al.Obesity is a risk factor for thyroid cancer in a large, ultrasonographically screened population[J].European Journal of Endocrinology, 2013, 168(6): 879-886.

[26]AHN H S, KIM H J, WELCH H G. Korea's thyroid-cancer "epidemic"—Screening and Overdiagnosis [J].The New England Journal of Medicine, 2014, 371(19):1765-1767.

[27]VACCARELLA S, FRANCESCHI S, BRAY F, et al. Worldwide thyroid-cancer epidemic? The increasing impact of overdiagnosis[J].New England Journal of Medicine, 2016, 375(7):614-617.

[28]CHO Y A, KIM J. Thyroid cancer risk and smoking status: a meta-analysis[J]. Cancer Causes Control, 2014, 25(9):1187-1195.

[29]HONG S H, MYUNG S K, KIM H S, et al. Alcohol intake and risk of thyroid cancer: A meta-analysis of observational studies[J].Cancer research and treatment : official journal of Korean Cancer Association, 2017, 49(2):534-547.

第四章
甲状腺疾病的病因学

甲状腺疾病是一种临床常见的内分泌代谢系统紊乱性疾病，是甲状腺的功能异常、自身免疫性疾病、结节和肿瘤等疾病的总称，它不仅会直接影响患者的生活质量，甚至会导致患者的生存危机。近年来，甲状腺疾病发病率呈快速增加的趋势，根据全国34个省（区、市）最新的流行病学调查数据，我国18岁及以上成年人的甲状腺疾病患病率已经达到了51.49%，当中有15.7%为甲状腺功能异常，14.19%为甲状腺自身免疫性疾病，20.43%为甲状腺结节性疾病以及1.17%为其他甲状腺疾病。这一数据令人担忧，需要采取有效措施来控制和预防甲状腺疾病，否则将严重威胁我国国民的健康。目前，甲状腺疾病的发病机制尚不清楚。因此，深入研究影响其发生的因素，对于有效预防和控制甲状腺疾病具有重要意义。下面就甲状腺疾病的发病原因详细介绍。

第一节　年龄和性别因素

研究发现，年龄段和性别对甲状腺病变的发生率有显著影响。该研究通过对1100名志愿者的随访结果表明，血清促甲状腺激素（TSH）的平均水平最初为1.49 mIU/L，13年后上升到了1.81 mIU/L。由此可以看出随着年龄的增加，TSH水平也会相应增加。甲状腺结节的发病率亦随着年龄的增加而增加，一般人群中甲状腺结节检出率为30%左右，但60岁以上人群甲状腺结节发病率可高达70%且女性更易患甲状腺结节。有学者调查了美国弗雷明汉市5234名60岁以上居民的甲状腺结节患病率，结果显示女性和男性的甲状腺结节患病率分别为6.4%和1.5%，女性约是男性的4倍。甲状腺癌发病率的研究显示，年龄为20～69岁的患者，年龄越低，甲状腺癌的患病率越高。有关甲状腺癌的分类研究显示，女性甲状腺滤泡状癌的高峰发病率发病年龄（45～49岁）比男性（65～69岁）早。关于结节性甲状腺肿的临床流行病学调查显示，各年龄段女性患者人数均多于男性患者。

第二节　饮食因素

甲状腺疾病的发生可能受多种因素的影响，其中最常见的是不良的饮食习惯。“大脖子病”就是一个典型的例子，它指的是在我国某些偏远山区，由于摄入低碘食物而导致的地方性甲状腺肿。经过多年的努力，我国已经明确了碘摄入量的重要性，并实施了碘化食盐的政策，从而取得了显著的成果，有效地预防和控制了地方性甲状腺疾病。

一、碘与甲状腺疾病

我们知道，在甲状腺激素的合成过程中，某些微量元素起了十分关键的作用，其中以碘元素和硒元素为主。碘是甲状腺激素合成的主要原材料，它通过与酪氨酸结合来生成甲状腺活性激素，进而充分发挥其生理学功能。然而，如果碘摄取过少或过多，就会引起甲状腺功能失调，进而引发甲状腺功能性疾病。齐默尔曼（Zimmermann）教授等人研究指出，碘摄取与甲状腺病变之间存在着一个“U”形曲线关系。当身体摄入碘量不足时，甲状腺活性激素的人工合成会受到严重的负面影响，进而引发甲状腺疾病的发生。该研究表明，低碘摄入量会造成大鼠血清中甲状腺球蛋白抗体水平减少，T辅助细胞/T抑制细胞的比例增高，进而降低机体产生对甲状腺自身抗原的免疫反应，增加患有自身免疫性甲状腺病（AITD）的危险性。碘缺少可能会引发新生儿克汀病，这种病症会危害中枢神经系统，尤其是脑部的生长发育。此外，碘缺少还可能会促进细胞异常生长，引发DNA突变，进而引发甲状腺细胞集群的发展，最终引发甲状腺结节的出现。

碘缺乏可能会引起甲状腺结节性肿瘤和甲状腺癌的发病率显著增加。这一情况的出现，大致有以下3个原因：①人体对碘元素摄入减少首先引起了甲状腺激素的产生或减少，垂体组织产生了大量TSH，从而促使了甲状腺滤泡细胞数量增加；同时又促进了新生血管的形成，从而引起了弥散型甲状腺肿、非典型性增生、结节性甲状腺肿等疾病，最后甚至发生了癌变。②由于碘元素的不足引起了表皮生长因子表达，同时减少了转化细胞生长因子表达，促使滤泡中细胞数量增加，从而演变成了甲状腺癌。③滤泡细胞对促甲状腺激素的反应性增强，促进了滤泡细胞生长，诱发了甲状腺癌的发生。

过量摄入碘会引起甲状腺病变，包括散发性甲状腺肿、碘甲亢和AITD，这些疾病的发生率不仅会大大增加，并且还会引起甲状腺癌的组织种类发生改变，从而使甲状腺功能受损，最终导致甲状腺由潜在的甲状腺功能损伤转变为甲状腺功能减退。不同的水质中碘含量或许会影响甲状腺疾病的发生率，高碘含量区域的群体甲状腺自身免疫功能明显增强，而低碘含量区域的群体或许会出现免疫功能紊乱。

二、硒与甲状腺疾病

硒微量元素也是身体必需的微量元素之一，不同于碘元素主要集中在甲状腺组织中，硒元素可以在人体的多种组织、器官中被检测到。尽管如此，甲状腺细胞依然是硒浓度最大的细胞组织。硒元素主要是以硒代半胱氨酸的生物活性方式存在于人体内，把含有硒代半胱氨酸的蛋白质叫作硒蛋白质。目前，在人体内已找到至少有30多种的硒蛋白质，也已知有5个由硒蛋白质基因编码物组成的硒基因。硒基因在人体内有着至关重要的生理作用，它们不仅参与一系列癌症的形成，还可以调节硫氧还蛋白还原酶（TrxR）、谷胱甘肽过氧化酶（GPx）家族、硒蛋白P、碘甲腺原氨酸脱碘酶（DI）和硒蛋白S等的功能。研究发现，肺癌患者血浆中硒蛋白P的含量显著增加，而且硒蛋白P的水平与肺腺癌的分期和恶性程度之间存在正相关性。在甲状腺组织中，这种硒元素在抗氧化保护和甲状腺激素合成新陈代谢的进程中也起着非常重要的作用，硒蛋白基因突变则会直接影响甲状腺功能。人体内低血硒或者甲状腺组织中的低硒水平可以提高甲状腺癌的发生概率。研究人员对615名受试者进行了硒元素浓度检测，并将其分为两组：足血硒（3038人）和低血硒（3114人）。通过这项研究，他们认为两组受试者的甲状腺结节病变风险有所差别，摄入足够的硒元素可能增加患多种甲状腺疾病的风险。该研究显示，相比于硒缺乏的区域，硒丰富区域的居民患甲状腺疾病的比率更高（3.8% vs 2.1%，P=0.001），而这些硒丰富区域的居民更喜欢饮用富含硒的绿茶。

三、亚硝酸盐与甲状腺疾病

亚硝酸盐是一种普遍存在于自然界的物质，人们可通过食品、药品、饮用水等摄入体内，但通常只是少量的亚硝酸盐。亚硝酸盐作为人体内一种内源性信号分子调控基因表达，不但能够用来确诊某种疾病，还能够成为防治心血管疾病的潜在药品。亚硝酸盐能够有效地保持体内一氧化氮平衡，有助于心血管健康。然而，过度服用亚硝酸盐也会严重危害身体健康，甚至可能会导致癌症发生。特别是消化道肿瘤和甲状腺癌，亚硝酸盐摄入量过多会大大增加危险性。有学者在Meta分析表明，与低量摄入亚硝酸盐相比，过量摄入亚硝酸盐或许会增加患甲状腺癌的危险，其相对危险度（RR）为1.52。亚硝酸盐可通过影响甲状腺碘代谢而导致甲状腺肥大及增生改变，进而诱发甲状腺癌变。目前研究表明，亚硝酸盐影响甲状腺代谢功能的具体机制如下：亚硝酸盐抑制甲状腺对无机碘的吸收。亚硝酸盐中的1价阴离子（包括NO_3^-）可以引起甲状腺内碘的释放，影响甲状腺对碘的蓄积和贮存。亚硝酸盐可以抑制碘的有机化过程。当硝酸盐等1价阴离子浓度达到一定水平（NO_3^-<1 M）时，不仅可以显著减少甲状腺对无机碘的积聚，而且还能够有效抑制甲状腺内碘的有机化反应，而且这种抑制是完全可逆的。亚硝酸盐可以降低甲状腺对TSH的反应能力，当体内过多的亚硝酸盐存在时，甲状腺细胞内的环磷酸腺苷（cAMP）水平明显降低，由于cAMP在TSH和靶器官-甲状腺之间充当信使的作用。因此，cAMP水平下降可导致cAMP对TSH反应能力的降低。

四、生酮饮食与甲状腺疾病

生酮饮食（ketogenic diet，KD）是指通过增加脂肪和蛋白质摄入，减少碳水化合物摄入的一种饮食方式。目前，生酮饮食主要有四种模式，即经典生酮饮食（classic ketogenic diet，CKD）、中链甘油三酯饮食（medium chain triglyceride ketogenic diet，MCT-KD）、改良阿特金斯饮食（modified atkins diet，MAD）与低血糖指数治疗饮食（low glycemic index treatment，LGIT）。KD最早用于治疗儿童难治性癫痫，并具有好的疗效。此后，相关研究也发现KD在阿尔茨海默病、肥胖、糖尿病、心血管疾病，甚至肿瘤中都呈现出治疗潜力。

当人体内碳水化合物供能不足时，机体就会促使脂肪发生糖异生，产生甘油，转化为糖，在这个过程中会产生酮体。而生酮饮食的机制就是模拟机体的饥饿状态，将机体的主要能量来源从碳水化合物（合成代谢）转变为脂肪（分解代谢）；并通过β-氧化反应产生游离脂肪酸，从而引发营养性酮症代谢紊乱。研究表明，KD可以显著提高促甲状腺激素（TSH）水平，同时降低游离T_3（FT_3）水平，从而导致甲状腺功能的减退，KD可以作为桥本甲状腺炎（Hashimoto thyroiditis，HT）的辅助治疗方法，有效地降低患者的自身抗体水平；低碳水化合物膳食（Low-carbohydrate diet，LCD）可以使抗甲状腺过氧化物酶抗体（TPOAb）和抗甲状腺球蛋白抗体（TGAb）的滴度显著下降，而血清中的甲状腺素水平没有明显变化。与规范饮食疗法比较，108

名桥本甲状腺炎患者的症状得到了显著改善，这一结果表明KD可以高效地改善桥本甲状腺炎患者的症状，提高治疗效果，从而减轻患者的痛苦和负担。

甲状腺结节的发病机制与胰岛素抵抗有关，患有胰岛素抵抗或高胰岛素血症的患者，其甲状腺肿大和结节的发病率通常较大，而TSH和胰岛素及胰岛素样生长因子-1（insulin-like growth factor-1，IGF-1）是两类主要的促甲状腺增殖因子，它们可以促进有丝分裂，增加甲状腺细胞的数量，使甲状腺体积增加，进而导致甲状腺结节的形成。通常状况下，人体胰岛素的产生受到葡萄糖的影响，但KD会影响碳水化合物的摄入量，使人体的重要热量代谢物从葡萄糖转化为脂类，这样就可以降低葡萄糖引起的胰岛素产生，同时也可以提高人体的胰岛素抵抗功能。因此，KD干预可能成为一种有效的治疗甲状腺结节的饮食干预方案。

五、饮食结构与甲状腺疾病

饮食不规律，经常饥一顿饱一顿的人群容易得甲状腺疾病。比如说摄入过多的精加工食品，或者摄入过多的非自然生长的食物，就容易得甲状腺疾病。还有就是不注重膳食结构，碳水化合物、脂肪、蛋白质摄入不合理，这种不健康的饮食结构，也是导致甲状腺疾病的重要原因。由于经济社会的发展，人类的膳食构成也发生了变化，这也增加了患甲状腺癌的风险。有关调查表明，2000—2015年非洲居民的膳食构成发生了显著变化，从以植物居多转向以肉类、高脂、高糖居多，该调查指出饮食结构对甲状腺癌发病可能存在一定的影响。该调查还表明，非洲居民摄入非家禽肉类与甲状腺癌发病率呈正相关；而动物脂肪的摄入量与女性甲状腺癌发病率呈正相关，但与男性甲状腺癌发病率呈负相关；此外，植物根茎类的淀粉摄入量也与甲状腺癌发病率呈负相关。因此，我们应该提倡更加健康的饮食习惯，控制动物来源的食物摄入，并增加膳食纤维的摄入量。

第三节　现代社会因素

由于社会经济的快速发展，各种竞争日益激烈，人们的生活节奏逐渐加快，精神负担也越来越大，这些都是导致甲状腺疾病发病的因素。强烈的心理刺激，如“情绪失衡”，可能会引发甲亢。应激是机体在受到外界刺激后，会产生一种心身紧张的状态。应激事件可能会导致严重的后果，应激事件包括情绪上的压力、突然事件、闪烁、高温、冰冻、电击、震荡、感染、手术和分娩等。这些应激可能会导致血液中肾上腺皮质激素水平急剧升高，进而影响或控制辅助性T淋巴细胞的作用，增强免疫水平，并可能导致甲状腺疾病的发展和症状加重。

第二次世界大战时期，甲亢的患病率急剧上升，研究报告了1825例Graves患者，他们在发病前都受到了焦虑等精神因素的威胁。这些精神刺激可以改变甲状腺功能，并干扰机体免疫系统的健康运作。压力或许会引起甲状腺病变，这是由于中枢神经系统、内分泌和免疫系统彼此间的相互作用造成的。由于各种创伤或事件的直接影响，机体会发生应激反应，这会使甲状腺更容易受到外界环境的直接影响。过度的应激可能会损坏甲状腺细胞的结构和功能，引起甲状腺激素的分泌失调，进而引发免疫反应，最终引发一连串的甲状腺疾病。应激可以透过神经内分泌调节系统对免疫系统造成重大负面影响。

谢雯教授等人通过动物实验研究表明，应激可以明显直接影响雌性老鼠甲状腺素水平。截然不同的应激原会导致不同的甲状腺激素水平变化，包括生理学应激和情感应激。然而，这两种差异之间并不具有统计学意义。还有研究表明，生活中的应激或许会促进甲状腺病变的发生，特别是Graves病。比如，在第一次世界大战时期，Graves病的发病率明显上升。此外，妊娠期或许也会增加甲状腺病变的风险，这也许是由于妊娠期后人绒毛膜促性腺激素（human chorionic gonadotropin，hCG）水平的升高。hCG与TSH具有相似的特征，它们都能够轻微地刺激甲状腺细胞的TSH受体。

当今年轻人面临着巨大的心理压力，他们的生物钟被打乱，比如长期熬夜、夜间工作等，这些行为会导致机体激素水平失衡。吸烟会对甲状腺功能和形态产生多方面的影响，其中尼古丁可以刺激交感神经，从而增加甲状腺分泌量；烟草中的某些成分可以直接影响甲状腺，导致甲状腺活性激素和血清TSH水平发生轻微变化；与不吸烟者比较，吸烟者的血清TSH水平可能会略低；吸烟可能会导致甲状腺功能紊乱，这种紊乱可能会增加毒性弥漫性甲状腺肿的发病风险，并且会加剧其临床表现。尽管尚不清楚吸烟是否会通过改变免疫学体系来引发Graves病，但可以肯定的是，吸烟会引起细胞内抗原产生，进而抑制免疫体系的清除能力，引发易感个体的免疫学反应。研究表明，大量吸烟者（每天超过20支烟）患多发结节性甲状腺肿的比例高达16.5%，而不吸烟者仅有6.5%的患病率。另一项研究表明，抽烟会增加甲状腺内碘的流失，进而升高多结节性甲状腺肿的发生率。相关的Meta分析结果表明抽烟可以降低患滤泡状甲状腺癌的风险。

有学者调查发现，进行脑力劳动、自身感到精神压力大、不活动或少活动的人群患甲状腺结节的风险显著增加。此外，脑力劳动者的甲状腺疾病发病率也明显地高于体力劳动者，这一结论得到了进一步的证实。还有研究发现，不良情绪也是导致甲状腺疾病的主要原因，这可能是由于情绪不佳导致体内激素水平失衡，进而干扰甲状腺素的合成和释放。

第四节　地域环境因素

一、电离辐射与甲状腺疾病

由于核科学研究和核科学技术的不断发展，电离辐射已经成为人们生活中不可或缺的一部分，其对人体健康的危害也越来越受到重视。特别是甲状腺，它是电离辐射的主要靶器官，容易遭受电离辐射的损害。电离辐射对甲状腺的影响可以体现为多种形态学和功能学变化，其中临床形态学变化可能引起甲状腺结节和甲状腺癌，而功能学变化则可能引起甲状腺功能衰退。此外，接触低剂量或中剂量的电离辐射还可能增加甲状腺结节和甲状腺腺瘤（thyroid adenoma，TA）的患病率。有研究表明，幼儿时间接触电离辐射会大大增加患甲状腺癌的危险性，而且伴随用量的增长，这种危险性也会呈上升态势。

由于甲状腺对电离辐射的敏感性，核泄漏对甲状腺疾病的发生产生影响。切诺尔贝利事件事发20年后因放射性尘埃引起的甲状腺癌发病病例报道高达4000例。但日本福岛核泄漏事故发生后一星期，福岛个体最大有效接触剂量和甲状腺接触到的剂量当量分别为1.00 mSv和20.00 mSv，这种内暴露剂量可能不会引起任何的确定性或者随机性的效应。由于离子射线接触持续时间的增加，我国医院放射性工作者患甲状腺癌的风险也在不断上升。但也有研究指出，由于接触持续时间的增长，甲状腺癌发生的危险度会显著下降。然而，在长期接触外照射的核辐射人员中，甲状腺癌的死亡率尚未表现出与电离射线的单位吸入量的超额相对风险具有关系，这或许是由于研究人群中甲状腺癌患者的数量较少。研究结果表明，在天然高本底辐射区域（累计触及用量84.80 mSv）和低本底辐射区域（累计触及用量24.60 mSv），辐射并不会导致癌症或其他严重疾病的发生。甲状腺功能减退是一种全身性的代谢紊乱，其原因可能是甲状腺激素的人工合成和释放降低，或者是组织利用率不足。长期暴露于低剂量电离辐射会导致放射性工作者血液中TSH浓度显著下降，进而引发甲状腺功能减退。不同职业的放射工作者所接触到的放射剂量也有所不同。有学者调查结果表明，61732名放射工作人员的年平均接触剂量正在逐年下降，其中放射技师的接触式电离辐射剂量最大，达到1.83 mSv，是其他岗位放射工作人员的2倍以上。放射工作人员与非接触式电离辐射人群的对照研究显示，低剂量电离辐射的逐渐累积可致T_4和T_3分泌水平升高。研究显示，头颈部癌患者接受头颈部放射治疗后12个月甲状腺功能减退者占18.6%；放射治疗时间越长，甲状腺功能减退的发病率越高，放射治疗后第3年发病率达31.6%。

二、紫外光与甲状腺疾病

紫外光（ultraviolet，UV）或许会作为许多肿瘤的危险因素，尤其是表皮黑色素瘤。相关研究表明，紫外光照射量与甲状腺癌之间具有非线性关系，当紫外光照射量在236.8～253.7 J/m^{2}时，随着曝光量的增加，甲状腺癌的发生危险也会相应下降（HR=0.26），当超过253.7 J/m^{2}时，甲状腺癌的发病风险也可能降低，但并不显著（HR=0.87，95% CI：0.69～1.09，P<0.05）。在规定范围内，紫外光照射量可以作为甲状腺癌的防护因子，但超出规定量则作为危险因素。因此，应该采取有效的预防措施，以减少紫外光对甲状腺癌的影响并减少患者的甲状腺疾病危险性。

三、化学污染与甲状腺疾病

化学污染物可能会影响人体内分泌系统，其中与甲状腺癌相关的化学污染主要有重金属污染和塑化剂污染。镉被国际癌症研究机构列为一级致癌重金属物质，应当加以重视，以防止其对人类健康的不利影响。相关研究表明，高浓度的镉可能与妇女中晚期甲状腺癌相关。此外，双酚A也被发现具有类似雌激素作用的塑化剂。研究表明，双酚A可能会引起生殖系统功能紊乱，甚至增加患肝癌的风险，而胚胎和新生儿对双酚A的敏感性最高。日本学者认为，饮用水源在信浓川河流和阿贺野川水系形成的平原新潟县妇女患甲状腺癌的比例明显高出对照组地区，该水系中双酚A含量在日本全国范围内都处于较高的水平。

四、空气污染与甲状腺疾病

空气污染已经成为严重危害人类健康的环境因素，国外肿瘤研究所在2013年将PM2.5列入致癌风险物。然而，关于PM2.5是不是与甲状腺癌相关，学术界仍存有争论。大规模前瞻性队列研究表明，户外PM2.5与甲状腺癌没有直接关联。国内一个回顾性队列研究中，纳入了550000例新发癌症患者，结果表明废气排放可能与甲状腺癌相关。

第五节　疾病因素

一、肥胖与甲状腺疾病

肥胖与甲状腺疾病的发生密切相关。韩国首尔延世大学临床医院对2003—2008年351402位体检人员的参考资料进行了深入分析，研究表明随着体重指数（BMI）的增加，患甲状腺疾病的风险也会相应增加。韩国成均馆大学医学院通过对14024263名无甲状腺疾病的成年人的5.3年随访结果显示，男性人群中无论代谢是否正常，过度肥胖都与甲状腺疾病的发生有着密切的关系，是甲状腺疾病独立的危险因素。在女性人群中，代谢异常的肥胖女性患甲状腺疾病的风险也更高，肥胖伴随代谢异常可能提高女性患甲状腺疾病的风险。

为了深入研究成年体型改变与甲状腺乳头状癌之间的关联，首尔国立大学临床医院开展了一次大型的疾病对比调查，分别对15510名甲状腺乳头状癌患者（男子占19.3%，女子占80.7%）和15510名健康对照组开展了比较，以确定35岁之后受试者体型、BMI和体脂比率的年平均数变化比值。研究发现，35岁以上的受试者，其体重总增重超过10 kg的比例明显高于体重稳定（减少或增加不超过5 kg）的受试者。这种情况下，患甲状腺乳头状癌的风险也会有所增加。有学者在Meta分析了PubMed检索系统收集的21项相关研究，结果表明除去甲状腺髓样癌外，肥胖也会导致其他甲状腺癌危险的增加。虽然，大多数研究者认为肥胖与甲状腺癌的发病有关，但也有一些研究者认为，肥胖可能会对女性产生更大的影响，而男性则没有明确的证据表明肥胖与甲状腺癌之间存在相关性。尽管已有一些证据表明肥胖相关基因多态性与甲状腺癌风险存在关联，但是其他因素是否也会增加甲状腺癌风险仍然是未知的。因此，有必要进一步研究这些因素的机制，以确定它们之间的关系。

胰岛素抵抗也会影响人体胰岛素样生长因子-1（IGF-1）的表达。有研究表明，IGF-1及其受体在早分化型甲状腺癌中的过度表达为：当IGF-1浓度升高时，患甲状腺癌的风险也会增加。此外，IGF-1和其受体在细胞恶性化过程中发挥着重要作用，它们能够促进细胞生长并控制凋亡。

二、乳腺癌与甲状腺疾病

从人类甲状腺疾病的流行病学研究可看到，疾病的特点存在明显的性别差异，妇女的患病率约为男人的3～4倍。有调查表明，罹患乳腺癌的患者同时罹患甲状腺疾病的概率也大大增加，而其中有乳腺癌家族史也是甲状腺疾病发病的一项独立风险因素。雌激素是乳腺癌产生、发展的一种重要危险因子。最近的研究表明，雌激素受体α和β对人类甲状腺癌的发生发展起着重要作用，这两种受体的存在可能会影响甲状腺癌的发病机制和发展趋势。一些研究者共测定了40个女性甲状腺癌患者与40个健康女性对照者的血液标本，研究结果表明，甲状腺癌患者血液中的脱嘌呤雌激素-DNA加合体和雌激素代谢物以及复合物之间的特异性和敏感性都明显提高，这一研究也显示甲状腺癌患者体内出现雌激素代谢紊乱现象。脱嘌呤雌激素-DNA加合体的产生，可以干扰甲状腺癌的产生和进展。相关实验结果表明，甲状腺乳头状癌细胞的*ERα*高表达，并且将高表达的*ERα*活化后可以减少*miR-99b-5p*对甲状腺乳头状癌的抑癌影响，从而提高了甲状腺癌的发展。另外，在甲状腺的微环境中，人体雌激素水平还可以通过作用于雌激素受体（ER）的大血管内皮生长因子的途径诱导或促进大脑血管的内皮细胞表达，从而促使肿瘤的血栓形成，最终导致甲状腺癌细胞的侵袭与转移。

三、妊娠与甲状腺疾病

在怀孕时期，妇女的甲状腺功能会发生显著的改变，其中最明显的表现就是总甲状腺激素水平的升高，而游离甲状腺素则会出现明显的降低。甲状腺素的主要作用是促进胎儿的生长发育，但如果妇女在妊娠期间出现亚临床甲状腺功能减退症，将会严重影响胎儿的健康发育。

第六节　遗传因素

自身免疫性甲状腺疾病（AITD）是一种由T淋巴细胞介导的人类器官特殊性自身免疫病，其中包含Graves病、桥本甲状腺炎以及产后甲状腺炎等，它们可能会导致患者出现身体免疫功能紊乱，从而引发严重的健康问题。AITD的发病机制可以归结为遗传因素，其中促甲状腺激素受体基因的突变是一个重要的诱因，这种突变可能会导致多种甲状腺疾病的发生。多数研究者认为，*TSHR*基因可能是多发性结节性甲状腺肿的遗传易感候选基因。人类白细胞抗原（human leukocyte antigen，HLA）等位基因可能与Graves病的发生存在一定关系，HLA分子特别是HLA-Ⅱ类基因产物能够呈递抗原，与甲状腺组织内的白细胞分化抗原（cluster of differentiation，CD）4+或CD8+T细胞受体结合，使T细胞活化产生淋巴细胞因子调节免疫反应，并通过激活B淋巴细胞产生自身抗体继而引起AITD发生，尤其是*HLA-DQ*等位基因与其关联性更大。人体细胞毒性T淋巴细胞相关抗原-4基因与CD80、CD86有高亲和性，通过编码活化T细胞表面的免疫调节因子与B7因子相互作用下调节T细胞的活力，导致T细胞的过度激活，从而引起AITD发生。

近年来，遗传学疗法在哺乳动物试验中获得了一些早期成功，这为自身免疫性甲状腺疾病的防治提供了新的可能。过去十几年来，遗传性各种因素一直是自身免疫性疾病发生的重要原因，AITD也与遗传性各种因素有着密切的关系。根据流行病学研究，AITD具备家族聚集性，受威胁的受试者的兄弟姐妹中，有20%～30%的人患有AITD。自1999年在56个家庭中第一次基因组连续扫描进行以来，AITD的易感基因位点、GWAS等研究也不断发表，这些研究为我们更深入地理解AITD的致病机制并提供了重要的线索。研究结果表明，AITD可能与多种基因的易感性有关，其中目前报道的易感基因包括*CD25*、*TSHR*、*TG*、*HLA*、*CTLA4*、*PTPN22*、*CD40*、*FCRL3*、*IL2RA*和*FOXP3*等。

近年来，由于科学研究的深入，基因组多态性的研究工作也取得了重大进展，其中包括肿瘤坏死因子受体关联因素1（*TRAF1*）、*MIR499A*和*MIR125A*基因组等。除此之外，分析人员还发现，甲状腺过氧化物酶基因多态性和甲状腺球蛋白基因代码的多态性与自身免疫性甲状腺疾病的发生率以及血清抗甲状腺过氧化物酶抗体浓度之间存在着密切的联系。此外，*FAS*、*FASL*、*TRAIL*、*BCL2*、*TNFR1*和*TNFR2*等凋亡控制因素以及*IL8*、*RANTES*、*MIG*、*IP10*、*MCP1*和*IL16*等趋化因子的多态性可能是自身免疫性甲状腺疾病发病的重要因素。

第七节　肠道菌群因素

肠道菌群是一种重要的生物多样性，它们的数量可以达到人体细胞总量的10倍，甚至是人类基因数量的150多倍，而且总重量可以达到1～1.5 kg，它们参与机体的营养吸收、激素合成与代谢、免疫应答调节和稳定等多种生理过程。近年来，随着现代分子生物学技术的发展，肠道菌群与甲状腺疾病的关系研究越来越多。

一、肠道菌群与自身免疫性甲状腺疾病

科学研究表明，肠道细菌的过量繁殖对AITD的产生和增长起着作用。有学者分析了28例桥本甲状腺炎患者和16名健康对照组者的粪便中微生物数据，两组中共有27个菌属的对比变化并且具有统计价值，还与有关临床检验指标（如甲状腺激素水平和甲状腺相关抗体）存在显著相关性。此外，该分析还表明，桥本甲状腺炎患者粪便中布拉氏酵母菌、鲁米诺球菌、罗氏菌属、多拉菌、梭状芽孢杆菌及真杆菌等菌属的丰度有所增加。粪便微生物、拟杆菌、拉克诺氏菌和普雷沃氏菌等菌属的数量显著减少，这是一个明显的趋势。

研究发现，与身体健康的人员比较，桥本甲状腺炎患者的肠道菌群丰度和复杂性显著增加，当中普雷沃氏菌属和小球菌属的数量减少，而副球菌属和大肠杆菌的数量则有所增加；此外，功能正常或衰退的桥本甲状腺炎患者的拟杆菌属数量也明显下降，而功能衰退患者的消化道厚壁菌属或许会明显下降。综上研究结果表明，在桥本甲状腺炎患者消化道菌属中，厚壁菌门和拟杆菌门占据着一定的优势地位；而甲状腺功能亢进的患者，普雷沃氏菌属的数量显著减少，但这种减少与甲状腺功能状态无关。

二、肠道菌群与甲状腺功能减退症

甲状腺功能减退症是一种常见的全身性疾病，由于免疫系统紊乱、药物滥用、甲状腺损伤以及内分泌系统功能障碍等原因导致甲状腺激素分泌减少或无法正常利用，从而引发一系列低代谢综合征。这种疾病的发病率较高，表现为新陈代谢率降低和交感神经兴奋性降低，发病时间较长，女性患者的比例远高于男性。小肠细菌数量异常增加，即从空肠近端分离出的大肠菌群数量超过了正常水平。当肠道细菌的生长受到抑制时，小肠细菌的过度繁殖就会发生，相关学者选取了50例患有自身免疫性甲状腺炎的患者，在利福昔明治疗后，27例患者的氢葡萄糖呼气试验结果显示为阳性；而抗生素治疗后，患者的胃肠道情况得到了好转，这表明，在治疗过程中应该采取有效的措施来抑制肠道细菌的生长，以防止小肠细菌的过度繁殖。据此可知，甲状腺功能减退与细菌的过度繁殖有关。另一项研究结果进一步证明，正常人的胃肠蠕动能够有效地阻止病菌和微生物的过度繁殖，保持肠道内环境条件的稳定性。而甲状腺减退会使得胃肠道运动功能受到显著影响，从而延长排空时间。

根据动物研究结果，甲状腺功能减退与肠道细菌过度生长之间存在着密切的因果关系，所以为了更好地评估患有甲状腺功能减退伴慢性消化道疾病的患者，应该对其开展小肠细菌生长的检测。

三、肠道菌群与甲状腺癌

甲状腺癌是一种常见的内分泌系统恶性疾病，女性发病率是男性的3～4倍。按照病变类型，甲状腺癌可分为乳头状癌、滤泡状癌、低分化癌、未分化癌和髓样癌，其中前两者被统称为“分化型甲状腺癌”。甲状腺癌的发病原因可能与多种因素密切相关，包含肥胖、辐射、碘摄入量不足、基因突变和应激等。此外，它还与肠道菌群变化相关，见图4-1。

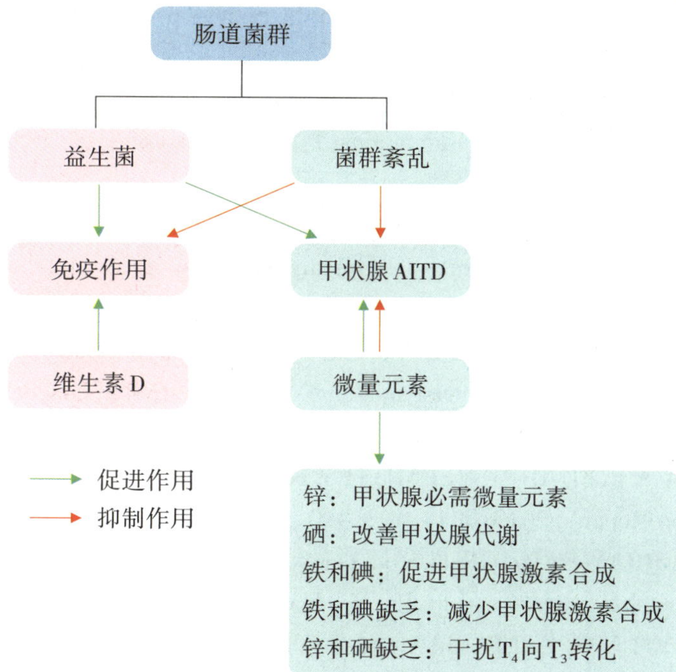

图4-1　肠道菌群对甲状腺的影响

相关学者对30例甲状腺癌患者和35名健康对照组者的粪便样品开展了肠道微生物群落特征解析，结果显示甲状腺癌患者的19个菌属显著富集，而8个菌属则有所减少。此外，有些菌属的变化还与载脂蛋白A、载脂蛋白B等有关。研究发现，甲状腺癌患者肠道菌群21个菌属的72种代谢产物发生了显著变化，而将这些代谢产物与5个菌属结合使用，可以更有效地识别甲状腺癌。有学者研究了8例甲状腺乳头状癌患者、2例甲状腺癌联合桥本甲状腺炎患者和11例康复者的新鲜粪便显示，高丰度门层次菌群相同，包含厚壁菌门、拟杆菌门、变形菌门和放线菌门。然而，两组生物标志物仍有所不同，健康对照组的生物标志物为普雷沃氏菌属和肠杆菌属，而这些标志物的含量则明显低于研究结果，表明两组之间具有显著差异。瘤胃球菌科和毛螺菌科是甲状腺乳头状癌的重要生物标志物。研究发现，甲状腺癌患者的粪便样本中存在大量的拟杆菌科和理研菌科。

近年来，甲状腺疾病的发病率显著增加，特别是甲状腺癌，而且年轻人更容易患上这种疾病。尽管实施食盐加碘政策可以控制甲状腺肿和甲状腺结节的发生，但很多研究者仍然担心过度补碘会导致甲状腺结节和癌症的发生。所以，我们应该高度重视甲状腺疾病的原因和发病趋势，并结合国内外研究成果，制定出有效的防治措施，期望能够有效地控制和减轻甲状腺疾病造成的危害。

（贺东强、李玉民）

参考文献

[1]LI Y, T D, BA J M. Efficacy and safety of Long-Term universal salt iodization on thyroid disorders: epidemiological evidence from 31 provinces of Mainland China[J].Thyroid, 2020, 30(4): 568–579.

[2]QIAN F, MISRA S, PRABHU K S.Selenium and selenoproteins in prostanoid metabolism and immunity [J].Critical Reviews in Biochemistry and Molecular Biology, 2019, 54(6):484–516.

[3]TAKATA Y, XIANG Y B, BURK R F, et al.Plasma selenoprotein P concentration and lung cancer risk: results from a case-control study nested within the Shanghai Men's Health Study[J].Carcinogenesis, 2018, 39(11):1352–1358.

[4]FU J, MANASSAWEE K, Liao X H, et al.Clinical and molecular analysis in 2 families with novel compound heterozygous SBP2 (SECISBP2) mutations[J].The Journal of Clinical Endocrinology & Metabolism, 2020, 105(3):1945–7197.

[5]WU Q, RAYMAN M P, LV H J, et al.Low population selenium status is associated with increased prevalence of thyroid disease[J].The Journal of Clinical Endocrinology & Metabolism, 2015, 100(11): 4037–4047.

[6]AGGARWAL A, YUAN Z L, BARLETTA J A, et al.Ketogenic diet combined with antioxidant N-acetylcysteine inhibits tumor growth in a mouse model of anaplastic thyroid cancer[J].Surgery, 2020, 167(1):87–93.

[7]KUCHKUNTLA A R, SHAH M, VELAPATI S, et al.Ketogenic diet: An endocrinologist perspective[J]. Current Nutrition Reports, 2019, 8(4):402–410.

[8]AGLAGO E K, BRAY F, ZOTOR F, et al.Temporal trends in food group availability and cancer incidence in Africa: an ecological analysis[J]. Public Health Nutrition, 2019, 22(14): 2569–2580.

[9]FIORE M, CONTI G O, CALTABIANO R, et al.Role of emerging environmental risk factors in thyroid cancer: A brief review[J]. International Journal of Environmental Research and Public Health, 2019, 16(7) : 1185.

[10]TURNER MC, KREWSKI D, DIVER W R, et al.Ambient air pollution and cancer mortality in the cancer prevention study II[J].Environmental Health Perspectives, 2017, 125(8):1–10.

[11]SON H, LEE H, KANG K, et al.The risk of thyroid cancer and obesity: a nationwide population-based study using the korea national health insurance corporation cohort database[J]. Surgical Oncology, 2018, 27(2):166–171.

[12]KWON H, CHANG Y, CHO A, et al.Metabolic obesity phenotypes and thyroid cancer risk: a cohort study[J].Thyroid, 2019, 29(3):349–358.

[13]HWANG Y J, LEE K E, PARK Y J, et al. Annual average changes in adult obesity as a risk factor for papillary thyroid cancer: a large-scale case-control study[J].Medicine, 2016, 95(9):e2893.

[14]KNUPPEL A, FENSOM G K, WATTS E L, et al.Circulating insulin-like growth factor-I concentrations and risk of 30 cancers: Prospective analyses in UK biobank[J].Cancer Research, 2021, 80(18): 4014–4021.

[15]RUBIO G A, CATANUTO P, GLASSBERG M K, et al.Estrogen receptor subtype expression and regulation is altered in papillary thyroid cancer after menopause[J].Surgery, 2018, 163(1):143–149.

[16]VANNUCCHI G, DE LEO S, PERRINO M, et al.Impact of estrogen and progesterone receptor expression on the clinical and molecular features of papillary thyroid cancer[J]. European Journal of Endocrinology, 2015, 173(1):29–36.

[17]LEE H J, WUN C, HAMMERSTAD S S, et al.Immunogenetics of autoimmune thyroid diseases: A comprehensive review[J].Journal of Autoimmunity, 2015(64):82-90.

[18]CAI T T, Li J, AN X F, et al.Polymorphisms in MIR499A and MIR125A gene are associated with autoimmune thyroid diseases[J].Molecular and Cellular Endocrinology, 2017, 440(C):106-115.

[19]TOMARI S, WATANABE M, INOUE N, et al.The polymorphisms in the thyroid peroxidase gene were associated with the development of autoimmune thyroid disease and the serum levels of anti-thyroid peroxidase antibody[J].Endocrine Journal, 2017, 64(10):1025-1032.

[20]ZHAO F, FENG J, LI J, et al.Alterations of the gut microbiota in hashimoto's thyroiditis patients[J].Thyroid, 2018, 28(2):175-186.

[21]SU X H, ZHAO Y, LI Y, et al.Gut dysbiosis is associated with primary hypothyroidism with interaction on Gut-Thyroid axis[J].Clinical Science, 2020, 134(12):1521-1535.

第五章
甲状腺疾病的易感人群

甲状腺癌是最常见的内分泌恶性肿瘤，其全球发病率在过去40年中大幅上升。甲状腺癌可能起源于卵泡旁或卵泡细胞中的遗传突变的积累。起源于卵泡旁降钙素产生C细胞的甲状腺癌被称为甲状腺髓样癌（MTC），约占5%，而更常见的甲状腺癌来源于卵泡细胞，被称为甲状腺非髓样癌（non medullary thyroid carcinoma，NMTC）。大多数NMTC是分化型甲状腺癌（DTC），包括乳头状和滤泡状甲状腺癌。乳头状甲状腺癌（PTC）占NMTC病例的85%以上，甲状腺滤泡状癌（FTC）占NMTC病例的10%～15%。NMTC的罕见形式是低分化型甲状腺癌和间变性甲状腺癌。90%以上的甲状腺癌是散发性的来自体细胞遗传变化，其余为家族型NMTC和MTC。家族性MTC（FMTC）具有遗传改变和基因型-表型相关性。相反，家族性NMTC（FNMTC）或家族性滤泡细胞癌的遗传原因尚不清楚。FNMTC在临床上被定义为患者的两个或两个以上一级亲属中存在的疾病；FNMTC可进一步分为综合征或非综合征，这取决于甲状腺癌是原发性癌症（非综合征）还是家族中许多肿瘤群之一的一部分（FNMTC综合征）。与FNMTC相关的遗传性癌症综合征占所有家族病例的5%，包括家族性腺瘤性息肉病、考登综合征、卡尼综合征、沃纳综合征、DICER1综合征、共济失调毛细血管扩张症、Bannayan-Riley-Ruvalcaba综合征、Li-Fraumeni syndrome综合征、Peutz-Jeghers syndrome综合征和Pendred综合征。

第一节　基因多态性与甲状腺癌易感的关系

甲状腺癌占内分泌系统肿瘤的95%以上，也是当今危害女性健康的十大癌症之一。甲状腺癌是滤泡上皮细胞分化癌，其中滤泡癌占14%，乳头状癌占80%，C细胞髓样癌占4%，其他浸润性间变性癌占2%。有研究表明，发达国家的甲状腺癌发病率高于发展中国家，而且其发病率在近30年来增长最快，尤其是在有生育能力的妇女中。不同类型的甲状腺癌有不同的临床表现、遗传特征、病理特征和生物学行为，即使是同一类型的甲状腺癌，在不同人群中也会有差异，除甲状腺乳头状癌外，其他甲状腺癌的预后较差。因此，甲状腺癌的准确诊断及其与基因的相关性研究对于选择最佳治疗方案和患者预后具有重要的临床意义。

目前研究表明，环境因素和遗传因素的相互作用是甲状腺癌的发病机制，但个体遗传易感性起着更重要的作用，因为不同的人有不同的疾病状况。随着人们生活环境和习惯的改变，甲状腺癌的发病率逐年上升。虽然大多数甲状腺癌的预后相对较好，但仍有一些患者因复发或癌转移而死亡。所以，了解甲状腺癌的易感基因可以早期筛查和诊断甲状腺癌，对改善甲状腺癌患者的预后具有重要意义。

一、白细胞介素*IL-10-1082*基因多态性与甲状腺乳头状癌相关

尽管甲状腺乳头状癌（PTC）的确切病理生理机制仍不清楚，但越来越多的证据表明该疾病是遗传因素和环境因素相互作用的结果。细胞因子是影响多个靶细胞激活、生长和分化的原因。它们是促炎和抗炎介质，参与炎症和免疫反应的诱导和效应阶段，并调节正常和肿瘤甲状腺细胞的发育和生长。多种细胞因子，包括肿瘤坏死因子α（*TNFα*）、白细胞介素（*IL*）-*1α*、白细胞介素-6、白细胞介素-8、白细胞介素-10、白细胞介素-12和干扰素-γ（*IFNγ*）已被证明在甲状腺滤泡细胞和甲状腺内炎症细胞中产生。*TNFα*和*IL-6*是主要的细胞因子，在炎症反应期间细胞因子级联的启动和调节中起着核心作用。在肿瘤发生方面，*TNFα*和*IL-6*由几种癌细胞分泌，是维持癌细胞生长，也是白细胞向肿瘤部位募集所必需的。另一方面，白细胞介素-10是一种主要的免疫调节细胞因子，抑制*TNFα*、*IL-1*、*IL-8*和*IFNγ*等促炎性细胞因子的合成，并增强B细胞生成和分化的上调。*IL-10*是一种免疫抑制细胞因子，可能通过支持肿瘤逃避免疫反应而促进癌症的发展。*TNFα*、*IL-6*和*IL-10*调节区的几个单核苷酸多态性（SNPs）可能通过影响蛋白质的表达来调节各种恶性肿瘤的风险。

有研究发现细胞因子基因多态性与甲状腺乳头状癌（PTC）相关，并评估了基因型与PTC临床或实验室表现之间的关系。研究采用实时PCR结合熔融曲线分析法，对190例甲状腺癌患者和216例健康对照者外周血白细胞DNA中肿瘤坏死因子（*TNFα*）*G-308A*（rs 1800629）、白细胞介素-6（*IL-6*）*G-174C*（rs 1800795）和*IL-10 A-1082G*（rs 1800896）单核苷酸多态性进行了研究，仅*TNFα-308*和*IL-6-174*引起的PTC无显著风险。然而，PTC患者的*IL-10-1082 G*等位基因频率高于健康对照组（P=0.009）。根据AA基因型，*IL-10-1082 GG*基因型患者患甲状腺癌的风险增加了2倍（OR=2.07，95% CI：1.21～3.55）。此外，同时存在*IL-10-1082 G*等位基因（GG+AG基因型）和*IL-6-174 GG*基因型的甲状腺癌风险增加近2倍（OR=1.75，95% CI：1.00～3.05，P=0.049）。研究结果表明*IL-10-1082 G*等位基因与PTC风险增加有关。*IL-10*基因的多态性可以提高我们对PTC发病机制的认识，并为估计PTC风险增加的人群提供可靠依据。

二、*FOXE1*基因多态性与分化型甲状腺癌相关

近年来，*FOXE1*基因区域的多态性（rs965513、rs944289和rs1867277）和分化型甲状腺癌（DTC）风险已被独立研究。这些研究的结果和结论受到了种族、表型异质性和多态等因素的影响。此外，随着近年来更多的亚洲研究被报道，应对这些数据进行协调。

*FOXE1*基因是一种特异的甲状腺转录因子。它在甲状腺的生长发育、甲状腺滤泡细胞的增殖和分化中起着重要作用。它是包括细胞生长和分化在内的细胞功能的关键调节因子，在肿瘤的发生、侵袭和转移过程中发挥着重要作用。因此，有荟萃分析明确了这种差异，并全面了解了*FOXE1*常见变异与分化型甲状腺癌之间的关系。

通过全基因组关联策略（GWAS）研究DTC与易感基因之间的关联性取得了重大进展。研究发现，染色体5q24、8q24、9q22和14q13上与DTC风险相关的单核苷酸多态性（SNPs）。*FOXE1*的共同遗传变异已被确定为分化型甲状腺癌易感性的新研究热点，遗传学对分化型甲状腺癌风险的贡献大于任何其他癌症。识别和进一步评估相关基因变异对于了解分化型甲状腺癌发生的潜在机制非常重要。

该研究结合15项已发表的分化型甲状腺癌（DTC）研究结果。遗传模型包括rs965513、rs944289和rs1867277。在rs965513［OR=1.162（1.117，1.208）］、rs944289［OR=1.082（1.035，1.131）］和rs1867277［OR=1.415（1.324，1.512）］中发现了明显的结果。在按种族划分的亚组分析中，rs965513多态性表明，白种人［OR=1.168（1.122，1.215）］的风险高于东亚人［OR

=0.897（0.680，1.193）]。最后研究结论为显示 *FOXE1* 的常见变异（rs965513、rs944289 和 rs1867277）是与DTC易感性增加相关的风险因素。

三、*hTERT*基因多态性与甲状腺癌风险及预后相关

人类端粒酶逆转录酶（human telomerase reverse transcriptase，*hTERT*）是一种具有催化作用的端粒酶亚型，*hTERT*基因的表达通过调节端粒酶的激活，参与了癌症的发生发展。*hTERT*在正常细胞中低表达或不表达，但在85%～90%的肿瘤细胞和干细胞中高表达，这表明*hTERT*激活是体细胞转化为肿瘤细胞的关键步骤。*hTERT*基因作为一个单拷贝基因位于人类5号染色体（5p15.33）短臂上，包含16个外显子和15个内含子，长度为41 kbp。*hTERT*基因具有串联重复序列多态性，影响*hTERT mRNA*的表达和端粒酶的活性。有研究表明，*hTERT*基因具有许多单核苷酸多态性（SNPs），它们与多种癌症的易感性有关，如胶质瘤、皮肤癌、肺癌、乳腺癌和甲状腺癌。目前关于*hTERT*基因多态性与甲状腺癌预后关系的研究有限，但有研究探讨了人端粒酶逆转录酶（*hTERT*）基因rs10069690C/T和rs2736100G/T与甲状腺癌预后的关系。

该研究以2001—2004年在荆州市中心医院住院的甲状腺癌患者452例为病例组，以同一地区健康人群452例为对照组，采用限制性片段长度多态性聚合酶链反应（PCR-RFLP）方法检测rs10069690 C/T和rs2736100 G/T的*hTERT*基因多态性。基于癌症患者生活质量指数评定量表，评估患者术后6个月生活质量与*hTERT*基因多态性的相关性，结果提示rs10069690C/T的*hTERT*基因多态性与甲状腺癌的风险和预后有关，但rs2736100G/T的*hTERT*基因多态性与甲状腺癌的风险和预后无关。

四、钠转运体基因多态性与分化型甲状腺癌的相关性

钠碘同向转运体（*NIS*）（溶质载体家族5，SLC5A）是一种完整的质膜蛋白，介导碘阴离子（I^-）进入甲状腺滤泡细胞，这是甲状腺激素生物合成关键的第一步。主要在甲状腺组织、乳腺、结肠和卵巢中表达。甲状腺激素T_3和T_4是脊椎动物中唯一的含碘激素，甲状腺功能取决于两者的正常分泌。关于*NIS*在甲状腺疾病中的作用，文献中只有少数研究，最近的一项研究显示，在19个甲状腺乳头状癌（PTC）类型的肿瘤中，有5个缺乏*NIS mRNA*表达，但在15个甲状腺滤泡腺瘤中，有14个检测到*NIS mRNA*表达，这提示早期检测PTC中*NIS*基因表达的缺失可能为分化型甲状腺癌（DTC）患者提供有用的治疗信息。另一项研究显示，在93%的甲状腺癌和83%的冷性腺瘤中，*NIS*表达显著降低，但在所有中毒性腺瘤和Graves甲状腺组织中，*NIS*表达均增加。此外，研究发现甲状腺癌患者的肿瘤分期与*NIS*表达水平成反比关系。从而得出结论，*NIS*基因表达降低发生在大多数功能低下、良性和恶性甲状腺肿瘤中，可能是由关键调节区的DNA甲基化触发的。

在大多数无功能甲状腺结节中观察到的碘转运缺陷导致的低放射性碘摄取可归因于*NIS*表达缺陷和人类*NIS*（*hNIS*）蛋白向细胞膜的转运缺陷。这些数据表明*NIS*基因在不同类型的甲状腺癌中起重要作用。

有研究是在对普通人群的代表性样本中的基因进行初步测序后，选择了五种变体：RS4560038、rs4808708、rs4808709、rs7250346和rs12327843，进行一项更大规模的基于人群的关联研究，包括507例病例和597例对照，其中只有rs4560038_TT与疾病相关，并使用多变量分析调整了其他混杂因素。数据结果表明，rs4808708、rs4808709和rs7250346位点（区块2–4）的三个核苷酸变化是这种关系的核心，*NIS*基因的一个变体和几个单倍型与DTC有关。单倍型与单核苷酸多态性之间的联系更强，这表明非编码序列在DTC发展中的重要性。

五、*NOS3*基因多态性与接受放射性碘治疗患者甲状腺乳头状癌易感性的相关性

一氧化氮（NO）是一种自由基，在包括血流调节和神经元活动调节在内的各种过程中充当生物介质。一氧化氮合酶3（*NOS3*）基因的突变直接干扰NO的产生和*NOS3*基因表达的调节。位于人类染色体7q36.1上，第4内含子中可变串联重复数（VNTR）多态性与血浆一氧化氮浓度改变和活性氧（ROS）生成增加密切相关。这种多态性有27个碱基对序列，有1个较大的等位基因和1个较小的等位基因。较大的等位基因“b”有5个27个碱基对的串联重复，而较小的等位基因“a”有4个串联重复。

过量的活性氧可能会导致细胞内的氧化应激，从而损害脱氧核糖核酸（DNA）、核糖核酸（RNA）、脂质和蛋白质。此外，活性氧还可以影响DNA修复系统，使个体更容易患上癌症等疾病。注意到*NOS3*基因多态性干扰NO的产生，有研究试图探讨*NOS3*第4内含子基因多态性在PTC患者中是保护性因素还是风险因素。

对31名接受甲状腺切除术和碘化钠放射性药物治疗的男女甲状腺乳头状癌患者进行了病例对照研究，并与81名对照患者进行了比较。结果显示甲状腺乳头状癌与健康人之间存在显著的基因型差异（$P<0.001$）。B基因型是甲状腺乳头状癌的保护因子（$P<0.001$，OR=0.16，95% CI：0.06～0.42），而A等位基因的存在似乎是甲状腺乳头状癌的危险因素（$P<0.001$或3.54，95% CI：1.86～6.73）。*NOS3*基因第4内含子多态性与甲状腺乳头状癌易感性呈正相关。

第二节　Tg与甲状腺癌易感的关系

分化型甲状腺癌（DTC）占所有甲状腺癌的90%以上，最常见的DTC类型是甲状腺乳头状癌（PTC），其次是甲状腺滤泡状癌（FTC）。美国癌症协会统计2017年美国诊断出56870例新的甲状腺癌，占所有癌症的3.4%。这表明自20世纪70年代以来，甲状腺癌的发病率增加了。幸运的是，DTC通常预后良好，PTC和FTC的10年生存率分别为93%和85%。

Tg是一种参与甲状腺激素产生的大型糖蛋白，在正常甲状腺组织和DTC细胞中合成。它作为正常甲状腺激素分泌的副产品释放到循环中，也可继发于任何甲状腺损伤。由于Tg完全在甲状腺内合成和利用，所以它是一种理想的肿瘤标志物。然而，Tg mRNA剪接的差异以及蛋白质的糖基化、唾液酸含量、硫酸化和碘化的差异导致血清Tg是一个非常不均一的分子。

Tg的循环浓度取决于甲状腺组织的质量。由于Tg是甲状腺激素合成的副产品，所以循环中的浓度也取决于对TSH受体的刺激量；这可以通过内源性或重组TSH、人绒毛膜促性腺激素（怀孕期间）或TSH受体的抗体刺激实现；由于血清Tg浓度取决于TSH-R刺激的程度，TSH应与Tg同时测量，以帮助分析解释。当左甲状腺素治疗抑制TSH时，或者如果需要更高的诊断敏感性，在通过停用左甲状腺素以达到血清TSH>30 mIU/L或注射重组TSH刺激TSH后，可以测量Tg。

虽然在所有DTC患者的随访中普遍建议进行血清Tg测量，但测量时间不太明确。术后Tg的半衰期为2～4天，根据个体患者体内分子的翻译后修饰略有不同，放射性碘治疗后最长可达3个月。目前专家意见是，至少在术后6周，以及术后3～12个月，根据临床要求应测量Tg。在最初成功治疗后，可能会持续检测血清Tg一年多，这可能与DTC细胞对治疗的生物反应有关。因此，

临床医生需要注意血清Tg的趋势，有时是长时间的趋势。相比之下，转移性疾病患者在接受蛋白激酶抑制剂索拉非尼治疗后，血清Tg迅速下降（4周内）；然而，在接受酪氨酸激酶抑制剂治疗的患者中，血清Tg变化与疾病体积之间的相关性较差，临床医生在解释接受酪氨酸激酶抑制剂治疗的患者的血清Tg值时应谨慎。

甲状腺生长紊乱、甲状腺活动增强或甲状腺破坏（甲状腺肿、Graves病和甲状腺炎）时，血清Tg浓度升高；DTC患者的血清Tg浓度也可能升高。在这种情况下，由于良性甲状腺疾病和DTC患者的Tg浓度存在重叠，所以不建议测量Tg以初步评估可疑甲状腺结节。此外，小肿瘤患者的血清Tg浓度在健康人的浓度范围内，Tg是诊断DTC的不敏感和非特异性标志物。相反，在DTC患者术后的随访中使用血清Tg测量来监测残留或复发疾病。在初始随访期间，推荐的血清Tg测量间隔为6～12个月，但对于高危患者，更频繁的Tg测量可能是合适的。在对可疑淋巴结进行细针穿刺活检（fine-needle aspiration biopsy，FNAB）后，作为对疑似转移性DTC患者进行细胞学检查的辅助手段，在洗脱液中测量Tg的趋势也越来越大。

关于在测量DTC患者的Tg时需要考虑的所需分析参数，在以下几个方面达成了共识：①使用功能敏感度<1 mg/L的Tg分析；②使用根据认证甲状腺球蛋白标准物质BCRVR457校准的Tg分析；③随着时间的推移使用相同的Tg分析。需要在所有测试Tg的样本中测量抗甲状腺球蛋白自身抗体（TGAb），以便识别由于TGAb干扰而可能存在虚假降低Tg或虚假升高Tg的样本。

Tg分析主要分为两种：免疫分析和液相色谱串联质谱（LC-MS/MS）分析。免疫分析法又包括为竞争性放射免疫分析法（RIA）。这些不同的方法对抗Tg自身抗体和嗜异性抗体的干扰具有不同的敏感性、特异性和易感性。

Tg分析的功能敏感性定义为至少使用两批不同试剂和两次仪器校准，在6～12个月的时间内，可在人类血清中测量的最低Tg浓度，变异系数（CV）为20%。随着时间的推移，分析不精确性的变化可能会对患者管理产生负面影响，因为DTC患者血清Tg监测的临床时间间隔通常很长（6～12个月）。目前建议实验室使用TGAb阴性患者组确定分析的功能敏感性，并涵盖临床相关浓度范围。不同分析之间的功能敏感性的差异形成了一种命名法，每一代的灵敏度至少提高了10倍。功能灵敏度为0.5～1.0 mg/L的Tg分析称为第一代Tg分析；第二代Tg分析的功能灵敏度为0.1 mg/L。

大多数Tg分析方法都是根据经认证的标准物质BCRVR457（欧盟委员会标准物质研究所）标准化的。在引进BCRVR457之前，不同方法的Tg浓度存在显著差异，据报道差异高达60%。在Tg分析标准化中使用BCRVR457显著降低了方法间的可变性，然而当使用不同方法测量同一样品时，仍然可以观察到Tg浓度之间的显著差异。一项包括六项针对BCRVR457标准化的Tg免疫分析的研究报告，在TGAb阴性的甲状腺功能正常患者队列中，Tg平均浓度的差异约为2倍。标准物质BCRVR457是腺体Tg的一种制剂，其分子构象可能与循环Tg不同。此外，与正常组织相比，肿瘤细胞中Tg糖基化以及碳水化合物和碘异质性的差异可能导致不同的表位暴露或隐蔽，从而导致Tg免疫反应性的差异。因此，重要的是术后Tg的纵向测量应使用相同的Tg测定法，理想情况下使用相同的实验室。

多年来，Tg测定法已经发展到了更高的灵敏度，并减少了Tg定量中相互干扰的影响。最近引入的Tg质谱分析方法使我们能够进一步了解广泛使用的免疫分析方法的局限性，以及这些方法中各种干扰的因素。而鉴于检测Tg方法的局限性，基于患者TGAb状态的反应策略，应以最大限度去发挥每个Tg分析的益处，即提高灵敏度、减少干扰等。

大多数分化型甲状腺癌（DTC）患者的初始治疗包括甲状腺全切除术。所有高危患者术后均需使用放射性碘进行消融治疗，但对于其在中低危患者中的使用存在分歧。在过去的几十年里，甲状腺球蛋白（Tg）已被确定为DTC患者的主要生化肿瘤标志物。术后血清Tg值是一个重要的预后因素，用于指导临床治疗，是DTC患者长期随访中最有价值的工具。甲状腺球蛋白可以在甲状腺激素治疗期间或促甲状腺激素（TSH）刺激后，通过停用甲状腺激素或使用人类重组TSH进行测量。在许多研究中，足够的Tg刺激的截止值是TSH值≥30 mIU/L，然而大量新的证据表明，应重新评估这一长期确立的标准。近年来，一些研究引入了对初始治疗反应的风险分层系统（四类），Tg测量是主要组成部分之一。还研究了Tg/TSH比值与放射性碘消融术结果之间的关系，以及血清甲状腺球蛋白倍增时间的临床意义。

第三节　甲状腺结节相关危险因素

一、成年人群甲状腺结节的相关危险因素

甲状腺结节在临床实践中非常常见。几项大型调查的总结显示，在日本的普通人群中，通过触诊在大约0.6%的男性和1.6%的女性中发现甲状腺结节；通过超声检查在16.6%的男性和28.1%的女性中发现甲状腺结节；大多数甲状腺结节无症状且为良性，但重要的临床挑战是识别恶性甲状腺结节，恶性甲状腺结节约占所有甲状腺结节的5%。超声和细针抽吸细胞学检查（fine needle aspiration cytology，FNAC）是评估甲状腺结节最有用、最可靠的方法。当根据FNAC结果，没有可疑恶性肿瘤超声特征的甲状腺结节被诊断为良性时，无须手术干预即可观察到。由于假阴性解释的风险，尽管其发生率很低，但良性甲状腺结节应从最初的FNAC开始至少在往后的几年内，每6～18个月进行一次定期超声监测。

2009年美国甲状腺协会（ATA）指南和2010年美国临床内分泌协会（AACE）、意大利临床内分泌学会（AME）和欧洲甲状腺协会（ETA）指南建议在随访期间，当结节体积显著增加时，再行活检，甚至可行诊断性手术切除。尽管有这些建议，但几乎没有证据表明良性结节体积的显著增加是恶性肿瘤的特征。事实上，ATA和AACE、AME、ETA指南均未引用任何支持其建议的文章。腺瘤性结节（ANs）是良性结节中最常见的，它们是良性增生的一种形式，但已知一些ANs会逐渐生长，从这个意义上讲，必须确定良性结节生长是否是恶性肿瘤的危险因素。

日本有研究回顾性分析了2011—2012年在库马医院接受手术的542例FNAC诊断的腺瘤性结节（ANs）患者的记录。结果显示196例生长中的FNAC诊断ANs的组织学诊断为158例ANs、32例滤泡腺瘤（FAs）、4例恶性潜能不确定的滤泡肿瘤（FT-UMP）（2%）和2例恶性肿瘤（1%）。346名结节生长以外的以各种原因接受手术的患者有16例FT-UMP（4.6%）和16例恶性肿瘤（4.6%），这表明结节生长本身不是恶性肿瘤的危险因素。另一项研究，在82例生长期FNAC诊断为FNs的患者中，有23例FT-UMP（28%）和15例恶性肿瘤（18.3%），而在327例FNAC诊断为FNs并立即接受手术的患者中，有44例FT-UMP（13.5%）和54例恶性肿瘤（16.5%）。生长型FNs组的恶性潜能显著高于直接手术型FNs组（$P<0.05$）。在生长的FNs中，良性组和FT-UMP+恶性组之间的体积变化没有发现显著差异，表明生长率与恶性潜能无关，这首次证明了FNAC诊断的ANs的恶性风险非常低，即使结节显著增长，而FNs在增长时风险更高，也表明在FNAC诊断的ANs中，结节生长本身并不是恶性肿瘤的预测因子。

目前有几个因素被认为是良性结节的手术适应证，包括与结节相关的局部压力症状、儿童期

的放射线接触、美容问题以及提示恶性肿瘤的超声特征。一些研究表明，大结节具有更高的恶性风险，而其他研究并不支持这一点。结节生长是另一个需要考虑的重要问题。当结节增大时，指南建议再次抽吸，甚至手术切除。然而，目前尚不清楚结节体积增长是否是恶性肿瘤的真正风险，因为一些良性结节实际上也会增长。有学者观察到，5年后甲状腺结节体积增加15%或以上的比例为89%；还有相关研究是对109例良性甲状腺结节患者进行至少3年的随访，发现其中一半的良性结节体积增加了至少30%。目前还没有研究证实结节进行性生长是恶性肿瘤的特征；而也有一些研究报告称，结节生长本身并不一定是一个风险因素，例如，对5年内变大的结节进行再抽吸，发现74个结节中只有1个出现恶性肿瘤，尽管平均体积增加了69%。一项小型研究显示，15种癌症和12种良性甲状腺结节的肿瘤生长率相似。还有研究对854个良性甲状腺结节进行随访，发现171个结节体积增加>50%，在17个手术结节和88个再抽吸结节中，仅发现一个恶性结节。

细针穿刺活检（FNA）被广泛推荐作为评估甲状腺结节的初始检查。为了更好地在临床医生之间交流FNA的结果，2007年首次提出甲状腺细胞病理学Bethesda报告系统（TBSRTC）。2017年，TBSRTC更新，将一些肿瘤重新分类为新类别，并暗示每个类别的恶性风险，这为临床医生提供了管理建议。然而，Bethesda Ⅲ类中未确定的显著性（AUS）的非典型或未确定的显著性（FLUS）的滤泡病变因其在不同人群、机构和病理学家中的异质性而引起争议。对于AUS/FLUS结节，在2017年的TBSRTC中，它有10%～30%的恶性风险，并伴有细胞学或结构异型性。在最近的研究中，AUS结节的恶性风险从31.2%到46.5%不等，这明显高于Bethesda系统。因此，需要重新考虑Ⅲ类AUS/FLUS，以确定恶性肿瘤的真实风险，并为临床医生提供适当的建议。

有研究探讨了初次FNA时报告为Bethesda Ⅲ类（AUS/FLUS）的甲状腺结节的恶性风险。研究者回顾了272例可疑甲状腺结节的甲状腺乳头状癌（PTC）患者，他们在2019—2020年接受了细针穿刺并接受了外科治疗。其中，110例（40.4%）患者被诊断为PTC，多变量分析显示，微钙化（P=0.037，OR=2.260，95% CI：1.051～4.860），形状（P=0.003，OR=4.367，95% CI：1.629～11.705），直径（P=0.002，OR=0.278，95% CI：0.123～0.631），抗甲状腺球蛋白抗体（TGAb）（P=0.002，OR=0.150，95% CI：0.046～0.494），抗甲状腺过氧化物酶抗体（P=0.009，OR=4.784，95% CI：0.401～0.486），结节性甲状腺肿（P=0.001，OR=0.100，95% CI：0.046～0.217），以上是Bethesda Ⅲ类甲状腺结节患者的独立恶性危险因素。研究最后得到以下结论：Bethesda Ⅲ类甲状腺结节患者的恶性风险因素与术前血清TGAb、TPOAb、微钙化、不规则形状和结节直径显著相关。有恶性因素的结节应积极处理，手术可能是更好的选择。

根据2017年TBSRTC，这些Bethesda Ⅲ型甲状腺结节的恶性风险估计为10%～30%，但最近的研究报告恶性率显著高于预测比率。有学者报告了初始Bethesda Ⅲ型甲状腺结节的恶性肿瘤总风险相对较高，为55.5%。此外，无重复FNA的结节恶性率为78.3%，与重复FNA的恶性率（37.2%）显著不同，对于Bethesda Ⅲ级结节的治疗，建议重复FNA。然而由于细胞学解释中可能存在不可避免的差异，重复FNA的使用应该受到限制；同样AUS/FLUS结节的重复活检可能不会增加恶性肿瘤的诊断。在其他研究中，发现恶性肿瘤的风险为31.2%～46.5%，再次高于Bethesda系统中提出的风险；相反在直接接受手术的125名AUS/FLUS患者中，恶性率为16.0%，与2017年TBSRTC的估计风险率相似。

有几项研究密切调查了AUS/FLUS结节的临床特征，以确定患者是否应该接受直接手术。超声检查是对甲状腺结节的基本评估，因为它可以区分可疑的恶性结节，适合进行FNA。在一项荟萃分析中，包括1851个具有不确定细胞学抽吸物的结节，微钙化的存在显示出最佳的特异性（96%）。不规则形状通常也有助于预测甲状腺中间结节的恶性程度，在一些研究中，结节大小也被报道具有恶性肿瘤的预测价值，结节大小<2 cm与高分化甲状腺癌的风险增加有关。另一项发现是正常TGAb比升高TGAb更容易被诊断为PTC（P=0.008，OR=3.493，95% CI：1.378～8.861）。

TGAb被定义为甲状腺球蛋白抗体，是一种主要的甲状腺特异性蛋白，在自身免疫性疾病中会错误地攻击健康器官和组织。TGAb被广泛用于诊断自身免疫性甲状腺疾病：桥本病、产后甲状腺炎、新生儿甲状腺功能减退症和格雷夫斯病。然而，术前血清TGAb是否能预测恶性肿瘤仍存在争议。几项研究发现，自身免疫性甲状腺炎与甲状腺癌有关；而其他研究则提出，甲状腺结节患者合并甲状腺炎不会增加恶性肿瘤的风险。此外，一些研究也强调，分化型甲状腺癌（DTC）患者术前血清TGAb水平高于良性甲状腺结节患者是DTC的独立预测因素。有研究发现，FNA样本上增生的滤泡细胞可能模拟滤泡肿瘤，导致假阳性结果。

Bethesda Ⅲ类甲状腺结节患者的恶性风险因素与术前血清TGAb和TPOAb显著相关，这两项研究很少，在以前的研究中仍有争议。其他独立预测因子是微钙化、形状不规则和结节直径，直径为1 cm且有恶性超声特征的结节应积极处理并接受FNA。因此，这些因素值得外科医生在评估Bethesda Ⅲ类甲状腺结节时考虑。还需要进行更大规模的多中心研究，以帮助临床医生建立一种针对Bethesda Ⅲ类甲状腺结节的策略。

二、儿童人群甲状腺结节的相关危险因素

结节性甲状腺肿在儿童和青少年中是一种罕见的疾病，患病率为0.25%；然而，在这些年龄组中，结节的恶性风险（25%）高于成年人。甲状腺结节的危险因素包括女性、甲状腺疾病的阳性家族史（多结节性甲状腺肿或甲状腺非髓样癌）、既往甲状腺疾病、慢性甲状腺炎、自身免疫性疾病以及服用激素和类固醇药物等。此外，促甲状腺激素（TSH）水平升高和TSH受体功能障碍可导致甲状腺结节。最重要的风险因素是暴露于辐射，尤其是头颈部，包括放射治疗（如霍奇金淋巴瘤治疗和造血干细胞移植）。

1986年切尔诺贝利核电站事件和2011年福岛核电站爆炸后，辐射覆盖区域的甲状腺乳头状癌发病率显著增加。一些资料显示，伴有微钙化、低回声结节、结节内血管化和TSH水平升高的结节会增加儿童患甲状腺癌的风险。此外，甲状腺结节更常见于多种遗传综合征，如考登综合征、磷酸酶和张力蛋白同系物（PTEN）突变、麦库恩-奥尔布赖特综合征、珀茨-杰格斯综合征、李-法美尼综合征或贝克-维德曼综合征。

成人甲状腺癌的局部侵袭性比儿童高。在乳头状癌中可以发现各种基因突变，对于成年人来说，最常见的基因改变是*B-RAF*原癌基因（*BRAF V600E*）和*RAS*（GTPases家族）点突变，并在转化甲状腺乳头状癌（*RET/PTC*）融合中重新排列。在成人甲状腺乳头状癌（PTC）中观察到人类端粒酶逆转录酶（*hTERT*）启动子突变并与更具侵袭性的表型相关。基因突变和*RET/PTC*、*ETV6-NTRK3*和*BRAF*融合（*AGK-BRAF*和*AKAP9-BRAF*）在儿科患者中更常见，尤其是在10岁以下。研究表明，50%的癌症有某种基因重排，与辐射暴露无关；年龄越小，PTC发展中的融合癌基因就越重要。甲状腺髓样癌的发生在遗传性多发性内分泌肿瘤2型（MEN2）中占主导地位的25%；原癌基因*RET*的突变是最常见的癌症发病机制，但也有许多其他的突变模式。

在大多数儿科患者中，当检测到甲状腺结节时，通常是无症状的。很少观察到压迫症状，如呼吸困难、吞咽困难、发音困难、声音嘶哑、颈部受压或疼痛；如果出现以上情况，则表明疾病局部进展，还应注意患者的甲状腺功能亢进症状。结节通常是患者自己偶然发现的或是在体检中发现的；通过观察和触诊，首先需要评估甲状腺的大小和对称性；体格检查还应重点检查颈部淋巴结，尤其是在Ⅱ、Ⅲ、Ⅳ、Ⅴ和Ⅵ区；如果发现结节，重要的是确定其数量、大致大小、质地、疼痛和移位情况，即使是可触及的最小结节也应接受进一步诊断。大多数<1 cm的病变是不

易察觉的，除非它们是特级的。甲状腺后壁上的结节尤其难以检查，即使是相当大的结节也很容易被遗漏。

由于超声技术的快速发展，我们甚至能够检测到结节微小的变化（直径1～2 mm），并获得有关结节的确切位置、回声、周围淋巴结的状况以及恶性肿瘤风险增加的超声特征的信息。根据EU-TIRADS分级可进行FNAB；然而，EU-TIRADS用于成人患者，但在儿童患者中存在争议。儿科群体的另一个不同之处是建议所有FNAB都应在超声引导下进行，由于该年龄组的恶性变化更大且与年轻患者合作时，可能会出现非诊断性检测结果，则需要反复检查，所以首选此选项。此外，进行FNAB会改变病变的超声图像，这可能会对进一步的成像观察产生不利影响。其他成像测试，如放射X线片、计算机断层扫描（CT）、磁共振成像（MRI）或正电子发射断层扫描（PET），与超声检查相比没有任何优势，但可以考虑使用它们寻找转移灶。

诊断甲状腺局灶性病变的一个不可或缺的要素是实验室诊断。对于结节性甲状腺肿，应始终确定TSH水平，TSH>2.5 mIU/mL是儿童甲状腺癌的独立预测因子。如果TSH水平降低（或接近正常下限），也应进行99m Tc甲状腺扫描。然而，在过去的几年中，这项测试的重要性显著降低。此外，可以标记抗甲状腺过氧化物酶（TPO）或其他抗体，如果怀疑有髓样癌，则应测定降钙素。在计划手术前，可以确认*RET*突变以排除髓样癌，或者可以在计划的FNAB前进行弹性成像以选择正确的穿刺部位。

根据美国甲状腺协会（ATA）2015年关于甲状腺结节和分化型甲状腺癌儿童治疗的建议，甲状腺肿瘤的治疗取决于组织学类型。超声引导细针穿刺活检（US-FNAB）结果是进一步治疗的决定性因素。在儿童中，PTC是最常见的，其次是甲状腺滤泡状癌（FTC）、甲状腺髓样癌（MTC）和间变性癌等。

2015年美国甲状腺协会（ATA）发布了《ATA甲状腺结节和分化型甲状腺癌诊治指南》（以下简称ATA指南），指南建议对于良性甲状腺结节，在6～12个月内重复超声检查并重新评估。如果结节在重新评估中稳定，下一次超声检查应每1～2年重复一次，但如果结节正在生长或存在其他可疑症状，则应进行FNAB或手术。左甲状腺素抑制疗法可减少结节大小，降低新病变的风险，但关于这种治疗方法的长期安全性的数据尚不明确。如果儿童患者有自主性甲状腺结节，考虑到DTC的风险（在多达1/3的自主性甲状腺结节患者中偶然发现DTC），手术切除是首选程序。目前还没有关于其他治疗方法在儿童中的安全性和有效性的信息，在没有临床症状的情况下，如果结节有PTC特征，可以通过FNAB推迟手术。

FNAB结果显示恶性或可疑病变是外科手术的指征，最常见的是甲状腺全切除术（TT），即切除左右叶、锥体叶（如有）和峡部。如果结节在组织病理学检查后为良性，应监测甲状腺激素水平，并对患者进行临床评估；如果发现恶性改变，手术取决于肿瘤的类型。在患者中检测到PTC时，通常建议使用TT；对于小的单侧肿瘤，可以考虑在TT附近，在喉返神经和（或）甲状旁腺上方留下<1%～2%的甲状腺组织，以避免这些结构受损；FTC检测后的程序与PTC治疗没有区别，推荐的治疗方法是腺叶切除加峡部切除术；对于渗透血管>4 cm的肿瘤，由于转移风险较高，建议使用TT。

根据2015年ATA指南，FNAB结果（降钙素水平低于500 pg/mL的MTC）是TT的指征，在某些情况下与外照射放疗结合使用。如果降钙素水平高于500 pg/mL，则应评估是否存在远处转移；如果没有，则按照降钙素水平低于500 pg/mL的情况进行处理，但如果存在远处转移，则应进行TT治疗，选择局部疾病治疗并从使用甲状腺激酶抑制剂（TKI）组的药物开始系统治疗。

对于具有*RET*种系突变并由此导致多发性内分泌肿瘤2A型（MEN2A）或多发性内分泌肿瘤2B型（MEN2B）综合征的MTC患者，建议进行预防性TT。

FNAB结果根据Bethesda分类报告，ATA指南建议使用与成人相同的系统描述儿童甲状腺细胞学。通过FNAB评分和Bethesda分类评估甲状腺结节恶性肿瘤的风险，这在选择进一步治疗中起着关键作用。在成人中，包括针对恶性肿瘤的非浸润型甲状腺滤泡性肿瘤（NIFTP），Ⅰ类（不满意或非诊断性活检）的恶性风险为5%～10%，Ⅱ类（良性病变）的风险为0%～3%，Ⅲ类（AUS/FLUS）的风险为6%～30%，Ⅳ类（FN或SFN）的风险为10%～40%，Ⅴ类（可疑恶性病变）的风险为45%～75%，Ⅵ类（恶性）的风险为94%～99%。

如果活检结果不满意或无诊断性，即BethesdaⅠ级，甲状腺超声检查（US）和FNAB应在3～6个月内重复。当结节在检查中稳定且FNAB结果显示为良性病变时，建议超声随访6～12个月，而这些检查中出现异常的证据是手术的指征。对于BethesdaⅡ级（良性病变），建议进行临床和超声随访。由于恶性肿瘤的中等风险和相关诊断的不确定性，以及在预测患者预后方面的困难，TBSRTC Ⅲ类别AUS/FLUS的管理不如该系统的临界类别明显。根据临床情况，管理建议包括反复FNAB、分子检测或腺叶切除术。Bethesda Ⅳ类也存在类似问题，它描述了滤泡性肿瘤或可疑的滤泡性肿瘤，这些病变的恶性风险非常高，选择正确的治疗方法是当务之急。通常推荐辅以分子检测的外科手术（甲状腺部分切除术或腺叶切除术）。在BethesdaⅤ类中，对于怀疑为恶性的病变，以及在Bethesda Ⅵ类（恶性结节）中，手术通常为腺叶切除或TT。上述每类TBSRTC的实践适用于成年人，也应适用于儿童的评估。

有研究探讨了在儿科人群中确定甲状腺结节的风险因素。研究者回顾性分析了112名儿童（80名女孩和32名男孩），共有37名儿童符合部分或全部甲状腺切除术的要求。经组织病理学结节检查，最常见的病例为23例良性病变（57.5%）和14例恶性病变（32.5%），16名儿童（40%）发现单发良性甲状腺结节，结节直径增大（>7 mm，P=0.018）或超声低回声病变（P=0.010）的儿童恶性肿瘤风险较高，血管内血流增加与肿瘤诊断无相关性。最后研究结果显示与成人相比，Ⅲ类患者患甲状腺癌的相对风险更高，是Ⅰ类和Ⅱ类患者的11.1倍。

成人甲状腺结节的超声诊断指南已经建立并广泛使用，然而同样的指南是否可以应用于儿童以有效区分良性和恶性病变仍存在争议。在过去的10年中，人们注意到儿童超声检查中甲状腺结节风险分层的差异，为此专门针对儿童人群发布了指南，如美国放射学会（ACR）甲状腺影像报告和数据系统（Thyroid Imaging Reporting and Data System，TI-RADS）的评估和ATA指南的更新。相关人员分析了TI-RADS的分类，结果表明其在儿童中使用是安全的。令人遗憾的是，其他一些报告与这一结论相矛盾，并表明在儿童中使用这些指南有高达22%的儿童患者缺少诊断癌症的风险。

甲状腺局灶性病变的特征：长度超过宽度、边缘不规则或微钙化。其特征总是引起检查者的注意，是活检的一个无可争议的指征。然而，关于在成人患者中检测到的其余特征，最近有人对其在评估儿童结节性恶性肿瘤风险中的作用表示怀疑；其中一个值得注意的是结节的大小，与儿童不同，成年人的结节大小与恶性肿瘤风险增加无关。根据波兰国家指南《甲状腺癌诊断和治疗》2018年的建议，该建议符合2009年ATA成人指南，超声上可见直径<1 cm的变化不需要转诊FNAB，除非临床检查或超声发现恶性肿瘤风险增加、*RET*突变、降钙素水平高，或者在甲状腺以外的部位有甲状腺癌转移。然而，直径>1 cm的病变或至少检测到上述标准之一的病变应由FNAB检查。儿童甲状腺结节大小的标准是有问题的，因为甲状腺的大小随年龄而变化，结节的直径与其潜在的恶性性质并不密切相关。根据这些指南，在符合FNAB条件的儿童中，超声图像中的特征和患者表现的临床症状应该比结节的大小更重要。在诊断为甲状腺癌的儿童中，78.6%的病变呈低回声。但是，不容忽视的是，美国研究中41.8%的低回声病变后来被发现是良性的。

尽管进行了多次尝试，到目前为止还没有人能够在儿童中明确恶性甲状腺病变的特征。根据观察，儿童Bethesda Ⅲ级可能已经是恶性甲状腺肿瘤的风险因素，而在成人中Bethesda Ⅳ级的恶性肿瘤风险显著增加，正如其他研究所报告的那样，Ⅴ类和Ⅵ类的恶性肿瘤风险为100%。

综上所述，结节高度>7 mm且超声检查呈低回声结构的儿童患甲状腺癌的风险显著增加。TBSRTC对儿童甲状腺手术的指导是有效的，结节性甲状腺肿患儿中约25%的FNAB符合TBSRTC的Ⅲ级和Ⅵ级。儿童患者与成人患者相比，Ⅲ类TBSRTC与甲状腺癌风险更高有关，Ⅲ级和Ⅵ级应作为甲状腺部分或全部切除的手术指征。

第四节　基因多态性对甲状腺炎易感性的影响

桥本甲状腺炎（HT）是一种器官特异性自身免疫性疾病，也是最常见的一种甲状腺自身免疫性疾病（AITD），其特征是免疫细胞失衡、自身抗体产生以及炎症介质的表达和活性增加。根据生化评估，HT的患病率为4.5%（临床和亚临床病例），是碘摄入量充足地区自发性甲状腺功能减退的最常见原因；值得注意的是，通过细胞学诊断确定的HT患病率更高，达到13.4%。每年约有4%的亚临床甲状腺功能减退症患者出现明显的甲状腺功能减退症状，这种风险随着年龄的增长而增加。AITD的病程、严重程度和治疗反应因个体而异，这可能与易感因素的变化有关。

HT的特点是上皮细胞破坏、淋巴细胞弥漫性过滤、纤维化和甲状腺自身抗体升高，其虽然被称为多因素疾病，但越来越多的证据强调了遗传易感性在HT中的作用。现已发现了几种可能与自身免疫和HT风险增加有关的基因及其变体，包括调节炎症和免疫过程的基因；然而，鉴于HT的多因素性质和该疾病背后复杂的遗传相互作用，确定这些因素是一个挑战。

Micro RNA（*miR*）是基因表达调节因子，与生物过程密切相关，其中的多态性可改变功能，导致包括自身免疫性疾病在内的病理条件。基因变异可以极大地改变编码基因产物的表达和功能。单核苷酸多态性（SNPs）是人类基因组中最常见的变异类型，*miR*基因内的SNPs可以影响*miR*的表达、成熟和功能，从而影响*miR*靶基因的表达。前*miR*（转录后形成的发夹结构并转变为成熟*miR*）中的多态性可能影响*miR*的加工和成熟，甚至二级结构，从而影响靶基因的功能。

伊朗有研究*miR-499* rs3746444多态性是否与人群中的HT易感性相关，以及*miR-499*的潜在相互作用调节网络。病例对照研究包括150名HT患者和152名健康受试者，通过PCR-RFLP方法对rs3746444进行基因分型。此外，还利用生物信息学预测了多态性的目标基因组位点，在组织特异性、共表达和*miR-TF*网络上定位*miR-499*的预测靶基因表达。主要中枢驱动节点参与调节免疫系统功能，包括免疫识别和补体活性。证明*miR-499*（rs3746444）与人群中的HT易感性有关，预测的调节网络表明这种多态性有助于免疫系统通路的调节。

程序性细胞死亡配体1（*PD-L1*）通过与免疫细胞上的程序性死亡1（*PD-1*）结合，在调节免疫反应中发挥重要作用，可防止自身免疫性甲状腺疾病（AITD）的恶化。韩国有研究评估了*PD-L1*多态性与AITD的相关性，包括Graves病和桥本甲状腺炎。共有189名Graves病（GD）患者、234名HT患者和846名年龄和性别匹配的健康对照被纳入本研究。研究者分析了*PD-L1*单核苷酸多态性（SNP）（rs822339）并研究了其与临床病程和预后的关系。GD（P=0.219）和HT（P=0.764）患者*PD-L1*标志物rs 822339的基因型频率与健康对照组无差异。在GD患者中，与A/A基因型组相比，A/G或G/G基因型组显示出更高的TBⅡ滴度（20.6±20.5 vs 28.0±25.8，P=0.044）和更长的治疗时间（39.0±40.4个月 vs 62.4±65.0个月，P=0.003）。在GD治疗后检测抗甲状腺过氧化物酶（TPO）抗体的患者中，A/G或G/G基因型组治疗后抗甲状腺过氧化物酶阳性率高于A/A基因型组（48.1% vs 69.9%，*P*=0.045）。在HT患者中，在A/A基因型组和A/G或G/G基因型组之间，抗TPO抗体阳性率（79.4% vs 68.6%，*P*=0.121）、抗甲状腺球蛋白抗体阳性率（80.9% vs 84.7%，*P*=0.661）或发展为显性甲状腺功能减退（68.0% vs 71.1%，*P*=0.632）没有显著差异。与健康对照组相比，AITD患者*PD-L1*（rs822339）的基因型频率没有差异；GD和HT中完整的*PD-1/PD-L1*通路可能通过保护免疫耐受来维持AITD的慢性发生；然而，*PD-L1*单核苷酸多态性可能与GD患者难以获得缓解有关，这可能有助于预测长期治疗的可能性。

*Fas*或*Fas*配体级联是启动细胞凋亡的主要途径。土耳其有研究以评估*Fas*和*FasL*基因多态性对土耳其人群桥本甲状腺炎的影响，研究共包括112例桥本甲状腺炎患者和112例健康对照者，采用PCR-RFLP方法对*Fas-670 A/G*和*FasL 843 C/T*基因多态性进行基因型评估。研究结果显示*Fas*和*G*等位基因频率的基因多态性可能在甲状腺自身免疫性疾病的细胞凋亡调节中发挥作用，有必要进一步研究以阐明凋亡在HT中的遗传作用。

近年来有研究表明，硒（Se）是治疗自身免疫性甲状腺炎（AIT）的有效方法，然而硒对AIT的确切作用以及作用机制尚不清楚。本研究的目的是探讨硒对AIT患者甲状腺过氧化物酶抗体（TPOAb）滴度的影响并分析遗传背景对补硒效果的潜在影响。

中国医科大学第一医院在2017年做了相关研究，一项随机、安慰剂对照、双盲实验。招募了364名TPOAb升高（>300 IU/mL）的患者，并随机接受硒酵母200 μg/天的补充。在基线检查和随访时测量尿碘浓度、血清促甲状腺激素、游离甲状腺素、TPOAb、硒、丙二醛和血清谷胱甘肽过氧化物酶活性。96名患者进行了硒蛋白P（*SEPP1/SELENOP*）基因中*SNP r25191G/A*的基因分型。最后得出结论：补充硒显著降低了AIT患者的TPOAb滴度，并且可能有一个重要的遗传因素影响TPOAb滴度降低的个体间差异。

白细胞介素-23受体（*IL-23R*）已被证明与许多不同人群的自身免疫性疾病有关。国内有研究探讨了中国山东汉族人群中*IL-23R*基因多态性与桥本甲状腺炎易感性之间的关系，选取了145名HT患者和150名健康对照者进行了病例对照队列研究。通过聚合酶链反应-限制性片段长度多态性分析检测*IL-23R*基因启动子区的两个单核苷酸多态性（rs17375018和rs7517847）。研究表明，在中国山东汉族人群中，*IL-23R*基因rs17375018多态性与HT高度相关，表明*IL-23R*基因多态性（rs17375018 G）可能在HT易感性中起关键作用。

哈代-温伯格平衡定律采用卡方检验，通过直接计数估计基因型频率，通过卡方检验分析患者和对照组之间的等位基因和基因型频率。

转化生长因子β1（*TGFβ1*）是维持免疫稳态所必需的，与HT患者的淋巴细胞过滤、自身抗体产生和甲状腺细胞破坏有关。还有研究探讨了*TGFβ1*基因Leu10Pro（c.869TNC）和Arg25Pro（c.915GNC）单核苷酸多态性（SNPs）与HT发生关联的可能性。采用PCR限制性片段长度多态性（RFLP）分析178例确诊为HT的患者和197例健康对照者密码子10处和25处多态性的基因型和等位基因频率。研究表明，*TGFβ1*基因的Arg25Pro（c.915GNC）多态性可能与HT风险增加有关。

综上，多种基因的多态性与HT的易感性有关，虽然这方面已经有了大量研究，但HT易感性与基因多态性的相关性还需要进行更深入的研究探讨。

（李榆、宋爱琳）

参考文献

[1]ÇIL E, KUMRAL A, KANMAZ-ÖZER M, et al.Interleukin-10-1082 gene polymorphism is associated with papillary thyroid cancer[J].Molecular Biology Reports, 2014, 41(5):3091-3097.

[2]CHEN Y H, ZHANG Y Q.Exploration of the association between *FOXE1* gene polymorphism and differentiated thyroid cancer: a meta-analysis[J].BMC Medical Genetics, 2018, 19(1):83.

[3]GONG L, XU Y, HU Y Q, et al.HTERT gene polymorphism correlates with the risk and the prognosis of thyroid cancer[J].Cancer Biomarkers, 2016, 17(2):195-204.

[4]AL-RASHEED M M, ALZAHRANI A S, MACADAM A, et al.The potential role of the sodium iodide symporter gene polymorphism in the development of differentiated thyroid cancer[J].Gene, 2015, 572(2):163-168.

[5]HAUGEN B R, ALEXANDER E K, BIBLE K C, et al.2015 American thyroid association management guidelines for adult patients with thyroid nodules and differentiated thyroid cancer: The American thyroid association guidelines task force on thyroid nodules and differentiated thyroid cancer[J]. Thyroid, 2016, 26(1):1-133.

[6]RUSS G, BONNEMA S J, ERDOGAN M F, et al.European thyroid association guidelines for ultrasound malignancy risk stratification of thyroid nodules in adults: The EU-TIRADS[J].European Thyroid Journal, 2017, 6(5):225-237.

[7]JARZAB B, DEDECJUS M, SLOWINSKA-KLENCKA D, et al.Guidelines of polish national societies diagnostics and treatment of thyroid carcinoma. 2018update[J].Endokrynol Pol, 2018, 69(1): 34-74.

[8]CIBAS E S, ALI S Z.The 2017 Bethesda system for reporting thyroid cytopathology[J].Thyroid: Official Journal Of The American Thyroid Association, 2017, 27(11): 1341-1346.

[9] PAULSON V A, RUDZINSKI E R, Hawkins d s.thyroid cancer in the pediatric population[J]. Genes, 2019, 10(9):723.

[10]IAKOVOU I, GIANNOULA E, SACHPEKIDIS C.Imaging and Imaging-Based management of pediatric thyroid nodules[J].Journal of Clinical Medicine, 2020, 9(2):384.

[11]NOFAL A A, GIONFRIDDO M R, JAVED A, et al.Accuracy of thyroid nodule sonography for the detection of thyroid cancer in children: Systematic review and meta-analysis[J].Clinical. Endocrinology, 2016, 84(3):423-430.

[12]BAUER A J.Pediatric thyroid cancer: Genetics, therapeutics and outcome[J].Endocrinology and Metabolism Clinics of North America, 2020, 49(4):589-611.

[13]KOLTIN D, O'GORMAN C S, MURPHY A, et al.Pediatric thyroid nodules: Ultrasonographic characteristics and inter-observer variability in prediction of malignancy[J].Journal of Pediatric Endocrinology and Metabolism, 2016, 29(7):789-794.

[14]RICHMAN D M, BENSON C B, DOUBILET P M, et al.Thyroid nodules in pediatric patients: Sonographic characteristics and likelihood of cance[J].Radiology, 2018, 288(2):591-599.

[15]TABASI F, HASANPOUR V, SARHADI S, et al.Association of *miR-499* polymorphism and its regulatory networks with hashimoto thyroiditis susceptibility: A population-based case-control study[J]. International Journal of Molecular Science, 2021, 22(18):10094.

[16] JEE H Y, MIN-HO S, HEE N K, et al.Programmed Cell Death-Ligand 1 (*PD-L1*) gene single nucleotide polymorphism in graves' disease and hashimoto's thyroiditis in korean patients[J]. Endocrinol-

ogy and Metabolism, 2021, 36(3):599–606.

[17]ERDOGAN M, KULAKSIZOGLU M, GANIDAGLI S, et al.Fas/FasL gene polymorphism in patients with hashimoto's thyroiditis in turkish population[J].Journal of Endocrinology Investigation, 2017, 40(1):77–82.

[18]WANG W W, MAO J Y, ZHAO J J, et al, Decreased thyroid peroxidase antibody titer in response to selenium supplementation in autoimmune thyroiditis and the influence of a selenoprotein p gene polymorphism: A prospective, multicenter study in China[J].Thyroid, 2018, 28(12):1674–1681.

[19]LI Z H, HAN J, WANG Y F, et al.Association between polymorphism of interleukin–23 receptor and hashimoto's thyroiditis in Chinese Han Population of Shandong[J].Chinese Medicine Journal, 2015, 128(15):2050–2053.

第六章
甲状腺疾病的诊断技术

甲状腺结节为当前发病率较高的免疫系统疾病，目前可通过甲状腺超声（US）、CT以及MRI技术对患者进行诊断，其患病率超过70%。基于世界卫生组织的相关报道，目前临床上甲状腺癌的治愈率在85%左右，所以确保做到早发现、早治疗，对于保证患者生命安全具有重要意义。在进行临床甲状腺结节的治疗和管理时必须对下述两个问题进行着重考量，甲状腺结节是否会使机体甲状腺激素分泌过多以及甲状腺结节是否会转化成恶性肿瘤。在对该领域相关文献以及指南进行查阅和总结后，能够发现大多是比较重视甲状腺肿瘤患者的管理工作，但对于结节评估以及确定治疗方案的方面尚未达成统一。

第一节　超声检查

一、常规超声

甲状腺超声（US）检查是当前推出的一种无创影像学甲状腺结节性质诊断方法，也是当前临床对甲状腺结节性质进行判断的首选检测方式，通过常规超声方法对甲状腺结节进行检查时，可以明确其结构形态，如边界、形态、大小、纵横比、结节和周围组织关系，是否存在周围声音或者颈部淋巴结出现异常肿大、钙化或者血液灌流现象，基于上述信息医生可以确定结节性质。一般超声结果显示结节边界清晰，良性结节的超声检查结果会显示其横纵比<1，而且检查范围内不会出现明显的异常肿大淋巴结，对于检查区域内具有均匀分布的回声，存在高回声或者等回声的囊性或囊性混合结节。此外，在此类结节内部可能会出现局部钙化现象。

恶性结节则主要为实性结节，一般是单发性病灶，并且病灶处整体边界不清晰、形态多样，会对周围正常组织产生浸润现象，横纵比>1内部的回声分布大多为低回声状态，并且可以发生微小钙化或者沙粒样钙化现象，内部血流供应充足且具有更高的阻力指数。通常情况下，研究者认为边缘浸润或者是结节分叶存在侵袭性特点，所以可以通过该现象对甲状腺恶性肿瘤进行特异性诊断。若在检查时发现多发性结节，并且其中有一个结节明显偏大则判断患者可能患有甲状腺滤泡状腺瘤。但需要注意的是甲状腺滤泡状腺瘤和甲状腺滤泡状癌在临床上的细胞学表现较为相似，所以在判断时较为困难，有学者在进行研究后发现甲状腺滤泡状瘤患者的超声检查结果可能会出现存在晕环或者不连续晕环的卫星结节，并将其作为临床诊断的特异性指标。另一些学者发现粗钙化现象会使得甲状腺结节的恶性转化率显著提高，边缘钙化现象则导致一些高回声结节或者囊性结节恶化风险提升，见图6-1和图6-2。

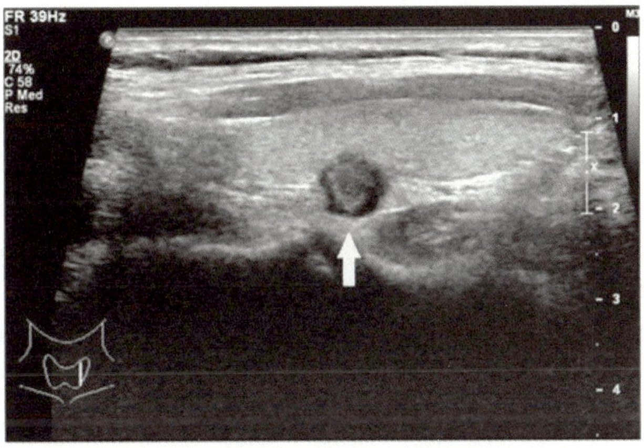

图6-1　超声下甲状腺恶性肿瘤表现

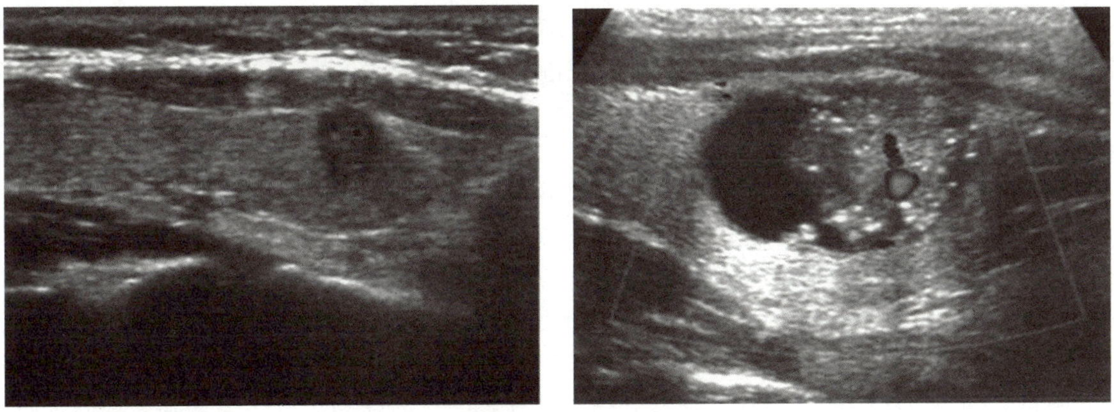

图6-2　甲状腺微小癌与多灶癌超声表现

依照BI-RADS分类方法，外国学者霍瓦特（Horvath）、帕克（Park）等人分别发表了TI-RADS，其中确定了通过超声法进行诊断的相关征象术语以及分类方式，当前尚未确定通用的TI-RADS分级标准，目前应用较多的三种TI-RADS分级诊断标准详见表6-1。

表6-1　常用的TI-RADS分级

类别	Horvath TI-RADS	Park TI-RADS
TI-RADS 0类	—	无结节
TI-RADS 1类	正常甲状腺（0%）	高度良性结节（0%～7%）
TI-RADS 2类	良性结节（0%）	可能为良性结节（7%～23%）
TI-RADS 3类	良性结节可能（<5%）	不能确定（24%～50%）
TI-RADS 4类	4a类（5%～10%） 4b类（10%～80%）	可能为恶性结节（51%～90%）
TI-RADS 5类	恶性结节可能（>80%）	—
TI-RADS 6类	恶性结节（病理确诊）	高度恶性结节（91%～100%）

通过查阅美国甲状腺协会（ATA）在2015年发布的《ATA甲状腺结节和分化型甲状腺癌诊治指南》中的相关内容，能够明确通过超声法对甲状腺结节进行诊断时的风险分层评估依据，并基于分层结果确定了各个层次对应的细针穿刺活检的指征及随访和治疗。随后美国放射协会在2017年发布了ACR TI-RADS分类白皮书，将甲状腺结节的超声征象划分成TR1-TR5共5种，并且每种甲状腺结节均不存在亚型，其中TR5对应的恶性风险率超过20%。ACR的推出为临床确定甲状腺结节复查时间以及穿刺阈值提供了极大帮助，因为ACR具有较高的权威性且显著影响，对临床和超声诊断价值也较大。

与其他检查方式相比，超声凭借可重复、无创伤、识别率高、安全性高等特点，得到了广泛运用。针对甲状腺结节的患者，正在实行的指南均表示在对甲状腺结节患者进行检查时，要采取颈部超声检查，对其颈部淋巴以及结节情况进行检测。

二、超声造影

超声造影（contrast enhanced ultrasound，CEUS）该方法是借助血池显像技术对患者进行检测，可以辅助临床的诊断以及治疗，提高诊断准确率。通过该方法进行检查时，需要将造影剂从静脉注入患者体内，对患者机体中病变组织和正常组织的内部血流微循环以及灌注情况进行实时动态检查与监视，获得时间强度曲线（time intensity curve，TIC）。通过CEUS方法可以定性或者定量评估甲状腺结节状态。

就定性分析而言，有学者在进行研究时，以113例甲状腺结节患者为研究对象对其超声造影后的诊断结果进行分析，发现良性结节的超声造影表现更加规则且存在高增强环，而恶性结节在进行超声造影时表现出低增强环或者无增强环的情况，并且整体结果规则性较差。相关研究者通过观察发现，对甲状腺癌患者进行CEUS检查后能够发现恶性超声表现通常增强较低并且均匀性较差，而良性结节的表现则更加均匀一致，具有高增强环。另一些相关研究者在进行该方面研究后表示相较于健康甲状腺组织而言，随着肿瘤恶性程度的逐渐提高，其结节增强表现越来越低。有研究指出通过超声造影对甲状腺结节患者进行诊断时，其病灶处可能会出现点状增强或者无增强现象，并且增强均匀性较差，此时患者更倾向于患有恶性甲状腺结节。综上所述可以看出，在对甲状腺结节进行诊断时，可基于增强程度以及增强的方式进行判断，恶性结节通常为低增强并且均匀性较差，而良性结节更倾向于均匀的环状增强，并且相较于恶性结节而言，其增强水平会相对高一些，但低于正常组织。

就定量分析而言，主要是根据造影剂的达峰时间、到达时间、曲线下面积以及峰值强度进行评估与判断的。就以到达时间角度进行探索的相关研究情况而言，在对TI-RADS 3类和4类进行超声造影诊断时结果显示，这样能够更快到达良性结节位点，而恶性结节的到达时间相对较长；就增强时间角度来说，良性结节患者和恶性结节患者存在显著组间差异。基于上述结果可以判断，对于恶性结节患者而言，其造影剂到达病灶位点的时间往往相对较慢。以造影剂消退时间为研究着手点进行相关分析，恶性结节患者的表现情况和其造影剂到达时间恰恰相反，往往是快速消退。相关研究此前均表示相较于甲状腺瘤而言，甲状腺癌的造影剂消退时间明显更快且更加彻底。通过定量研究法分析时间强度曲线所得结果显示，相较于良性结节而言，恶性结节的达峰时间以及曲线下面积均明显变小。常规超声在影响结节因素的判断上存在主观人为因素，通过定量分析方式能够有效降低人为因素对诊断结果带来的影响，可以更加准确地判断结节性质。此外，由于TIC可以反映出结节内的血流灌注情况，所以能够对肿瘤内部是否存在新生血管加以判断，具有更好的血流动力学诊断效果，见图6-3。

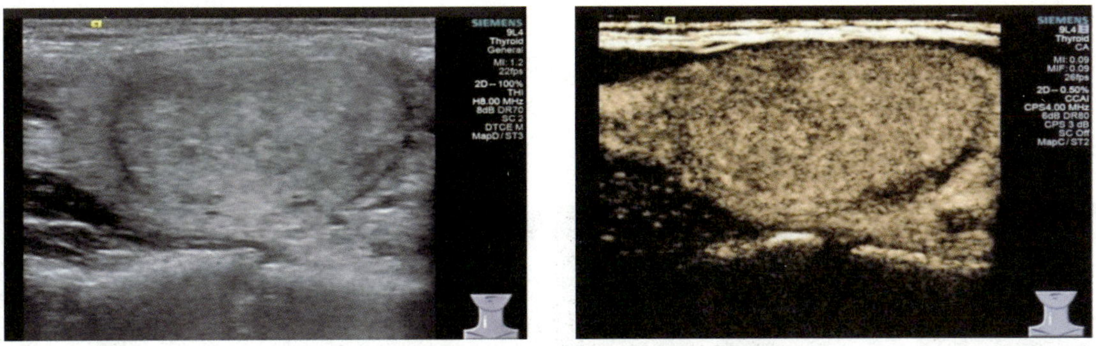

图6-3　甲状腺结节的二维超声及超声造影表现

除了上述两种评估方式，结节大小、钙化等因素也能影响CEUS的结果。有研究将111例非PTMC和128例PTMC患者作为研究对象，对其结节的钙化情况以及大小进行分析，所得结果显示通过超声造影对非PTMC组患者进行检查时，表现出比PTMC组患者更加强烈的向心性增强以及均匀增强现象（$P<0.05$）。因此，可以推测出随着肿瘤病灶范围的逐渐增加，患者的CEUS结果会显示出更加强烈且高发的向心性增强以及不均匀增强的现象，其形态和分布都具有重要的参考价值。目前在临床上将微钙化视为甲状腺癌的特异性指标已经得到相关专家的一致认可。有研究对92例伴有钙化灶的甲状腺结节回顾分析发现，恶性结节微钙化比例显著高于良性结节（$P<0.05$），得出的结论是CEUS能够很好地应用于合并钙化灶甲状腺结节的临床诊断中，具有极佳的发展前景和实际应用价值。

另外，通过对当前已有研究进行总结分析，能够看出不同研究所用的超声设备各不相同，可能来自不同的厂家，型号也有所不同。因此，在进行检查时，机械指数的设置，造影探头频率以及所用造影剂剂量等均可能存在一定差异并影响最终检测结果。导致不同研究得出的结果存在一定差异性，所以通过何种方式降低上述客观因素对检查结果带来的影响，确保超声造影检查结果一致成为目前急需研究的问题之一。

此外，随着相关技术的不断发展，当前也推出了很多新型辅助检查法，如在结节直径未超过10 mm时，通过超声造影检查或常规超声检查所得结果，相较于CT或者是核磁共振的检查而言，具有更高的诊断特异性。因此，可以确定在对甲状腺微小结节进行诊断时，超声技术具有显著优势，而且不会对患者机体产生创口，当前已作为临床首选检查方法。有研究指出在临床诊断过程中将超声造影技术和TI-RADS分类方式联合应用可以进一步提高诊断准确率，达到96%。但是这一积极影响仅在诊断TI-RADS 4类的结节中较为显著（$P<0.01$），在诊断3类或者5类结节时，并未表现出明显优势（$P>0.05$）。除此之外，还可将超声造影检查法和弹性成像或者是常规超声检查法等联合应用，以保证诊断的准确率，为后续治疗工作奠定良好基础。

三、超声弹性成像技术

弹性成像技术指的是根据结节硬度对结节性质进行判断的一种检查方法，见图6-4。在应用该技术对患者结节进行检查时，检查者首先借助探头对患者病灶区域组织进行挤压，基于组织形变情况，对病灶硬度加以判断，间接提供病变的生长方式，从而能够研究传统超声无法探测的肿瘤及扩散疾病成像。超声弹性成像技术目前应用于乳腺、甲状腺、肝脏、前列腺疾病的诊断。有学者在1991年率先提出超声弹性成像技术，并用于其他组织的临床诊断工作。也有相关研究在2005年第一次将超声弹性成像技术应用于甲状腺疾病的临床诊断工作中，对该技术的诊断原理进行分析。实际上是根据不同硬度组织在外力影响下的形变情况进行判断，硬度不同的组织，对应的弹性系数也有所差异，当受到外界应力影响时，组织的应变程度，位移情况，以及速度的分布均会发生相应变化，而通过超声成像技术或者数字信号技术，可以对这一变化加以反应，获得能够体现出组织硬度情况的详细量化指标。如当给予组织相同应力时，质地相对较软的组织会发生更加明显的形变，而质地较硬的组织形变则相对较小。

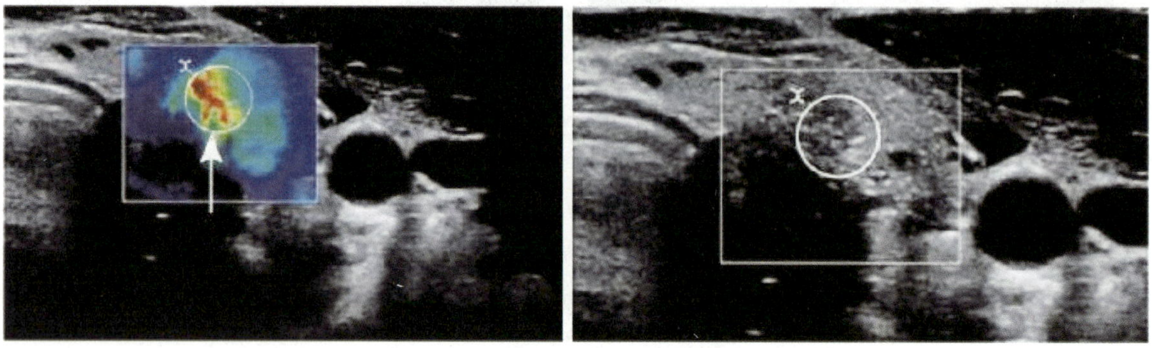

图6-4　甲状腺超声弹性成像

当前常用的超声弹性技术主要有剪切波弹性成像（SWE）技术、实时超声弹性成像（RTE）技术以及声辐射力叩击成像（ARFI）技术。研究显示，相较于二维超声技术而言，超声弹性成像技术能够为诊断者提供三维信息，为后续治疗工作提供辅助。根据此前进行的Meta分析数据发现，对甲状腺结节进行临床诊断时SWE技术具有较高的敏感性，总体敏感性达到84.3%，特异性达到88.4%。这表示在临床诊断恶性甲状腺结节患者时联合使用超声弹性成像技术以及常规超声技术，其敏感性、特异性以及诊断准确率均能够得到有效提升，分别增加至94.74%、94.29%以及94.48%，在临床上更具优势。但在肝研究中也指出，对于仅通过弹性成像技术进行诊断时所得结果的阳性预测情况以及灵敏度而言，并没有表现出显著优势。这一结论和埃及学者此前的研究结果相符，即证明联合使用二维超声技术和超声弹性成像技术是能够更好且更为高效地诊断患者甲状腺结节性质，但是在实际临床中无法将超声弹性成像技术完全代替二维超声进行诊断。

在上述3种技术中RTE也被称为静态弹性成像，通过该技术进行检测时，首先要对患者进行超声弹性评分（ES）。通过彩色编码代表患者组织的硬度程度，当前在国内外尚未建立起一致的评分标准，目前在进行评估时，国外主要使用的是4分法，若患者评分结果达到3分及以上，则认为其可能患有恶性结节，通过该方式能够保证诊断灵敏度达到94.1%，诊断准确性达到83.7%，诊断特异度达到81.0%。

此外，有研究构建的5分法在诊断时也十分常用，通过该法进行评估时，认为患者评分结果不超过3分，则可视为良性结节，若得分达到4分及以上，则认为具有恶性结节风险，该方法的灵敏度、阳性预测值、特异度以及阴性预测值均明显更高，分别为97%、100%、100%以及98%。我国学者在临床诊断更多使用的是罗葆明教授等人构建的改良5分法。诊断中需要对患者的应变率比值（SR）进行评估，该比值实际上是患者病变组织（ROIA）和正常组织（ROIB）的应变率数值之比。ARFI技术可被进一步划分为声触诊组织成像（VTI）技术以及声触诊组织定量（VTQ）技术。因此，通过技术可以实现对患者组织硬度的定性、定量评估，通过组织成像结果的黑白色占比对组织硬度加以表示并完成弹性评分工作。VTQ技术则可以计算剪切波速度（SWV），SWV值越高，说明组织的弹性越差，即组织越硬。通过SWE技术对患者进行评估时，会对患者组织的硬度情况进行彩色编码之后，将编码结果和二维检测图像进行叠加处理，在图像中红色代表组织，硬度相对较大；而蓝色代表组织，硬度相对较小，整体较为柔软。当前在临床甲状腺结节诊断工作中，超声弹性成像技术的应用已经逐渐推广，其能够实现定性分析、定量分析以及半定量分析，能够为临床治疗提供极大帮助，基于既往有关研究成果，已经证明该方法在临床的可行性和有效性。然而，当前尚未建立起通用的诊断临界值标准。此外，也没有明确该检查技术在弥漫性病变或者其他甲状腺疾病中的应用价值，后续还需进行大样本、多中心、多区域的分析探索。基于上述内容，可以确定在临床评估甲状腺疾病时，可以将常规超声技术和超声弹性成像技术联合应用，这为后续的诊断和治疗提供良好参考，具有发展价值和潜力。

四、超声引导下细针穿刺活检

超声引导下细针穿刺活检，英文简称为US-FNAB，该技术一般在临床上应用于甲状腺结节性质术前诊断，见图6–5。适应证取决于两个参数：一是TI-RADS中甲状腺结节的危险等级；二是甲状腺结节直径的最大值。一般认为该方法比较适用于结节直径超过1 cm的恶性肿瘤患者，不管患者的超声像图特征情况有何种表现。FNAB在临床应用中所受到的限制，主要是因为无法判断滤泡性病变和肿瘤，有研究指出仅根据FNAB无法对病变的整体情况进行判断，也有研究指出通过手术方式对146例FNAB进行诊断后，确诊为滤泡性病变或不典型性病变患者中仅有15.7%为恶性肿瘤患者。

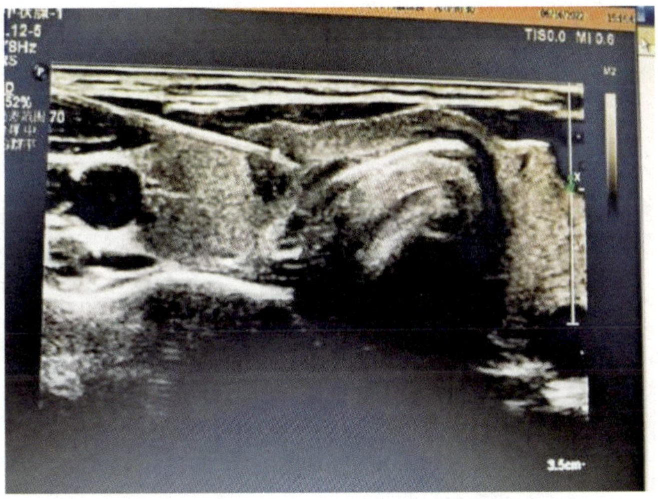

图6–5　甲状腺结节超声引导下穿刺诊断

第二节　CT及MRI检查

一、CT平扫和增强

目前，虽然甲状腺结节首选超声检查，但对于甲状腺恶性肿瘤患者的诊断更多使用多排螺旋CT平扫和多排螺旋灌注成像技术，或者常规增强技术联合应用，这些均在临床诊断方面具有良好的应用价值。通过CT检测技术对患者进行检测时，若其体内为良性结节则所得影像结果往往为边缘清晰，存在明显甲状腺体积增大且具有弥散性特征的，被膜较为完整为膨胀性生长的影响，病灶区域内出现单发囊性病变或者多发囊性病变，其内可能会出现钙化区域，增强提示均匀强化或环形强化。当甲状腺组织出现癌变时，其内部的碘含量会出现一定变化，根据CT成像结果会发现在病灶区域出现低密度影像，如果患者甲状腺结节为浸润性生长、单边界不清、形状不规则，或者表现为分叶状存在单发囊性病变、出现肿瘤突破甲状腺包膜和沙粒样钙化密度降低则提示恶性可能性大，见图6-6。

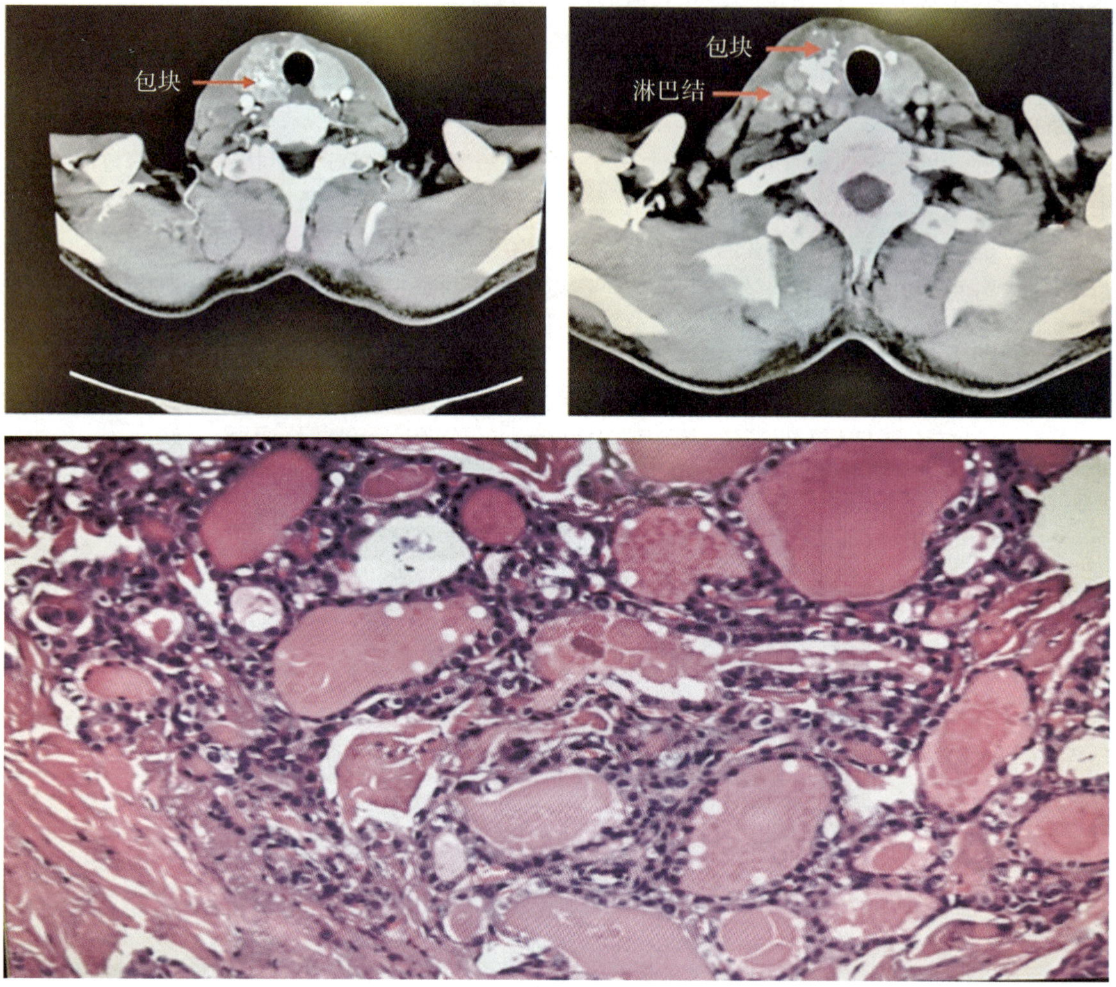

图6-6 甲状腺恶性肿瘤及颈部转移淋巴结CT表现及术后病理

若检查患者甲状腺结节直径>3 mm，而且相对于其他区域而言，密度偏低则可通过进行CT检查并推断患者患有甲状腺癌。通过该方法进行检查时，其准确率在60%～70%。如果CT检查结果显示其病灶区域还出现泪囊状改变、边界模糊、乳头状突起，则代表可能患有甲状腺乳头状瘤。如果结果显示甲状腺结节内还出现多个点状密度增高影像则可联合增强CT技术进行进一步诊断，以提高诊断的正确率。通过CT检查技术，可以对患者结节或肿瘤的所在位置、形状、对周围组织的浸润情况以及数量进行明确。通过CT检查技术可以判断患者是否存在颈淋巴结节转移，若发生转移，则患者CT结果会显示在颈内静脉以及食管气管沟周围会出现囊性淋巴结节肿大组织，借助造影剂进行辅助诊断，可以进一步提高诊断的准确率。

甲状腺乳头状瘤为甲状腺恶性肿瘤的常见亚型，该疾病的CT检测结果大多表现为边界不清晰的低密度钙化灶。一般而言，通过增强CT扫描可以对其加以诊断，若存在囊性病变或者肿瘤时，CT检查结果对应的密度会进一步降低。此外，通过平扫CT进行检查时，病理类型的差异会对最终诊断结果产生显著影响，如高分化滤泡癌和低分化滤泡癌的表现就存在明显差异，前者大多是具有光滑边缘的原型或类原型低密度钙化病灶，而后者主要为浸润甲状腺钙化病灶。此外，未分化癌也会显示低密度病灶，在对其进行增强CT扫描检查后能够发现其密度分布不均匀，部分情况下可能出现粗钙化灶肿块。髓样癌的检查结果和高分化滤泡癌较为相似，均为边缘光滑的低密度灶，但是内部可能会出现细钙化灶或者粗钙化灶。

对于甲状腺癌患者癌细胞极易发生转移，借助淋巴系统能够向供血充足的区域进行转移，对转移后的情况进行分析，能够看出其包膜十分清晰，通过增强造影，能够清晰地找到病灶位点。在正式治疗前对患者甲状腺癌情况进行评估，确定甲状腺癌是否浸润周围组织或者出现颈部淋巴癌转移，对后续临床方案的确定极为关键。如果检查结果显示肿块包围的血管以及食管体积占比超过50%临床即可判断受侵袭。除此之外，若CT检查结果显示患者颈动脉边缘或者食管边缘不够清晰且管腔狭窄，则考虑可能受到甲状腺癌细胞的侵袭。在进行诊断时，就应当进行综合性的考虑与分析。通过CT平扫以及增强扫描图像处理，能够对肿瘤的形状、性质、大小及淋巴结情况进行清晰明确的判断，进而对患者的肿瘤程度以及病情发展加以明确，为后续的诊断以及治疗工作提供一定参考借鉴。

二、CT纹理分析

计算机断层扫描纹理分析（CTTA）为当前常用的定量分析方法，通过该技术对患者进行诊断时，首先需要对患者进行CT扫描，确定患者影像中的像素强度以及灰度值分布情况，之后基于图像对纹理参数进行定量处理，从而确定图像中特殊纹理所具有的特征。分析师首先是放射科医师手动勾画甲状腺结节的可疑区域，然后计算机自动计算纹理特征。通过该方式可以为临床提供数字化诊断图像，通过多个像素点或者小矩形块组成二维图像，而三维图像则通过多个像素组成。每个像素点9块或者体素均有对应的空间坐标，进而反映出其灰度强度。借助对数字图像中所含的信息进行总结规划，明确目标检测位点的像素分布情况以及灰度值高低，进而确定对应三维模型。综上所述，该技术实际上是负责对数字图像中特殊点的信号、位置、强度以及对应灰度值进行评估与判断的诊断技术。

尽管当前，在临床诊断过程中纹理分析法已经十分普遍，但是国内外关于其分析应用方面的研究相对较少。基于我国有关报道显示，在对甲状腺结节的良恶性质进行判断时，通过纹理分析法确定的熵值及分形维数能够提供一定帮助。尤其是熵值，有研究发现当熵值>5.0时能够更好地判断甲状腺结节的良性和恶性情况，并且具有较高特异性；当熵值>6.0时患者更可能患有恶性甲状腺结节。此前基于其研究结果还提出分形维数的价值，分形维数值指标和患者结节的恶性水平具有正比关系。

CTTA的推出实际上反映出当前临床已经获得了一种新的成像诊断技术，通过较少的附加成本即可提高临床诊断的准确率和可行性。随着相关技术的逐步发展，在未来CTTA必然在临床肿瘤诊断成像领域发挥重要作用。然而，CTTA也存在局限性，即纹理特征是由放射科医生基于自身经验以及专业知识手动进行病变区域划分的结果中推导得到的，医生的主观意愿可能会对最终结果产生一定影响。但目前手工勾画病变范围依旧是临床主要应用方法，这主要是由于正常组织和恶性病变组织，在交界区往往出现分界不清楚的问题，所以通过软件很难对其进行准确提取，但是依旧希望后续通过相关技术的不断发展与完善推出一款高效准确的自动边界勾画软件以解决上述问题。

三、MRI

MRI检查无辐射，该技术可以为医生的临床诊断提供极大帮助，有利于确定患者的甲状腺结节位置区域以及对周围组织的浸润情况。然而，该方法很难准确判断出机体中较小的结节或者是否存在结节。磁共振弥散加权成像是当前唯一可以用于定量确定患者病位点弥散系数（apparent diffusion coefficient，ADC）的技术，能够为判断肿瘤性质提供一定帮助。一般恶性结节的平均ADC值小于良性结节，ADC值截至值为1×10^{-3} mm²/s，此时即可完成肿瘤性质的判断，通过该方式进行诊断时的准确率能够达到93%，特异度可以达到96%，灵敏度能够达到87%。有研究表示该技术能够准确判断直径超过0.5 cm的甲状腺结节性质，也有研究指出以常规T2WI和T2WI-FS标准为基础的MRI影像组学能够用于评估患者的淋巴结节转移情况，该研究发现ADC值是一个有效的工具来评估PTC的侵袭性。尤其是，当b值（弥漫敏感因子）=500 s/mm²时，ADC值对术前甲状腺外浸润无创评估效果最好，见图6-7。

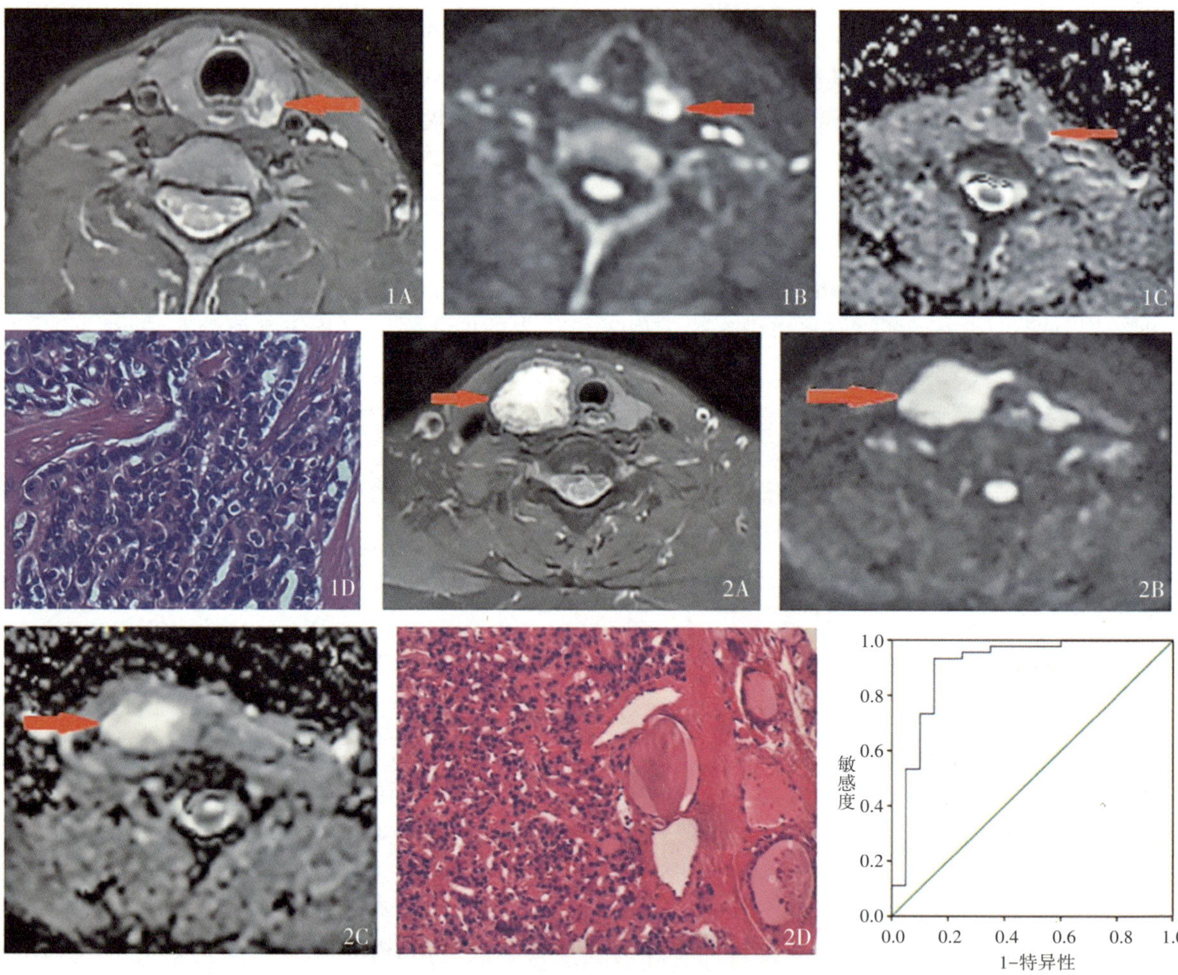

注：图1A，T2WI甲状腺左叶可见一结节状混杂信号影，以高信号为主；图1B，DWI病灶呈混杂高信号为主；图1C，ADC病灶呈均匀低信号影；图1D，组织病理图显示甲状腺组织内见纤维硬化区及异型上皮组织乳头状增生，上皮细胞排列拥挤，可见核重叠，细胞核形态不规则，可见核沟（HE染色×100）；图2A，T2WI右叶可见一结节状混杂信号影，以高信号为主；图2B，DWI病灶呈混杂稍高信号影；图2C，ADC病灶呈等、高信号影，信号强度不均匀；图2D，组织病理图显示甲状腺组织内见多结节病灶，结节周围有多少不等纤维组织分隔、包绕，结节内滤泡大小不等，部分结节内见形态较一致的小滤泡增生，个别滤泡内可见胶质（HE染色×100）；曲线图为ADC值的ROC曲线。

图6-7　甲状腺良性结节MR表现

第三节　核素检查

一、甲状腺摄^{131}I功能试验

碘元素对于维持甲状腺功能具有重要意义和作用，也是甲状腺合成与分泌甲状腺激素的重要原料，放射性碘也可被甲状腺吸收并用于合成甲状腺激素，并且甲状腺的功能会对放射性碘的摄取速度以及摄取量产生直接显著的影响。所以当前在临床中可通过放射性碘元素对患者甲状腺情况进行判断，通过对放射性元素在患者体内的动态情况进行监测，绘制甲状腺摄碘率曲线，以此为诊断工作提供一定参考。

试验方法：

①在患者进行放射性碘元素检查前，首先要求患者在正式检查前2～4周应当停止摄入存在丰富碘元素的食物以及药物。

②进行检查时要求患者在空腹状态下口服^{131}I溶液或者是胶囊74～185 kBp（2～5 μCi）。此外，还需在颈部模型中放置等量^{131}I将其当作标准源。在患者服药后的第2小时、第4小时以及24小时对患者的甲状腺部位、本底以及标准源的计数率进行测量。

③甲状腺摄^{131}I率的计算

甲状腺摄^{131}I率（%）=（甲状腺部位计数-本底计数）÷（标准源计数-本底计数）×100%

健康人通常在摄取放射性碘元素后，其甲状腺时间的摄碘率会随着时间延长而逐步增加，在24小时达到最高值。甲状腺摄^{131}I率参考值详见表6-2。

表6-2　甲状腺摄^{131}I率参考值

	2h	4h	24h	峰时(h)
甲状腺摄^{131}I率(%)	10～32	17～42	25～62	24

二、甲状腺静态核素显像

甲状腺能够对放射性碘元素或者是^{99}TcmO4进行吸收以及富集，借助显像技术，即可对甲状腺的大小、形状、位置以及放射性元素分布情况加以判断。要求在采取甲状腺静态核素显像诊断前患者需要停止服用含碘丰富的食物，如有需要还应当停止服用抗甲状腺药物以及甲状腺激素类药物，避免对最终结果产生干扰。一般通过^{99}TcmO4进行检查使用量为74～185 MBq（2～5 mCi）以静脉注射方式将其注入患者体内，大概在30分钟后即可显像；通过^{131}I进行检查时，其用量在1.85～3.7 MBq（0.05～0.1 mCi）范围内；若需检查患者体内的甲状腺癌转移灶，则其用量在74～148 MBq（2～4 mCi）范围内，口服给药，大概在24小时后显像；通过^{123}I进行检查时，其用量在7.4～14.8 MBq（0.2～0.4 mCi）范围内，口服给药，大概在服药后3～24小时后显像。一般通过^{99}TcmO4对儿童进行检查尽可能降低辐射量，避免对其身体和后期发育产生影响，而哺乳期和妊娠期妇女不得使用放射性碘显像，需根据患者实际情况谨慎选择是否通过^{99}TcmO4显像。

正常甲状腺的检测图像中甲状腺双叶应当表现为蝴蝶状，并且叶内放射性元素的分布较为均匀，在双叶上极由于该区域内组织相对较薄，所以其放射性元素的分布会相对稀疏而峡部通常不会显像或者是放射性元素分布明显偏少，一些情况下可能会出现锥状叶。因为涎液也能够摄取示踪剂，所以一些患者在口服示踪剂时，可能会存在部分示踪剂停留在食道中进而产生锥状叶图像的情况。此时需要患者饮水或者进食后再次进行显像处理，食道内不再显像。

正常甲状腺显像：从患者的甲状腺结节对于放射性元素或核素的摄取能力有所差异，基于射核能力，可将其划分成温结节、热结节以及冷结节。其中对核素摄取能力最高的为热结节，见图6-8，明显超过附近的正常组织，这些区域内会分布大量放射性元素，特别是自主功能性甲状腺结节或者是甲状腺癌患者，其结节内部的放射性元素含量极高。对此类结节的选项特点进行总结，其甲状腺形态明显异常，而且在正确的解剖部位对应的影像区域具有明显的放射性元素聚集。患者是否出现甲亢表现，不可以作为临床诊断标准，所以要和甲状腺一叶缺陷患者进行区分。可通过向患者体内注入^{99}Tcm-MIBI进行选项的方式对患者具体情况进行判断，如果对侧甲状腺出现明显显像，即可认为患者患有自主功能性甲状腺瘤。而温结节的核素或者放射性元素摄取能力和附近正常甲状腺组织基本相同及其核素分布不会出现明显差异，对该结节的选项特点进行总结，首先其双侧叶内部放射性元素均匀分布，并且不存在显著的吸收区或者聚集区，一般在甲状腺腺瘤或者甲状腺癌中较为常见，其中分化好的甲状腺癌发生率更高。

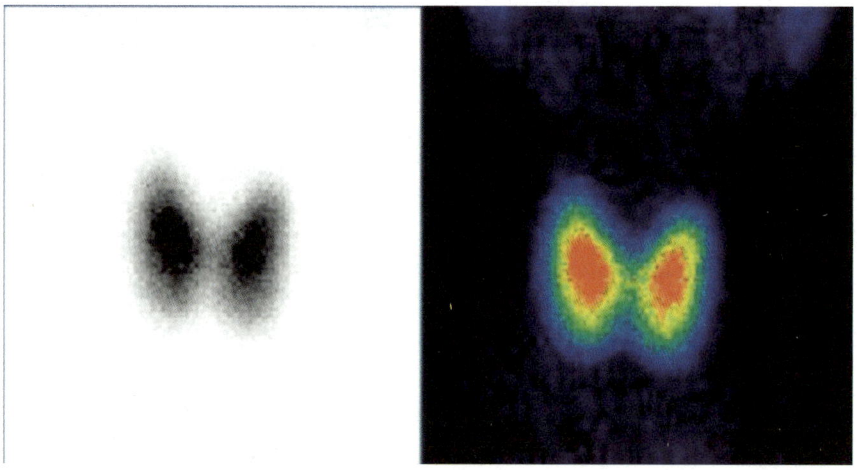

图6-8 热结节

基于上述内容即可确定冷结节在摄取放射性元素时，其摄取能力明显低于正常组织，在进行显像处理时表现为甲状腺肿大形态存在缺失，可能出现单叶放射性稀缺区或者稀疏区的现象，而对侧叶放射性元素均匀分布在甲状腺腺瘤中十分常见。此外，在甲状腺囊肿、钙化、囊性变、出血以及结节性甲状腺肿、甲状腺癌和甲状腺炎中也较为常见。

三、甲状腺肿瘤核素显像

通过甲状腺静态显像技术对甲状腺疾病患者进行检测时，若其患有甲状腺肿瘤，则其肿瘤区域内放射性元素分布相对稀疏或者存在显像缺损情况，此时可在24小时再次注射肿瘤显像剂并进行显像处理，若发生放射性元素稀缺位置被填充或者图像变完整等现象，则患者检测结果为阳性，代表可能存在恶性病变。此外，不同的阳性结果对应的甲状腺癌类型可能有所差异，如201T1、^{99}Tcm-MIBI显像结果为阳性代表患者可能患有分化型甲状腺癌，该诊断结果具有较高特异性，在80%～90%的范围内。此外，一些良性结节也可能出现阳性检测结果。若使用^{99}Tcm-DMSA进行检测，所得结果为阳性，则代表患者可能患有甲状腺髓样瘤，该检测方法灵敏度超过80%，特异性高达100%；此外，^{99}Tcm-奥曲肽以及^{131}I-MIBG也可诊断甲状腺髓样癌。通过该方法对患者进行诊断时，当其肿瘤病灶处区域相较于监测区域的放射性明显更高时，则代表为阳性，若无放射性或者放射性较低则为阴性，对肿瘤良恶性进行判断时，若其T/N（靶/本底）值超过1.3则认为可能是恶性病变，低于1.3则大部分为良性。

四、放射性核素治疗

^{131}I放射性核素治疗主要用于治疗甲亢和甲状腺癌。

甲亢即甲状腺功能亢进症。对该病病理特征进行分析，患有该病的患者往往甲状腺分泌量相较于正常人而言更多，极易出现亢奋现象，进食量也明显增加，对引起甲状腺分泌增多的因素进行分析，能够看出其影响因素较多。当前已经推出多种应用于治疗甲亢的临床治疗方式，传统药物疗法主要是采用甲巯咪唑类药物进行治疗。此外，放射性核素治疗以及手术治疗方式也十分常见，在研究后指出采用放射性核素^{131}I对甲亢患者进行治疗可以显著改善治疗效果并且有效加速患者康复。从根本上对患者甲状腺分泌甲状腺激素的能力进行调节，然而如果长期使用该方式对患者进行治疗，极易引起甲减，这主要是由于长期摄入放射性核素，可能会对患者身体带来一定负面影响，影响甲状腺组织的功能。

此前有研究指出，对通过手术进行治疗的甲状腺癌患者而言，若其血清中甲状腺激素（TH）含量增多，可能会导致术后复发或者转移的概率上升。在临床上往往还会通过^{131}I清除手术治疗患者机体中残留的甲状腺细胞，然后给予一定量TH进行替代治疗，以降低术后复发率，同时也可对机体内具有较高隐蔽性的微小病灶，进行治疗提高患者生命质量，延长其生存周期。^{131}I能够彻底清除残存的甲状腺组织，会使患者血清TSH浓度增大从而加强转移病灶，对于放射性碘元素的摄入，此时能够发挥转移达到治疗效果。通过术后辅助使用^{131}I治疗的方式显著提高了清灶效果，有效降低患者术后病发率，但是对于该方式对局部病灶的清除效果，目前尚未达成统一。

综上所述，在进行治疗时，个体化疗法能够达成的治疗效果最佳，也是当前医学治疗的主要方向，目前各国均系进行精准医疗的发展，确定适合应用放射性元素进行治疗的人群准确掌握适应证以及禁忌证，切实提高治疗效果，在对患者疾病情况进行准确评估的前提下，选择适宜的放射性核素用量以及治疗疗程，同时根据情况考虑选择合适的治疗方案，在提高疗效的同时，尽可能降低术后复发率和其他副作用。

第四节 甲状腺正电子发射断层显像

正电子发射型计算机断层显像（positron emission computed tomography，PET）为当前核医学领域较为先进的临床检查影像技术，通过该技术进行检查时，通常是对人体必需物质进行放射性元素标记，然后将其注入体内，通过对机体中放射性元素的分布判断机体生命代谢状况，进而实现疾病的诊断。如当前通过氟18F标记葡萄糖获得氟代脱氧葡萄糖（18F-FDG），其能够体现出机体中的葡萄糖代谢情况，当该葡萄糖进入细胞后，会在己糖激酶的影响下生成6-磷酸脱氧葡萄糖（FDG-6-P）且会逐渐堆积在细胞内，所以细胞中6-磷酸脱氧葡萄糖的含量能够反映出病灶细胞对于葡萄糖的摄取与利用情况。对于肿瘤细胞而言，其葡萄糖摄取能力相较于健康细胞有明显提升，所以可将18FDG当作肿瘤检测的示踪剂进行PET显像，观察细胞中18FDG-6-P以确定肿瘤性质，目前是PET /CT检查的主要显像剂。18 F-FDG PET /CT当前已经在鼻咽癌、肺癌、头颈癌、直肠癌、乳腺癌等恶性肿瘤的临床诊断中加以应用，由于甲状腺癌在我国的发病率逐年递增，当前该方法也逐渐开始在临床应用于此类疾病的诊断中，并且表现出极大的发展前景。

方法：通过该技术对患者进行检查时应在检查前6小时禁食，确保其血糖水平在正常区间范围内，静脉注射370 MBq（10 mCi）18FDG后，要求患者尽可能处于休息状态，保持安静，注射后1小时对患者进行PET显像，若有需要可在注射后2.5小时进行延时显像。

^{131}I全身显像能够很好地判断高分化、低度恶性的肿瘤，而18FDG PET则在低分化、高度恶性的肿瘤诊断中表现更好，所以在临床治疗中18FDG PET以及^{131}I全身显像技术均十分重要。一些良性甲状腺病变也可能聚集18FDG，尤其是甲状腺腺瘤，所以为提高诊断准确率往往还会通过标准摄取值（SUV值）进行判断，若SUV值在3.0～6.0或者超过这一范围，则认为其属于恶性病变。部分分化程度较高且生长速度较慢的病灶，或者较小的原发性病灶，以及转移灶在18FDG检测中可能出现假阴性，所以通常不会采用该方法对原发甲状腺癌进行诊断，但是在甲状腺髓样癌以及未分化型甲状腺癌中，该方法依旧具有良好的临床应用价值。

对于甲状腺癌术后复发以及转移灶检测工作而言，通过联合应用18FDG PET以及^{131}I全身显像技术能够进一步提高诊断的准确率和可靠性，这为后续治疗方案的确定起到极大帮助，对DTC复发或转移病灶的监测有较好的探测效能，对鉴别高危DTC及RAIR-DTC有较大的价值，有助于早期实现危险程度分层及评判RAIR-DTC，从而更好地指导DTC患者选择治疗方案。

通过上述方式进行治疗时，一般应用于血清Tg水平增大，但是^{131}I全身显像结果为阴性，可能出现于远处转移癌灶患者或者是甲状腺癌复发患者的诊断工作中。此外，对于进行甲状腺髓样癌手术治疗后，对于血清降钙素含量增大的患者会应用该联合诊断方法，判断其转移病灶情况；通过^{131}I全身显像技术进行检查以确定患者存在肿瘤转移或者复发现象时，可通过联合应用18FDG PET技术对其他转移病灶进行检测。总而言之，当前在临床上并非将18FDG PET显像技术当作诊断甲状腺癌以及转移病灶的首选方法，但在分析患者是否存在微小转移病灶时，该技术具有一定优势，能够为确定治疗方案提供一定帮助。

第五节　甲状腺功能及免疫学检查

甲状腺功能检查主要包括5种，可以分辨甲状腺激素水平是否正常，分别为甲状腺素（T_4）、三碘甲状原氨酸（T_3）、游离T_3、游离T_4、促甲状腺激素（TSH）的测定。其中，甲状腺素（T_4），三碘甲状原氨酸（T_3）在甲状腺滤泡上皮细胞中合成，受到TSH影响，在机体一系列生理生化反应的影响下释放入血，其中至少有99%的T_3、T_4在血液中会结合血浆蛋白，仅有0.4%的T_3和0.04%的T_4以游离状态存在，但是只有该部分T_3或者T_4才可进入靶细胞发挥相应作用。结合肽的T_3和T_4，主要是用于调节血清中游离T_3、T_4含量，确保其处于稳定状态。当血液中处于游离状态的T_3、T_4，含量发生变化时，机体的负反馈机制会对下丘脑以及垂体作出相应指令，调节促甲状腺激素释放激素（TRH）和TSH的释放。前者可以促进垂体合成和分泌更多TSH，TSH则能够作用于甲状腺细胞，使其生成更多的甲状腺激素。

甲状腺功能检查项目简述：

游离 T_3、游离 T_4：上述两指标在血清中的含量不会因为甲状腺激素结合蛋白的存在而发生明显变化，可以直接体现出甲状腺的功能，具有较高的特异性和敏感性，由于只有处于游离态的激素，才可更加直观清晰地体现甲状腺功能，所以在临床评估与诊断时一般将联合测定 FT_3、FT_4 和超敏TSH作为评估甲状腺功能的首选方案和指标。如果上述两指标均增大，代表患者可能患有甲亢或代表患者可能存在甲减、全身性疾病或者垂体功能减退。在理想状态下对其进行评估时，无论所使用的试验方法试剂以及操作过程发生何种变化，均不会影响结核激素和游离激素二者间的平衡，但是实际在进行检测时，多种因素均会对游离态激素的分析产生影响，使分析结果的可靠性有所降低，在临床检测时需要和其他评估方法联合使用。

血清总甲状腺素（TT_4）：该指标在临床中一般应用于判断患者甲状腺功能情况，是最为基础的筛选试验之一，由于其计算的是总量，所以甲状腺结合球蛋白（TBG）等结合蛋白量以及机体结合力的变化可能会影响到该指标。处于妊娠期的患者以及口服避孕药的女性机体中TBG水平会有所上升。先天性TBG高的患者以及存在家族性异常白蛋白高甲状腺素血症的患者机体中 TT_4 水平明显偏高，而先天性TBG低的患者、低白蛋白血症患者或者是服用睾酮或安定等药物进行治疗的患者 TT_4 水平则明显偏低。因此，对于上述患者而言在评估其甲状腺功能时需要检测 FT_4 和 FT_3 等指标。

总三碘甲状原氨酸（TT_3）：血清存在的 T_3 大部分都是和血浆蛋白相结合，所以TBG含量也会影响 TT_3 浓度，该指标往往表现出和 TT_4 相类似的变化趋势。当存在甲亢时会导致血清 TT_3 与 TT_4 水平提高，可以和 FT_3、FT_4 联合应用诊断甲减以及甲亢等疾病，然而在甲亢初期或者复发早期 TT_3 通常会表现出快速上升的发展态势，相较于正常状态而言，其增长速度大概为4倍；而 TT_4 的增长速度则相对较慢，仅为正常状态的2.5倍，所以可以在观察早期桥本病治疗效果以及停药后复发情况时将 TT_3 作为敏感性评估指标。此外，妊娠期妇女以及患有活动性肝炎的患者也可能出现 TT_3 与 TT_4 增高现象，而甲状腺功能减退的患者可能表现为 T_3、T_4 水平降低，对甲减患者而言 TT_4 或 FT_4 相较于 TT_3 或 FT_3 两指标具有更高的敏感性。血清总 T_3 或 FT_3 要减少一般只出现在重病患者或者疾病后期患者，除上述情况外，在营养不良、肾功能衰竭、全身性疾病、肾病综合征以及垂体功能低下的患者中，也可能出现上述两指标的降低。

促甲状腺激素（TSH）：通过测定TSH能够判断出患者甲状腺功能情况，当甲状腺功能发生变化时相较于 T_3，T_4 两指标而言，TSH会发生更加快速的改变。因此，血液中TSH含量能够体现出下丘脑-垂体-甲状腺轴的功能情况在进行亚临床甲减以及甲亢诊断方面极为有效。一般在通过多巴胺拮抗药物或含碘药物进行治疗的患者体内，或者是甲状腺激素抵抗综合征、原发性甲减、异位TSH综合征以及TSH分泌肿瘤的患者机体中TSH水平会明显提高，而在亚临床甲亢、甲亢、肢端肥大症、过量使用抗甲状腺药物或糖皮质醇进行治疗的患者体内以及患有PRL瘤和CUSHING病患者体内TSH水平会相应降低。通过在妊娠第22周或者采脐带血进行检测，能够帮助判断胎儿或者新生儿是否存在甲减。

反 T_3（rT_3）：甲亢患者机体中会含有更多的 rT_3，而在慢性淋巴细胞性甲状腺炎、单纯性甲状腺肿或者甲减患者体内 rT_3 含量减少；当前研究发现乙胺碘呋酮、丙硫氧嘧啶以及普萘洛尔等药物能够阻止机体内的 T_4 转化成 T_3，而更多地用于合成 rT_3。因此，可通过对患者机体内 rT_3 水平进行监测，确定适宜的用药量并可基于该指标情况判断非甲状腺疾病患者的病情程度以及推测其预后效果，在疗效观察方面意义重大。

甲状腺免疫学检查：该方法能够检测患者机体中促甲状腺激素受体抗体含量。一般可用于检测抗甲状腺过氧化物酶抗体（TPOAb）、甲状腺球蛋白抗体（TGAb）、甲状腺刺激免疫球蛋白（TRAb）或者是甲状腺微粒体抗体（TMAb）。

甲状腺球蛋白抗体（TGAb）：一般在桥本病、原发性甲减、孕妇自身免疫疾病、艾迪森病、甲状腺毒症以及其他自身免疫疾病中，甲状腺球蛋白抗体水平会相应提升。

甲状腺微粒体抗体（TMAb）：当其在机体中的水平增高时可推测患者患有桥本病。

促甲状腺激素（TSH）：在患有克汀病、原发性甲减、下丘脑性甲亢以及组织对甲状腺激素敏感综合征等患者群体中，其水平会相应提高，而在原发性甲亢席汉综合征。自主性甲状腺腺瘤、垂体肿瘤、糖尿病抑郁症、垂体性或下丘脑性钾低以及服用糖皮质激素或者多巴胺药物进行治疗的患者体内其水平会相应减少。

甲状腺球蛋白抗体（TGAb）与甲状腺微粒体抗体（TMAb）：上述两抗体为血清中常见的特异性甲状腺自身抗体，当患者患有自身免疫性甲状腺疾病时，上述两指标均会相应增高。此外，在健康人群或者患有其他甲状腺疾病的患者血液中也能够检测出TGAb和TMAb的存在，其中TGAb为慢性淋巴细胞性甲状腺炎的特异性诊断指标，当患有该疾病时患者血清中该抗体会显著增多。

促甲状腺激素受体抗体（TRAb）：TRAb在医学治疗中也被称为甲状腺刺激性抗体（thyroid stimulating antibody，TSAb）或者是甲状腺刺激性免疫球蛋白（TSI），其实际上是甲状腺自身抗体。当患者患有恶性弥漫性甲状腺瘤时，患者机体免疫系统会受到刺激，在自身免疫过程中即可产生该抗体，作用于甲状腺，刺激其产生更多甲状腺激素，通过对患者机体中TRAb水平进行检测，能够为后续探索与分析恶性弥漫性甲状腺瘤发病机制提供一定帮助。

根据相关统计结果发现我国人群中甲状腺疾病的发病概率逐年递增。对引起这一现象的原因进行分析，主要是由于自身免疫性甲状腺疾病（AITD）。此前有研究表明，格雷夫斯病以及桥本病患者在全部甲状腺异常疾病患者中占比较大。TPOAb以及TGAb是临床进行AITD诊断的特异性指标，通过检测上述两指标，能够为甲状腺异常疾病的判断提供极大帮助。但是该指标在正常群体中也具有阳性可能。和女性相比，男性TGAb以及TPOAb阳性率明显更低，差异显著。对于甲状腺受损的患者而言，极易出现甲状腺抗体阳性，然而无法直接确定患者甲状腺功能是否存在异常，这主要是因为功能异常，往往需要较长时间的发展与演变，并非瞬时变化。如果检查时发现检查对象甲状腺抗体检测结果表现为阳性，则认为其有一定概率患有甲状腺疾病。因而在临床工作过程中，甲状腺抗体检测具有良好的临床应用价值和发展前景。

（马家骧、刘小康）

参考文献

[1]YOON J H, KIM E K, KWAK J Y, et al. Application of various additional imaging techniques for thyroid ultrasound: direct comparison of combined various elastography and doppler parameters to Gray-Scale Ultrasound in differential diagnosis of thyroid nodules[J]. Ultrasound in Medical and Biology, 2018, 44(8):1679-1686.

[2]LANGER J E. Sonography of the thyroid [J].Radiologic Clinics of North America, 2019, 57(3): 469-483.

[3]ZHANG S, HUANG L, HUANG Q S, et al.The Value of relative size in the Ultrasound diagnosis of follicular thyroid neoplasm[J]. International Journal of General Medicine, 2021, 14:2321-2328.

[4]SHIN H S, NA D G, PAIK W, et al.Malignancy risk stratification of thyroid nodules with macro-calcification and rim calcification based on ultrasound patterns[J]. Korean Journal of Radiology, 2021, 22(4):663-671.

[5]KWAK J Y, HAN K H, YOON J H, et al.Thyroid imaging reporting and data system for us fea-

tures of nodules: A step in establishing better stratification of cancer risk[J].Radiology, 2011, 260(3): 892–899.

[6]HAUGEN B R, ALEXANDER E K, BIBLE K C, et al.2015 American thyroid association management guidelines for adult patients with thyroid nodules and differentiated thyroid cancer: The American thyroid association guidelines task force on thyroid nodules and differentiated thyroid cancer [J].Thyroid, 2016, 26(1):1–133.

[7]TESSLER F N, MIDDLETON W D, GRANT E G, et al.ACR thyroid imaging, reporting and data system (TI-RADS): White paper of the ACR TI-RADS committee[J].Journal of the American College of Radiology, 2017, 14(5):587–595.

[8]HU Y X, LI P, JIANG S F, et al.Quantitative analysis of suspicious thyroid nodules by contrast-enhanced ultrasonography[J].International Journal of Clinical and Experimental Medicine, 2015, 8(7): 11786–11793.

[9]ZHANG B, JIANG Y X, LIU J B, et al.Utility of contrast-enhanced ultrasound for evaluation of thyroid nodules[J].Thyroid, 2010, 20(1):51–57.

[10]LIU Y X, WU H, ZHOU Q, et al.Diagnostic value of conventional ultrasonography combined with contrast-enhanced ultrasonography in thyroid imaging reporting and data system (TI-RADS) 3 and 4 thyroid micronodules[J]. Medical Science Monitor, 2016, 22:3086–3094.

[11]SCHLEDER S, JANKE M, AGHA A, et al.Preoperative differentiation of thyroid adenomas and thyroid carcinomas using high resolution contrast-enhanced ultrasound (CEUS)[J].Clinical Hemorheology and Microcirculation, 2015, 61(1):13–22.

[12]WENDL C M, JANKE M, JUNG W, et al.Contrast-enhanced ultrasound with perfusion analysis for the identification of malignant and benign tumours of the thyroid gland [J]. Clinical Hemorheology and Microcirculation, 2015, 63(2):113–121.

[13]ZHANG Y, ZHOU P, TIAN S M, et al.Usefulness of combined use of contrast-enhanced ultrasound and TI-RADS classification for the differentiation of benign from malignant lesions of thyroid nodules[J].European Radiology, 2017, 27(4):1527–1536.

[14]GIUSTI M, CAMPOMENOSI C, GAY S, et al.The use of semi-quantitative ultrasound elastosonography in combination with conventional ultrasonography and contrast-enhanced ultrasonography in the assessment of malignancy risk of thyroid nodules with indeterminate cytology[J]. Thyroid Research, 2014, 7(1):9.

[15]LIN P L, CHEN M Q, LIU B X, et al.Diagnostic performance of shear wave elastography in the identification of malignant thyroid nodules: a meta-analysis[J].European Radiology, 2014, 24(11):2729–2738.

[16]SHWEEL M, MANSOUR E.Diagnostic performance of combined elastosonography scoring and high-resolution ultrasonography for the differentiation of benign and malignant thyroid nodules [J].European Journal of Radiology, 2013, 82(6):995–1001.

[17]LUBNER M G, SMITH A D, SANDRASEGARAN K, et al.CT texture analysis: Definitions, applications, biologic correlates, and challenges[J].Radiographics : a review publication of the Radiological Society of North America, Inc, 2017, 37(5):1483–1503.

[18]RAMAN S P, CHEN Y F, SCHROEDER J L, et al.CT texture analysis of renal masses: Pilot study using random forest classification for prediction of pathology[J]. Academic Radiology, 2014, 21(12):1587–1596.

[19]QU N, ZHANG L, JI Q H, et al.Risk factors for central compartment lymph node metastasis in papillary thyroid microcarcinoma: A Meta-Analysis[J]. World Journal of Surgery, 2015, 39(10): 2459-2470.

[20]SILBERSTEIN E B.Comparison of outcomes after (123)I versus (131)I Pre-ablation imaging before radioiodine ablation in differentiated thyroid carcinoma[J].Journal of nuclear medicine : official publication, Society of Nuclear Medicine, 2007, 48(7): 1043-1046.

[21]KIM S S, LEE B J, LEE J C, et al.Preoperative serum thyroid stimulating hormone levels in well-differentiated thyroid carcinoma is a predictive factor for lateral lymph node metastasis as well as extrathyroidal extension in korean patients: A single-center experience [J].Endocrine, 2011, 39(3): 259-265.

第七章
甲状腺炎性疾病的诊疗及健康管理

第一节　病　因

甲状腺炎性疾病是一组常见的甲状腺疾病，多种原因诸如自身免疫、病原菌、放射、药物、创伤等因素，破坏了甲状腺细胞滤泡结构，发生坏死等炎症性病变，引起甲状腺炎的发病。常见的致病菌有金黄色葡萄球菌、链球菌、肺炎球菌等各种感染细菌，均可引起急性甲状腺炎。由病毒侵犯甲状腺引起的感染，导致了亚急性甲状腺炎的发病，非病毒感染也是亚急性甲状腺炎的病因，还有遗传和环境因素等参与自身免疫性甲状腺炎的发病。因此，甲状腺炎性疾病是一组由多病因导致多种临床表现的疾病，其主要的病因机制往往不同，相互间的关系不发生转化，组织学特征上各不相同，临床表现及预后差异较大。

一、自身免疫

甲状腺炎性疾病发病主要原因是患者特有的机体免疫系统产物（肿瘤T淋巴细胞）直接攻击人体甲状腺，导致甲状腺细胞发生异常损害和细胞凋亡，从而造成人体甲状腺滤泡结构被破坏，使得正常甲状腺组织无法产生足量的甲状腺激素，引起各种甲状腺炎性疾病的发生发展。因机体自身免疫调控因素直接参与导致的多种甲状腺炎性疾病包括桥本甲状腺炎、萎缩性甲状腺炎、无痛性甲状腺炎和产后甲状腺炎等。

（一）细胞因子

自身免疫性甲状腺炎发病机制的最重要研究线索可能是细胞因子的参与。浸润性淋巴细胞和甲状腺上皮细胞中都具有可以同时产生三种高水平表达的多种细胞因子，其中可溶性的二聚体细胞因子（*IFN*-γ）具有双向抗病毒、抗肿瘤免疫和细胞免疫双向调控免疫的多种作用。肿瘤坏死因子（TNF）是一种由巨噬细胞所分泌合成的小分子活性蛋白质，它是可以迅速使淋巴肿瘤表面发生组织出血、坏死，分为TNF-α蛋白和TNF-β复合物两种，其中TNF-α蛋白是和一种细胞炎症相关联的细胞因子，它的生物学作用包括抑制淋巴细胞、抗感染和调节体液免疫等。

白细胞介素（IL-s）是由一种具有可特异介导淋巴细胞或与其他淋巴细胞间免疫相互作用的细胞因子，这些炎症细胞因子本身都具有促进甲状腺细胞炎症溶解反应的协同作用，同时也可以调节自身正常炎症细胞与甲状腺细胞之间的免疫相互协同调节的反应；改善正常甲状腺炎症细胞及其与异常甲状腺细胞之间相互免疫调节的协同作用的强度、范围和方式。在对上述多种特异性免疫细胞因子受体介导的协同免疫反应的影响下，诱发并抑制了MHC-Ⅱ和ICAM-1，使之迅速发展并成为另一个抗原的免疫递呈式的细胞，触发和继续维持对其自身抗原的免疫反应。

（二）遗传因素

遗传条件等因素与自身免疫性甲状腺病变的过早发生可能有相关性，目前研究确定的和甲状腺相关的遗传易感型基因是位于人类白细胞抗原Ⅱ型（HLA-Ⅱ）基因编码位点附近的某些等位性基因型。用分子生物学方法还检测到了HLA-Ⅱ类分子蛋白与人类自身免疫性甲状腺炎之间的相关性，这种相关性与在抗原水平上进行分析测定的试验结果核对一致。近年来，在Ⅱ类基因区里也已经陆续发现了一些新类型的基因，包括在DP和着丝点之间，有ColⅡA2、KE3、RING1、RING2、KE4和KE5，其中ColⅡA2基因编码的产物是Ⅱ型A2胶原蛋白，这些发现都表明了遗传因素在自身免疫性甲状腺疾病中的参与。

（三）凋亡

凋亡因素在桥本甲状腺炎的发生发展中有一定的作用。凋亡的信号通路通过死亡受体的活化蛋白如*Fas*等可迅速被启动。观察显示在弥漫性甲状腺肿伴甲状腺功能亢进症中甲状腺*Fas/FasL/Bcl-2*的调节易使浸润淋巴细胞凋亡。然而，*Fas/FasL*水平减少和*Bcl*水平的增加应该有利于甲状腺细胞生存和伴随甲状腺刺激激素受体抗体的增多。相反，在慢性淋巴细胞性甲状腺炎中，*Fas/FasL/Bcl-2*基因所具有表达能力的调节因子可通过诱导嗜碘同种细菌的*Fas*与*FasL*蛋白之间产生的一系列相互连锁反应机制间接促使正常甲状腺细胞大量诱导凋亡，甲状腺细胞数量将逐渐出现减少从而逐渐导致甲状腺功能减退。

二、感染

细菌感染是甲状腺炎发生的主要致病因素，常见的有细菌感染、病毒感染和真菌感染，其中细菌感染是发生急性甲状腺炎最普遍的原因，厌氧菌和需氧菌相对较常见。细菌感染一般由化脓性球菌引起，包括金黄色葡萄球菌、溶血性链球菌、肺炎链球菌等，少见致病菌有分枝杆菌、霉菌或其他病原菌。细菌可迅速通过患者血液、淋巴、邻近组织造成感染迅速蔓延或借穿刺活检操作而进入甲状腺。真菌的感染主要原因是念珠菌感染，寄生虫感染较为少见。急性化脓性甲状腺炎（AST）的反复发生也可继发于急慢性上呼吸道反复感染、流行性感冒。致病的微生物可先从口腔内或咽颈部通过软组织感染并蔓延至甲状腺，从而易造成甲状腺组织的严重损伤、发炎等情况。营养不良的早产儿、糖尿病患者、身体严重虚弱或久病的中老年人和伴有免疫缺陷病的患者都更容易发生急性化脓性甲状腺炎。

三、放射线

大多数患者在经过连续多次给予大剂量的放射碘等治疗措施以及多次经头颈外照射的治疗措施结束后，辐射性损伤可致患者甲状腺组织弥漫性水肿、充血，最终甚至可以直接致使多数患者整个甲状腺组织或腺体全部变性萎缩坏死并局部呈弥漫性灰白色。因此，长时间过度放射线照射对人体健康也会发生损害，常可导致多种严重的甲状腺炎性疾病。

第二节　发病机制

一、急性化脓性甲状腺炎

急性化脓性甲状腺炎（AST）在甲状腺炎患者中的发病较少见，主要因素是病原菌由整个甲状腺血行扩散蔓延引起或因甲状腺局部病灶、甲状腺囊肿继发感染以及少数由于邻近部位组织的继发化脓性感染侵及甲状腺。引起急性化脓性甲状腺炎的病原菌种类较多，一般为呼吸道常见化脓性球菌，包括金黄色葡萄球菌、溶血性链球菌、肺炎链球菌、肺炎衣原体属等，少数细菌则为肺炎分枝杆菌、霉菌、病毒、结核、卡氏肺囊虫菌属等多种呼吸道病原体或为许多其他传染病的重要病原菌，其中厌氧菌感染和需氧菌感染较常见。病毒感染在急性化脓性甲状腺炎中极为少见，其发病原因除机体免疫能力低下外，多与下列因素有关。

（一）原有甲状腺病变继发感染

原有甲状腺病变如甲状腺结节、甲状腺囊肿、甲状腺腺瘤囊性病变等多种疾病，因炎症病变导致局部血循环恢复不良、含碘浓度降低，在此基础上较易并发细菌感染。

（二）医源性感染

医源性感染主要见于进行甲状腺穿刺活检或甲状腺局部注射时消毒不严格，个别患者见于甲状腺手术操作后线结反应诱发感染。

（三）先天性梨状窝瘘

先天性梨状窝瘘属于鳃源性瘘继发感染，是目前造成中国儿童急性甲状腺炎的主要发病原因。主要的形成原因是甲状腺在胚胎时期的发育过程中，第三鳃裂或第四鳃裂并未完全退化，残留有鳃囊或形成瘘管，瘘管可自梨状窝经由甲状腺软骨下缘的外侧斜行从咽下缩肌穿出，最终到达甲状腺上极。因此，患者一般有从左咽喉梨状窝通向甲状腺的内瘘。当人体出现口咽部脓肿或并发上呼吸道感染时，化脓菌可能经扁桃体由瘘管进入甲状腺内，导致患者出现急性化脓性甲状腺炎。

（四）直接感染及蔓延

大多数患者主要表现为急性咽炎、化脓性扁桃体炎等，主要原因是上呼吸道细菌感染、口腔炎症、咽喉炎症和面颈部及局部软组织化脓性炎症等。个别患者因为是急性败血症合并感染或头颈部开放性创伤。婴幼儿、高龄老人、糖尿病患者或严重免疫缺陷相关性疾病倾向的患者更易发生急性化脓性甲状腺炎。

二、亚急性甲状腺炎

亚急性甲状腺炎又称亚急性肉芽肿性甲状腺炎、巨细胞病毒感染性甲状腺炎，因甲状腺滤泡结构遭受破坏，可出现特征性的甲状腺组织细胞围绕胶体细胞形成的“巨细胞”甲状腺肉芽肿。亚急性甲状腺炎是近年来临床最常见的痛性甲状腺疾病，是病毒累及的自限性甲状腺炎。本病发病约占整个甲状腺疾病的5%，男女比例约为1：（3～6），其中以年龄40～50岁的女性发生较多见。亚急性甲状腺炎四季均可发病，我国每年在春秋季及夏季的感染患者更为多见。本病也具有一定的流行性，对患者HLA抗原的流行病学研究结果也表明了患者可能携带许多病毒易感性基因组从而造成自身免疫发病，如流感病毒、柯萨奇病毒、腺病毒和腮腺炎病毒等。在对患者甲状腺活检标本中或血清标本的分离鉴定中都发现这些病毒的高滴度抗体，提示了亚急性甲状腺炎的发病与病毒感染之间具有显著相关性。有10%～20%的患者仅在疾病早期血清样本中发现甲状腺自身抗体，病情治疗好转后这些甲状腺抗体可随即迅速消失，推测可能是体内甲状腺防御组织破坏而导致这些甲状腺自身抗体的出现。此外，亚急性甲状腺炎的发病原因在早期与患者自身免疫状态变化可能也有一定的关系，少数患者的急性发病多与Graves病及桥本甲状腺炎等伴随发生。

三、自身免疫性甲状腺炎

自身免疫性甲状腺炎又可称为桥本甲状腺炎、慢性淋巴细胞性甲状腺炎等，是一种常见病、多发病，各个年龄段均可发病，最常见的是中老年女性患者。有报告指出中国桥本甲状腺炎患病率为5%～10%，日本女性人群的发病率为1%～2%。美国的资料也显示在既往无甲状腺疾病，但尸检发现超过6%的病例有轻度甲状腺局灶性结节增生或甲状腺炎。国内相关资料不多，北京协和医院统计1980—1982年全国普查甲状腺发病的病例数，3年中的病例数相当于全国各地过去连续30年来报告总数的4倍。儿童病例不算少见，有资料报道目前全球每5000多名的正常健康学龄儿童中，自身免疫性甲状腺炎的发病率大约为1.2%。北京协和医院调查的5600名学龄儿童中，19名儿童患有慢性淋巴细胞性甲状腺炎。本类儿童发病中性别分布也是以女孩为主，远多于男孩，比例约为9：1；他们中大多数患有单纯甲状腺肿，半数甲状腺功能完全正常，约1/4患有甲亢，有甲减的占1/7。

慢性淋巴细胞性甲状腺炎是由体内外多方面因素综合所致的，是可受遗传因素和外界环境因素变化等多因素共同作用而引起机体炎症变化的慢性器官特异性自身免疫性疾病，其主要发病过程及机制仍待全面阐明。在体液细胞介导下建立的一系列调节及免疫过程中，TPO抗体阳性是损害甲状腺组织的主要因素，本病患者存在的最重要的自身抗体为TGAb、TPOAb及TSH受体阻断抗体。在疾病早期阶段TGAb、TPOAb均可增高，之后TGAb消失，TPOAb持续升高可存在多年。另外还发现的一种高特异性抗TG-TPO抗体，它对TG和TPO均具有高度特异结合力，但有关机制仍不清楚，提示TG和TPO抗原有交叉反应现象。本病的发生是体液免疫和细胞免疫共同作用的结果。

自身免疫性甲状腺炎病（AIT）和弥漫性甲状腺肿伴甲状腺功能亢进症的共同特征是血清中存在针对甲状腺的特异性自身抗体，甲状腺存在浸润的淋巴细胞，但是两者所致甲状腺炎症的剧烈程度和炎症细胞破坏程度不同，GD患者的早期甲状腺炎症通常较轻，以TSAb引起早期的弥漫性甲亢表现为主，而AIT则往往主要是以甲状腺的炎症性破坏为主，严重者可能发生甲减。这两种疾病具有共同的遗传背景，两者的甲状腺功能可以相互转化，桥本甲状腺毒症就是一种转化的形式，病程中GD的甲亢和桥本甲状腺炎的甲减交替出现。

AIT包括以下几种类型：

（一）桥本甲状腺炎

桥本甲状腺炎是自身免疫性甲状腺炎常见的临床类型，1912年首先由日本学者正式报道，桥本甲状腺炎特征为甲状腺显著肿大，近一半的患者会伴有轻度甲减。

（二）萎缩性甲状腺炎（AT）

过去萎缩性甲状腺炎在临床上也称为特发性甲状腺功能减退症、原发性黏液性水肿，本病患者出现甲状腺萎缩，大多数患者常伴有临床甲减。TSH受体刺激阻断性抗体（TSBAb）与萎缩性甲状腺炎与慢性甲减有关。

（三）甲状腺功能正常的甲状腺炎（ET）

此型甲状腺炎可仅表现出甲状腺淋巴细胞局灶浸润，甲状腺自身抗体检测（TPO或TGAb）可阳性，但是甲状腺功能正常或仅存在亚临床甲状腺功能减退。

（四）无痛性甲状腺炎

无痛性甲状腺炎也称作安静性甲状腺炎，这个疾病名称是相对于亚急性甲状腺炎的疼痛特征命名的。此类甲状腺炎通常会有不同程度淋巴细胞的甲状腺浸润，部分患者可能发展为永久性甲减。

无痛性甲状腺炎的发病机理主要与患者机体自身免疫调节、遗传因素有关，50%的患者存在甲状腺自身抗体。本病分布有一定比例的地域差别，碘缺乏区在碘供应相对充足后发生无痛性甲状腺炎的发病率显著增高，如日本、瑞典地区引起的无痛性甲状腺炎的发病率高达7%～12%。无痛性甲状腺炎患者的病理特征主要体现为局灶性炎症反应或弥漫性淋巴细胞浸润，无痛性甲状腺炎的淋巴细胞浸润症状一般要较桥本甲状腺炎稍轻，并有少量浆细胞及多形核白细胞，伴有短暂的、可逆性的滤泡结构破坏。任何年龄均可发病，平均发病年龄在35岁左右，男女比例通常为1:（2～15）。半数左右的患者体征为甲状腺轻度弥漫性肿大，质地较韧，无触痛。甲状腺功能发生异常变化类似于亚急性甲状腺炎，表现为甲状腺毒症期、甲减期和恢复期。甲状腺毒症期是甲状腺滤泡细胞被炎症破坏，甲状腺激素漏入循环。甲减患者的症状严重程度一般与体内TPO抗体的滴度水平相关，20%以上的患者将遗留永久性甲减，约10%的患者可出现复发。

（五）产后甲状腺炎（PPT）

产后甲状腺炎发生在妇女产后一年内，约有20%患者发展为永久性甲减。产后甲状腺炎是无痛性甲状腺炎的一组变异型，多发生在分娩结束后的3～6个月。妊娠妇女为接受受精卵在母体内生存，机体免疫功能都会先受到抑制，当婴儿娩出后，母体受抑制的免疫功能将自动恢复为正常。在整个过程中，母体内的某些免疫功能会发生一过性的失调，此时潜在的自身免疫性甲状腺炎容易转变为临床显性甲状腺炎。妊娠前有甲状腺肿大的患者以及怀孕时甲状腺抗体阳性的患者更容易发生产后甲状腺炎。TPO抗体阳性的妇女发生产后甲状腺炎的可能性是TPO抗体阴性妇女的20倍。碘含量充足的地区孕妇产后甲状腺炎的患病率约7%，我国学者报告为7.2%。产后甲状腺炎的典型临床表现分为3期，即甲亢期、甲减期和恢复期，具有典型临床表现的患者约占43%，仅有甲亢期者约占46%，仅有甲减期者占11%，大多数患者的甲状腺功能可以恢复正常。约20%的患者可能出现永久性甲减。

（六）药物性甲状腺炎

药物性甲状腺炎也属于无痛性甲状腺炎，可以由胺碘酮、IFN-α和IL-2等药物引起。

（七）桥本甲状腺毒症

桥本甲状腺毒症临床表现为桥本甲状腺炎，病程中甲亢和甲减交替出现。甲状腺刺激抗体

（TSAb）占优势时发生甲亢，甲状腺刺激阻断性抗体（TSBAb）占优势时则发生甲减。

自身免疫细胞主要通过以下几个方面损伤甲状腺：抗体介导的损伤包括抗体（或补体）介导的细胞溶解作用，自身抗体通过抗体依赖细胞介导的细胞毒性作用（ADCC），以及自身抗体改变靶细胞的功能等。多数研究认为甲状腺抗体的单一存在不足以引起桥本甲状腺炎的病理变化，其发生过程多与抗体依赖性细胞介导的淋巴毒性作用有关。该抗体与甲状腺细胞内的自身抗原结合形成免疫复合物，同时暴露其抗体Fc段与淋巴细胞的Fc受体非特异性结合，能杀伤甲状腺细胞，引起甲状腺腺体破坏而导致甲状腺炎的发病。此外，自身免疫抗体可激活补体系统产生强力的细胞溶解作用，加剧细胞破坏。

遗传因素在自身免疫性甲状腺疾病的潜在致病机理中起到了一定程度的调控作用。大量遗传学研究均发现，慢性淋巴细胞性甲状腺炎可能存在许多遗传易感基因和某些受保护的遗传基因。人体免疫系统错误地对甲状腺产生抗体，从而引发自身免疫反应。慢性淋巴细胞性甲状腺炎有时会与其他自身免疫性疾病同时存在，如恶性贫血、自身免疫性肾上腺皮质功能减退症，患者血清中可检测出多种自身抗体。桥本甲状腺毒症患者有特殊的*HLA*组型如*DR5*、*DR3*、*B8*、*Aw30*等，且*HLAB8*、*DR3*与本病萎缩型相关联，*DR5*则与其肿大型相关联，充分说明其具有遗传倾向。

此外，桥本甲状腺毒症还有间接感染病毒学说，慢性淋巴细胞性甲状腺炎患儿一旦感染乙型肝炎病毒，可间接诱发甲状腺细胞表达病毒HLA-DR，并能引发细胞一系列特异性抗原的产生、抗体的形成过程及炎症细胞的破坏。某些革兰阴性球菌感染也常常伴有甲状腺自身抗体的产生。

某些环境因素，尤其是高碘摄入也是诱发慢性淋巴细胞性甲状腺炎发生发展的重要因素，低摄碘的国家其居民慢性淋巴细胞性甲状腺炎的患病率远低于碘摄取适中及摄碘量过高的国家，低摄碘国家中慢性淋巴细胞性甲状腺炎发病率则低于高摄碘国家。摄碘量长期过多还可导致隐性慢性淋巴细胞性甲状腺炎转变为显性甲状腺炎，并促进慢性淋巴细胞性甲状腺炎患者发生永久性甲减。高碘饮食可导致甲状腺上皮细胞过度损伤，发生自身免疫性淋巴细胞损伤而导致慢性淋巴细胞性甲状腺炎复发。此外，应激、情绪、吸烟等及其他环境内分泌干扰物释放也很可能是诱发本病的因素，如煤的有机物污染，包括酚、硫氰酸盐、间苯二酚等，会引起接触人群中甲状腺自身抗体明显增高。

第三节　分类及临床表现

甲状腺炎是一组常见的甲状腺疾病。通常的分类既反映了疾病起病的急慢过程，也对疾病的发病时间进行了表述。可以分为急性、亚急性和慢性甲状腺炎，几种甲状腺炎疾病之间无内在联系，疾病之间的发展和转化关系也不明确，每种疾病都具有各自的病因和发病机制，其病理特点，临床表现和治疗预后均不相同。

一、按发病的多少分类

慢性淋巴细胞性甲状腺炎较多见，亚急性甲状腺炎约占甲状腺疾病的5%。无痛性甲状腺炎或产后甲状腺炎，不多见；慢性侵袭源性纤维性甲状腺炎，罕见；其他细菌化脓性、照射后（^{131}I碘或外照射）治疗或结节病引起的甲状腺炎，罕见。

二、按起病的急慢分类

（一）急性

急性化脓性甲状腺炎（AST）一般是指因甲状腺罹患了细菌或真菌感染引发的急性甲状腺炎症性疾病，急性化脓性甲状腺炎虽是急性甲状腺炎症的主要类型，但较为少见。本病可见于任何年龄，多发于20～40岁女性，儿童急性化脓性甲状腺炎中以左侧甲状腺累及较多见。

①细菌感染：金黄色葡萄球菌、溶血性链球菌、肺炎链球菌、革兰阴性菌病毒株等。

②真菌感染：曲霉菌、念珠菌属、球孢子菌属、组织胞浆菌属等和肺囊虫属。

③^{131}I碘治疗后的放射性甲状腺炎。

④胺碘酮（除引起急性外，也可引起亚急性和慢性甲状腺炎）。

（二）亚急性

亚急性甲状腺炎简称亚甲炎，典型临床症状是突然发生的颈部疼痛，常放射至同侧耳、枕部、胸背部等，部分患者伴有发热。亚甲炎多在春秋季和夏季发病，中青年女性发病率较高，男女之比为1:（3～5），多在30～50岁患者中发病，本病是自限性疾病，大部分患者可以痊愈。

（三）慢性

慢性淋巴细胞性甲状腺炎，又称桥本病或称为桥本甲状腺炎，甲状腺正常组织结构中存在较大量淋巴细胞性浸润，属于自身免疫性甲状腺细胞病（AITD），是一组组织器官特异性的甲状腺自身免疫性疾病。慢性淋巴细胞性甲状腺炎又包括桥本甲状腺炎和萎缩性甲状腺炎，两者疾病的主要区别是前者甲状腺肿大，后者甲状腺萎缩。

本病症状起病缓慢而隐匿，在患病初期，患者常无特殊感觉，或仅有情绪低落、肌肉酸痛等非特异性症状，最突出的临床表现为甲状腺肿大，一部分患者也可出现情绪烦躁、怕热、多汗等一过性甲亢症状。随着病情进展，部分患者会呈现甲状腺功能减退的表现，如怕冷、乏力、浮肿、血脂增高等。

慢性纤维性甲状腺炎是慢性甲状腺炎症性疾病中非常少见的一种，又称慢性侵袭性甲状腺炎、慢性木样甲状腺炎、Riedel甲状腺肿、慢性硬化性甲状腺炎等。本病进展非常缓慢，病程可达数月到数年，可自行停止发展。其主要特点为正常的甲状腺组织被大量致密的纤维组织替代，并穿破其被膜进入邻近器官或组织的炎性疾病，故称为慢性纤维性甲状腺炎。

三、临床表现

（一）急性化脓性甲状腺炎

急性化脓性甲状腺炎一般相对少见，是由甲状腺血行扩散或甲状腺囊肿继发细菌性感染病灶以及与甲状腺邻近组织的化脓性细菌累及甲状腺所致。病原菌来源主要为脓性球菌，少数病原菌为分枝杆菌、霉菌、病毒、结核、卡氏肺囊虫类等感染或其他的病原菌。临床表现为患者起病急、畏寒、高热、出汗、乏力、身体疼痛等。甲状腺部位肿大，局部呈现红、肿、热、痛，甲状腺呈弥漫性或局限性肿大，触诊甲状腺时触痛尤为明显，剧痛拒按，随患者吞咽等动作和颈部伸展动作时局部疼痛迅速加重。患者颈部活动也受限，可放射蔓延至耳后、下颌两侧或头枕部。累及食管、喉返神经和气管时，患者可出现明显吞咽困难、声音嘶哑无力或伴有呼吸运动不畅等症状。严重时可形成脓肿，可有波动感，脓肿可侵入气管、纵隔、颈深部组织。

（二）亚急性甲状腺炎

亚急性甲状腺炎又可以称为肉芽肿性甲状腺炎、巨细胞性甲状腺炎、亚急性疼痛性甲状腺炎和De Quervain甲状腺炎。本病是甲状腺病毒感染后的自限性疾病，是目前最常见的痛性甲状腺疾病，近年来发病率呈显著升高趋势。一般多有病毒感染史，发病年龄以30～50岁多见，男女比例为1：（3～6）。患者甲状腺功能通常在疾病得到治愈后可逐步恢复正常，但部分患者可出现永久性甲状腺功能减退。极少数的病例也可逐步发展为桥本病或毒性弥漫性甲状腺肿，部分患者病情短暂，在缓解的数月之内还仍可再次复发或多次复发。

临床表现：多在上呼吸道病毒感染后1～3周发病，起病或发作前1～3周有病毒性咽炎、腮腺炎、麻疹或其他病毒感染所致的呼吸道症状。起病形式及严重性不一致。

1. 上呼吸道病毒感染

上呼吸道病毒感染有肌肉酸痛、倦怠乏力、全身不适、咽痛和咳嗽等症状，有轻、中度持续发热，少数出现高热，体温常达40℃左右，发热一般在3～4天之后始达高峰，一周左右开始明显消退，也有调查发现部分患者的病势缓慢，超过1～2周。

2. 甲状腺疼痛

甲状腺疼痛是本病特征性症状，疼痛发作最初症状一般是只发作于一侧甲状腺，很快地便可以累及腺体其他部位或转移到另一侧的腺体，疼痛发生部位可向下放射到耳根、咽喉、颏、枕部、颌骨及胸背部，吞咽时疼痛加重。疼痛程度通常较剧烈，有时部分患者难以忍受，也有少数患者常为隐痛，易被误认为患有咽喉炎，可伴有患者全身不适、食欲亢进、肌肉骨骼酸痛、发热、心动过速、多汗等。

3. 甲状腺肿大

甲状腺肿大常表现为弥漫性、不对称性的甲状腺肿大，以一叶结节较大为主，多呈轻、中度性的增大，伴或不伴结节，质地多坚韧。触诊时疼痛较为明显，患者表现拒触按，疼痛可先累及一叶后或转移扩展到另一叶，病情往往在炎症缓解或几天后完全消退，也可存留轻度的甲状腺肿及较小的结节，少数患者常同时伴随有颈部淋巴结肿大。

4. 甲状腺功能变化

（1）甲状腺功能亢进阶段

甲状腺功能亢进阶段在疾病发作初期，因急性甲状腺腺体损伤破坏，大量甲状腺激素被释放入血，患者也可随之出现轻度一过性的甲状腺功能亢进症状，如精神兴奋、怕热、心慌、颤抖无力及全身多汗等症状，其伴随症状有体重突然减轻、焦虑、震颤、怕热、心动过速等，与一般甲状腺功能亢进相似。体格检查甲状腺轻至中度肿大，呈结节样，质地中度或偏韧，触痛明显。但肿大的甲状腺多无震颤及杂音。该阶段一般历时2～6周，部分患者甲状腺肿痛反复或持续发生。在此期间T_3、T_4增高，TSH降低，TSH对促甲状腺激素释放激素（TRH）无反应。

（2）甲状腺功能正常阶段

甲状腺激素一般经过数周逐渐耗竭，甲状腺功能将逐渐恢复正常，该阶段常持续在3～6周左右，症状开始好转，在数月内也可有多次复发，甲状腺体积可较原来增大2～3倍或者是更大，触诊甲状腺时有明显压痛。在疾病消退过程中，少数患者有时可以短暂出现局部肿胀、便秘、怕冷、嗜睡无力等早期甲状腺功能减退症状，这些异常表现会持续一段时间但不增长，最终甲状腺功能完全恢复正常。

（3）甲状腺功能减退阶段

炎症消失后可出现一过性甲减，一般持续6～8周。在患者甲状腺激素合成代谢功能尚未完全正常之前，患者可能出现甲状腺功能减退，约25%以上的患者可进入这一发展阶段，临床常出现四肢浮肿、怕冷、乏力、便秘腹胀等各种甲状腺功能减退症状。甲功提示T_3、T_4降低，TSH升高，TSH对TRH反应过度。多数患者短期内（一般半年）可迅速恢复至正常甲状腺功能水平，仅极少数会成为永久性甲状腺功能轻度减退。亚急性甲状腺炎一般总的病程周期为2.0～4.5个月，有些患者病程持续1年甚至更久，有些患者亚急性甲状腺炎可反复发生。

（三）桥本甲状腺炎

桥本甲状腺炎是1912年首先由日本学者桥本策首先报告并描述，并因此而得名，又称为桥本病、慢性淋巴细胞性甲状腺炎、自身免疫性甲状腺炎。这是所有甲状腺炎性疾病中最为常见的一种临床类型，占全部甲状腺炎症疾病的7.3%～20.5%。桥本病好发于30～50岁，90%以上发生于女性，男女患病比例为1:（15～20）。一般认为男性患者的发病年龄高峰晚于女性10～15年。本病起病较为隐匿，大部分患者开始无症状，体检时无异常发现。疾病进展十分缓慢，患者一旦出现甲状腺肿时，平均病程已达2～4年。

本病患者最常见的临床症状主要是全身乏力，10%～20%的患者同时合并有颈部压迫感或伴甲状腺区隐痛。患者症状表现多样，一般患者甲状腺功能基本正常，少数患者可表现为甲状腺功能亢进或减低、颈部疼痛和发热等类似亚急性甲状腺炎的表现；约25%的患者可只表现为弥漫性甲状腺功能亢进或甲状腺功能降低，这些患者一般在疾病早期会有轻度的甲亢，表现为怕热、多汗，皮肤温暖而潮湿；有些患者出现低热，并容易兴奋多动、心悸手抖、失眠不安、急躁易激动甚至躁狂；数年后患者可出现甲减的临床表现，如有轻度手足畏寒、乏力懒言、嗜睡、反应迟钝、动作迟缓、浮肿、体重增加、面色苍白等症状；少数病例也可伴甲状腺相关眼病。

桥本甲状腺炎中还有许多少见类型，如甲状腺功能正常，但患者出现甲亢或甲减临床表现的假性甲状腺功能亢进或假性甲状腺功能减退、亚临床甲状腺功能减退、甲状腺弥漫性肿大、结节性肿大或甲状腺单个结节等。少数桥本甲状腺炎与弥漫性甲状腺肿伴甲状腺功能亢进症等并存，常伴随出现甲亢患者的典型临床表现，实验室检查可见血清TGAb和TPOAb滴度升高，甲状腺穿刺活检可见两种病变同时存在。桥本甲状腺炎可同时伴发其他自身免疫性疾病如先天性肾上腺皮质功能减退、糖尿病、恶性贫血、重症肌无力及干燥综合征等，桥本甲状腺炎也可并发桥本脑炎和脑病，这些患者的血中检测出抗甲状腺抗体TPO和（或）Tg抗体，超声检查显示甲状腺低回声区，临床表现有痴呆、肌阵挛、运动失调、人格改变或有精神病表现，以及脑卒中、急性癫痫发作意识模糊或认知功能逐渐降低。从症状学、诊断和鉴别诊断及治疗方面考虑，这些表现均须警惕。

慢性淋巴细胞性甲状腺炎的临床表现如下：

甲状腺肿大：病程初期时患者多出现甲状腺肿大，甲状腺多为轻度或中度弥漫性肿大，呈对称性，偶可出现单侧肿大，可达甲状腺正常者的2～3倍甚至10倍。质地很坚韧，无压痛，表面较光滑，也可呈结节状，边界清楚，与周围组织无粘连，可随吞咽运动而上下移动。患者常有咽部不适或咽下困难，少数患者出现甲状腺局部疼痛与压痛，部分患者颈部压迫症状，患者很少出现因压迫所致的呼吸与吞咽困难。甲状腺激素治疗后甲状腺可明显缩小，结节有时亦可消失。伴发甲状腺功能亢进者甲状腺缩小、质软、随病程进展甲状腺逐渐变大，质地由软变韧。

甲状腺功能亢进：初期无特殊感觉，甲状腺功能多可恢复正常，患者会出现兼有两种疾病组织学及临床症状的体征，血中存在高滴度甲状腺刺激性抗体（TSI），部分患者可能有胫前黏液性水肿及突眼。甲亢症状与Graves病极为类似，但自觉症状可较Graves病轻。须早期予以抗甲状腺药物治疗，但治疗过程中容易出现甲减。

少数患者在早期有一过性的甲亢症状，是由于甲状腺滤泡破坏致甲状腺激素释放入血，一过性甲亢过后甲状腺功能恢复正常或发展为永久性甲减。多数病例早期开始无症状，出现头晕、怕冷、水肿、乏力、皮肤干燥、腹胀、便秘、月经不调等症状。经甲状腺激素治疗后或未接受治疗，可再出现甲亢表现，少数患者可出现甲状腺眼病。部分患者Graves病和桥本甲状腺炎并存，甲亢和甲减症状可以交替甚至同时出现，早期治疗中或在治疗后一段时间出现桥本病伴或不伴甲减。

（四）甲状腺功能减退

甲状腺功能初期正常，后期由于免疫反应对甲状腺组织的慢性损害而出现功能低下，以甲减发病而就诊者占20%～50%。因此，慢性淋巴细胞性甲状腺炎是甲减的主要原因，患者出现怕冷、心动过缓、便秘、浮肿等症状。

由于慢性淋巴细胞性甲状腺炎一般起病隐匿，大多数患者早期无明显症状或与其他甲状腺疾病及自身免疫性疾病共同存在，所以要注意检查。

1. 桥本甲状腺炎

桥本甲状腺炎伴一过性甲亢可能与炎症破坏甲状腺滤泡上皮细胞，使大量甲状腺激素进入血循环有关。甲亢症状短期内完全消失，不需抗甲状腺药物治疗。

2. 儿童慢性淋巴细胞性甲状腺炎

该类患儿约占儿童甲状腺肿的40%以上，多见于9～13岁，5岁以下很少见；甲状腺功能一般正常；与成人相比，儿童患者甲状腺质地较软，很少有甲状腺结节；TPOAb和TGAb滴度低，两种抗体阴性病例多见，易误诊为青春期性甲状腺肿；一般无明显症状，当出现甲减时影响生长发育。

3. 甲状腺肿瘤

患者伴甲状腺肿瘤可发现甲状腺单发或多发的结节，质地硬，TPOAb和TGAb滴度相对较高，病理显示结节周围为慢性淋巴细胞性甲状腺炎，结节部分为瘤变或甲状腺癌。本病甲状腺结节患者中，甲状腺癌占5%～17%，其中有乳头状癌、滤泡状癌及非霍奇金淋巴瘤等，极少为甲状腺髓样癌。

（五）无痛性甲状腺炎

无痛性甲状腺炎任何年龄均可发病，以30～50岁的女性多见，男女之比为1:（2～15）。半数患者甲状腺轻度肿大，呈弥漫性、质地韧、无压痛为本病特征。

临床表现：发病前甲状腺无被病毒感染症状，典型表现者类似于亚急性甲状腺炎，分为甲状腺毒症期、甲减期和恢复期3个阶段。

1. 甲状腺毒症期

甲状腺毒症期由于甲状腺滤泡细胞被炎症破坏，甲状腺激素进入循环；早期可出现高代谢及交感神经增高的各种表现，程度一般较轻，重者可有肌震颤及肌病，多无浸润性突眼及胫前黏液性水肿。甲状腺功能亢进持续2～4个月，很少超过1年。持续2个月以上者症状较明显，并可有精神症状。约1/3的患者甲状腺持续肿大，表现为患者突然出现怕热、多汗、心动过速、体重显著减轻等。

2. 甲状腺功能低下期

约有40%的患者进入为期数月的甲状腺功能低下期。临床表现为水肿、怕冷、体重逐渐增加、乏力等。因甲亢症状就诊者少见，多以甲减症状为首发表现就诊。甲减期持续2～9个月后逐步恢复正常，部分患者存在持续性甲减，其严重程度与TPOAb、TGAb滴度及HLA组型有关。

3. 恢复期

患者在经历甲状腺毒症期、甲减期数月后可在短期内逐渐恢复至甲状腺功能正常。

（六）产后甲状腺炎

产后甲状腺炎是无痛性甲状腺炎的变异型，常发生在产后一年内，患者甲状腺呈轻、中度肿大，质地中等，无触痛。典型产后甲状腺炎患者主要表现为甲亢及甲减双相型。甲亢期一般多发生在产后半年内，维持1～2个月，患者可出现心悸、情绪激动、怕热、多汗等；甲减期发生于产后3～8月，持续半年左右，多有疲乏无力、注意力不集中、便秘、浮肿等症状；恢复期发生在产后6～12月，约有占总数20%以上的患者变为永久性甲减。

（七）慢性纤维性甲状腺炎

慢性纤维性甲状腺炎较为罕见，发病率为桥本病的2%左右。病因不明，是桥本病的晚期表现之一，还是某些全身疾病的一部分，因少数患者有后腹膜、纵隔、眶后组织、胆管等部位纤维化。

本病多见于中年女性，病程大多进展相当缓慢，反复迁延近数年甚至数十年。患者早期甲状腺单侧肿大，后期双侧肿大，出现结节样改变，质地坚韧，似木头或骨头样。甲状腺无压痛，肿块不随吞咽活动，病变侵犯至邻近组织发生粘连，出现压迫症状，如呼吸困难、吞咽困难、声音嘶哑、颈静脉怒张、霍纳氏综合征等症状。病变部位广泛时发生甲减，累及甲状旁腺可致甲状旁腺功能减退。患者颈部淋巴结不大，个别患者可有纵隔膜和腹膜后组织纤维化、硬化性胆管炎等表现。本病呈自限过程，但可复发，各种药物治疗均无效，症状严重时可行手术治疗以缓解压迫。

第四节 诊断标准及鉴别诊断

一、急性化脓性甲状腺炎

（一）实验室检查

1. 血常规

血常规示白细胞和中性粒细胞计数增多，核左移。

2. 红细胞沉降率与C反应蛋白

急性炎症时一般会出现红细胞沉降率（ESR）显著加快和C反应蛋白（CRP）显著增高，经治疗可逐渐降低。

3. 甲状腺功能

因细菌感染的急性甲状腺炎，其甲状腺功能大多正常；因真菌感染的病例，甲状腺功能大多偏低；而因分枝杆菌感染者则发现多有甲亢倾向。

4. 局部脓肿穿刺

局部脓肿穿刺中可见脓液，涂片或培养可发现病原菌，细胞学检查指标为急性炎症反应改变，中性粒细胞增高及大量淋巴细胞浸润，滤泡细胞坏死，脓肿形成，修复过程可出现纤维化。

5.超声检查

超声检查可明确发现甲状腺有无脓肿形成，并且明确脓灶所在，有助于进一步超声引导下穿刺抽吸。

6.甲状腺扫描

90%以上的患者甲状腺扫描有放射线稀疏区，呈凉结节或冷结节。

7. X线检查

X线检查可初步了解气管有无偏移或受压等情况，有时可发现来自甲状腺及周围器官组织中由细菌分解产生的游离气体。

8. CT或磁共振检查

CT或磁共振检查可发现其他如纵隔等部位同时存在的脓肿。

（二）鉴别诊断

1.亚急性甲状腺炎

患者一般常出现轻、中度发热，无寒战，甲状腺疼痛或触痛明显，但无局部红、肿、热及波动感，甲状腺功能多呈一过性亢进至正常至一过性减退的过程，T_3、T_4增高与甲状腺摄碘率降低分离。

2.其他颈前炎性包块

患者颈部包块不随吞咽上下活动，同时甲状腺扫描也无相应变化。

二、桥本甲状腺炎

（一）实验室检查

1.甲状腺摄碘率

慢性淋巴细胞性甲状腺炎患者的摄碘率多数在正常水平，部分患者可高于或低于正常，这主要取决于甲状腺功能情况及TSH水平。甲状腺功能亢进阶段摄碘率一般<3%，而且外源性TSH并不能引起碘摄取率相应地增加，恢复阶段中甲状腺摄碘率开始回升。

2.甲状腺功能

甲状腺功能的检查结果完全取决于疾病所处的病情阶段，大部分患者在早期甲状腺功能完全正常。少数患者在起病初期阶段如果伴有甲状腺细胞破坏释放激素显著增多，有一过性的甲亢时，血清TT_3、TT_4、游离T_3、游离T_4可增高，TSH降低。随着病情进展，逐渐过渡到亚临床甲状腺功能减退，患者可有T_3、T_4正常，但TSH升高。当后期发展为临床甲减时，游离T_4、TT_4、游离T_3、TT_3降低，TSH升高。

3. TRH兴奋试验

TRH兴奋试验呈阴性，恢复阶段TSH对TRH重新反应。

4.血常规

白细胞计数正常，一半患者血沉升高，但大多<50 mm/h。血红蛋白A2及免疫球蛋白也常升高。

5.血浆蛋白中结合的碘

血浆蛋白中结合的碘增高，常与维生素T_4水平不成正确比例。

6.甲状腺自身抗体

本病诊断中抗甲状腺抗体的检测有重要价值。TPOAb和TGAb滴度在本病可显著升高，持续较长时间，可达数年甚至十多年。在桥本甲状腺炎的诊断中TPOAb测定优于TGAb测定，TPOAb

滴度明显升高是桥本甲状腺炎的重要特征之一。在疾病早期无症状前，抗体阳性是疾病诊断的主要依据。TPOAb抗体既是抗慢性淋巴细胞性甲状腺炎存在的标志，又是引发并破坏甲状腺的原因。

7. 超声检查

超声检查甲状腺弥漫性或结节性肿大，回声分布不均匀，常见低回声，可见甲状腺内以低回声区或结节样改变区域、网格样改变为其特征。

8. 甲状腺细针抽吸细胞学检查

细针抽吸细胞学检查（FNAC）操作较为简便，有助于患者明确诊断，避免误诊。在发现患者甲状腺肿块明显或异常肿大、疼痛及同时存在着下列各种异常情况后应进一步考虑慢性淋巴细胞性甲状腺炎合并恶性病变可能，须做甲状腺穿刺活检或行甲状腺手术活检。异常情况：①甲状腺疼痛明显，慢性淋巴细胞性甲状腺炎治疗和一般对症处理无效；②治疗后甲状腺不见缩小反而增大；③甲状腺肿大伴邻近淋巴结肿大或有压迫症状；④腺内有单个冷结节，不对称、质韧。病理可见滤泡细胞嗜酸性样变，滤泡细胞胞质较宽，HE染色呈鲜艳的红色，背景可见大量淋巴细胞；⑤纤维化明显时可出现干抽，即难以抽出有效组织和细胞。

9. 甲状腺核素扫描

慢性淋巴细胞性甲状腺炎患者造影常显示甲状腺体增大但甲状腺摄碘相对减少，核素分布不均，可见不规则的稀疏分布与浓集区，边界模糊，类似“破补丁”样的改变，如有较大结节则呈冷结节，但甲状腺显像在本病中无特异性。

（二）诊断

凡是弥漫性甲状腺肿大，特别是伴峡部椎状叶肿大，无论甲状腺功能是否有改变，还是应首先怀疑桥本甲状腺炎，如血清TPOAb和TGAb显著增高，诊断即可成立。典型的慢性淋巴细胞性甲状腺炎，根据患者的症状体征诊断并不困难，临床不典型病例很容易漏诊或误诊。萎缩性甲状腺炎患者甲状腺无肿大，但是抗体显著增高，并且伴甲减的表现。部分病例甲状腺肿质地坚韧，需要与甲状腺癌鉴别。

目前，对慢性淋巴细胞性甲状腺炎的诊断尚未统一，1975年有相关学者率先提出以下5项诊断指标：①甲状腺弥漫性肿大，质地坚韧，表面不平或有结节；②TGAb、TPOAb阳性时；③血TSH升高；④甲状腺扫描浓集或稀疏区域；⑤过氯酸钾释放试验阳性。5项中如有至少2项以上可先初步考虑本病诊断，具有4项者即可确诊。

临床可根据以下几条确诊：①甲状腺弥漫性肿大，质地坚韧，甲状腺功能有无异常均须考虑诊断；②凡患者有典型临床表现，TGAb阳性或TPOAb阳性，可直接确诊；③临床表现不太典型者，需要有高滴度抗甲状腺抗体等指标才能确立诊断；④同时有甲亢表现者，上述高滴度抗体持续存在至少半年以上；⑤必要时可予以细针抽吸细胞学检查或甲状腺手术活检进一步诊断，须注意与甲状腺癌鉴别，后者抗体阴性；⑥超声检查结果对本病有意义。

值得注意的是约10%的患者血清TGAb或TPOAb可呈阴性，而1%～10%的正常人可呈阳性；部分Graves病患者亦呈阳性，故自身抗体对诊断慢性淋巴细胞性甲状腺炎也应考虑假阳性和假阴性的可能。

细针抽吸细胞学检查（FNAC）诊断慢性淋巴细胞性甲状腺炎的标准是：①多形性滤泡上皮细胞；②腺上皮细胞间有数目相当的淋巴细胞浸润，以成熟细胞为主，有少量未成熟细胞；③有嗜酸性滤泡细胞、浆细胞和网状细胞等。

（三）鉴别诊断

慢性淋巴细胞性甲状腺炎病因机制至今依然不明，男女发病率比例是1∶3，为良性而缓慢的病程。中年女性好发，有甲状腺肿、无压痛、肿大程度不等、质地坚韧，与周围组织粘连固定、有压迫症状、甲状腺功能正常或减低。甲状腺核素显像可呈冷结节。多普勒超声检查结果提示甲状腺低回声，与周围组织界限消失，CT或MRI检查提示甲状腺组织纤维化。该疾病确诊依靠甲状腺活检。

1.Graves病

两者均有自身免疫性抗体，均可表现为甲亢，有时两者同时存在，即桥本甲亢。少数患者发病初期有一过性甲状腺功能亢进，随后T_3、T_4水平正常，TSH升高或TRH兴奋试验中TSH呈高反应性，此时甲状腺的摄碘率升高，可被T_3抑制试验抑制，这一点可与Graves病鉴别。慢性淋巴细胞性甲状腺炎甲状腺质地较韧，以分泌TGAb和TPOAb为主，而Graves病产生TRAb为主，有助于两者鉴别，必要时需行甲状腺组织活检鉴别。

2.青春期甲状腺肿

由于青春期短期内对激素需求急剧增加引起甲状腺轻中度增生，甲状腺功能正常，抗体阴性。细胞学检查可见正常或增生性组织，不伴甲状腺炎的改变。

3.非毒性甲状腺肿

患者很少出现临床甲减，甲状腺功能指标正常，甲状腺自身抗体滴度较低甚至测不出。在成人中两者鉴别较为困难，因为慢性自身免疫性甲状腺炎可能不伴高滴度的甲状腺自身抗体，此时细针穿刺细胞学检查意义显著。但在成年女性中，往往同时存在这两种疾病。

4.甲状腺癌

甲状腺癌多呈结节性，质地坚韧而固定，生长迅速，可伴局部淋巴结肿大。疾病晚期可出现喉返神经、气管、食管受压后所致声音嘶哑、吞咽困难、呼吸困难等症状。甲状腺癌的超声或核素扫描显示单个孤立病灶，甲状腺细针穿刺细胞学检查可明确诊断。甲状腺淋巴瘤是弥漫性甲状腺肿瘤，通过病理检查难以与桥本甲状腺炎鉴别，需加以免疫组化染色区别。桥本甲状腺炎合并甲状腺肿瘤的病例较多见，其发生率为5%～17%。因此，当怀疑桥本甲状腺炎合并有甲状腺恶性肿瘤时，要及时加以诊断。

三、亚急性甲状腺炎

（一）相关检查

1.实验室检查

根据实验室结果本病可分为3期，即急性甲状腺毒症期、临床甲减期和恢复期。

甲状腺毒症期：血清T_3、T_4值升高，血清T_3/T_4比值常<20，TSH值降低；^{131}I摄取率明显降低（24 h<2%），这是本病特征性的高甲状腺激素水平和低摄碘能力的“分离”现象。出现这种现象的原因是甲状腺滤泡细胞被炎症破坏后大量的甲状腺激素迅速释放进入血循环，形成“破坏性甲状腺毒症”，但炎症及损伤会引起甲状腺摄碘功能降低。因此，出现亚急性甲状腺炎特征性的“分离”现象。白细胞计数可正常或升高，中性粒细胞或淋巴细胞增多，C反应蛋白升高。此期血沉加快，可大于100 mm/h。

甲减期：此期患者T_3、T_4浓度逐渐恢复至正常水平以下，TSH也开始逐步回升至高于正常值，^{131}I的摄取率则逐渐恢复正常，这是由于体内储存的甲状腺激素释放殆尽，甲状腺功能逐步恢复。

恢复期：本期患者血清T_3、T_4、TSH和^{131}I摄取率逐渐恢复至正常基线水平。

2. 多普勒超声检查

多普勒超声检查时常可见甲状腺呈轻、中度弥漫性肿大，回声不均，可见低回声或无回声区。彩色多普勒血流显像显示低回声区或无回声区血流信号减少或消失。

3. 甲状腺摄碘率

甲状腺的摄碘率降低（常低于2%），与甲状腺激素水平升高呈现“双向分离”现象。

4. 甲状腺核素扫描

甲状腺核素扫描时不显影或呈冷结节，随着病情缓解可消失。

（二）诊断

患者近期有病毒感染史，有颈部转移性、放射性疼痛伴甲状腺轻度、中度肿大，触痛明显等症状。全身症状有发热、肌痛等。典型病例出现甲状腺功能前述的3期改变：血沉>50 mm/h、低摄碘率与高T_3、T_4分离。亚急性甲状腺炎的临床诊断往往需要严格根据患者病程和就诊症状，实验室检查结果各异应具体判断。

（三）鉴别诊断

亚急性甲状腺炎与下列三种疾病鉴别诊断。

①急性化脓性甲状腺炎：高热，甲状腺红、肿、热、痛，脓肿形成，甲状腺功能正常。②甲状腺腺瘤合并出血，既往甲状腺腺瘤，腺体突然增大，疼痛明显，无发热等全身症状，甲状腺功能正常。③桥本甲状腺炎伴疼痛：少数患者有局部甲状腺轻微疼痛，不剧烈、不发热、病程长，TGAb、TPOAb明显增高。

四、无痛性甲状腺炎

无痛性甲状腺炎的甲状腺毒症期T_3、T_4可增高，T_3/T_4比值<20，摄碘率降低约3%。甲减期激素减低，恢复期T_3、T_4和甲状腺摄碘率恢复正常。50%的患者TGAb、TPOAb阳性，TPOAb升高明显。FANC常可见淋巴细胞浸润。

五、产后甲状腺炎

（一）相关检查

1. 实验室检查

甲亢期甲状腺激素水平升高与低甲状腺摄碘率呈现“双向分离”现象，在甲减期血清TSH逐升高，T_3、T_4的水平下降。恢复期甲状腺激素水平逐步恢复至正常。

2. 超声诊断检查

甲状腺超声常显示有低回声或无低回声结节。

（二）诊断

根据病史、症状、体征等，结合甲状腺激素水平、摄碘率、自身免疫抗体等结果，可初步诊断。应密切注意要与结节性甲状腺肿、Graves病、甲状腺癌等鉴别。

六、慢性纤维性甲状腺炎

（一）实验室检查

甲状腺功能一般正常，病变广泛时可出现甲状腺功能减退，但血沉及甲状腺摄碘率均正常。

（二）甲状腺细针穿刺

甲状腺细针穿刺取材首先要考虑取材方法是否合适，穿刺部位是否准确，因为本病组织坚韧，临床一般很难获得足够的组织学标本，意义不大。但是通过穿刺可与亚急性甲状腺炎、桥本病及甲状腺癌等鉴别。

（三）超声检查

超声可见甲状腺局部甚至整个甲状腺增大，边界模糊，无明显包膜回声，血流信号稀少，周边无明显血流信号。

（四）核素显像

核素显像甲状腺增大，分布不均，有片状稀疏分布区，有类似于多发性结节性甲状腺肿或冷结节。

（五）CT扫描

CT扫描甲状腺两侧叶和峡部弥漫性增大，密度均匀性减低，甲状腺边缘模糊，与周围组织如血管、肌肉分界不清。增强CT可以看到腺体均匀强化、结节强化或密度降低，病变边界较平扫清楚。

第五节　治疗和康复

一、急性化脓性甲状腺炎治疗

（一）抗生素治疗

在脓液细菌培养药敏结果报告前，宜选用广谱抗生素，通常针对链球菌和金黄色葡萄球菌感染。对症状严重者，应注射给药。对青霉素过敏者，可选用大环内酯类药物。有效抗生素的治疗至少持续14天，疼痛严重者酌情予以水杨酸制剂。

（二）局部脓肿切开引流

早期予以抗生素治疗，可防止炎症进一步发展和脓肿形成。当脓肿形成后，仅仅使用抗生素并不能控制病情，超声或CT检查发现局部脓肿或游离性气体时，须切开引流。如有组织坏死或感染持续不愈时，则应行脓肿切开引流，清除坏死组织。

（三）甲状腺激素替代治疗

本病多不遗留甲状腺功能损害。严重急性甲状腺炎或组织弥漫性坏死导致暂时性、长期性甲减时，可予以甲状腺激素替代治疗。

二、桥本甲状腺炎

对临床无症状仅有轻度甲状腺肿大者一般不需治疗，应密切随访及动态观察。如果甲状腺肿大明显伴有功能减低，应给予甲状腺激素治疗。如甲状腺短期内肿大或伴有疼痛及局部压迫症状时可考虑短期予以糖皮质激素治疗。对于桥本甲亢可予以小剂量抗甲状腺药物治疗，注意密切复查甲状腺功能，避免发生甲减。

（一）甲亢阶段

在甲亢阶段尽量避免使用抗甲状腺药物，可根据症状予以对症治疗，必要时可予以小剂量抗甲状腺药物治疗。

（二）甲减阶段

在甲减阶段中如患者症状严重可予以甲状腺激素替代治疗，根据甲状腺功能决定是否需要长期替代治疗。如甲状腺肿大明显亦可予以短期甲状腺激素治疗。

三、亚急性甲状腺炎治疗

（一）止痛及非甾体抗炎药

亚急炎患者发热和甲状腺疼痛随着炎症逐渐消退可自行好转，患者在疼痛期间常常只需适当休息，补充足够的水分，选用一般的止痛药物即可缓解病情，必要时予以一些非甾体消炎药治疗。极少数患者高热、甲状腺疼痛难以忍受时，可选用糖皮质激素治疗；肾上腺皮质激素可迅速缓解症状，用于症状明显者；如果患者有使用糖皮质激素的明确指征，通常可予以糖皮质激素（多选用泼尼松片）每日30～40 mg，分次服用，疼痛大多在服药后24 h内明显减轻或消失。然后持续用药1～2周，症状控制并持续1～2周后可逐渐减量（每周减5 mg/d），一般用药期限为6～8周。

糖皮质激素有不同的用法，从药物剂量考虑，泼尼松片可从每日20 mg、30 mg或40 mg开始，分次给药，不必使用更大的药量。从给药方法而言，对绝大多数患者采用口服给药，极少数病例需要氢化可的松静脉滴注给药。如患者用药时间超过1个月，其自身的肾上腺皮质功能将受到抑制，为避免皮质激素减药综合征的发生，不应很快停药，应视症状改善和血沉下降情况，逐渐缓慢减少药量，完全停药需要数月时间。在糖皮质激素减药期间，如有病情复发，应再度开始用药且减药更须缓慢。使用糖皮质激素合理治疗对于提高患者治愈率、减少复发有一定好处。

（二）甲状腺制剂

在甲减阶段可短期予以甲状腺激素，症状好转后逐渐减量至停用；永久性甲减需长期用药。

四、无痛性甲状腺炎

甲状腺毒症阶段一般予以对症治疗，β-受体阻滞剂用于短期内减轻甲状腺毒症，无须糖皮质激素长期治疗，避免抗甲状腺药物和放射性碘治疗。持续性甲减予以甲状腺激素替代治疗，多数患者可完全恢复，甲状腺激素剂量需酌情调整或直接停用。

五、产后甲状腺炎

甲亢症状严重时可适当给予β-受体阻滞剂治疗，不需要长期使用抗甲状腺药物。在甲减期TSH<10 mIU/L时不需要进行甲状腺激素替代治疗，可根据甲状腺功能调节用药逐渐恢复。患者应连续每年复查血TSH，一旦发现甲减，应及时治疗。

六、甲状腺的局部注射疗法

甲状腺的局部注射治疗是近十几年逐渐开展起来的治疗甲状腺疾病的一种新方法，目前国内已有医院采取甲状腺局部注射糖皮质激素治疗甲状腺疾病。甲状腺局部注射治疗主要可以应用的疾病有弥漫性甲状腺肿伴甲状腺功能亢进症、淋巴细胞性甲状腺炎、产后甲状腺炎、亚急性甲状腺炎和甲状腺相关性眼病，其在治疗中取得了良好的效果。

这种治疗方法的主要原理就是通过糖皮质激素等药物在甲状腺局部注射治疗后形成高浓度聚集，使得糖皮质激素通过在甲状腺组织的直接作用和缓慢的浸润作用，使甲状腺腺体的细胞膜结构稳定、减轻甲状腺组织的免疫反应。另外，还可以抑制甲状腺的炎症反应。甲状腺局部注射治疗应用于自身免疫性甲状腺疾病患者，可以单用，也可以与其他治疗方法联合使用。这种方法操作相对简便，对于患者创伤性很小，并发症较少，可以明显缓解患者的临床症状，缩小肿大的甲状腺，纠正甲状腺功能异常，而且甲状腺疾病的复发率降低，患者容易接受。甲状腺局部注射治疗是传统甲状腺疾病治疗方法上的一大进步。

第六节　预防和健康管理

一、预防

近年来随着人们对甲状腺疾病的不断认识，以及产前检查对于甲状腺疾病的重视，甲状腺疾病的发病率正在逐年增加，尤其是甲状腺炎疾病的检出率更是明显升高。因此，对于甲状腺疾病的预防尤为重要。

（一）高危人群筛查

产后甲状腺炎的高危人群包括在孕期及产后TPOAb阳性的女性。此外，1型糖尿病患者、家族性自身免疫性甲状腺疾病患者也是产后甲状腺炎的易感人群。对高危人群均应在整个孕期及产后定期进行甲状腺功能及TPOAb检测。在育龄妇女中应当开展甲状腺自身抗体的筛查，对TPOAb阳性者，应在其孕期及产后，尤其是产后3～6个月监测甲状腺功能及TPOAb，便于临床早期诊断和干预；对于出现过不良妊娠结局者常规行TPOAb检测。目前孕期检查对于甲状腺疾病的重视程度明显提高，使得甲状腺功能及抗体异常者得以早发现、早治疗，减少了甲状腺疾病对于母婴的影响。另外，在产后甲状腺炎临床缓解的数年内应定期复查甲状腺功能。

（二）规范碘、硒摄入量

对于既往甲状腺炎妇女应尽量避免使用含碘药物或造影剂，以免造成甲减。有实验报道补充硒剂可降低TPOAb阳性人群产后甲减的发生。对高危孕妇在孕期和产后给予约200 ug/d硒蛋氨酸可降低妊娠产后甲状腺炎的发病率，高危人群可适当补充富硒饮食。

二、健康管理

（一）规律健康生活

甲状腺炎患者平时应注意规律健康生活。合理安排工作时间，减轻工作压力，避免劳累，注意休息，合理饮食。甲状腺疾病与患者的情绪波动密切相关，应避免情绪激动，保持心情舒畅。

（二）均衡饮食

甲状腺炎患者应健康饮食，保证适量碘的摄入，增加高纤维食物的食用，注重优质蛋白的摄取，保证充足的水分。如果患者有甲亢症状，应注意饮食清淡，避免暴饮暴食及进食肥腻辛辣食品，多吃新鲜水果蔬菜，注意补充维生素。如患者有腹泻症状时减少高纤维食物摄入。甲亢症状缓解后应注意适当控制饮食以防止体重增加。甲减患者应注意碘合理摄入，减少高热量食物，控制高脂食物摄入。如果患者出现贫血，根据病情酌情补充叶酸、蛋白质、维生素B_{12}和铁剂。对于妊娠期甲状腺炎患者，应根据甲状腺功能酌情补充甲状腺激素。

（三）适量运动

甲状腺炎患者应进行适量的体育运动，缓解生活和工作压力，提高身体免疫力，有助于预防甲状腺炎的发生，活动时注意避免运动强度过大，应循序渐进。监测患者的心率及心功能，甲状腺功能正常时进行适度运动。

（四）戒烟戒酒

烟酒会对机体产生明显的兴奋和刺激，使得患者甲亢症状加重。因此，对于有甲亢症状的甲状腺炎患者应注意戒烟戒酒。另外，烟草对产后甲状腺炎也有一定的影响，既往TPO抗体阳性的患者建议戒烟。

（五）重视产后甲状腺炎随访管理

产后甲状腺炎的妇女在分娩后的十年内发展为永久性甲减，危险性明显增加。此外，这些妇女再次分娩后出现产后甲状腺炎的概率较正常女性也是升高的，所以产后甲状腺炎患者建议每年复查甲状腺功能尤其是TSH的监测，门诊就诊利于疾病早期诊疗。备孕前检查甲状腺功能，孕期按时检查甲功五项，从而降低患者甲减发生率，避免胎儿受到甲减的危害。

（罗晖）

参考文献

[1]滕卫平.甲状腺功能亢进症[M]//叶任高.内科学:6版.北京:人民卫生出版社,2005:725-735.

[2]高燕明,高妍.甲状腺炎[M]//刘新民.实用内分泌学:3版.北京:人民军医出版社,2003:258-290.

[3]白耀.甲状腺病学——基础与临床[M].北京:科学技术文献出版社,2003:672

[4]WANG S Y, TUNG Y C, TSAI W Y, et al.Long-term outcome of hormonal status in Taiwanese

children with Hashimoto's thyroiditis[J]. European Journal of Pediatrics, 2006, 165(7):481–483.

[5]GULLU S, EMRAL R, BASTEMIR M, et al.In vivo and in vitro effects of statins on lymphocytes in patients with Hashimoto's thyroiditis[J].European Endocrinology, 2005, 153(1):41–48.

[6]MULLER A F, DREXHAGE H A, BERGHOUT A.Postpartum thyroiditis and autoimmune thyroiditis in women of childbearing age: Recent insights and consequences for antenatal and postnatal care [J]. Endocrine Reviews, 2001, 22(5):605–630.

[7]GUAN H, LI C, TENG W, et al. High iodine intake is a risk factor of postpartum thyroiditis: result of a survey from Shengyang, China[J]. Journal of Endocrinology Investigation, 2005, 28(1):876–881.

[8]AZIZI F.The occcurrence of permanent thyroid failure in patients with subcliniccal postpartum thyroiditis[J].European Journal of Endocrinology, 2005, 153(3):367–371.

[9]ABALOVICH M, AMINO N, BARBOUR L A, et al.Clinical practice guideline: Management of thyroid dysfunction during pregnancy and postpartum: An endocrine society clinical practice guideline [J].Journal of Clinical Endocrinology & Metabolism, 2007, 92(8):S1–S47.

第八章
单纯性甲状腺肿的诊疗及健康管理

甲状腺是人体重要的内分泌器官，位于颈前区，主要功能是合成甲状腺激素，用于人体生长的基础代谢，影响全身组织的氧化过程。甲状腺激素的合成主要原料来自食物中摄入的碘，无机碘经过肠道的浓缩吸收，进入血液被甲状腺腺体摄取。络氨酸碘化、偶联作用后由甲状腺滤泡上皮细胞释放入血，当甲状腺激素的合成和释放过程出现病变时，机体发生最常见的一种甲状腺疾病即单纯性甲状腺肿。单纯性甲状腺肿分为地方性甲状腺肿（当某地的患病率超过10%时）和散发性甲状腺肿，多发病于青春期女性，主要表现为甲状腺的无痛性肿大，明显肿大时可出现相应的压迫症状，偶尔伴有结节，甲状腺功能一般正常。甲状腺肿在西方人群中是零星的，因为它的频率似乎只在成年人中很高。根据世界卫生组织，国际控制碘缺乏症理事会的提议，当超过5%的适龄儿童受到影响时，地方性甲状腺肿确实是由年轻人甲状腺肿患病率增加来定义的。仅在非洲和其他发展中国家的人群中仍然观察到传统的地方性甲状腺肿，但是由于在某些国家（例如南美洲）实施了非常显著的人口碘化计划，地方性甲状腺肿的情况往往会减弱。

第一节　病　因

单纯性甲状腺肿是最常见的甲状腺疾病之一，但其病因仍不完全清楚，地方性甲状腺肿多与缺碘有关，散发性甲状腺肿病因复杂多样。此外，性激素等体质因素也与病因有关。其他建议的风险因素包括吸烟、自然产生的甲状腺激素、情绪压力以及某些药物和感染。

一、缺碘

碘缺乏是引起地方性甲状腺肿的主要原因之一，分为碘摄入不足或者需求量增加。碘是合成甲状腺激素的必需元素，碘元素不足，机体不能合成足够的甲状腺激素来反馈刺激TSH升高，从而促使甲状腺反应性增生，缺碘造成的主要是碘的绝对性不足。碘摄入不足主要见于山区和内陆地区的饮水、食物或者土壤中缺乏碘元素。

在一项调查彝族人甲状腺肿发病时发现，彝族人喜食酸菜，煮肉时不喜加盐，而是把盐加入辣椒水中，导致该地区孩童甲状腺肿的发病率明显升高。其次青春期、妊娠期、哺乳期或感染、寒冷和受到精神刺激时，机体对甲状腺激素的需求量明显增加，这被称为碘的相对性不足，同样可以诱发甲状腺肿大。引起甲状腺激素生成减少从而刺激垂体前叶分泌大量促甲状腺激素（TSH）使甲状腺增生、肥大。有调查结果显示了实施全民食盐加碘对单纯性甲状腺肿有很好的防治作用，也证实了缺碘是引起甲状腺肿大的重要原因。

二、致甲状腺肿物质

人们平时接触或者服用的食物中存在一些可以导致甲状腺肿大的物质，比如胡萝卜、黄豆、卷心菜、坚果、木薯、含钙过多的牛奶或含氟过多的饮用水等。一些物质中含有硫氰化物，抑制甲状腺浓聚碘的特异能力。另外，日常服用的药物也含有可以抑制甲状腺激素合成的物质，同样会引起甲状腺肿大，常用的药物包括硫脲类、磺胺类、对氨基水杨酸、保泰松、硫氰酸盐、锂盐、钴盐及高氯酸盐等。

三、高碘

通常认为缺碘是主要导致甲状腺肿的病因，高碘是较少见的病因，食入过多的碘所致的甲状腺肿称为高碘性甲状腺肿或海岸性甲状腺肿，首例在我国河北地区发现。一般认为碘是合成甲状腺激素的原料，少量碘有利于甲状腺激素的合成，但过量的碘却能抑制络氨酸的碘化，使碘的有机化过程受阻，甲状腺激素的合成和释放减少刺激垂体促甲状腺激素的分泌增多，使甲状腺增生肿大。在我国的山东和河北等地区，发现饮用水中的碘含量较高，这些地方的居民长期饮用碘含量较高的水，甲状腺肿大的发生率明显升高。妊娠期应用碘过量会引起胎儿发生先天性甲状腺肿。

四、吸烟

吸烟主要是男性患者甲状腺肿大的重要因素，加强了碘缺乏对甲状腺的有害影响，研究发现吸烟者血清中甲状腺球蛋白水平要高于不吸烟者。烟草释放氰化物，在体内以硫氰酸盐的形式解毒。当然，这些氰化物也存在于环境空气中，由工业燃烧释放。

五、基因突变

家族性甲状腺肿主要原因是甲状腺合成酶的遗传缺陷，或者甲状腺水解酶的遗传缺陷，阻止甲状腺激素从甲状腺球蛋白中分离和释放入血。甲状腺球蛋白（*Tg*）基因由48个外显子组成，在人类染色体8q24上跨越270 kb。到目前为止，已经在先天性甲状腺肿和地方性或非地方性单纯性甲状腺肿患者中发现了62种*Tg*基因失活突变。其次，研究发现多种基因如甲状腺球蛋白（*Tg*）、甲状腺过氧化物酶（*TPO*）、钠碘同向转运体（*NIS*）、潘德林（*PDS*）等存在基因的突变、缺失、重复。其中*NIS*基因突变致甲状腺不能浓缩碘，因T_3、T_4合成不足，导致甲状腺肿大。

六、其他

日常的工作生活接触有毒物质，通过调查发现吃新鲜蔬菜和吃腌菜的人甲状腺肿的发病率有显著差异。此外，水源污染、水硬度大、氟超标、蛋白质摄入不足也与本病的发生有关。有人认为饮用水污染，水中的腐殖质、数量庞大的细菌消耗水中的碘，会影响机体肠道对碘的吸收或者抑制甲状腺对碘的利用。另外，发现水中微量元素的含量也与本病相关，钙和镁可以抑制碘的吸收，氟和锰在体内有拮抗作用，锰可以使甲状腺肿大。实验研究发现酪蛋白可预防各种原因引起的地方性甲状腺肿，其机制可能是高蛋白的摄入可改善碘代谢从而调整甲状腺过氧化酶的活性，改善甲状腺储备功能，保持甲状腺滤泡结构的完整性。社会心理因素不仅是单纯性甲状腺肿的诱发因素，而且在病情发展演变方面起着重要作用，紧张因素持续存在可促使病情恶化甚至出现甲状腺危象。

第二节　发病机制

单纯性甲状腺肿是一种弥漫性、对称性的甲状腺病变，发展到后期可以成为结节性，正常的甲状腺功能主要受下丘脑-垂体-甲状腺轴的调控和甲状腺的自身调节功能来保持体内甲状腺激素水平的稳定。单纯性甲状腺肿是甲状腺上皮细胞增生造成的，增生区是功能自主区，可以伴有衰竭性萎缩和局部出血、纤维化和钙化。根据甲状腺肿的病因，甲状腺肿的发病机制也复杂多样，首先考虑的病因涉及甲状腺激素的合成过程。

经口摄取的碘，主要是无机碘，进入血液后输送到甲状腺，甲状腺滤泡上皮细胞有聚碘的能力。一般甲状腺滤泡细胞的碘浓度为血浆的25～50倍，然后在甲状腺过氧化物酶（TPO）的作用下被氧化，成为有活性的碘，但是过量的碘对TPO有抑制作用。甲状腺球蛋白是一种糖蛋白，含有4个亚单位，活化后的碘可以结合到甲状腺球蛋白的多肽链，结合后开始络氨酸的碘化和甲状腺激素的合成，经过碘化酶的催化，结合到络氨酸酚环的3位上，成为甲状腺激素的前体一碘络氨酸（MIT），5位碘化成为二碘络氨酸（DIT），MIT和DIT进一步相互偶联生成甲状腺激素T_3和T_4。合成后的T_3和T_4由甲状腺滤泡上皮细胞分泌至血管周围间隙，随后进入血液分布至全身。

单纯性甲状腺肿的典型病理改变是滤泡上皮细胞的高度扩张，充满大量胶质物，均匀分布在腺体各部分，局部有柱状上皮组成的、突入滤泡腔的乳头状体。单纯性甲状腺肿根据病因，其发病机制主要有以下几个方面：

碘代谢紊乱首先是碘缺乏，是地方性甲状腺肿主要原因。一般认为，碘是合成甲状腺激素的主要原料，少量碘有利于合成，但大量的碘会抑制碘的有机化。一般正常成年人碘的需要量范围为200～500 ug/d，而像内陆地区碘含量为沿海地区的1%左右，或者土壤中的碘盐被雨水冲洗流失，以致人群饮水和食物中碘含量不足，机体能摄入的碘含量有限。同向转运蛋白基因突变致甲状腺不能浓聚碘，其病因虽不是外源性碘缺乏，但合成不足的根本原因仍为缺碘。

当摄入过多的碘时，甲状腺的自身调节功能首先发挥作用，甲状腺内的碘质量浓度增高使碘化与偶联受到抑制，称为Wolff-Chaikoff效应，通常是一过性的，一段时间后甲状腺逃离抑制作用，称之为“碘脱逸”。研究证明碘脱逸的发生是通过阻止*NIS*的基因表达，使*NIS*减少，甲状腺内碘量下降从而使机体适应高碘的微环境。另外，高碘还可以抑制甲状腺激素的释放，使血清中T_3、T_4浓度下降。目前有学者认为，当人们摄入过量的碘时，机体会以MIT、DIT、T_3、T_4等胶状物质储存在甲状腺滤泡细胞中，滤泡的体积随着储存的碘量变大，相应的甲状腺的宏观体积也随之变大，于是发生甲状腺增大。

甲状腺激素合成或分泌障碍由多种原因引起。碘过多会引起合成障碍，过多的碘盐抑制碘的有机化，竞争性抑制过氧化物酶的作用；致甲状腺肿药物有硫脲类药物、硫氰酸盐、保泰松、碳酸锂等；先天性合成障碍，主要是一些家族性遗传病，甲状腺合成的关键酶的基因表达变异，如甲状腺球蛋白（Tg）、甲状腺过氧化物酶（TPO）、钠碘同向转运体（*NIS*）。青少年、妊娠期及哺乳期，或者机体受到严重感染和精神刺激的患者，对甲状腺激素的需要量增加，机体现有的甲状腺激素出现相对性不足，通过负反馈调节轴也会引起甲状腺滤泡上皮的增殖，从而引起甲状腺肿大，通常会有TSH分泌增加体内一些生长因子的作用。

第三节　临床表现

一、颈部肿块

本病以女性为多，一般发生在青春期，突出特点是脖子粗，甲状腺肿大是非毒性甲状腺肿特征性的临床表现，患者常主诉颈部变粗或衣领发紧。甲状腺位于颈前部，一旦肿大容易被患者本人或家属发现，有时甲状腺肿可向下延伸进入胸腔，这可能是由于胸廓内负压和肿瘤重量下坠所致，偶见甲状腺肿发生于迷走甲状腺组织。病程早期为弥漫性甲状腺肿大，查体可见肿大甲状腺表面光滑，质软，随吞咽上下活动，无震颤及血管杂音。随着病程的发展，逐渐出现甲状腺结节性肿大，一般为不对称性、多结节性，多个结节可聚集在一起，表现为颈部肿块，结节大小不等、质地不等、位置不一。甲状腺肿一般无疼痛，如有结节内出血则可出现疼痛。如体检发现甲状腺结节质韧活动度欠佳，应警惕恶变可能。

单纯性甲状腺肿按照肿物的性质分为三型：弥漫型，甲状腺均匀肿大，不能触及结节；结节型，甲状腺上可以触及明显的一个或多个甲状腺结节，质韧；混合型，在弥漫肿大的甲状腺上可以触及结节。

二、压迫症状

甲状腺肿大明显时可以压迫周围组织或神经引起相应的症状，只出现在多结节性甲状腺肿阶段，压迫食管引起吞咽不畅或吞咽困难；压迫气管引起喘鸣、呼吸困难或者咳嗽；压迫喉返神经引起声带麻痹、声音嘶哑；压迫血管引起面部水肿，颈部和上胸部浅静脉扩张；压迫膈神经引起呃逆，膈膨升；压迫颈交感神经引起Horner综合征，表现为一侧眼睑下垂、瞳孔缩小、眼球内陷、额部与胸壁少汗或无汗；胸骨后甲状腺肿可以使胸腔入口变窄，导致上肢静脉回流受阻及上肢静脉充血、肿胀。

三、其他症状

甲状腺结节或者囊内出血时，局部可以出现疼痛，约1/4的患者会出现心率增快、易激动、好哭、多动、怕热等症状，个别患者会有轻度突眼。

第四节　检查方法

一、甲状腺查体

甲状腺查体包括视诊、触诊、听诊。

二、基本检查

基本检查有：血常规、血型、尿常规，血中钙、磷水平测定，肝肾功能检查、心电图检查及电子喉镜检查。

三、甲状腺激素检验

任何甲状腺肿患者都应测量促甲状腺激素（TSH）的血清浓度，以检测或排除临床不明显（亚临床）甲状腺功能亢进症或甲状腺功能减退症。

四、^{131}I摄取率

甲状腺摄碘率正常为逐渐增高的曲线，24小时达到高峰，但是高碘患者的摄碘率为降低状态。

五、甲状腺抗体检测

血清甲状腺球蛋白抗体（TPOAb）、甲状腺微粒体抗体（TMAb）一般为阴性，阳性多提示慢性淋巴细胞性甲状腺炎。

六、甲状腺细针穿刺活检

细针穿刺活检适用于快速生长的结节和比腺体内其他结节更坚固的结节。细针穿刺细胞学检查是术前评价甲状腺结节良恶性最有效的方法，穿刺活检敏感性为65%～98%，特异性为72%～100%。

七、甲状腺超声检查

甲状腺超声是诊断甲状腺肿方便、可靠的方法。超声对于含有结节的甲状腺肿的诊断价值较高，但对于甲状结节的诊断价值可能更高。彩色多普勒检查时，可发现正常甲状腺血流信号无明显增加，呈散在的少许血流信号，见图8-1。

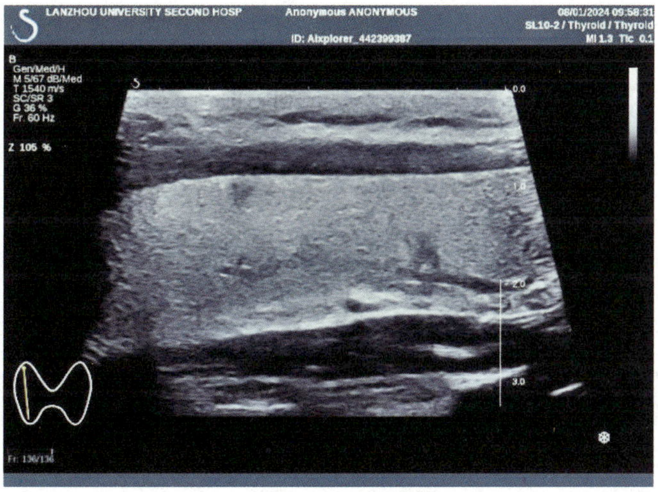

图8-1　甲状腺超声检查

八、CT和MRI

CT和MRI对于判断气管受压和确定甲状腺肿是否向胸腔内扩张非常敏感，同时对于胸骨后甲状腺肿有较高的诊断价值，但检查费用高于超声。

第五节　诊断标准及鉴别诊断

一、诊断标准

长期服用抑制甲状腺激素合成药物的患者，考虑为药物性甲状腺肿。对一些代谢缺陷引起的甲状腺肿，则须行进一步的实验室检查才能确诊为何种缺陷。

（一）病史

患者长期居住于碘缺乏地区，或者有高碘的饮食或服药史，或者有甲状腺肿大的家族史。

（二）临床表现

体查或自己发现有甲状腺肿大超过本人的拇指末节，或伴有甲状腺肿大的并发症，并排除其他甲状腺疾病。临床上将甲状腺肿分为3度：Ⅰ度，视诊看不到肿大，但能触及；Ⅱ度，既能看到肿大，又能触及，但肿大没有超过胸锁乳突肌；Ⅲ度，肿大超过胸锁乳突肌外缘。

（三）实验室检查

血清甲状腺激素（FT_3、FT_4）和TSH水平正常，TGAb和TPOAb的阳性率与正常人相仿。甲状腺摄碘率正常或增高，但是其高峰不提前，可以被T_3抑制，缺碘患者尿排碘率明显降低。

（四）影像学检查

甲状腺放射性核素扫描呈均质分布。甲状腺超声提示甲状腺呈均匀质地的肿大。CT两侧甲状腺增大，质地均匀，密度正常或稍低。

二、鉴别标准

（一）慢性淋巴细胞性甲状腺炎

慢性淋巴细胞性甲状腺炎也称桥本甲状腺炎，属于自身免疫性疾病，表现为甲状腺弥漫性肿大，但是质地较韧，查甲状腺过氧化物酶抗体和球蛋白抗体常明显增高，特别是儿童患者。初期甲状腺功能正常，多数患者会逐步出现甲状腺功能减退的症状，甲状腺细针穿刺活检时出现典型的淋巴细胞浸润增多的现象。

（二）甲状腺癌

甲状腺癌时甲状腺肿大，质地韧或偏硬，表面不光滑，有结节且结节活动度差，周围可有肿大的淋巴结。查B超可示多个不规则结节，甲状腺扫描显示冷结节；查血甲状腺球蛋白、降钙素可升高。甲状腺针刺抽吸活检有助于诊断。

（三）亚急性甲状腺炎

亚急性甲状腺炎是由病毒、细菌感染后引发自身免疫反应，有发热、咽痛，以及甲状腺压痛、明显肿大、质地偏韧。甲状腺激素升高，而核素扫描甲状腺区域显影差，摄碘率降低。

（四）Graves病（毒性弥漫性甲状腺肿）

单纯性甲状腺肿的弥漫性肿大阶段类似于Graves病或桥本甲状腺炎的特点。如果Graves病未处于活动的甲状腺毒症阶段和出现缺乏眼征表现时，单纯性甲状腺肿很难与其区分开，后者促甲状腺激素受体抗体（TRAb）多升高。甲状腺激素升高，同时还会出现消瘦、突眼等一系列的症状，该疾病的基础代谢率增加，单纯性甲状腺肿大一般无此类症状。

第六节　治疗和康复

儿童单纯性甲状腺肿，大多预后良好，不影响儿童的生长发育，不需要特殊治疗。成人单纯性甲状腺肿需要长期间歇性治疗，定期复查以指导治疗，治疗方案的选择取决于该病的病因和发展阶段。对于病因治疗，比如缺碘的患者，应进食含碘丰富的食品，或者用碘化食盐。摄入致甲状腺肿的药物应暂时停用。其次根据患者病情的发展阶段，应使用甲状腺激素替代治疗。若患者的甲状腺肿较大，出现典型的压迫周围脏器和神经影响患者生活时，可以及时选择手术治疗。

一、药物治疗

单纯性甲状腺肿由于病因不明，目前治疗主要分为病因治疗和发病机制治疗，治疗目的主要是预防甲状腺肿的进一步增大和出血，最大程度恢复甲状腺的功能。药物治疗有：①碘剂，主要针对地方性甲状腺肿的患者，碘摄入绝对不足，使用碘化钾片剂，对于儿童和青少年患者的治疗效果较好，对结节性疗效较差，尤其是成年患者应避免大剂量碘剂治疗，以免诱发碘甲亢。②甲状腺素片（优甲乐）开始剂量为40 mg/d，如无反应，可以增大剂量至60～80 mg/d，疗程3～5个月，对结节性甲状腺肿的疗效较好。

停药后复发时可以重复治疗，对老年患者，30 mg的甲状腺片或左旋T_4 50 μg，足以使血促甲状腺激素抑制到较为满意的程度。药物疗效评估，当出现甲状腺肿明显减小或消失时，局部压迫症状缓解，甲状腺功能恢复正常，说明药物治疗的疗效较好。治疗效果不好时可以做TRP试验，如缺少反应，提示甲状腺有自主功能，应避免使用甲状腺素片。

二、手术治疗

单纯性甲状腺肿大多数可以通过药物治疗得到痊愈，一般不用进行手术治疗，但在以下情况时，可行手术治疗：① 较大的结节型与混合型合并，有坏死、囊性病变、出血及其他退行性病变；②高度可疑恶性病变；③X线证实有继发钙化；④出现各种压迫症状的，胸骨后甲状腺肿；⑤合并继发甲亢。但是，弥漫性无并发症的儿童和青春期生理性甲状腺肿者，禁忌手术治疗。手术的主要目的是通过切除丧失正常功能、失去正常结构、疑似有恶变的甲状腺组织和切除机械压迫，通常选择一侧或双侧的甲状腺次全切除术，对于有症状、肿大难看、伴有促甲状腺激素减少或临床、超声、细胞学上有可疑结节形成的甲状腺肿，建议进行全甲状腺切除术。术中严密监测患者的生命体征、血氧饱和度，在手术过程中可因损伤单侧喉返神经引起声音嘶哑，双侧喉返神经损伤引起失音或呼吸困难，应立即做气管切开。误伤喉上神经外支可引起声音低沉，损伤喉上神经内支可引起呛咳，所以在手术过程中应尽量动作轻柔，以免损伤以上组织或神经，外科治疗后要使用甲状腺激素替代治疗以防甲状腺再次肿大。

三、中医治疗

单纯性甲状腺肿大可以通过联合使用中医汤药进行调理，可以喝一些活血化瘀、理气化痰的中药汤剂。目前有消瘿散、消瘿贴、消瘿汤、消瘿膏等不同形式的中药用于内服外贴，其主要成分包括海带、桃仁、赤芍、当归、青皮、郁金、瓜蒌皮、半夏等药物。

针灸也可治疗本病。选择穴位：人迎，水突，扶突，天突，阿是穴。配穴：合谷、曲池。手法：平补平泻。目前有学者认为可以用中西医结合的治疗方式。

四、^{131}I

^{131}I是治疗大型、压迫性、功能亢进性甲状腺肿（尤其是老年患者）的手术替代方法，是药物治疗无效时首选的治疗方式。

单纯性甲状腺肿预后好，使用碘剂和甲状腺激素替代治疗的疗效好，一般使用内科治疗，而且患者一般不会出现恶化等情况，但部分使用甲状腺激素替代治疗的患者，会出现药物依赖，停药后出现复发，故可以考虑长期服用药物，但对于骨质疏松和有心脏疾病的患者不考虑该疗法。

第七节　预防和健康管理

由于缺碘是地方性甲状腺肿的主要原因，所以是一种容易预防的疾病，预防其发病重要的措施就是饮食调理，宜吃含碘丰富的食物，如海带、紫菜、裙带菜、柿子、牡蛎、海参、带鱼、海鱼等，以及加碘的盐。多吃富含维生素的水果蔬菜，忌食辛辣刺激和油腻食物，限制饮酒。

由于甲状腺肿受到饮食、环境以及内分泌干扰物的影响较重，近年来发病率有明显的上升趋势。因此，避免接触致病因素是预防甲状腺肿的重要措施。应避免受凉、感染、身体创伤及精神创伤，居住环境要清洁且空气流通。手术后及早进行颈部功能锻炼，根据病情适度运动，在治疗期间注意家庭护理，保持心态平和、积极的状态，避免长期存在精神压力。术后患者要保持伤口的清洁干燥，以免二次感染，并且按时去医院复查。残余甲状腺组织常增生，甲状腺肿大及术后甲状腺素偏低，故术后宜服甲状腺素片，定期复查。

若直系亲属中有患有甲状腺肿的，应当及早去医院查甲状腺功能和甲状腺相关自身抗体，婴幼儿、青春期、妊娠期、哺乳期等特殊时期应适当补充碘剂，颈部出现不适症状时及时就诊。

（王彦伟、赵磊）

参考文献

[1] CARLÉ A, KREJBJERG A, LAURBERG P. Epidemiology of nodular goitre. Influence of iodine intake [J].Best Practice & Research Clinical Endocrinology & Metabolism, 2014, 28(4):465-479.

[2]徐明艳,于淼,周飞,等.60例单纯性甲状腺肿治疗分析[J].中国现代药物应用,2014,8(4):54.

[3]ABBOUD B, SLEILATY G, MALLAK N, et al. Morbidity and mortality of thyroidectomy for substernal goiter[J].Head and Neck, 2010, 32(6):744-749.

[4]CITTERIO C E, MACHIAVELLI G A, MIRAS M B, et al. New insights into thyroglobulin gene: Molecular analysis of seven novel mutations associated with goiter and hypothyroidism [J]. Molecular and Cellular Endocrinology, 2013, 365(2):277-291.

[5]ELLIS H.Total thyroidectomy for large goitres[J].Journal of Perioperative Practice, 2019, 29(1-2):27-28.

[6]罗雪平,郭满盈,邱黎霞.甲状腺抗体检测在甲状腺功能诊断中的价值[J].检验医学与临床,2012,9(14):1770-1771.

[7]陈发明.单纯性甲状腺肿的左旋甲状腺素治疗观察[J].中外医疗, 2012, 31(19):98-100.

[8]RÍOS A, SITGES - SERRA A. Surgical treatment of intrathoracic goitre [J]. Cirugia Espanola, 2012, 90(7):421-428.

[9] PRADEEP P V. State of the art: surgery for endemic goiter [J]. Langenbeck's Archives of Surgery, 2012, 397(3):491-492.

[10]WÉMEAU J L.Management of goiters[J].Presse Medicale, 2011, 40(12 Ptrt1):1147-1154.

[11]张晓星,龚恬,王丽哲,等.中西医结合治疗单纯性甲状腺肿的临床体会[J].中国卫生标准管理,2016,7(13):140-141.

第九章
甲状腺功能亢进症的诊疗及健康管理

甲状腺功能亢进症，简称甲亢，是指甲状腺腺体产生甲状腺激素（TH）过多而引起的以神经、循环、消化等系统兴奋性增高和代谢亢进为主要表现的一组临床综合征。

第一节　病　因

甲亢的病因可能与下列因素相关：

一、自身免疫因素

患者有人类白细胞抗原（HLA）相关的遗传因素，导致抑制性T淋巴细胞（Ts）功能特异缺陷，Ts的功能减弱、数量减少降低了对辅助性T淋巴细胞（Th）的抑制。Th产生γ-干扰素（*IFN*-γ），在甲状腺细胞表面*IFN*-γ诱导人类白细胞DR抗原的表达，T细胞对人类白细胞DR抗原产生致敏反应，致B淋巴细胞产生G类免疫球蛋白抗体：促甲状腺激素受体抗体（TRAb）以及甲状腺刺激性抗体（TSAb）。这两种自身抗体，作用与甲状腺释放激素相似，与甲状腺释放激素受体结合，活化cAMP途径，导致甲状腺细胞以及甲状腺滤泡增生，提高甲状腺细胞功能，分泌大量T_3、T_4，表现为甲状腺肿大及甲亢。

二、家族或遗传因素

甲亢有家族遗传倾向，有20%～25%的患者，近亲也患过此病。相似的居住生活环境或内分泌功能异常的遗传因素在起作用，特别是有相同的免疫异常遗传作为基础。

三、精神或神经受刺激因素

发病前往往有过某种精神、神经方面的创伤，如忧虑、悲伤、惊恐和痛苦等，或者因上述因素而病情加重。动荡和不愉快的生活经历常可诱发甲亢，纤弱敏感的女子易患此症。巨大的精神变化使肾上腺产生功能不全，肾上腺皮质激素应激不足，甲状腺激素分泌不受约束，导致血中T_3、T_4增加。高度应激分泌肾上腺皮质激素分泌增高，可以改变Ts或Th的免疫功能，使免疫反应发生变化。

四、性腺活动

甲亢患者女性较男性多。女性30～40岁时是生殖腺活动旺盛时期，月经周期不同时期，甲状腺的形态和功能有所不同。

五、感染

有些患者发病，直接发生于急性传染病之后，尤其是上呼吸道感染和急性扁桃体炎后。

六、其他因素

甲亢偶尔也可发生在脑外伤后。

第二节　发病机制

甲亢病变机制不仅是甲状腺组织自身的病理改变，而且是全身包括眼睛、神经、循环、消化等各器官或系统的病理生理改变。

一、甲状腺病变

甲状腺病变是甲状腺实质的增生与肥大。体检见甲状腺不同程度肿大，镜下见甲状腺腺体的血管增多，甲状腺上皮细胞由立方上皮细胞变成柱状上皮细胞，呈现乳头状皱襞，腺细胞活动度增强。甲状腺细胞质内高尔基体增大，可见线粒体数目增多，胶质中空泡增多，细胞基质内见淋巴细胞以及浆细胞浸润。甲状腺血管增加，动静脉之间形成异常交通支。

二、眼病变

甲状腺激素毒血症所致的交感神经兴奋性增高，眼内外肌张力增高致单纯性突眼。

浸润性突眼是眼眶组织有大量的细胞浸润，主要是T淋巴细胞并有T淋巴细胞分泌的IFN-γ、肿瘤坏死因子β（TNF-β）、白介素-1（IL-1）等细胞因子，成纤维细胞产生大量黏多糖，眼眶组织中甲状腺球蛋白抗原-抗体复合物沉积。眼外肌可见淋巴细胞浸润、黏多糖聚积，致眼外肌炎及水肿、肌纤维断裂。结缔组织的纤维化及其周围组织膨胀致眼外肌功能障碍，可引起视神经的压迫性病变。眼眶静脉引流减少、眶内的炎症可导致结膜充血和眼眶周围组织水肿。眼球后的脂肪组织和结缔组织水肿增大、炎症细胞浸润、黏多糖聚积使眼眶内的压力增高，组织增加在骨性眼眶内使眼球向前移位，形成浸润性突眼。

三、心血管系统病变

T_3与心肌细胞核受体结合，核T_3受体复合物与特异T_3的调节成分结合，形成活性转录复合物，促进了T_3反应基因的转录，提高了*mRNA*产量，受T_3诱导的心肌总蛋白合成增加而引起心肌肥厚。T_3增加$Ca2^+$-ATP酶活性和钙跨膜运动，增加心肌收缩力，导致心每搏量和心排血量明显增加。甲状腺激素使心肌细胞膜上β受体的数量增加，增加T_3肾上腺素能受体，使交感神经兴奋增加、心率增快，导致心动过速。甲状腺激素直接使心房肌兴奋性增高，增加心房率、增加舒张期除极速率，缩短窦房结细胞动作电位不应期而导致房颤。甲状腺激素可提高心肌磷酸化酶活性，与儿茶酚胺产生协同作用，提高心肌糖原分解代谢、心肌糖原减少。甲状腺激素降低磷酸果糖激酶活性，导致心肌细胞的糖酵解过程下降。由于能量代谢的障碍，导致心室功能降低。T_3可以直接调节血管平滑肌细胞快速松弛，使血管外周阻力减少、静脉张力增加、血容量增多，导致回流心脏血液增加，心室做功增加，心排血量增多。外周循环血管阻力下降、收缩压升高以及舒张压下降，从而导致甲亢患者常见脉压增大。在自身免疫性甲状腺疾病中，心脏瓣膜糖化氨基多糖生成增加，引起累赘的、增厚的二尖瓣脱入左房，形成黏液性水肿性二尖瓣脱垂。

四、消化系统病变

甲亢时由于高代谢状态，患者感饥饿以及食欲亢进，体重短期内急剧下降。甲状腺激素可使肠蠕动增加，从而排便次数增多。长期多量的甲状腺激素通过肝脏代谢，增加肝脏负担，可发生肝脏损害。高代谢引起负氮平衡，肝的耗氧量增加，肝脏出现缺氧状态。甲状腺激素使葡萄糖醛酸基转移酶功能下降，影响胆红素与葡萄糖醛酶结合。

五、内分泌异常

T_3和T_4可加快小肠对葡萄糖的吸收，糖原异生及肝糖原分解增速，从而致患者血糖升高。T_3和T_4对胰岛素降解加速使胰岛素的需要量增加，而TSH分泌减少，对胰岛B细胞兴奋性减弱，致胰岛B细胞功能衰竭。超生理量的甲状腺激素拮抗胰岛素的作用更强及存在外周组织对胰岛素抵抗，导致继发性糖尿病或使隐性糖尿病转化为显性糖尿病，甲亢和糖尿病可能同时发生于同一患者。甲亢与糖尿病的发生发展均与免疫功能障碍有关，故甲亢很可能是糖尿病诱发因素之一，甲亢并发糖尿病也可能是免疫叠加现象。在甲亢患者的近亲中，糖尿病发生率较高（33%～36%），甲亢和糖尿病可发生在同卵双生中。甲亢和糖尿病存在高度特异的抗独特型抗体，如TRAb、胰岛细胞表面抗体和抗胰岛素自身抗体。糖尿病患者中常伴甲状腺功能障碍，1型糖尿病患者常伴甲状腺炎。

甲状腺激素对卵巢或子宫有直接作用，甲亢的患者，可出现月经紊乱。少数男性患者血中游离雌激素升高，末梢组织中睾酮和雄烯二酮转变成雌二醇的量增加。

六、肾脏损害

甲亢时儿茶酚胺亢进，引起肾小球及肾小管上皮肿胀、破裂，甚至自溶、坏死。甲亢引起的高钙血症和高钙尿症导致肾脏钙盐沉着。甲亢和肾病的发病均与自身免疫密切相关，作为有效抗原甲状腺球蛋白刺激机体产生抗体，形成甲状腺抗原成分和抗体组成的免疫复合物，接受^{131}I治疗，将增加释放抗原，加速免疫复合物进程，甲状腺球蛋白免疫复合物在肾小球基底膜沉积，介导原位免疫复合物性肾炎。甲亢时肾脏损害病理变化为肾病综合征或膜性肾病的病理改变，甲状腺抗原在肾小球内沉积，形成甲状腺抗原介导的免疫复合物性肾炎或人类甲状腺球蛋白介导的免疫复合物性肾炎。

七、骨骼系统变化

T_3可直接作用于有成骨细胞存在的T_3受体，引起骨吸收、骨质转换增快。多量的甲状腺激素可使骨质再塑循环加快，提高成骨细胞活性从而增加骨质形成，类骨质矿化增快，使骨质吸收大于骨质形成，引起骨质疏松。甲亢时白介素-6（IL-6）增多，加速破骨细胞分化成熟，骨吸收活跃，使尿钙流失。甲状腺激素减少活性维生素D的生成，或经常腹泻致消耗增加，使1，25-双羟维生素D_3生成不足，使肠钙吸收减少，出现骨质疏松。甲状腺激素促使蛋白质分解代谢亢进，使钙磷代谢紊乱而出现负钙平衡，发生高转换性骨质疏松。

八、皮肤病

甲亢时由于高代谢状态机体产热增多，散热加强，通过出汗及水分蒸发以散发热量，故临床表现为多汗。过多的甲状腺激素可致血管扩张及血流量增加从而引起体温升高。多量甲状腺激素使毛囊蛋白质的合成异常，可出现皮肤病理改变。甲亢时甲状腺滤泡内T细胞随血循环达到胫前皮肤，此T细胞可识别胫前皮肤成纤维细胞上TSH受体，活化CD4细胞，使*IFN-γ*、*IL-1*及*TNF-β*刺激成纤维细胞增殖并生成许多透明质酸，出现甲亢患者特有的皮肤病理损害，临床称之为胫骨前黏液性水肿。

九、神经精神因素

甲状腺疾病属于内分泌系统疾病之一，而内分泌系统与神经系统关系极其密切，其分泌的具有特殊生理作用的激素，调节机体生长发育、成熟和衰老的代谢过程，而这种调节需要在神经系统的参与下共同完成。当甲状腺分泌发生功能异常时，就会影响神经系统，产生神经精神症状。

十、高代谢

甲亢时代谢率增高，物质代谢及氧化加速，糖、脂肪、蛋白质的代谢加快。

第三节　临床表现

甲亢的典型临床表现为三组综合征。

一、甲状腺激素过多综合征

甲状腺激素过量表现为交感神经兴奋增强综合征和高代谢综合征。心率增快为持续性，安静休息状态与睡眠时心率仍快；四季均怕热，或者不怕冷，一般有持续性低热，或超过38 ℃；多汗，全身皮肤均出汗，多以胸部、腹部为重；食欲亢进，易饥饿；手指细微、快速震颤；好动、多语、易兴奋激动；大便次数增多或腹泻；女性患者出现月经紊乱或月经稀少；收缩压升高，舒张压正常或稍低，脉压增大；可有心律失常，心房颤动，心脏扩大，甚至出现心力衰竭；体重减轻，消瘦明显；少数患者可出现周期性瘫痪和肌肉无力萎缩；少数老年患者高代谢综合征状态不典型，相反表现为乏力、心悸、厌食、抑郁、嗜睡、体重明显减轻，称为亚临床型甲亢。

二、甲状腺肿大综合征

甲状腺肿大，常呈弥漫性双侧对称性肿大，质地软。甲状腺体可闻及血管杂音，腺体可扪及震颤。甲状腺弥漫对称性肿大伴杂音和震颤为本病的一种特殊体征。

三、眼病综合征

甲亢患者多有眼部病变，即以突眼或眼肌麻痹为主要表现的眼病综合征。

（一）甲亢眼突分类

1.单纯性突眼征

轻度突眼：突眼度不超过18 mm；Stellwag征：眼裂宽大，凝视时极少瞬目，即瞬目减少，双目炯炯发亮；Dalrymple征：眼睑退缩，眼裂宽大；Von Graefe征：双眼向下看时，由于上眼睑不能随眼球下落，出现白色巩膜。Joffroy征：眼球向上看时，前额皮肤不能皱起，即前额无皱纹；Cown征：瞳孔在一条光线刺激下有急速收缩现象；Loewi征：瞳孔略见散大；Mobius征：两眼不能聚合或欠佳。

2.浸润性突眼

浸润性突眼是原发性甲亢的特有眼征，眼球突出度超过正常值上限4 mm；眼内有异物感，胀痛、畏光、流泪、复视、斜视及视力下降；Mobius征：眼睑肿胀，结膜充血水肿，眼球活动受限，严重者眼球固定，两眼不能向中线集视；Ballet征：球外肌无力，特别是眼球不能上转，眼睑闭合不全，角膜外露而形成溃疡，全眼炎，眼球积脓，甚至失明，眼眶CT、MRI检查发现眼外肌肿胀增粗。

（二）甲亢眼征分级及甲亢眼病活动评分方法

1.甲亢眼证分级

甲亢眼证分级详见表9-1。

表9-1　甲亢眼征分级

级别	眼部表现
0	无任何症状和体征
1	无症状，体征表现有上眼睑挛缩、Stellwag征、Von Graefe征等
2	有症状和体征、软组织受累
3	突眼（>18 mm）
4	眼外肌受累
5	角膜受累
6	视力丧失（视神经受累）

注：达到3级以上即可诊断为甲亢。

2.甲亢眼病活动评分方法

甲亢眼病活动的评分方法（clinical activity score，CAS）是以下7项表现各为1分，CAS积分达3分判断为疾病活动，积分越高活动度越高。

其7项表现为：自发性球后疼痛、眼球运动时疼痛、眼睑红斑、结膜充血、结膜水肿、泪阜肿胀、眼睑水肿。

第四节　检查方法

一、血清甲状腺激素

（一）总甲状腺激素

总甲状腺激素（TT_4）是结合T_4及游离T_4的总和，血清甲状腺激素结合球蛋白（TBG）正常时，TT_4高于正常参考值。

（二）总三碘甲状腺原氨酸

总三碘甲状腺原氨酸（TT_3）是结合T_3及游离T_3的总和，甲亢患者血清TBG正常时，TT_3结果高于正常参考值高值。

（三）T_3摄取试验

T_3摄取试验反映TBG的饱和程度，正常参考值为24%～35%。血清TBG正常时，测量值高于35%即支持甲亢的诊断。

（四）游离T_4

游离T_4（FT_4）是指血液中T_4不与TBG结合的部分，甲亢时升高。

（五）游离T_3

游离T_3（FT_3）是指血液中T_3不与TBG结合的部分，甲亢时升高。

二、血清TSH测定

血清促甲状腺激素（TSH）在原发性甲亢时下降。

三、TRH兴奋试验

正常生理情况下，下丘脑分泌的促甲状腺激素释放激素（TRH）促进垂体TSH的分泌，TSH又促进甲状腺激素分泌。原发性甲亢患者注射TRH以后TSH无反应，少数患者反应降低。

四、^{131}I摄取率

^{131}I摄取率，甲亢时升高，并有高峰前移。

五、抑制试验

比较服用甲状腺激素前后^{131}I摄取率变化，原发性甲亢患者^{131}I摄取率在服用甲状腺激素前后无变化，不受甲状腺激素抑制。

六、血清生物化学检查

血清生物化学检查血脂可降低，血糖升高或糖耐量降低；血清磷、碱性磷酸酶及骨钙素升高，甲状旁腺激素减低 1，25-双羟维生素 D_3下降；尿钙及羟脯氨酸排量增加。

七、超声检查

甲状腺腺体为弥漫性对称肿大、局部回声降低，见典型的“火海征”。甲状腺动脉，尤其是甲状腺上动脉的血流速度加快，血管阻力降低。

八、X线检查

X线平片检查显示气管有无受压变形。

九、CT或MRI

CT或MRI显示甲状腺位置、甲状腺与周围组织的关系。

第五节　诊断标准及鉴别诊断

一、甲亢的诊断

甲状腺激素分泌过多综合征，怕热、多汗及皮肤温湿，易激动、焦虑、多动失眠，两手和舌微颤；心慌、胸闷，心动过速、心音增强、心律不齐（以前期收缩和房颤为主）、脉压差增大，严重者可见心衰的症状；多食易饥、排便次数增多、粪便松散、体重下降、消瘦；女性患者可伴有月经量减少、紊乱，甚至闭经，男性可出现阳痿。

二、甲亢主要体征

甲状腺多呈对称性弥漫性肿大，甲状腺触诊有震颤，听诊闻及血管杂音；部分患者有非浸润性或浸润性突眼，少数患者伴胫前局部黏液性水肿。

三、实验室诊断指标

实验室诊断指标应首选T_3、T_4、TSH。其诊断价值为TSH > FT_3 > FT_4 > TT_3> TT_4。血清T_3升高显著，随病情发展T_3、T_4水平均升高。血清TSH低于正常，甲状腺摄碘率增高，伴高峰前移；不能明确诊断或亚临床型甲亢，可在^{131}I试验的基础上加做甲状腺激素试验，抑制试验表现为不受抑制，TRH兴奋试验阴性；甲状腺球蛋白抗体（TGAb）和甲状腺过氧化物酶抗体（TPOAb）滴度常增高，但不及桥本甲状腺炎高。

四、功能诊断

血清FT_3、FT_4（或TT_3、TT_4）增高及TSH降低符合甲亢；仅FT_3或TT_3增高而FT_4、TT_4正常可考虑为T_3型甲亢；仅有FT_4或TT_4增高而FT_3、TT_3正常者为T_4型甲亢；血TSH降低，FT_3、FT_4正常，符合亚临床型甲亢。

五、病情分型

病情分型时，将甲亢分为轻型、中型、重型。

轻型：临床症状、体征较轻，心率<100次/分，T_4升高，^{131}I甲状腺摄取率4 h>35%，24 h>54%。

中型：临床症状、体征明显，呈兴奋状态，心率100～120次/分，T_4明显升高，^{131}I甲状腺摄取率4 h>50%，24 h>65%，可有高峰前移。

重型：临床症状、体征非常明显，呈异常兴奋激动状态，心率>120次/分，可有心律失常，伴有肝功能损害及黄疸甚至出现多系统、器官损害。T_4明显升高，^{131}I甲状腺摄取率4 h>68%，24 h>85%，多伴高峰前移。

六、甲亢危象的诊断

甲亢危象的诊断详见表9-2。

表9-2　甲亢危象的诊断标准

体温（℃）	分数	心血管系统 心率（次/分）	分数
37.2	5	99～109	5
37.8	10	99～109	5
38.3	15	110～119	10
38.9	20	120～129	15
39.4	25	130～139	20
>40	30	>140	25
中枢神经系统症状	**分数**	**充血性心衰**	**分数**
无	0	无	0
轻度（焦虑）	10	轻度（双下肢肿）	5
中度（谵妄、精神病、昏睡）	20	中度（双侧肺底湿润）	10
重度（癫痫、昏迷）	30	重度（肺水肿）	15
消化系统症状	**分数**	**心房纤颤**	**分数**
中度（腹泻、恶心呕吐、腹痛）	10	有	10
重度（不能解释的黄疸）	20	诱因	0
无	0	无	0
有	10	有	10

注：分数<25无甲亢危象；分数25～44为甲亢危象前期；分数≥45为甲亢危象。

七、病因诊断

在甲亢确诊的基础上，应尽可能确定引起甲亢的原因。

八、与甲状腺疾病的鉴别诊断

（一）Graves病

Graves病（GD），1825年英格兰医生帕里（Parry）首次报告，1835年爱尔兰内科医生罗伯特·詹姆斯·格雷夫斯（Robert James Graves）也报告了本病，1840年德国医生巴塞杜氏（Basedow）再次报告本病。国际上多称Graves病，欧洲称此病为Basedow病。常称原发性甲亢，又称毒性弥漫性甲状腺肿，也称突眼性甲状腺肿。

GD是自身免疫性疾病之一，其特征包括：①甲状腺肿大的同时伴有甲亢，常伴有突眼；②血中存在过氧化物酶抗体（TPOAb）、甲状腺球蛋白抗体（TGAb）和TSH受体抗体（TRAb）等针对甲状腺的自身抗体；③甲状腺内有淋巴细胞浸润；④循环和甲状腺内存在针对甲状腺抗原的T细胞；⑤常与1型糖尿病、Addison病、系统性红斑狼疮等自身免疫性疾病共存。

（二）结节性甲状腺肿伴甲亢

5%～8%甲状腺肿患者久病后出现甲亢症状，是结节性甲状腺肿伴甲亢，又称毒性多结节性甲状腺肿，多见于高龄患者。肿大的甲状腺内多发结节，结节质地韧。一般甲亢症状体征较轻，心血管系统症状较突出，消瘦和乏力较为明显，可伴有厌食，眼征罕见。T_3、T_4多高于正常，血清TT_3、TT_4或FT_3、FT_4较接近或稍微超过正常值范围上限。核素显像示核浓聚征象。

（三）高功能甲状腺腺瘤

甲状腺腺瘤自主分泌T_3、T_4，其分泌T_3、T_4不受丘脑及垂体调控，甲状腺腺瘤分泌过量T_3、T_4致出现甲亢，此甲状腺腺瘤为高功能甲状腺腺瘤，又称为毒性甲状腺腺瘤，多见于中老年患者。甲亢症状较轻，仅有心动过速、消瘦、乏力、腹泻、心房纤颤、心力衰竭或肌无力等临床表现。超声检查可发现甲状腺内单发或多发圆形或卵圆形结节，结节边界清晰，无血管杂音。血T_3、T_4升高，尤以T_3增高明显。核素显像示甲状腺内单发或多发结节，呈聚^{131}I的热结节。诊断困难者可行TSH受体基因或G蛋白突变的检测。

（四）碘甲亢

碘是合成甲状腺激素的必需原料，碘不足时，甲状腺激素合成不足，垂体发生代偿性TSH分泌增多以增加甲状腺激素合成。补碘后，在垂体分泌过多的TSH作用下，合成更多T_3、T_4导致甲亢，这种甲亢称为“碘甲亢”。长期大量服碘也可引起甲状腺激素合成过多而致碘甲亢。

碘甲亢一般发生在服碘6个月后，患者多为高龄，先出现神经、心脏症状，然后出现乏力、体重下降等。甲状腺轻度肿大，质地较韧并可触及，结节甲状腺核素显像差，少见突眼，肌肉轻度萎缩。碘甲亢时甲状腺摄碘率降低，24 h摄碘率低于30%。碘甲亢是暂时性的，停服碘可自动消失。

（五）甲状腺癌伴甲亢

极少的甲状腺癌组织和（或）甲状腺以外的转移癌组织分泌大量甲状腺激素，引起甲亢症状。甲状腺癌多行甲状腺全切或大部切除，术后垂体代偿性分泌TSH增多，导致残存的癌组织或转移灶产生多量甲状腺激素而引起甲亢。0.25%～2.50%的甲状腺癌伴甲亢，多见于30～40岁中年人，女性多于男性。甲状腺癌伴甲亢患者有甲亢症状，甲状腺肿大不明显，一般无眼征。血清T_3、T_4水平升高，TSH水平降低。^{131}I显像见甲状腺癌组织部位放射性浓聚呈热结节征象，甲状腺外转移灶如肺、骨等部位吸收放射性。

（六）亚急性甲状腺炎

亚急性甲状腺炎是甲状腺非化脓性炎性病变，多见于40岁左右的青壮年，女性多于男性，发病前多有上呼吸道感染史。甲状腺腺泡受到破坏，甲状腺激素入血可致甲亢，以甲状腺及周围疼痛为主要症状，早期可出现高代谢综合征，血清T_3、T_4可增高，但多为一过性的。典型的病程可分为4期：甲亢期、甲状腺功能正常期、甲状腺功能减退期及甲状腺功能正常期。体征检查甲状腺有肿大，质地较韧，有明显的触痛。实验室检查血沉明显增快，甲状腺摄^{131}I率下降，穿刺细胞学检查可见大量的炎性细胞及巨细胞。

（七）桥本甲状腺炎

桥本甲状腺炎多发于中年女性，表现为甲状腺肿大，但质地坚韧，多结节样改变，早期可出现代谢亢进的临床表现，与Graves病的表现很相似，但随着病情的发展，高代谢综合征能逐渐缓解，多数最终发展为甲状腺功能减退。^{131}I吸收率减低，TPOAb、TGAb呈高滴度阳性且不易转阴。细胞穿刺见大量淋巴细胞浸润，这是本病特征性表现。细针抽吸细胞学或手术切除活检行病理组织检查可确诊。

（八）无痛性甲状腺炎

无痛性甲状腺炎的发病和临床表现与亚急性甲状腺炎的情况相似，但无甲状腺部位疼痛。甲亢多为轻至中度，也可伴白细胞减少、肝转氨酶升高和心房纤颤，症状持续数周至数月。50%的患者甲状腺不肿大，50%患者甲状腺轻度肿大，质地稍韧，无结节、无血管杂音。血清T_3、T_4、FT_3大多升高，也可有正常；FT_4部分升高，TSH均减低，^{131}I摄取率均低于正常。正常甲状腺素血症期，持续数周，低甲状腺素血症期，持续1～6个月。此两期临床症状分别呈相应甲状腺功能表现，血清TSH在初期为低值，然后逐渐升至正常和高值，临床症状消失，血清甲状腺激素水平及同位素检查恢复正常。

九、与非甲状腺疾病的鉴别

（一）神经官能症

神经官能症的患者常有心悸、出汗、失眠、手颤以及活动后心率增快等与甲亢相似的表现，但一般无食欲亢进，休息时心率正常，无甲状腺肿及突眼。神经官能症患者甲状腺功能正常。

（二）更年期综合征

更年期综合征的患者常有情绪不稳定、烦躁、失眠、阵发潮热、出汗及怕冷等症状。但甲状腺形态及甲状腺功能基本正常。

（三）抑郁症

抑郁症隐匿起病，有体虚乏力、表情淡漠、精神忧郁、消瘦、食欲缺乏等症状，这与淡漠型甲亢的临床表现很相似。

（四）糖尿病

多食、易饥饿及消瘦是糖尿病的主要症状，这些症状与甲亢的主要症状极为相似。少数甲亢患者可有糖耐量减低、血糖增高及尿痛，部分糖尿病患者可有高代谢状态。临床上，应注意糖尿病和甲亢两种疾病并存。

（五）心血管系统疾病

充血性心力衰竭、顽固性房颤、冠心病及高血压等心血管系统常见疾病的临床表现可能是甲亢的不典型表现，若经心血管专科治疗效果欠佳或无效时，须注意排除甲亢。

（六）消化系统疾病

甲亢患者有多食、易饥饿、肠蠕动加快及排便次数增多等消化系统症状，临床常被误诊为消化吸收不良或慢性结肠炎等消化系统疾病。但甲亢极少有腹痛、里急后重等表现，粪便中无红细胞、白细胞。

（七）单侧突眼

甲亢眼病常为双侧病变。甲亢出现单侧突眼时需注意与眼眶内肿瘤等鉴别。眼球相关影像学检查可明确诊断。

（八）其他

若出现消瘦、低热等临床表现，应排除结核、肿瘤等消耗性疾病。甲亢患者表现为肌萎缩时，应与原发性肌病相鉴别。

第六节　并发症

一、甲亢性心脏病

（一）症状

1. 心悸

甲亢时常出现或进食后出现心悸、情绪激动，严重时静止状态下也出现心悸。心动过速、前期收缩或房颤是引起心悸的常见原因。

2. 呼吸困难

由于甲亢导致骨骼肌和肋间肌的疲劳，在轻或中度劳动或运动后可出现呼吸困难。

3. 心前区疼痛

一般轻微疼痛，常为沉重的痛感，有时有典型的心绞痛发作。

（二）体征

脉搏100～120次/分，最快可达200次/分。收缩压升高，舒张压略降低，脉压加大。脉压极大时可有颈动脉搏动、枪击音、水冲脉及毛细血管搏动等周围血管征。心搏增强，甚至出现振动，触诊震颤明显。心音响亮具有冲击感，第一心音亢进，心前区可听到Ⅱ级、Ⅲ级收缩期杂音。

（三）检查

1.心电图

心电图检查常见窦性心动过速、心房颤动。不常见的有前期收缩、阵发性房速、心房扑动以及阵发性室速等。P波振幅增加，T波高圆、平坦或倒置，ST段压低。

2.X线

X线检查肺动脉扩张，一般心脏大小正常，病变严重者心影呈主动脉型或者左右心扩大型。

3.超声

超声探测心脏结构上可示心室肥厚或扩大。可合并有二尖瓣脱垂、松弛、反流，三尖瓣反流，主动脉瓣反流。

4.预后

甲亢性心脏病，可能因未能发现甲亢，而仅针对心脏疾病进行治疗，以致疗效不佳或病情恶化。应用合适的治疗方法积极控制甲亢，甲亢性心脏病可好转或治愈。单纯的甲亢极少出现心力衰竭，甲亢患者出现心房纤颤后或伴有其他原因导致心脏病，则心力衰竭发生率增加。甲亢时肺动脉及右心室压力增高，故易出现右心衰竭。冠脉正常的甲亢患者发生心绞痛常在甲亢治愈后消失。

二、甲亢合并糖尿病

甲亢患者如经正规治疗后，消瘦、乏力、食欲亢进等临床症状无好转甚至加重，要及时检测血糖，对空腹血糖正常或轻度升高者，应做葡萄糖耐量试验以诊断糖尿病。糖尿病患者如果出现糖尿病病情加重，多汗、甲状腺增大、心率增快和房颤等症状以及胰岛素需要量增加时，要考虑合并甲亢。

甲亢伴糖尿病的治疗首先控制甲亢，治疗甲亢的疗程相对较长。若甲亢被有效治疗，糖尿病亦可迅速被控制。对甲亢合并轻型糖尿病者，给予口服降糖药即可，较重患者用胰岛素或两者合用治疗效果更好。

三、甲亢性肾损害

在患甲亢不久或数年（1～9年）后发生肾脏损害。有典型的甲亢高代谢症状，且为就诊的首发症状，同时患者有不同程度的少尿、浮肿、血尿，尿蛋白、血浆球蛋白增高，C3降低等急性肾炎或肾病综合征表现，临床表现多呈典型的肾病综合征，一般无高血压或肾功能不全。早期可仅表现轻度蛋白尿和镜下血尿，后期多见镜下血尿和蛋白尿，有低血钾、酸中毒、低血钙、尿呈碱性，骨密度降低等。

甲亢患者如有少尿、浮肿，应考虑到可能合并肾炎。初诊的甲亢患者亦应做尿常规，以便及时发现肾损害。常规实验室方法检查明确肾损害诊断，可做放射性核素肾动态显像和肾小球滤过率测定。必要时均须经皮肾穿刺活检进行免疫病理检查，免疫复合物性肾炎的病理改变，多呈膜性肾病，间接免疫荧光法显示甲状腺抗原在肾小球内沉积。

在对甲亢进行了充分治疗的基础上，加用免疫调节药物，以抑制或调节免疫功能，尽快控制肾脏病变。

四、甲亢合并肝脏损害

甲亢合并肝脏损害，肝脏损害临床症状多表现为消化障碍、食欲缺乏、腹泻、乏力、黄疸、瘙痒、尿黄、肝区不适或隐痛等症状。体查巩膜及全身皮肤黄染、肝大、肝区压痛或叩击痛。实验室检查显示肝功能异常。

甲亢合并肝脏损害常与甲亢伴病毒性肝炎及抗甲状腺药物合并肝脏损害相鉴别。抗甲状腺药物在剂量上多选用常规剂量控制甲亢，护肝治疗后肝功能及肝大可恢复正常。

五、甲亢性肌病

甲亢并发肌肉病理改变称为甲亢性肌病，临床研究发现，发病过程中*HLA－DR3*等基因起着重要作用。依其发病特点和病变部位不同分为5种。

（一）急性甲亢性肌病

甲亢时甲状腺激素升高尤其是游离甲状腺素，或者甲亢在应激状态下，交感神经系统兴奋增加，产生多量儿茶酚胺，甲状腺激素可提高儿茶酚胺的作用，使机体组织反应性增高而导致甲亢危象。严重的甲亢影响脑部功能、麻痹延髓致肌肉无力，首先出现表情淡漠、吞咽困难、复视、发音障碍，很快出现松弛型瘫痪导致呼吸肌麻痹危及生命。此病称为急性甲亢性肌病或急性甲亢性脑病，又称甲亢伴急性延髓麻痹。

急性甲亢性肌病其发病迅速，病势凶险，首先应积极处理甲亢危象，必要时行气管切开，呼吸机辅助呼吸抢救生命。

（二）慢性甲亢性肌病

80%的甲亢患者有慢性甲亢性肌病，多见于中年男性，女性少见。主要表现为缓慢发展逐渐加重的肌肉无力、肌肉萎缩及肌纤维颤动，但无肌肉瘫痪和感觉障碍。

甲亢性肌肉无力主要对称分布在接近躯干的肩膀和大腿以及大小鱼际肌和臀肌。肩胛肌无力程度重于骨盆肌，四肢伸肌无力程度重于屈肌。临床主要表现为难以完成提物、梳头、高处取物等动作，上楼梯艰难，蹲下后不能站起。

新斯的明类药对本病无效，只有积极控制甲亢后，肌病即好转或痊愈。

（三）甲亢性周期麻痹

甲亢时致交感神经功能亢进，增多的儿茶酚胺类和甲状腺激素使血糖升高，刺激胰岛素分泌，细胞外钾离子进入细胞内合成糖原。细胞内外钾离子分布异常，骨骼肌动作电位异常，骨骼肌收缩力降低而出现瘫痪。这种甲亢性瘫痪在周期性诱因下发作，故称为甲亢性周期麻痹。

甲亢性周期麻痹常见诱发因素有剧烈运动、重体力劳动、紧张焦虑、寒冷或多量进食高碳水化合物等。患者多为男青年，常在夜间发作。神志清晰，多发生双下肢瘫痪，少见于上肢。轻者表现四肢无力，重者肢体不能活动，表现为上肢、下肢、躯干软瘫，呈对称性弛缓性麻痹，腱反射减弱或消失并伴随肌电兴奋性消失，严重时所有骨骼肌包括呼吸肌均陷入麻痹。实验室检查血钾含量降低，多在含量<3.5 mmol/L可诊断。

甲亢性周期麻痹最根本治疗措施是对甲亢的治疗。甲亢性周期麻痹发作时，应立即补钾，可口服氯化钾，发作严重者需静脉补钾，补钾治疗后症状迅速恢复。呼吸肌麻痹时应用呼吸机辅助呼吸抢救生命。对同时伴低镁血症者，应补充镁剂。

（四）甲亢性眼肌麻痹

甲亢是自身免疫性疾病之一，甲状腺球蛋白抗原-抗体复合物沉积于眼外肌细胞膜，随淋巴细胞浸润眼外肌而发生炎症反应、炎症水肿致突眼以及出现甲亢性眼肌麻痹。临床症状有：眼球活动受限、复视、斜视、视物不清、失明等。眼科检查可见：突眼、眶水肿、结膜充血、角膜暴露、角膜干燥、炎症、溃疡、继发感染及视神经萎缩。甲亢性眼肌麻痹通过实验室、超声、CT检查可确诊。

（五）甲亢伴重症肌无力

甲亢性肌病涉及全身多处肌肉组织发生严重肌无力称为甲亢伴重症肌无力。常见累及肌肉依次为眼肌、面肌、吞咽肌和颈、躯干、四肢肌肉。好发于女性，临床主要表现为眼睑下垂、复视、言语不清、咀嚼无力、饮水呛咳、吞咽困难、头部沉重、颈项疲软、两臂上举无力、上楼困难、下楼易跌倒、起立困难、呼吸困难、发绀，严重时呼吸停止。

六、甲亢合并皮肤病

甲亢患者皮温较高且全身多汗而温湿，触摸感觉皮肤细腻、光滑、柔软、薄，犹如天鹅绒状，这是甲亢合并皮肤病时的特征性改变。可有过敏及瘙痒，查体时皮肤有充血、发红、浮肿、白癜风、色素沉着及荨麻疹等体征。头发和体毛细且软，常伴脱发及斑秃。甲亢患者指（趾）甲出现纵横纹理或呈凹形，远端略微翘起呈勺子状。

胫骨前黏液性水肿是甲亢合并皮肤病时的典型改变，又称Graves皮肤病。胫骨前黏液性水肿好发于胫骨前中下部，可扩展至足背。黏液性水肿常呈对称分布，可有过敏及瘙痒。查体：皮肤增厚、粗糙而坚韧，脱屑；呈棕红、红褐或暗紫色；皮肤表面及周围毳毛增生、变粗、毛囊角化；皮损融合呈橘皮样、疣状，有斑块状结节，结节边界清楚，直径5～30 mm，隆起于皮肤，凹凸不平，压之无凹陷。

七、甲亢性骨病

甲亢性骨病是由于甲亢所继发的骨骼系统疾病，最常见的并发症为骨质疏松，甲亢性骨质疏松患者严重结果是病理性骨折。甲亢性骨质疏松常见症状之一是骨痛，骨痛多见于肋骨、骨盆及脊椎骨；其次为驼背，表现为身高缩短，背曲加重。化验时血钙过高、血清骨钙素明显升高、尿钙增高、尿脱氧吡啶啉升高。X线检查可见骨密度降低，手指或掌骨骨膜下对称分布新骨形成似肥皂泡样粗糙的突起。

八、甲亢合并脑梗死

患者近期未进行规范、正确甲亢治疗，甲亢症状未被控制，若同时发生脑梗死，并能排除高血压、动脉粥样硬化、风心病等常见的导致脑梗死的致病原因，甲亢应与脑梗死有因果关系。治疗甲亢是脑梗死恢复的关键，随着甲亢病情的好转，神经系统病变也可好转，这说明脑梗死的发生和甲亢的病理有相关性。

九、癫痫发作

全身或局灶性癫痫发作在甲状腺毒症及甲亢危象中并不多见，癫痫发作时有可能出现昏迷、锥体束征及精神状态改变等。大约2/3甲亢患者脑电图发现异常，如慢波活动、小频度增加，这些是甲亢的首发症状。

十、震颤与不自主运动

查体时发现甲亢患者的手、舌、眼睑微闭时常有轻微而有节律的震颤。下肢的抖颤常使走路困难，双手不自觉、不自主地抖颤会影响写字和持筷进餐。

十一、锥体束损害

少数甲亢患者可出现双侧锥体束征，也可出现偏瘫、截瘫等锥体束损害，还可出现共济失调或脊髓病变。

十二、皮质脊髓束病变

伴有皮质脊髓束病变的甲亢患者一般都有肌肉无力，呈进行性加重，还会出现尿失禁或大便失禁。物理检查显示强直性痉挛、肌肉软弱、萎缩、反射亢进、阵挛及BaBinski征等。经治疗甲亢后以上症状都可缓解。

十三、自主神经损害

自主神经损害主要有多汗、心悸、心率>120次/分、失眠、多梦、性欲减退、男性阳痿或女性月经失调等症。

十四、神经损害

视神经损害最常见，出现视盘水肿、球后视神经炎、视力减退、中心暗点、视神经萎缩等。还可出现第Ⅴ、Ⅸ、Ⅹ对颅神经损害，表现为发音及吞咽困难等。

十五、甲亢性精神障碍

甲亢患者可能出现焦虑、躁狂、性格改变、精神分裂症等症状，还可能出现意识障碍、认知功能受损、淡漠等精神障碍。

第七节　治疗和康复

一、抗甲状腺药物

（一）药理

甲亢的基础治疗是抗甲状腺药物（ATD)。ATD主要有两类药物：硫脲类和咪唑类。硫脲类常用药物是丙硫氧嘧啶和甲硫氧嘧啶，咪唑类常用药物是甲巯咪唑和卡比马唑。这两类药物均是通过抑制碘的有机化并且阻断甲状腺酪氨酸偶联过程，从而减少甲状腺激素的合成，减轻甲亢症状达到治疗目的。硫脲类和咪唑类药物对甲状腺内已经合成的甲状腺激素无抑制作用。单纯ATD治疗的治愈率为40%左右，复发率达50%～60%。

（二）ATD适应证

ATD的适应证有：①轻、中度病情；②甲状腺轻、中度肿大；③孕妇、高龄或由于其他严重疾病不适宜手术者；④手术前和^{131}I治疗前的准备；⑤手术后复发且不适宜碘治疗者；⑥中至重度活动的Graves眼病（Graves' orbitopathy，GO）患者。

（三）ATD副作用

ATD副作用有粒细胞缺乏症、皮疹、中毒性肝病、血管炎、胎儿皮肤发育不良等。

二、放射^{131}I治疗甲亢

（一）^{131}I治疗机制

核素^{131}I口服后被上消化道迅速吸收，经血循环到达甲状腺组织并聚集，^{131}I产生γ-射线、β-射线，最后由尿、粪排出。人体组织对γ-射线的吸收甚微，对甲状腺滤泡产生毁坏作用的是高能量且射程仅0.5 cm的β-射线。甲状腺组织细胞被β-射线破坏从而减少甲状腺激素产生达到控制甲亢的目的。^{131}I治疗甲亢的治愈率达到85%以上。

（二）^{131}I治疗甲亢适应证

^{131}I治疗甲亢适应证：①甲亢合并甲状腺肿大Ⅱ度以上；②对ATD过敏；③ATD治疗无效或手术治疗后甲亢复发；④甲亢并严重心脏、肝、肾等器官功能障碍；⑤甲亢伴白细胞、血小板减少或全血细胞减少；⑥不同意外科手术治疗或者禁忌外科手术；⑦浸润性突眼；⑧轻症和稳定期的GO。

（三）^{131}I治疗禁忌证

^{131}I治疗禁忌证是妊娠和哺乳期。

（四）^{131}I治疗并发症

^{131}I治疗并发症是放射性甲状腺炎、喉炎、喉水肿、甲状腺功能减退、加重GO、诱发甲亢危象。

三、外科手术治疗

（一）外科手术方式

通常采取甲状腺次全切除术，术后甲亢复发率为8%。可行全甲状腺切除术，术后甲亢复发率为0%。

（二）手术适应证

手术适应证：①腺肿大显著（>80 g），有压迫症状；②重度甲亢，长期服药无效或停药复发，或者不能坚持服药者；③胸骨后甲状腺肿；④细针穿刺细胞学证实甲状腺癌或者怀疑恶变；⑤ATD治疗无效或者易过敏的妊娠患者。

（三）手术禁忌证

手术禁忌证：①合并较重心脏、肝、肾疾病，不能耐受手术；②妊娠T1期和T3期。

（四）手术主要并发症

手术主要并发症：甲状旁腺功能减退症（hypoparathyroidism，HP）、喉返神经损伤以及甲状腺功能减退症。

四、甲亢危象的治疗

甲亢危象的治疗有以下7点：①去除诱因；②应用抗甲状腺药物如丙硫氧嘧啶；③服用碘剂复方碘溶液；④应用β受体阻断剂普萘洛尔；⑤糖皮质激素静滴；⑥在上述常规治疗后效果不满意时，可选用腹膜透析、血液透析或血浆置换降低血浆甲状腺激素浓度；⑦高热者物理降温。

五、甲亢的中医治疗

甲亢的中医治疗多以疏肝理气、养阴清热为主，软坚化结、消痰化瘀为辅，辨证论治。

第八节　预防和健康管理

身体健康是每一个人最真实的意愿和目标，要达成这个目标，就必须进行健康管理。健康管理的目的是维护人体健康，健康管理的宗旨和职责是使人体生命沿着正常健康的轨道发展运行。

一、心理指导

甲亢不仅是身体疾病，也是心理疾病，应对甲亢患者开展心理疏导。通过授课、健康教育等方式向甲亢患者讲解甲亢发生的病因、诱因、发展过程、治疗方法和转归。使患者达到认识疾病、重视疾病、促进健康、建立健康行为的目标。

通过增加患者对甲亢的认识，让患者了解甲亢本身可能导致的情绪改变，患者就会进行自我心理调节，保持情绪平稳，减少负面情绪，提高疾病治愈率。通过解释安慰，消除患者内心负面观点，提高战胜疾病的信心。

甲亢患者均存在不同程度的焦虑、急躁及易怒，这就要求医务人员应主动关心体贴患者，做到态度和蔼、语言温柔，解释其易怒、烦躁是由于甲状腺激素分泌过多提高了中枢神经兴奋所致，告诉患者要耐心治疗，待病情稳定后，症状会逐渐消失。

指导患者学会放松调节心情，如听轻音乐，适当进行户外活动等以舒缓患者的紧张情绪，通过自我锻炼，加强自我调控能力、应激能力，减轻焦虑水平，不要给自己太多的压力和负担，保持心情舒畅、精神愉快及情绪稳定，引导其树立积极乐观的态度，增强治疗自信心。

向患者家属解释患者易怒的行为是暂时的，应理解患者的烦躁、易怒、易激动等行为，告知患者家属一系列症状是由于疾病引起的，会因有效治疗而改善，让家属安慰体贴患者，减少冲突，以免患者情绪恶化。家属切不可冷漠责备，应给甲亢患者营造一个良好的治疗环境，从而建立其信心，配合治疗。

二、饮食指导

高热量：向患者解释消瘦是由于甲状腺激素分泌增多消耗能量所致。为其制定合理的食谱，合理搭配，保持足够的营养；嘱患者多食高热量食物，可通过餐次的增加而增加能量。

高蛋白：肉类、禽蛋类、淡水鱼、虾、蟹类含有丰富的蛋白质，是可以进食的。

高维生素：多吃新鲜蔬菜、水果、粗粮以补充多种维生素和无机盐；增加动物内脏、新鲜绿叶蔬菜的摄入以补充钙和铁离子。若腹泻严重，应进食少量纤维素或易消化饮食。

多喝水：因患者多汗，应多喝水，每天饮水2500 mL左右以防止脱水。

低碘饮食：禁食富含碘的海生动植物如紫菜、海带、海苔、带鱼、黄鱼、黄花鱼等。很多合成食品中也富含碘也要禁食，如海鲜味方便面、寿司、海鲜味火锅底料等。尽量选用无碘盐，碘盐虽然也可食用，但应在储存碘盐时容器不加盖使碘挥发。做饭时提前放碘盐，高温炒制让碘挥发后再食用。

其他：慎用含碘药物，如西地碘含片、胺碘酮、碘造影剂、碘甘油等；禁食辛辣刺激食物，煎炸食物；禁烟酒、浓茶、咖啡。

三、起居指导

劳累、刺激、感染等是加剧甲亢病情的诱因，应尽量避免，须督促患者适当休息，不能过劳，不熬夜。严重甲亢或合并心衰及严重感染者，应绝对卧床休息。保持居住环境的干净、清静，避免强光，最好是单间。若患者过度紧张或睡眠差，可适当加用镇静安定类；患者若多汗，应勤换内衣及床单等。结合患者的身体素质，制订运动计划。病情较轻、心脏功能无异常者根据自我耐受能力可做力所能及的活动，以活动后不感到劳累为宜。

四、用眼指导

减少用眼，少看书报、不看电视以减少对眼的刺激及视力疲劳；甲亢伴有突眼者，上眼药膏，防止角膜干燥，外出时戴深色眼镜以防灰尘或避免强光对眼的刺激。晚上卧床时，头部垫高，以减轻眼部浮肿；甲亢伴有突眼者睡眠时用眼罩或敷抗菌眼膏，以免角膜暴露受刺激而发生炎症。

五、ATD管理

加强ATD管理，指导患者按时、按量服药，帮助患者及其家属了解发生甲亢或甲减的原因，指导处理可能出现的药物副作用及停药后的反应。

告诉患者所用药物的名称及剂量，介绍该药的治疗作用及服用方法；治疗甲亢的全部疗程需要2年的时间。甲亢的患者即使症状好转、甲状腺激素水平降至正常亦不能擅自减药或停药，需在专科医生的指导下，通过测试血中抗体水平决定减药及停药时机，部分患者甚至需要长期服药进行治疗，不能过早停药或者不规则地服药。对个别经较长时间服药，病情仍控制不好而产生悲观心理的患者，帮助患者分析原因、建立信心并按医嘱服药。

患者出现怕冷、乏力、浮肿、嗜睡、体重增加过快等症状时，要及时复查血T_3、T_4、TSH，及时调整药物剂量以避免甲状腺功能减退，告知患者不能随便加减药物。

加强患者对用药的依从性，详细告诉患者ATD的常见副作用。服药期间若出现皮疹、发热、咽痛、乏力、食欲减退、尿色加深等症状应及时复诊。嘱咐患者开始服药的1～2周内每周随访1～2次，之后2～4周1次，应及时发现粒细胞和肝功能的变化并及时调整用药。告知患者若发现身体状况异常，应及时咨询医护人员，必要时到医院就诊。

六、^{131}I治疗管理

对预服用^{131}I患者进行评估其心理及理解能力，可安排家属旁听，用简单易懂的语言进行讲解，鼓励患者提问。可发放纸质版资料，以便患者及家属随时查看。

告知患者^{131}I是一种放射性药物，服用后在甲状腺局部释放出β-射线，以破坏局部甲状腺组织，达到治疗目的；服用^{131}I须注意安全治疗剂量；服用^{131}I治疗前休息，避免剧烈运动，预防上呼吸道感染；服用^{131}I前2～4周低碘饮食。

告知患者^{131}I为无色、无味液体，服用时无不适感；如早晨后服药，可让患者在早晨6点左右进食稀粥消除空腹感，并减轻患者服用^{131}I后引起胃部不适；服用^{131}I后不可揉捏及按压甲状腺。

告知患者服药2小时后方可进食，多饮水，以加速身体残留^{131}I的排出，以免对身体其他器官造成伤害。如出现心慌、大汗淋漓、恶心、呕吐、颈部肿胀、头晕、皮疹及皮肤瘙痒等，要及时告知医生。

服用^{131}I后到特殊隔离病房隔离7天，独居一室。大小便均排入指定便器内，便后即刻冲洗干净。生活垃圾置入指定垃圾袋内，不可随意乱丢。被汗液及其他身体分泌物污染过的被服放置在指定地点，患者尽可能指定专用餐具。因^{131}I衰变时释放出β-射线对人体有害，与他人应保持一定距离，1个月内不接触婴幼儿。保持良好的休息，避免出现上呼吸道感染，以免影响^{131}I治疗效果。^{131}I起效时间在服药1个月后，部分患者根据医嘱仍需用药。如在遵医嘱用药情况下出现任何不可耐受的身体不适要及时就近就医，服用^{131}I后的3个月后按时复查。

七、生殖及妊娠管理

育龄期的甲亢患者不建议妊娠，最好在甲亢真正痊愈后再考虑妊娠；男性服用^{131}I半年内应避免生育；甲亢合并妊娠者，分娩后不宜哺乳；育龄妇女服用^{131}I半年内应避免怀孕。

八、健康档案管理

为甲亢患者制定病历卡和健康手册，为每位出院患者发放复查注意事项：时间、地点、项目、联系方式等；经治医生建立甲亢患者档案并联网，对化验检查数据进行对比分析，及时调整治疗方案；定期通过电话或科室微信公众号对特殊病情的患者进行随访，了解患者情况，指导患者及时发现和处理相关并发症，避免病情突发变化。

（张玉怀）

参考文献

[1] LEE J J, PEDLEY A, MARQUSEE E, et al. Thyroid function and cardiovascular disease risk factors in euthyroid adults: a cross-ectional and longitudinal study [J]. Clinical Endocrinology, 2016, 85 (6): 932-941.

[2] BEYER C, PLANK F, FRIEDRICH G, et al. Thyroid function and cardiovascular disease risk factors in euthyroid adults: a cross-sectional and longitudinal study [J]. Clinical endocrinology, 2016, 85 (6): 932-941.

[3] MCCAHON D, HAQUE M S, PARLE J, et al. Subclinical thyroid dysfunction symptoms in older adults: cross-sectional study in UK primary care [J]. The British Journal of Genetic Practice: The Journal of The Royal College of General Practitioners, 2020, 70 (692): e208-e214.

[4] ERTEK S, CICERO A F.Hyperthyroidism and cardiovascular complications：a narrative review on the basis of pathophysiology[J]. Archives of Medical Science, 2013, 9(5)：944-952.

[5] TEASDALE S L, INDER W J, STOWASSER M, et al. Hyperdynamic right heart function in Graves' hyperthyroidism measured by echocardiography normalises on restoration of euthyroidism[J]. Heart Lung & Circulation, 2017, 26(6)：580-585.

[6]李媛，楚兰，张艺凡，等. 重症肌无力免疫学机制研究进展[J].中国神经免疫学和神经病学杂志，2015，22(3)：209-214.

第十章
甲状腺腺瘤的诊疗及健康管理

甲状腺腺瘤（TA）是指一类形态规则、包膜完整且具有滤泡分化，但无脉管浸润的良性肿瘤。尽管从其定义上描述较为清晰，但在实际的临床鉴别工作中仍是一项巨大的挑战。甲状腺具有合成、储存、分泌甲状腺激素的作用，对能量和物质代谢具备宏观的调控功能。然而，甲状腺腺瘤的发生不仅会对甲状腺功能造成一定的影响，同时也会对患者的心理状态带来负面干扰，影响患者的生活质量。值得注意的是，甲状腺腺瘤仍被认为是具有一定癌变风险的结节类型，尤其是短期内出现进行性增大并表现出侵袭性特征的腺瘤，根据临床症状及影像学检查进行早期筛查及干预是患者获得较好预后的关键。

第一节　病因及发病机制

关于甲状腺腺瘤的病因仍未明确，一直处于研究阶段。但基于现况调查，女性患有甲状腺腺瘤的风险要显著高于男性，可能与饮食中碘元素的摄入量、颈部射线暴露史及遗传因素有关。目前已证实，颈部大范围的辐射暴露可能是甲状腺腺瘤发病的重要因素，而这种腺瘤的高风险水平往往可能持续数十年并随着辐射剂量的积累而诱发恶变。除此之外，内分泌代谢异常同样可能引起甲状腺腺瘤形成，多项报道指出甲状腺腺瘤具有雌激素依赖特性，而雌激素、孕激素受体的过度表达具有诱导其发病及进展的潜质，这与女性成为甲状腺激素相关疾病的高发群体是相符合的。

第二节　临床表现

甲状腺腺瘤的临床表现一般以颈部无痛性结节多见，但是根据腺瘤的功能状态，可以将其分为无功能甲状腺腺瘤和自主功能甲状腺腺瘤两类，二者最明显的差异则表现在代谢活性的不同。以下将分别对两类甲状腺腺瘤的临床表现进行介绍。

一、无功能甲状腺腺瘤

无功能甲状腺腺瘤，亦可称为静态甲状腺腺瘤，此类腺瘤往往不引起内分泌功能的异常，而是作为一种局限性占位存在。一般具有以下临床表现：①无痛性结节，多数患者一般均以颈部无痛性结节就诊。这些患者往往是在家中或工作时无意间发现颈部出现圆形或椭圆形的无痛性结节，结节通常以单个出现，少数则表现为多个。其质地中等偏韧，可随吞咽动作而上下移动，因疾病进展缓慢，部分患者早期缺乏足够的重视。②吞咽不适，当腺瘤体积较小时患者往往无自觉症状，但较大的腺瘤往往会引起患者吞咽过程中的不适感。③呼吸困难，部分甲状腺腺瘤因体积过大，朝向胸骨后生长时可能会出现压迫气管的现象，往往表现为进行性的呼吸困难。④声音嘶哑，当喉返神经受到腺瘤的侵犯或压迫时，部分患者可能会声音嘶哑。⑤囊内出血，部分腺瘤合并囊内玻璃样变形及血管形成可并发囊内出血，主要表现为颈部结节突发剧痛并出现局部胀痛。

二、自主功能甲状腺腺瘤

自主功能甲状腺腺瘤除了具备无功能甲状腺腺瘤的一般特征，异常的内分泌代谢表现是二者鉴别的关键点。研究发现，此类结节具有较强的碘捕获功能，并且具备合成较多甲状腺激素的能力，从而表现出典型的热结节特征。而在一项评价自主功能甲状腺腺瘤的功能试验中也显示，这种腺瘤具备增加T_4向T_3转化的功能活性，充分增加了血液中甲状腺激素的功能活性形式，显著地抑制了促甲状腺激素的表达，从而诱导甲状腺从甲状腺功能正常发展到早期甲亢阶段。因此，这类腺瘤往往同时具备甲状腺功能亢进的一般临床表现，例如心悸、双手颤抖、体重减轻、潮热、焦虑、易怒、月经周期异常及性欲下降等。此类腺瘤与原发性甲亢的鉴别是临床上决定治疗方式的关键。

第三节　检查方法

甲状腺腺瘤的检查工作是判断其性质的重要手段，目前临床上检查方法主要有：颈部的体格检查、血清甲状腺激素检查、影像学检查及细针穿刺活检。其中，颈部的体格检查是每位患者接受临床医师诊治时必不可少的过程，此方法能够初步判断结节的基本性质，包括大小、形态、活动度及质地等。然而，仅凭借体格检查去明确诊断存在相当大的漏诊率。因此，2015年美国甲状腺协会在成人甲状腺结节和分化型甲状腺癌患者的管理指南中对甲状腺结节的诊疗作出更新与规范。其中，对于腺瘤而言，在完善血清甲状腺相关激素检查的前提下，建议将超声筛查作为首选，并指出结合超声结论及结节大小是评价是否进行活检的主要依据；其次是当考虑结节具备恶性特征时建议完善颈部增强CT或MRI。

一、颈部体格检查

甲状腺的体格检查主要是通过视诊、触诊、听诊等方法对颈部进行检查，侧重点是触诊检查。触诊的检查方法根据检查医师的检查位置分为两种：在前侧触诊时，通常以一手拇指轻压于甲状腺软骨侧缘，并将气管推向对侧，另一手示指、中指在对侧的胸锁乳突肌后缘向前推挤到甲状腺侧叶，拇指在胸锁乳突肌前缘触诊，配合患者的吞咽动作重复检查；在后方触诊时，一手示指、中指施压一侧甲状软骨，将气管推向对侧另一手的拇指，对侧的胸锁乳突肌后缘向前面推甲状腺，示指、中指在前缘触诊甲状腺，配合患者的吞咽动作重复检查。经过甲状腺的体格检查并结合病史，临床医师往往可以对结节的性质做到初步判断。

二、血清甲状腺激素检查

血清甲状腺激素检查，即通过患者外周血检测一些与甲状腺代谢功能相关的蛋白，来判断甲状腺功能是否存在异常。其包含项目一般有：T_3、T_4、FT_3、FT_4、TSH、TPOAb、TGAb及TRAb。一般无功能甲状腺腺瘤不表现以上指标的异常或仅表现轻微异常，而自主功能甲状腺腺瘤往往合并FT_3及FT_4升高而TSH下降。所以，根据血清学激素检查，也可以初步判断甲状腺功能损害类型及结节性质。

三、影像学检查

（一）超声检查

颈部超声检查以平价、无创、快捷等优势作为甲状腺结节初筛的首选影像学手段。灰度和彩色多普勒甲状腺超声是通过评估腺体大小、回声性、回声纹理、边缘和血管分布来区分正常甲状腺实质与弥漫性或结节性甲状腺疾病的最有用的成像方式。超声特征往往作为指导甲状腺结节的初始治疗的依据，某些超声特征，例如囊性或海绵状外观，表明是良性过程，不需要额外测试。可疑的超声模式包括固体成分、低回声、不规则毛刺状轮廓和微钙化，是提示进一步进行细胞学评估。有报告指出，在一项针对668例甲状腺结节的超声剖析中发现，超声横切面与纵切面不同极点均有预测癌变发生的作用，可以作为甲状腺结节恶化的独立预测因子，在鉴别腺瘤与癌结节上具有较高的特异性。有相关研究在传统的甲状腺成像报告和数据系统对结节危险分层评估的基础上，建立了一种结合边缘、形状、回声灶、回声强度和结节晕征等超声特征的新模型，用于区分腺瘤的良恶性，具有较高的敏感性和特异性。

（二）计算机断层扫描检查

尽管传统计算机断层扫描在一些方面，例如腹腔内疾病能够有效弥补气体所致的超声干扰，具有较高的敏感度和特异度，但在甲状腺结节的性质判断中，计算机断层扫描检查的效能依旧存在争议。目前研究表明，咬饼征象、细小钙化特征、形态缺失规则性和增强部分的狭窄或模糊是评估甲状腺恶性结节的重要CT征象，而囊性改变和强化则预示着良性病变。但在一项基于445例甲状腺结节患者超声和CT诊断的对比性调查研究中，研究人员将目标人群结节样本分为无钙化、微钙化和大钙化3类，以评估超声和CT在区分恶性和良性甲状腺结节方面的诊断准确性。结果显示：在无钙化组中，超声的准确性明显高于CT；在大钙化组，超声联合CT比超声更敏感且CT的敏感性和准确性均优于超声。有报告也指出现有甲状腺CT图像的成像算法在显像时存在较明显的伪影和高复杂度，于是设计了一种甲状腺结节分类识别系统，以图像处理算法优化ROI区域并划分结节，并通过低级和高级特征融合分类网络来对良性和恶性结节进行分类，显著提高了CT诊断的准确性与特异性。但是，相较于普通CT，增强CT对于甲状腺的扫描在血管成像方面仍具备显著优势。正电子发射型电子计算机断层扫描是一类具有超高灵敏性及特异性的诊断技术，能够从分子水平对机体及病灶组织细胞进行代谢、功能、血流及增殖等方面的评估，可以更好地表示甲状腺结节的风险，具有优良的敏感性及特异性。

（三）细针穿刺活检

细针穿刺活检（FNAB）通常是鉴定在甲状腺恶性占位的金标准。在诊断效能上，FNAB的敏感性为65%～99%，特异性为72%～100%，但目前仍然存在许多可能导致假阳性或假阴性结果的潜在诊断缺陷。一名细胞病理学家参加了559次FNAB手术，发现结节大小与假阴性率呈正相关（$P<0.05$）；而有研究人员通过纳入384名患者的432个连续甲状腺结节回顾性评估超声引导下FNAB结节的大小和超声模式产生的假阴性率，结果显示：FNAB检测的总体假阴性率为3.2%，但随着K-TIRADS评分的增加，假阴性率有增加的趋势（$P<0.001$）。在低度或高度怀疑结节（K-TIRADS 3和5）中，根据结节大小，假阴性率没有显著差异；在中等怀疑结节（K-TIRADS 4）中，3 cm以上的大结节假阴性率相对较高（$P=0.039$），故其认为结节大小对假阴性率的影响因超声模式而异。然而，目前依旧推荐超声引导下FNAB作为降低假阴性率的手段，并且将此方法优先地应用于无法触及、主要为囊性或过去无法诊断的结节。

第四节　诊断标准及鉴别诊断

一、诊断标准

甲状腺腺瘤诊断主要依据病史、体格检查、B超、CT以及甲状腺穿刺活检等来确定：①颈前无痛性肿块，早期可无明显症状，部分或个别存在吞咽不适或异物感，往往多见于中年妇女。②甲状腺内可扪及单个类圆形结节，个别为多发，表面光滑，界限清楚，与皮肤无粘连，随吞咽上下移动。③B超检查可进一步明确甲状腺腺瘤的大小、形态等，而且无创简便，价格相对低廉。④核素扫描结果通常为温结节，少数则表现为冷结节和热结节，^{131}I摄取率一般无明显异常。⑤甲状腺功能检查，一般为正常，部分高功能腺瘤可表现出异常，通常需要进一步检查。⑥颈部CT可见甲状腺类圆形低密度病灶，边界清楚，强化程度均匀，密度均匀，包膜完整，与周围组织器官无浸润，增强扫描瘤体可见轻度强化或者明显强化，病灶表面蛋壳样钙化，以上为甲状腺腺瘤的特征性表现。⑦FNAB提示穿刺结果为滤泡状腺瘤时，有70%～85%的可能是甲状腺腺瘤。

二、鉴别诊断

（一）结节性甲状腺肿

结节性甲状腺肿多呈甲状腺部位普遍肿大性改变，可合并单发或多发结节样改变。而在地域划分上，甲状腺肿流行地区以结节性甲状腺肿多见，而非流行地区则以腺瘤居多。从病理学角度观察，包膜完整、界限清楚是甲状腺腺瘤的特点，而结节性甲状腺肿的结节通常无完整包膜且界限模糊。

（二）甲状腺癌

甲状腺癌是甲状腺的恶性病变，并且甲状腺癌是甲状腺腺瘤相关鉴别类型中最具实际意义的。通常甲状腺癌有以下特征，如结节质地较韧或较硬，表面有颗粒感或凹凸不整齐，边界模糊，可伴有颈部淋巴结单发或多发性肿大，可粘连。癌灶进一步扩散出现压迫症状时可伴有声音嘶哑、霍纳综合征等，往往需结合FNAB鉴别。

（三）单纯性甲状腺肿

单纯性甲状腺肿与地域因素或生理需求增加有关。往往出现在缺碘地区或青少年人群中，是甲状腺所有病变的最常见类型。病史往往很长，通常在无意中或体检时发现。大多数不伴有结节样改变，但随病因长期未纠正则可呈现单发或多发结节占位，一般为良性，部分囊性结节者可伴有出血、坏死等。针对病因给予碘元素补充或左甲状腺素后可明显改善症状。

（四）亚急性甲状腺炎

亚急性甲状腺炎多继发于上呼吸道感染后，可在数周内发病。表现为单侧或双侧进行性肿大样改变，可有压痛，通常质地较坚硬，伴随症状有发热、咽痛等。急性期甲状腺摄碘率降低，显像多呈冷结节，血清T_3和T_4升高，呈“分离”现象，这有助于诊断。

（五）慢性淋巴细胞性甲状腺炎

此类易与甲状腺癌混淆，但与腺瘤鉴别容易，尤其是对于单发性腺瘤，该病往往以弥漫性甲状腺肿为主要特征，体检或影像学通常不易发现结节。有时由于肿大不对称和表面有分叶，可状似结节，硬如橡皮，无压痛。此病起病缓慢，呈慢性发展过程。值得关注的是，由于与免疫因素有关，该病抗甲状腺球蛋白抗体及抗甲状腺过氧化物酶抗体滴度常呈升高状态。

（六）甲状腺囊肿

甲状腺囊肿内含血液或清澈液体，与周围甲状腺组织分界清楚，相当坚硬，B超常有助于诊断。临床上除甲状腺肿大和结节外，一般无功能方面的改变。

（七）侵袭性纤维性甲状腺炎

此类疾病较少见，表现为结节坚硬，与周边组织容易发生粘连固定。一般进展过程缓慢，部分患者可出现局部隐痛不适感，少数患者可有压痛反应，其临床表现与甲状腺癌较为相似。但是该病通常局部淋巴结并无增大现象，且摄碘率正常或偏低。

（八）甲状腺功能亢进

甲状腺功能亢进主要与自主功能甲状腺腺瘤鉴别，此类腺瘤可引起继发性甲亢，其症状与原发性甲亢基本相似，但不严重。触诊时局部可有单个或多个结节，较正常甲状腺坚硬，一般无突眼症，手部震颤少见，可有甲状腺指端病，局部压迫症状多见，如声音嘶哑，呼吸道受压。疲乏无力、心脏损害在继发性甲亢较多见，一般须行手术治疗。

（九）颈部淋巴结结核

此类患者往往有结核病史，通常继发于肺结核，反复迁延不愈，造成血液播散。颈部淋巴结结核最常见的临床表现为孤立性、慢性、无压痛的淋巴结肿大，可增大数周至数月。早期无明显全身症状，可出现相互粘连和波动感，病变继续发展可发生淋巴结周围炎，使淋巴结与周围其他皮肤组织发生粘连，各淋巴结也可相互粘连，融合成团，形成不易推动的结节性肿块。随着病变进一步发展，淋巴结发生干酪样坏死、液化，并形成寒性脓肿。此时可伴有结核病的典型表现，即中毒症状，包括低热、乏力，以及咳嗽、咳痰，伴有明显的食欲下降、盗汗及体重减轻等。

第五节 并发症

甲状腺腺瘤的并发症及相关问题主要有以下4类：

①肿瘤压迫周围组织脏器，特别是肿瘤体积比较大时可造成食管压迫，引起吞咽不适或吞咽障碍，而气管压迫则会引起呼吸障碍，周围神经受侵犯时则可表现为声音嘶哑。

②少数患者可同时存在甲状腺功能异常现象，例如自主活动性腺瘤出现甲状腺功能亢进症，出现心悸、双手颤抖、体重减轻、潮热、焦虑、易怒、月经周期异常及性欲下降等症状，严重者甚至合并心脏病变，严重影响生活质量。

③如果甲状腺腺瘤合并恶变，还可能出现颈部淋巴结以及远处脏器转移的风险。

④研究发现，甲状腺结节筛查、诊断和治疗过程中患者会根据确诊结果存在不同程度的心理困扰和睡眠障碍，导致术前依从性欠佳。

第六节 治疗和康复

一、甲状腺腺瘤的治疗

尽管甲状腺腺瘤目前依旧被划分为良性病变，但是一旦经FNAB确诊为甲状腺腺瘤，仍需将其视为一种具有恶性风险的结节并进行早期的手术干预。静态甲状腺腺瘤药物治疗一般无效，而自主功能甲状腺腺瘤可根据疾病状态尝试口服碘剂、左甲状腺素或其他控制代谢的药物。在我国，一般较小的腺瘤原则上应行腺瘤切除或单侧甲状腺腺叶切除，并且须行术中切除标本冰冻检查，进一步明确其性质。

然而，手术是一种选择，但也有几种非手术的微创替代方案，包括超声引导的消融程序，例如经传统皮乙醇注射或以激光、射频、高强度聚焦超声或微波能量的形式施加热量及^{131}I治疗。美国临床内分泌学家协会、美国内分泌学院和美国内分泌医师协会在2016年对甲状腺结节诊断和管理临床实践医学指南作出更新：强调经皮乙醇注射应作为复发性良性囊性病变的一线治疗选择，而超声引导下的热消融治疗可考虑用于实性或混合症状性良性甲状腺结节，手术仍然是恶性或可疑结节的首选治疗方法。

Ozderya团队通过确定经皮乙醇注射对囊性和混合甲状腺结节的体积、甲状腺功能测试、抗体滴度和细胞学变化的影响，结果显示纳入研究的53名患者6个月和12个月内导致体积减小80.7%和82.1%且没有任何严重并发症，经皮乙醇注射可以作为治疗良性囊性和混合性甲状腺结节的有效手段。而韩国甲状腺放射学会在2017年甲状腺射频消融指南中提出：使用射频的热消融是一种新的微创方式，可作为良性甲状腺结节（包括腺瘤）和复发性甲状腺癌患者的手术替代方案。一项荟萃分析通过比较两类图像引导热消融方式，射频消融和激光消融，共纳入1186例射频消融手术案例和2009例激光消融手术案例。结果显示：在整体水平上，患者6个月、12个月、24个月及36个月的腺瘤体积减小率（VRR）分别为60%、66%、62%和53%，其中射频消融的VRR依次为50%、68%、75%和87%，而激光消融的VRR分别为48%、52%、45%和44%。通过对比接受射频消融的结节的基线体积明显更小（20.1±22.4 vs 24.6±23.6 mL；$P<0.01$），射频消融后发现压迫症状和美容问题显著减少，表明射频消融和激光消融都能够显著减少结节体积，而从整体效果来说射频消融更佳。

甲状腺射频消融与传统甲状腺切除术相比的前瞻性成本效益分析显示：从并发症角度看，两组并未显示出显著差异；但射频消融术能够显著缩短手术时间和住院时间。在评估手术之间的总成本时，射频消融术仅占甲状腺部分切除术成本的76%，表明射频消融术在成本方面具有竞争力，并能够成为治疗良性甲状腺结节的有效替代方法。

^{131}I治疗目前主要在欧美国家应用于一些药物治疗无效或无明确手术适应证的甲状腺功能亢进患者及甲状腺癌患者，在我国尚未明确开展。然而，早期有研究发现，^{131}I治疗自主性甲状腺腺瘤仍具备一定疗效，该研究表明在追踪的59名患者中有效治疗率为73%且甲状腺功能减退的风险非常低，经测试碘的高活性（>15 mCi）给药可以得到更快的恢复和更高的治疗效率，允许减少治疗的次数以控制辐射量。相较于手术治疗，具有成本低、给药便利、效率高等优势。但目前此类疗法尚未普及且缺乏普遍的临床数据支持。

在我国，目前针对甲状腺腺瘤医疗观念仍以手术治疗为主，而无瘢痕的甲状腺内镜手术正处于普遍推广的趋势，有望成为甲状腺良性病变手术的最佳选择。

二、甲状腺腺瘤的康复

甲状腺腺瘤切除后，一般预后较好，基本可以做到生理康复。但切除后仍需做定期复查，动态监测腺瘤切除后状态以评估是否存在复发现象。然而，目前仍存在部分患者会因颈部手术部位的瘢痕而产生不同程度的心理影响，颈部手术术后患者的心理康复是社会普遍关注的问题。在一项甲状腺切除术后颈部外观对患者生活质量影响的调查中显示：甲状腺术后2年内的568名患者，通过患者报告结局测量信息系统（PROMIS）对焦虑、抑郁、社交活动和疲乏的指标监测，这些指标与颈部外观改变有相关性，也具有统计学意义（$P < 0.001$），而且这部分人群广泛地集中在45岁以下的女性群体中。

一项颈部术后瘢痕满意度调查同样显示：瘢痕长度的影响是显著的，而女性相较于男性对于较长的瘢痕往往表现出更差的态度。因此，外科医生应努力通过最小的切口进行甲状腺手术，以便安全地进行手术，尽量减少手术对颈部美观的影响。

第七节　预防和健康管理

控制疾病发生的危险因素而做到未病防治是治疗之本。尽管甲状腺腺瘤病因未明，但基于一些关于代谢因素的调查研究，仍筛选出一些可能相关的危险因素。一项纳入121702名参与者的横断面调查研究指出：女性、高龄、中心性肥胖、高血压及糖尿病是甲状腺结节的独立危险因素（$P<0.001$）。而另一项基于3661名黑龙江省成年人碘营养与甲状腺结节的横断面调查研究测量了偶然尿液样本和家庭食用盐中的碘浓度，确定碘盐家庭覆盖率为86.56%，而甲状腺结节的患病率为36.88%，最终将女性、年龄（40～49岁、50～59岁、60～70岁）、BMI（肥胖、超重）、高血压病史、糖尿病病史、吸烟史均鉴定为甲状腺结节发病的独立危险因素（$P<0.001$）。而在上海市的碘营养与甲状腺结节患病率的横断面调查研究中显示：血清碘浓度与甲状腺结节患病率之间

呈U形曲线关系。当碘浓度范围为140～400 μg/L时，甲状腺结节的患病率最低。此外，印度一项研究表明，手机辐射同样能够增加甲状腺病变发生的概率且经分析总辐射暴露与TSH值增加之间存在显著相关性（$P<0.05$）。

综合以上，女性、年龄、体重指数（BMI）、血清碘浓度、电子产品辐射、吸烟史及一些慢性疾病如高血压、糖尿病等均可能对甲状腺结节（包括腺瘤）的发病造成影响。因此，从以上方面进行预防和健康管理是降低甲状腺腺瘤发生的潜在的有效手段。

一、BMI管理

BMI的定义是体重（以kg为单位）/身高^2（以m为单位），是一类综合反映机体营养代谢的基本健康指数，其正常范围是18.5～23.9 kg/m^2。如果BMI≥24 kg/m^{2}诊断超重，BMI≥28 kg/m^{2}诊断肥胖，反之当BMI<18.5 kg/m^{2}则考虑体重过轻。将BMI控制在正常范围内是降低甲状腺腺瘤发生的基本条件。第十届全国中西医结合营养学术会议推荐的膳食构成组为蛋白质供能15%，脂肪应低于30%，而碳水化合物则应控制在50%～55%。在食物选择中应在保证营养的前提下，少食用高脂类的食品、少喝软饮料、酒类，多选择低能量、有饱腹感、富含膳食纤维的食物，并对人群进行营养教育的普及，以此来有效控制BMI的稳定。

二、血清碘浓度管理

自1995年起，国家实行碘盐政策，通过在食盐中添加碘元素以改善全民缺碘的状态，至今人群缺碘状况已经得到很大的改善。尽管如此，从饮食上调节碘的摄入仍是控制血清碘浓度平衡的关键。因此，了解我国主要食物碘含量范围是增强人群主观上饮食水平控碘的有效策略。据调查，现阶段主要食物类别碘含量为：谷薯豆类食物碘含量P95低于或接近8 ug/100 g，其中全谷物高于精细谷物；蔬菜、蘑菇总体碘含量较低，而嫩茎叶类是碘含量相对较高的一类蔬菜；并且受水碘因素影响，部分来自高水碘地区的蔬菜碘含量高于低水碘的地区；藻类是变异较大的富碘食品，可从10 mg/kg到1000 mg/kg；畜禽类食物碘含量的变异可能受饲养条件影响；蛋类、海洋水产品碘含量较为丰富，其中贝类 > 虾蟹 > 鱼类。了解饮食中碘元素的含量有助于个体化控碘。

三、电子产品辐射管理

信息时代迅捷的步伐已让人们的生活无法离开手机、电脑等电子产品，电子产品在一定程度上是具有危害性的，尤其是熬夜时暗光条件下辐射对于颈部的危害是巨大的。限于一些客观条件，培养一些健康的生活习惯，例如制定合理的作息规律、加强身体锻炼及转移注意力等是减少电子产品辐射引起甲状腺疾病发生的有效策略。

四、戒烟教育管理

尽管目前并无直接证据将吸烟与甲状腺腺瘤建立起发病联系，但是基于人群横断面调查仍将其定义为引起甲状腺患病的危险因素。据调查，全球范围内烟民按照性别分别约有47%的男性和12%的女性，同时很多年轻人正不断加入吸烟行列。尽管女性和青少年占据极少数，但由于这两类人群存在身体结构、免疫状态、激素特点及物质代谢等多方面的显著差异（相较于男性），吸烟导致的健康损害远大于成年男性。研究表明，肺气肿和慢性支气管炎的患病风险在女性吸烟群体中表现为更高且随着年龄增长，肺功能较同龄人也表现出明显的下降趋势，同时患有肺部恶性肿瘤的概率也随之提升；不仅如此，一些心血管系统疾病如脑卒中、主动脉瘤破裂等更易发生于女性吸烟者。在更年期之后，由于体内激素的变化，吸烟的女性发生冠心病的风险更大。而孕妇作为一类特殊的群体，在接受吸烟或二手烟危害后，发生流产、早产或宫外孕的概率显著增加，最终会导致胎儿发育异常。而年轻人吸烟往往是基于一种从众心理，即环境因素和模仿效应。吸烟除了对呼吸功能产生损害，同样也会影响骨骼发育，二手烟也会造成更强的危害传播，严重影响不吸烟人群。因此，加强戒烟教育刻不容缓。

通常有以下方式，如基于心理社会学模式，强调强化自控能力，主要运用行为改变理论；另一部分基于医学模式，强调控制戒断症状来促进戒烟成功，主要应用尼古丁替代疗法。而其他的有效戒烟方法包括药物疗法、针灸疗法、催眠疗法、厌恶疗法。虽然每种戒烟方法或多或少能帮助吸烟者戒烟，但由于吸烟者对烟草的依赖涉及生理、心理和社会等多方面的因素，吸烟者戒烟困难又在于戒烟过程中遇到许多不利因素。因此，多种戒烟方法的联合使用应广泛普及。

五、慢性病预防管理

高血压及糖尿病是影响人类生活方式最常见的慢性病，同时也可能与甲状腺结节（包括腺瘤）的发生有关。除了遗传因素引起的发病，从良好的生活习惯及健康的饮食方式去规避这两类疾病的患病风险是最佳的选择。目前，精神压力大、工作节奏快、饮食不规律、熬夜等多种不良的生活及习惯是造成患病的主要危险因素。通过对生活方式及饮食习惯进行合理的调整，有助于降低患病风险，主要依赖于以下几个方面：①控制体重、减轻体重对血脂控制具有积极影响，有助于改善血管内壁的脂质损害，防止动脉粥样硬化斑块的形成，并且有助于降低血糖；②限制钠盐摄入，饮食要以清淡为主，少食咸菜、榨菜，一般每天钠元素摄入量建议不超过6 g；③限制碳水化合物摄入，碳水化合物成分是导致高血糖的主要原因，应减少碳酸饮料、橙汁及高糖类饮品的饮用，多食新鲜的蔬菜和水果，补充微量元素；④戒烟，吸烟者应主动寻求方法戒烟，减少烟雾对血管内壁及胰岛功能的有害刺激；⑤限酒，推荐每天酒精的摄入量不超过2两，以戒酒为最佳标准；⑥制定合理的作息规律，拒绝熬夜与懒觉，每天保证8小时的充足睡眠时间；⑦合理增加运动量，保持心情愉悦，减轻精神压力。

（毛杰）

参考文献

[1]KRÁTKÝ J, VÍTKOVÁ H, BARTÁKOVÁ J, et al. Thyroid Nodules: Pathophysiological insight on oncogenesis and novel diagnostic techniques[J].Physiological Research, 2014, 63 (suppl2): S263-S275.

[2]RON E, BRENNER A. Non-malignant thyroid diseases after a wide range of radiation exposures [J]. Radiation Research, 2010, 174(6):877-888.

[3]SOLTER M, POSAVEC L, SOLTER D, et al. Increased thyroidal T4 to T3 conversion in autonomously functioning thyroid adenoma: From euthyroidism to thyrotoxicosis[J]. Annales d'endocrinologie, 2011, 72(3):208-210.

[4]HAUGEN B R. 2015 American thyroid association management guidelines for adult patients with thyroid nodules and differentiated thyroid cancer: What is new and what has changed?[J]. Cancer, 2017, 123(3):372-381.

[5]ALEXANDER L F, PATEL N J, CASERTA M P, et al. Thyroid ultrasound: Diffuse and nodular disease[J]. Radiologia Clinics of North America, 2020, 58(6):1041-1057.

[6]DURANTE C, GRANI G, LAMARTINA L, et al. The diagnosis and management of thyroid nodules: A Review[J].Jama-Journal of the American Medical Association, 2018, 319(9):914-924.

[7]ZHANG F, RUSSELL Y X, GUBER H A. Transverse and longitudinal ultrasound location of thy-

roid nodules and risk of thyroid cancer[J]. Endocrine Practice, 2021, 27(7):682-690.

[8]CHEN L, ZHANG J X, MENG L C, et al. A new ultrasound nomogram for differentiating benign and malignant thyroid nodules[J]. Clinical Endocrinology, 2019, 90(2):351-359.

[9]PICCARDO A, TRIMBOLI P, FOPPIANI L, et al. PET/CT in thyroid nodule and differentiated thyroid cancer patients. The evidence-based state of the art[J].Reviews In Endocrine & Metabolic Disorders, 2019, 20(1):47-64.

[10]AHN H S, NA D G, BAEK J H, et al. False negative rate of fine-needle aspiration in thyroid nodules: Impact of nodule size and ultrasound pattern[J].Head & neck, 2019, 41(4):967-973.

[11]CHOONG K C, KHIYAMI A, TAMARKIN S W, et al. Fine-needle aspiration biopsy of thyroid nodules: Is routine ultrasound-guidance necessary?[J]. Surgery, 2018, 164(4):789-794.

[12]STASIAK M, LEWIŃSKI A. New aspects in the pathogenesis and management of subacute thyroiditis[J]. Reviews in Endocrine & Metabolic Disorders, 2021, 22(4):1027-1039.

[13]RALLI M, ANGELETTI D, FIORE M, et al. Hashimoto's thyroiditis: An update on pathogenic mechanisms, diagnostic protocols, therapeutic strategies, and potential malignant transformation[J].Autoimmunity Reviews, 2020, 19(10):102649.

[14]LI R, LI G, WANG Y, et al. Psychological distress and sleep disturbance throughout thyroid nodule screening, diagnosis, and treatment[J].J Clin Endocrinol Metab, 2021, 106(10):e4221-e4230.

[15]OZDERYA A, AYDIN K, GOKKAYA N, et al. Percutaneous ethanol injection for benign cystic and mixed thyroid nodules[J]. Endocrine Practice, 2018, 24(6):548-555.

[16]KIM J H, BAEK J H, LIM H K, et al.2017 Thyroid radiofrequency ablation guideline: korean society of thyroid radiology[J].Korean Journal of Radiology, 2018, 19(4):632-655.

[17]TRIMBOLI P, CASTELLANA M, SCONFIENZA L M, et al. Efficacy of thermal ablation in benign non-functioning solid thyroid nodule: A systematic review and meta-analysis[J]. Endocrine, 2020, 67(1):35-43.

[18]SCHALCH M S, COSTA A N, DE SOUZA R P, et al. Radiofrequency ablation of thyroid nodules: prospective cost-effectiveness analysis in comparison to conventional thyroidectomy[J]. Archives of Endocrinology and Metabolism, 2021, 65(6):752-757.

[19]DOTINGA M, VRIENS D, VAN VELDEN F, et al. Managing radioiodine refractory thyroid cancer: the role of dosimetry and redifferentiation on subsequent I-131 therapy[J]. Quarterly Journal of Nuclear Medicine and Molecular Imaging, 2020, 64(3):250-264.

[20]KURUMETY S K, HELENOWSKI I B, GOSWAMI S, et al. Post-thyroidectomy neck appearance and impact on quality of life in thyroid cancer survivors[J]. Surgery, 2019, 165(6):1217-1221.

[21]XU L, ZENG F L, WANG Y T, et al. Prevalence and associated metabolic factors for thyroid nodules: a cross-sectional study in Southwest of China with more than 120 thousand populations[J]. BMC Endocrine Disorders, 2021, 21(1):1-11.

[22]BABY N M, KOSHY G, MATHEW A. The effect of electromagnetic radiation due to mobile phone use on thyroid function in medical students studying in a medical college in south india[J]. Indian Journal of Endocrinology and Metabolism, 2017, 21(6):797-802.

第十一章
甲状旁腺疾病的诊疗及健康管理

甲状旁腺是人体内分泌腺之一，通常以对称的方式分布于甲状腺左右两叶背侧的中部和下部，一般有4枚，呈棕黄色，卵圆形。甲状旁腺的主要生理功能为分泌甲状旁腺激素（PTH），调节机体内钙离子、磷离子的代谢。

第一节　甲状旁腺功能减退症

一、病因病理和分类

甲状旁腺功能减退症（HP），也被称作甲旁减。主要是指由于各种原因导致甲状旁腺激素（PTH）的分泌过少和（或）效应不足所引起的一系列临床综合征。PTH的生成和分泌不足会导致机体出现血钙降低、血磷升高以及尿磷排泄减少的症状。当甲状旁腺出现功能低下时，就会出现PTH的分泌减少，导致血钙逐渐下降，同时血磷逐渐上升。甲状旁腺功能亢进症（hyperparathyroidism）是因为甲状旁腺发生肿瘤或者增生等自身病变，导致PTH大量合成，而PTH分泌不足，导致破骨细胞作用减弱，从而使得骨钙的动员以及释放减少。同时会使得1α-羟化酶水平下降，导致1，25双羟维生素D［1，25-dihydroxy-Vi-tamin D，1，25（OH）2D］的生成减少，使得小肠对钙离子的吸收减少。在以上机制的共同作用下，使血液中钙离子减少，而PTH分泌减少的同时还使得肾脏的近曲小管对原尿中磷离子的重吸收增加。从而导致尿磷的排泄减少，血磷升高，见图11-1。

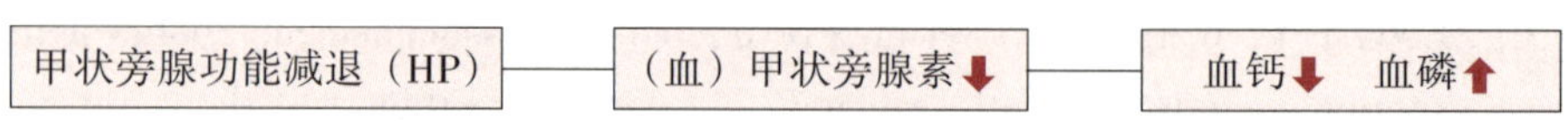

图11-1　HP实验室检查

机体的血钙降低会使神经肌肉的兴奋性增加，从而使患者出现手足搐搦、口周及肢端麻木等症状。更严重者会出现喉痉挛或癫痫样大发作，危及生命。而长期的血钙降低还会引起白内障、基底节神经钙化，以及皮肤、毛发、指甲等外胚层病变。如果儿童长期出现低钙血症还会导致智力发育受到影响。HP在临床上可分为继发性、特发性和假性甲状旁腺功能减退症（pseudo-hypoparathyroidism，PHP）。

（一）继发性HP

继发性HP最常见的病因是颈前部的手术，约占所有致病因素的75%。对甲状腺、甲状旁腺、喉或其他颈部良恶性疾病进行手术治疗都有可能会导致继发性HP，其中在接受了甲状腺全切术的患者中会有多达7%的患者会出现继发性HP。大部分学者认为，术后继发性HP的诊断标准为术后血钙<2.0 mmol/L（8.0 mg/dL）且PTH显著降低或者全段PTH（intact PTH，iPTH）<15 pgm/L。如果在手术后此种状态持续超过6～12个月即可诊断为永久性HP，而出现术后永久性甲状旁腺功能损伤的原因可能是甲状旁腺切除或其血供被阻断。同时造成继发性HP的其他相关危险因素有自身免疫性甲状腺疾病（格雷夫斯病或者桥本甲状腺炎）、胸骨后甲状腺肿、甲状腺肿复发再手术等。同时继发性HP的出现和程度也与患者在术前的维生素D水平、手术范围、术者经验、术野暴露程度等多种因素具有一定相关性。

（二）特发性HP

特发性HP较少见，主要是与自身免疫性疾病和（或）遗传疾病有关。其中1型自身免疫性多发性内分泌腺病（autoimmune polyendocrinopathy syndrome 1，*APS-1*）、DiGeorge综合征、甲状旁腺功能减退症-耳聋-肾发育不良综合征以及1型和2型Kenny-Caffey综合征等都有导致特发性HP的可能。而在自身免疫性HP中，主要表现为HP、艾迪生病、原发性肾上腺皮质功能减退症、念珠菌病等疾病的是由*AIRE*基因突变导致的*APS-1*型。同时在原发性血色病和长期输血的患者中会出现机体铁负荷增加，除了HP外还会导致其他内分泌疾病，如糖尿病、甲状腺功能减退症、骨质疏松症和性腺功能减退症。更为罕见的导致特发性HP的疾病还包括继发性肿瘤转移以及电离辐射。

有研究发现*PTH*基因、转录因子*GCMB*、钙敏感受体（*CaSR*）、编码G蛋白α11亚单位的*GNA11*和*SOX3*基因突变也可造成特发性HP。与此同时，具有这些病因的特发性HP还会通过常染色体显性、隐性和X连锁隐性遗传。因此，具有低龄起病、相关家族史、念珠菌病、多发性内分泌腺体功能减退等的患者群体，均应纳入遗传性HP考虑范围，积极建议完善遗传咨询和致病基因检测。

（三）假性HP

假性甲状旁腺功能减退症（pseudo-hypoparathyroidism，PHP）的主要发病机制是由PTH受体缺陷所导致的PTH抵抗。通过对可疑患者注射PTH后，尿液中的cAMP水平是否升高分为*PHP* Ⅰ型（不升高）和Ⅱ型（升高，分子缺陷尚不明确）。而根据*GNAS*基因缺陷方式又将*PHP* Ⅰ型分为*PHP* Ⅰ*a*（母源性*GNAS*基因突变）和*PHP* Ⅰ*b*（*GNAS*基因上游甲基化差异表达区域的甲基化异常），*PHP* Ⅰ*c*是由*GNAS*基因第13外显子突变导致，是*PHP* Ⅰ*a*的变异型。同时，尚有少数肢端发育不全（*PRKAR1A*或*PDE4D*突变）的患者也会出现类似的生化改变，见图11-2。

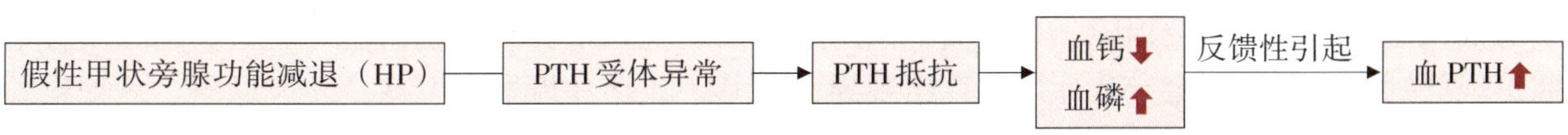

图11-2　PHP机制

假-假性甲状旁腺功能减退症（PPHP）：在典型的Albright遗传性骨营养不良（AHO）患者中，有一类仅存在AHO特殊体征，但没有相应的生化及代谢异常，具有这一类临床表现的患者即为PPHP。经过研究，PPHP的病因与编码*Gsα*的父源性*GNAS*基因杂合突变有关，这类患者只具有AHO中的体态异常表现，但不存在对PTH激素抵抗的生化改变。应用分子遗传研究显示遗传性骨营养不良主要在染色体20，常染色体显性遗传缺陷所致。PPHP一般无须特殊治疗，如病情严重，应须治疗干预，临床上基本采用与特发性甲状旁腺功能减退症相同的治疗措施。待血液生化维持到正常水平后，PTH代偿性分泌增多一般也可得到纠正，见图11-3。

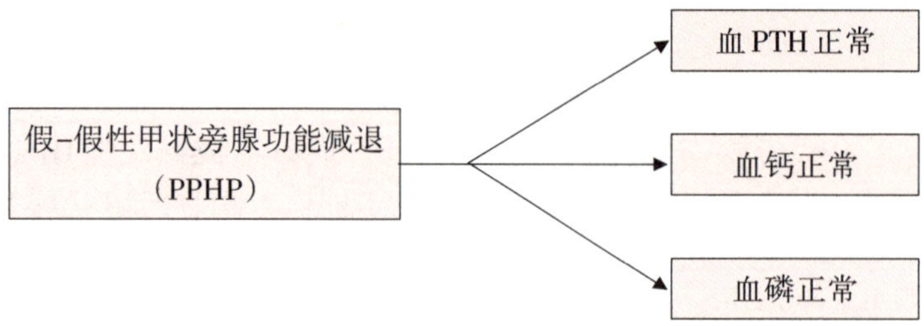

图11-3　PPHP的实验室检查

二、临床表现

甲状旁腺功能减退症的主要生化特点是低钙血症和高磷血症，而血钙下降的速度、程度及其持续的时间是患者是否出现临床症状的主要决定因素。

（一）神经肌肉表现

慢性低钙血症的患者可能没有神经肌肉相关的症状，只有血钙浓度降低到一定程度时，才会使患者出现神经肌肉兴奋性增加。可表现为疲乏，四肢及口周麻木；手足搐搦表现呈双侧对称性，腕及手掌指关节屈曲，指间关节伸直，大拇指内收，形成鹰爪状；同时患者的双足常呈强直性伸展，膝关节及髋关节屈曲。病情严重的患者会出现全身骨骼肌及平滑肌痉挛，同时出现喉痉挛、哮鸣、支气管痉挛和哮喘。通过查体还会有束臂加压试验（Trousseau）阳性和面神经叩击征（Chvostek）阳性的体征。

（二）精神症状

部分患有HP的儿童患者有一定可能出现惊厥或癫痫样全身抽搐。患者在病情发作时如不伴有手足搐搦，常会被诊断为癫痫大发作导致误诊。在手足搐搦发作过程中，部分伴有基底节钙化的患者还会出现帕金森综合征、肌张力障碍、偏侧投掷症、舞蹈症、手足徐动症、动眼神经危象等其他运动障碍。有些患者的精神状态还会出现异常，常见的有抑郁、焦虑和人格障碍。

（三）外胚层组织营养变性

长期患有HP的患者还会出现外胚层组织营养变性的症状。最典型的表现为：皮肤干燥、浮肿且粗糙；毛发粗糙、脆弱和稀疏，甚至出现斑秃；以及具有明显特征性横沟的脆甲症。HP造成的低钙血症还会引起白内障、角膜炎，同时还会出现视盘水肿和角膜钙化等症状。当在发育早期出现低钙血症时，还会导致牙齿发育出现异常，其中包括牙齿发育不良、牙齿迟萌、牙釉质及牙根形成缺陷、龋齿磨损等，并且低钙血症的严重程度及病程长短还会影响牙齿发育不良的严重程度。在治疗中，尽早纠正低钙血症可使影响降至最低。

（四）其他

除了以上典型症状，长期患有严重HP的患者还会出现充血性心力衰竭、胸痛、心律失常。

进行心电图检查还会出现心脏传导阻滞，长Q-T间期和ST-T改变等异常表现；通过脑电图检查还会出现癫痫样波。对患者的低钙血症进行纠正后，心脑电图的异常改变也会随之消失。伴有慢性低钙血症的患者，常会出现无力、头疼、全身发紧、举步困难、张口困难、口吃或吐字不清、智力减退等症状。部分患者还会出现长期不缓解的便秘，伴有脂肪泻的发作性腹部绞痛；患有先天性HP的患者，还有可能出现骨质硬化、骨皮质增厚和颅面骨畸形等症状。

如果患者的HP是由其他的一些疾病或者综合征导致的，还会出现听觉丧失、肾功能异常、先天性畸形、身材矮小、免疫缺陷、心脏畸形、骨骼畸形等与伴发疾病相关的症状和体征。与APS-1型相关的HP患者会伴发念珠菌病、艾迪生病等，并且念珠菌病会先于其他免疫性疾病发生，常出现累及指（趾）甲、皮肤及胃肠道的症状且真菌治疗对以上症状无效。

三、实验室检查

患有HP及PHP的患者均有不同程度的低钙血症，总血钙水平低于2.13 mmol/L（8.5 mg/dL）。当患者出现相关症状时，总血钙值一般多低于1.88 mmol/L（7.5 mg/dL），血游离钙常低于0.95 mmol/L（3.8 mg/dL），血游离钙的测定对患有低白蛋白血症的患者更有诊断意义。同时多数患者会出现高血磷，少部分患者血磷正常，碱性磷酸酶（alkaline phosphatase，ALP）水平多数情况下正常。在HP的患者中，血iPTH水平一般情况下低于正常，少部分患者处于正常范围。同时低钙血症对甲状旁腺会产生强烈的刺激，当总血钙值低于1.88 mmol/L（7.5 mg/dL）时，会造成血PTH出现大量升高，最高可达正常值的5～10倍。因此，当患有HP的患者出现低钙血症时，血PTH仍会维持在正常水平。在检测血PTH的同时还应同时检测血钙值进行综合判断与分析，而在PHP的患者中，血iPTH水平会高于正常水平。对患者进行尿液检查，一般会出现尿钙减少，尿磷也减少的结果。但在一些患者中，尿钙排除会出现明显升高，呈高尿钙性低钙血症的表现，同时当HP患者接受钙和维生素D制剂治疗后，随着患者的血钙水平得到纠正，患者也会出现高尿钙症。

四、影像学检查

对于患有HP的患者，进行头颅CT平扫检查可有效评估颅内是否有钙化及钙化的范围。应用裂隙灯检查可以有效评估患者是否出现低钙性白内障。对肾脏钙化、泌尿系统结石的评估可以运用腹部超声，必要时可进行泌尿系统CT。如需要对PHP患者进行骨密度检测，可以运用双能X线吸收测定法（DXA）进行检测。

五、诊断和鉴别诊断

HP患者通常有反复发作的手足搐搦、麻木等感觉异常，实验室检查表现为低钙血症、高磷血症、PTH水平降低，如能排除肾功能不全者可作出诊断。同时有部分患者因出现反复癫痫发作和（或）发现颅内钙化、白内障等症状于医院就诊；也有患者有可能会因为PTH血症、矮小、骨骼畸形等症状就诊。因此，凡是具有以上临床表现或生化异常的患者都应积极考虑到患有HP或PHP的可能，进一步完善相关检查以完成鉴别诊断。对于HP或PHP的患者，主要进行的鉴别诊断包括低钙血症的鉴别诊断、HP病因的鉴别诊断及PHP的分型诊断等。

HP的主要致病原因包括：

①由于多种基因突变导致的甲状旁腺发育不良；

②进行颈部手术或自身免疫疾病导致的甲状旁腺被破坏；

③新生儿低钙血症或低镁血症导致PTH的分泌减少；

④各种原因导致的PTH抵抗（如PHP）或PTH基因本身出现突变。

在临床上应该对患有低钙血症的患者进行详细的评估，主要有颈部手术史、特殊药物服用史、血维生素D代谢物水平、血镁水平以及肾功能等。在进行病情评估的同时，最好对血钙、磷、PTH、25羟维生素D、血镁、血肌酐、肌酸磷酸激酶及24 h尿钙等水平进行详细测定。维生素D缺乏或抵抗所致低钙血症的患者同时还会伴有低磷血症、血PTH升高，病情严重者还会表现出骨软化症或佝偻病等。HP或慢性肾功能不全的相关低钙血症都会出现低钙血症、高磷血症，需要进一步完善PTH水平进行诊断和分析。

而对于没有颈部手术史的患者，主要是起病年龄较轻的患者，如果表现出相关综合征、HP症状或有自身免疫性疾病家族史的患者，可以进行疾病相关的基因检测和（或）家系筛查，同时血镁水平的异常也会对甲状旁腺的功能造成影响。许多患有HP的患者会出现慢性低镁血症，而镁离子的缺乏又会反过来加重HP患者低钙血症的症状和体征。因此，需要注意检测患者的血镁水平，如有必要，可以对血镁进行纠正后再行甲状旁腺功能复查。

六、治疗

HP和PHP属于终身性疾病，治疗的主要目的是：

①对相关症状进行有效控制，积极调整使血清钙水平恢复正常或接近正常，包括终止手足搐搦再次发作；

②尽可能使甲状旁腺相关并发症的发生次数减少；

③避免患者出现维生素D中毒的情况。

（一）急性低钙血症的治疗

对于急性低钙血症，处理原则主要是补充钙剂和活性维生素D的同时积极纠正低镁血症。治疗的目标是使血钙达到正常值的低值或者略微低于正常值低值，这样既可以缓解临床症状的发生，降低出现低血钙并发症的可能，还可以避免在接受后续治疗后出现继发性的高钙血症和高钙尿症。

当患者出现手足搐搦、喉痉挛、哮喘、惊厥或癫痫样大发作时，首先应该马上静脉注射10%葡萄糖酸钙10～20 mL，注射速度应缓慢。如有必要，4～6小时后重复注射，每日酌情注射1～3次。同时可采用10%葡萄糖酸钙100 mL（含元素钙900 mg，稀释于生理盐水或葡萄糖液500～1000 mL，速度以每小时不超过元素钙4 mg/kg为宜）持续静脉滴注，在治疗过程中须积极检测血清钙离子的水平，避免出现高钙血症，导致致死性心律失常的发生。如果发作情况较严重，也可在短期内使用地西泮或苯妥英钠肌肉注射以快速对搐搦与痉挛进行控制。

（二）间歇期治疗

HP及PHP的长期治疗方案为口服钙剂、活性维生素D或其类似物，以及普通维生素D。这种治疗方案是通过使用大剂量的钙和活性维生素D或类似物来提高肠道对钙离子的吸收，从而纠正肠道钙离子吸收减少和肾脏对钙离子的排泄增加所导致的低钙血症。对于HP及PHP的间歇期治疗，其治疗的主要目标是：

①使低钙血症造成的症状得到缓解；

②在HP患者，尽可能使患者空腹的血钙维持在正常值的低值或略低于正常值，即维持血钙在2.0 mmol/L以上，而PHP患者应将血钙维持在正常范围内；

③调整血磷处于正常值或略高于正常值；

④避免或减少高尿钙的发生；

⑤维持钙磷处于5.5 mmol/L或4.4 mmol /L 以下；

⑥积极防止肾脏出现如肾结石或肾钙质沉积等异位钙化，对于PHP患者，尤其是PHPⅠb型患者，为了避免或减轻骨骼病变，建议尽可能控制PTH水平处于正常范围内。

1. 钙剂

原则上应该进行长期补充钙剂，对于孕妇、哺乳妇女和小儿酌加。补充方法为每日口服含钙元素1～1.5 g的药物钙，以碳酸钙为主（供给1 g元素钙需乳酸钙7.7 g、葡萄糖酸钙11 g、氯化钙3.7 g或碳酸钙2.5 g），维持血钙可以接近正常水平为最好，不宜过高。当血钙出现升高后，肾脏排出磷离子的阈值相应降低使得尿磷排出增加，血磷随之下降。因此，一般不需要服用降低血磷的药物。同时在饮食方面应注意摄入高钙食物，避免摄入高磷食物。

2. 维生素D或其衍生物

轻度症状的甲旁减患者，在经过积极补充钙与限制磷的治疗后血清钙基本可以保持正常，从而使症状得到控制。而症状较重的患者则需要使用维生素D制剂作为甲旁减低钙血症的二级用药。常用的有：

①1，25-（OH）$2D_3$（骨化三醇），每粒胶囊含量为0.25 μg，通常用0.25 μg/d，根据血钙升高情况可逐渐加量到1.5 μg/d，该药对肝功能受损者也有效。

②1α（OH）D_3主要用于肝功能正常者，摄入后在肝脏中25-羟化酶的作用下转变成1，25-（OH）$2D_3$，从而发挥作用。

③维生素D_3 3～10万 U/d，甲旁减的患者其肾脏中1α羟化酶的作用会受到影响减弱，从而使外源性维生素D转变为活性维生素D的过程受到阻碍。因此，需要较大的药物剂量，但起效较慢。同时在体内的清除速度也很慢，停药至少需2周～4个月作用才会消失。而羟化的活性维生素D疗效迅速且稳定，仅需要口服给药即可。停止用药后3～6天作用即会消失，但缺点是价格比较昂贵。

在HP的治疗过程中，维生素D与钙剂的剂量可以做到相互调节。因为增加维生素D的剂量可以提高肠道对钙离子的吸收，从而减少钙剂的使用；增加钙剂的使用也可以增加肠道对钙离子的吸收，可以相应减少维生素D的补充。在甲旁减的病程中，肾脏肾小管对钙离子的重吸收减少，肾小球对钙离子滤出增加，使得在血钙正常的情况下（如2.35 mmol/L）出现明显的高尿钙。因此，在甲旁减的治疗中，应用钙剂和维生素D的目标是减轻、控制临床症状，而不是使血钙恢复到正常范围，故最好将血钙维持在2.0～2.25 mmol/L。这样既可以防止低血钙导致的手足搐搦发作，又可以控制血钙不会过度升高造成尿路结石、肾钙质沉积、肾功能减退及维生素D中毒。在治疗期间应积极复查血钙、血磷和血肌酐及尿钙水平，以做到及时调整用药剂量，避免维生素D过量中毒、高钙血症的发生。PHP患者还需监测血PTH水平。

3. 纠正低镁血症

在HP患者的病程中，低镁血症通常与低钙血症同时存在。低镁血症会导致PTH的分泌以及生理效应均减低，使低钙血症难以纠正。严重低镁血症（低于0.4 mmol/L）的患者会出现低钙血症和手足搐搦等临床表现。因此，在对患有HP的患者进行补充钙剂和应用维生素D治疗的同时应当给予补镁治疗。尤其是对于病程长、低血钙难以纠正者，积极补镁有助于提高疗效。补镁的主要方式是给予患者10%硫酸镁10～20 mL缓慢静脉注射（10～20 min）。如血镁仍处于较低水平，1 h后还可重复进行注射，但肌肉注射容易产生局部疼痛和硬结，临床上一般较少使用。除静脉注射外，还可口服氯化镁3 g/d或静脉滴注10～14 mmol/L，对于肾排泄镁功能正常的患者，可以通过检测尿镁来作为判断补充是否适量的指标。

4. 手术治疗

HP常并发白内障，须手术治疗。对于通过药物治疗无效或已发生各种并发症的HP患者可考虑进行手术同种异体甲状旁腺移植治疗，但该治疗方法目前存在缺乏供体的困难。

5. PTH 替代治疗

在HP低钙血症的治疗中，尽管大剂量使用了钙剂和活性维生素D。但仍有部分患者的血钙仍然无法被提升到目标值水平，并且长期大剂量使用钙剂和活性维生素D可能还会引起高尿钙、肾结石、肾钙质沉着症和异位钙化的可能。此外，用钙剂和维生素D的治疗方案仍无法解决由于PTH缺乏所致的骨转换降低的问题。因此，出现了使用PTH替代治疗的方案，该治疗方案的明显优势是PTH在纠正低钙血症的同时还会显著降低尿钙水平。使用PTH替代治疗可以避免使用常规治疗会发生的高尿钙、肾结石和肾钙质沉着症，并且能纠正常规治疗不能纠正的骨代谢异常。目前在临床研究中，主要有两种PTH及其类似物被用于HP的治疗：特立帕肽和重组人甲状旁腺激素（1-34）。

第二节　甲状旁腺功能亢进症

甲状旁腺功能亢进症，又被称为甲旁亢。在临床上主要分为原发性、继发性、三发性和假性4种，此节重点讲述前2种。

一、原发性甲状旁腺功能亢进症

原发性甲状旁腺功能亢进症（primary hyperparathyroidism，PHPT）是因为甲状旁腺自身出现病变，主要是出现肿瘤或者增生，从而导致PTH大量合成。大量合成的PTH分泌入血后对骨骼和肾脏产生作用，使得钙磷代谢紊乱并累及多个器官系统的内分泌疾病。

（一）病因和病理

原发性甲状旁腺功能亢进的主要病因为甲状旁腺腺瘤（85%）、甲状旁腺增生（15%）和甲状旁腺癌（1%～2%）。甲状旁腺的病变导致甲状旁腺大量分泌PTH并释放入血，血中高水平的PTH导致骨质溶解，骨钙释放入血后引起高钙血症。因为肿瘤具有自主性，所以血钙高水平并不能反过来抑制甲状旁腺PTH的分泌，从而导致血钙进一步升高。PTH的作用是促进肾脏分泌的25-（OH）D_3转化为活性更高的1，25-（OH）$2D_3$，而后者会促进肠道对钙离子的吸收，导致高钙血症进一步加重。高钙血症导致肾小球滤出的钙离子增加使尿钙排出增加，同时肾小管对无机磷的重吸收减少，导致尿磷大量排出，血磷降低。PTH还会促进骨基质分解，黏蛋白、羟脯氨酸等代谢产物自尿排泄增多，增多的代谢产物形成尿路结石或肾钙盐沉着症，使得肾脏负荷加重，肾功能受到影响，严重时还会导致肾功能进一步损害发展成为肾功能不全。血钙过高也会导致肺、胸膜、皮肤等出现迁徙性钙化。如果钙化发生在肌腱与软骨，还会引起关节部位疼痛。

（二）临床表现

在所有内分泌疾病中PHPT的发病率排在第三，并且有随年龄增长而增高的趋势。在65岁以上人群中发病率约为1.5%，更年期妇女发病率为2.1%～3.4%。

1. 高血钙

血钙升高会使得全身多个系统出现相关症状，这与血钙升高速度、水平、患者耐受度相关。症状有：①消化系统可出现食欲减退、腹胀、恶心、呕吐，久治不愈的消化性溃疡、顽固性便秘和反复发作的胰腺炎等症状。②神经肌肉系统可出现淡漠的性格改变和肌萎缩、肌电图异常、四肢无力，以近端肌肉为甚；更严重者还有可能出现幻觉、躁狂甚至昏迷。③中枢神经系统可出现记忆力减退，情绪不稳定，其他如口渴、多尿和骨痛等无法解释的精神症状。④泌尿系统出现反复发作的肾绞痛、肾或输尿管结石、肾钙盐沉着，严重者可引起肾功能不全。⑤其他非特异性关节疼痛、皮肤瘙痒、异位钙化等。

2.骨骼系统

在初期会出现背部、脊椎、胸部、肋骨处或四肢等部位骨痛，同时还伴有压痛。下肢由于不能支持过大的重量，常导致行走困难，就医时常被误诊为关节炎或肌肉病变；病程长期影响下会逐渐出现骨骼畸形，可出现长骨骨干、肋骨、颌骨、锁骨巨细胞瘤；身长缩短，甚至会出现病理性骨折，继而因无法活动导致卧床不起。

3.其他症状

少数患者会伴有精神症状，例如出现幻觉、偏执。

（三）辅助检查

1.血钙

如通过实验室检查发现血钙反复多次增高且超过2.7 mmol/L或血清游离钙超过1.28 mmol/L，都应视为疑似病例。在患者早期血钙仅出现轻度的增高且有可能出现波动性，所以对疑似患者应进行反复多次测定。在肾功能不全的患者会出现血磷上升后血钙降低，同时血钙的浓度会与血清甲状旁腺激素浓度和甲状旁腺肿瘤重量之间存在平行关系。

2.血磷

多数患者血磷会低于1.0 mmol/L（3.0 mg/dL），但对于PHPT患者血磷的诊断意义不如血钙增高的诊断意义大，特别是在晚期出现肾功能减退的患者，会出现磷排泄困难，导致血磷升高。

3.血清PTH测定

通过对血清PTH进行测定可以直接对甲状旁腺功能进行检测和了解，诊断原发性甲状旁腺功能亢进症主要的检测方法是全分子PTH 1-84测定。在已经通过病理证实的原发性甲旁亢患者中，有90%的患者出现血清PTH和血钙均明显高于正常值。如患者出现血钙增高但PTH不增高的情况，则应首先考虑癌症或其他原因所致的血钙增高。继发性甲旁亢的患者血清PTH也会出现明显增高，但血钙多数仍正常或偏低。免疫化学发光法PTH正常范围为1～10 μmol/L。

4.尿钙

患有PHPT患者的尿钙、磷排泄增高。主要原因为大量增加的血清钙通过肾小管滤过，导致尿钙也增多。但尿钙排泄量还会受到维生素D和日光照射强弱以及有无尿结石等其他因素的影响，所以对于尿钙的评估意义应进行具体分析。此外，尿中的羟脯氨酸也会增高，其具体的作用与血碱性磷酸酶增高一样，都提示骨骼已明显受累及。

5.X线检查

X线检查表现与患者病变的严重程度有关。主要表现为骨质疏松，全身骨骼如骨盆、颅骨、脊柱或长短骨等处会出现脱钙、骨折和畸形等改变。而本病的其他多发病变（阳性率80%）是骨内侧骨膜和骨皮质吸收、颅骨斑点状脱钙、牙槽骨板吸收和骨囊肿。腹部X线平片可见肾结石、肾钙化及输尿管结石。

6.骨密度测定

PTH增多后，促进骨质吸收，骨密度降低，对皮质骨影响较明显，显示骨量丢失和骨强度降低。

（四）诊断与鉴别诊断

1. 定性诊断

PHPT的主要临床表现有：①反复发作的尿路结石、骨痛；②实验室检查出现高血钙、低血磷、血清碱性磷酸酶增高、尿钙增高；③X线平片有骨膜下皮质吸收、囊肿样变化、多发性骨折或畸形等。通过以上诊断结果基本上可以确定患者为PHPT患者，进行下一步诊断还需要血清PTH测定结合血清钙测定。尤其是处于早期，症状不明显或无症状的患者，血清PTH增高的同时伴有高钙血症是明确诊断的重要依据。其他原因所导致的血钙增高患者会出现PTH分泌被高血钙所抑制，使得血清PTH常降低甚至低于可检测范围。

2. 定位诊断

在通过综合临床表现、实验室检查后，PHTP在术前进行定性诊断并没有多少困难。但即使如此，在决定进行手术治疗之前，还需要进行定位检查以明确具体的手术部位及方案。常用的检查方法包括：B超、甲状旁腺核素扫描、CT和MRI。还有四维CT（four-dimensional computed tomography，4DCT）、123I和99m Tc-MIBI减影技术、正电子发射型计算机断层显像（positron emission computed tomography，PET）、颈静脉分类取样（differential jugular venous sampling，DJVS）等新出现的定位检查方法。无论采用何种检测方法，其目的都是为了明确是哪侧的哪个腺体出现了病变以及病变的腺体处于正常位置还是异常位置，这对手术至关重要。

3. 鉴别诊断

进行PHPT诊断时主要需要除去由于其他原因所致的血钙过高及继发性甲状旁腺功能亢进症（secondary hyperparathyroidism，SHPT）。如恶性肿瘤发生骨转移，常伴有高钙血症，还有多发性骨髓瘤、结节病、乳碱综合征，维生素D、噻嗪类利尿剂中毒等，但上述疾病引起的高血钙一般可被皮质醇抑制。而本病的血钙过高不被抑制，同时血清碱性磷酸酶在本病中多增高而在多发性骨髓瘤患者中为正常。此外，还需要和骨质疏松症、骨质软化症、肾性骨营养不良等代谢性骨病相鉴别。

（五）治疗

对于有症状的PHPT患者目前的治疗还是以外科手术治疗为主，若患者的高钙血症极轻微，或因年老体弱无法耐受手术的患者，可尝试使用药物治疗。

20世纪80年代之前因缺乏医师诊治经验和精确影像学定位诊断方法，为了防止手术不彻底而遗漏病变的腺体，一般均会对双侧的4个腺体全部进行手术探查。而目前仅会对术前怀疑多个腺体肿大、病理证实为增生，找不到腺体、术中位置不典型，不能明确界定上旁腺还是下旁腺的甲状旁腺癌以及多发性内分泌肿瘤综合征的患者实行双侧颈部腺体探查术。探查的方式为“从前到后、从上到下、从外到内、从易到难，仔细辨认、仔细解剖、仔细切除、以免遗漏”。如果探查发现4个腺体均出现增大且提示增生，则需要切除其中3个腺体，第4个腺体只切除50%，必要时可作冷冻切片辅助诊断。同时随着定位技术的进步和经验的积累，目前标准的双侧颈部探查正逐渐被腔镜手术、局麻下小切口手术、机器人手术等微创甲状旁腺切除术联合术中PTH检测的手术方案所取代，这些手术具有创伤小以及皮肤切口小等优势。

如手术成功，术后患者的血清PTH及血液和尿液中的钙、磷水平异常可及时获得纠正。如术后患者出现低钙血症，给予高钙饮食或口服钙剂进行补充即可。但如果残余的甲状旁腺出现血液供应障碍或是纤维囊性骨炎，会出现因“骨饥饿”导致的继发性低钙血症，从而使患者手术后出现严重的低钙血症。如患者的血清钙持续处于2 mmol/L以下，会导致出现手足搐搦等症状，可及时静脉注射10%葡萄糖酸钙20 mL，必要时可重复注射。如在2～3天内相关症状仍不能得到有效控制，可加用维生素D或骨化三醇。如患者同时伴有低镁血症，也应积极给予纠正。

如无症状的PHPT患者符合以下任意一项，也需要进行手术治疗：

①血清钙超过正常上限0.25 mmol/L；

②任何部位的骨密度值低于峰值骨量2.5个标准差，和（或）出现脆性骨折；

③出现肾脏损害且肌酐清除率<60 mL/min；

④年龄<50岁；

⑤患者不能接受临床随访者。

通过使用西咪替丁可阻滞PTH的合成和（或）分泌，从而使血清PTH浓度降低。同时血钙也可降至正常，但停药后有可能会出现反跳性升高。用法：200 mg每6小时1次。一般对有手术禁忌证的患者或须进行术前准备及急性原发性甲状旁腺危象的患者进行使用。

甲状旁腺危象的治疗：甲状旁腺危象又称高钙危象。重症PHPT患者，当血钙>3.75 mmol/L时，会严重威胁生命，必须给予紧急处理。如出现甲状旁腺危象，患者可出现乏力、厌食、恶心、呕吐、多尿、失水及神志改变等临床表现，严重者甚至出现昏迷。治疗方案主要是：①静脉滴注大量生理盐水，每天给4～6 L。大量生理盐水静脉滴注既可以纠正失水，同时使大量血钠从尿中排出从而带动钙从尿中排出。②双膦酸盐，如帕米膦酸钠60 mg，静脉滴注，用1次，或30 mg每天滴注1次，连用2天；也可用唑来膦酸钠4 mg静脉滴注15～30 min，用1次。③呋塞米40～60 mg静脉注射，可促进尿钙排出。但会导致镁与钾同步出现丧失，应给予适当补充，并避免使用噻嗪类利尿剂。④降钙素皮下或肌肉注射，可以抑制骨质吸收。⑤利用血液透析或腹膜透析降低血钙，疗效显著。⑥糖皮质激素（氢化可的松或地塞米松）静滴或静注。

（六）预后

对于接受手术治疗的患者，血清钙水平是判断手术是否成功的指标。手术成功的患者，在短期内高钙血症和高PTH血症就会被纠正且不再形成新的泌尿系统结石。术后1～2周骨痛开始减轻，6～12个月症状明显改善，但骨结构修复则需要2年以上时间。在接受PHPT术后6个月的患者PTH水平仍未恢复正常称为复发。

复发最常见有3种原因：

①患者存在多枚甲状旁腺病变，但初次手术仅切除1枚；

②患者存在初次手术未探及的异位甲状旁腺病变；

③在进行初次手术时仅切除肿瘤，未整块切除周围组织器官。

二、继发性甲状旁腺功能亢进症

继发性甲状旁腺功能亢进症（SHPT）是因为各种原因导致患者出现钙磷代谢紊乱从而引起血清甲状旁腺激素大量分泌，同时甲状旁腺组织代偿性增生引起的一组临床综合征。患有慢性肾功能不全、维生素D缺乏症、肠道吸收不良、骨质软化症等疾病的患者最常发生，也可见于血液透析、妊娠期和哺乳期并发症等情况。

（一）病因及发病机制

病因：1-25（OH）$2D_3$缺乏、低钙血症和高磷血症都会导致出现SHPT。常见的有慢性肾功能不全、慢性肾脏病、长期肾透析治疗、胆道疾病、佝偻病、胃大部切除术后钙吸收不良、维生素D缺乏、妊娠哺乳期钙需要量增加、甲状腺髓样癌分泌降钙素过多等情况。同时长期服用降钙素、镁泻剂、苯巴比妥等药物的患者，会导致钙磷代谢产生异常从而伴发SHPT。在上述原因中最为常见的是由于慢性肾功能不全导致SHPT。因此，SHPT在临床上也被称为反应性肾性甲旁亢。

发病机制：机体对自身钙磷代谢平衡的维持涉及一系列复杂的调控过程，而甲状旁腺和肾脏在整个维持过程当中发挥着关键性作用。正常情况下，甲状旁腺可通过分泌适当水平的甲状旁腺激素敏感地应对血清钙水平的微小变化。PTH可以促进骨吸收，使血钙水平升高，而在肾脏上PTH又可以对促进远曲小管形成刺激从而使肾脏对钙的重吸收增加，减少钙的排泄。同时PTH还可刺激肾脏合成1,25（OH）$2D_3$，作用于肠道会促进肠道吸收钙离子，从而将血钙浓度维持在正常水平。骨细胞合成并分泌的成纤维细胞生长因子23（FGF23）也可以通过抑制近曲小管重吸收磷离子，发挥调节血磷水平的作用。而血清钙、磷和1,25（OH）$2D_3$水平又能适度调节甲状旁腺的分泌功能，两者共同维持机体钙磷代谢的动态平衡。当因为各种原因引起机体钙磷代谢紊乱时，则可导致SHPT发生、血清甲状旁腺激素分泌异常、甲状旁腺组织代偿性增生和腺瘤形成，从而引发一系列的皮肤、骨骼、神经、血液及心脑血管症状。

（二）临床表现

患有SHPT的患者由于甲状旁腺激素水平长期升高，导致血钙、血磷长期处于异常数值，常会引起包括骨骼、心血管、神经、血液等系统在内的多系统损害症状。

骨骼系统：SHPT患者的血清中全段甲状旁腺激素（intact parathyroid hormone，iPTH）水平长期升高会导致机体骨吸收和骨转换增强，从而使骨钙被动员入血，产生严重骨痛、骨质疏松、骨骼畸形、关节周围病变及病理性骨折等症状。同时对于需要行甲状旁腺手术的患者，常会伴有程度不一的肌力下降、骨痛、骨质软化、骨质疏松（伴或不伴病理性骨折），还有严重的关节病变和骨骼畸形（胸部骨骼畸形、退缩人综合征、松鼠牙、海马脸、狮面）等严重的肌肉骨骼系统并发症。大部分患者往往是由于这些症状才就医和行甲状旁腺手术。

循环系统：SHPT患者同时也会出现循环系统的并发症，如血管钙化（外周血管、胸主动脉、冠状动脉、心脏瓣膜钙化）、心脏增大、心脏射血分数下降、慢性心力衰竭、严重心律失常等。如患者出现心血管及心肌常见异常钙化等表现，会使得动脉硬化，出现心脏传导系统及二尖瓣环钙化的症状。在以上病症的综合影响下患者会出现心功能下降、心律失常，严重时可引起心力衰竭、心源性猝死。

神经及精神系统：SHPT患者常见的神经及精神系统相关临床表现有周围神经炎、失眠、精力不集中、抑郁、脑电波异常、辨识力差、认知障碍、易激惹等。

血液系统：患有SHPT的患者还可能会出现促红细胞生成素抵抗或骨髓纤维化症状，从而导致血液系统出现病变。严重者会出现中重度贫血、凝血功能异常等疾病。

其他：SHPT患者也常常会出现皮肤病变，如程度不一的皮肤瘙痒、皮肤及软组织肿瘤样钙化。病情严重的患者还可能会伴有皮肤钙化防御（钙化性尿毒症性小动脉病）。该疾病的特征为系统性小动脉钙化，早期可表现为平复局限性的红斑或网纹青斑，病情进展后会出现呈紫罗兰色的斑块或硬化的结节，最终导致皮肤出现典型的顽固性溃疡或坏死伴黑色焦痂覆盖。患者常同时面临败血症、截肢等恶劣预后，导致治疗困难。严重SHPT患者也可能出现皮肤及软组织转移性钙化、营养不良等并发症。

（三）实验室检查

临床主要通过对PTH、降钙素及25羟维生素D_3等指标进行测定来明确血钙磷及钙磷代谢调节。与原发性甲旁亢患者常出现血钙升高不同，SHPT的患者会出现血钙水平降低或正常、血磷水平升高或正常。如果患者出现血钙持续性升高则提示有甲状旁腺自主分泌性增生结节或腺瘤形成。

PTH测定：对于患有SHPT的患者，在肾衰早期即会出现PTH水平升高，并随着病情逐渐加重。

骨代谢指标：SHPT患者的骨代谢指标主要包括碱性磷酸酶、骨特异性碱性磷酸酶、抗酒石酸酸性磷酸酶5b、骨钙蛋白、骨钙素等。血ALP升高主要反映了骨是否处于高转化状态，具有较大的诊断意义。通过对血清中各种骨代谢生化指标水平进行检测，可对骨代谢状态进行详细评价，从而指导医护在患者围手术期对骨折等相关不良事件进行有效预防。

（四）影像学检查

通过对患者进行X线检查可发现骨质出现普遍性脱钙，同时伴有病理性骨折、骨畸形、骨质纤维化、硬化等表现。行甲状旁腺彩超、CT、MRI以及ECT检查可对弥漫性或结节样增生的甲状旁腺或甲状旁腺腺瘤进行诊断。

（五）治疗及预后

SHPT患者最常见的一组临床症状是钙、磷、甲状旁腺激素代谢紊乱，其中低钙、高磷血症被认为是导致SHPT进一步发生发展的重要因素。因此，对SHPT进行治疗的首要目标是纠正低钙、高磷血症，然后再对PTH分泌进行进一步控制。同时在治疗中应对血钙、血磷水平进行定期检测，通过具体的检测数值对治疗方案进行实时调整。目前，针对SHPT的治疗方式主要有药物、介入和手术3种。

药物治疗：对于SHPT患者，应早期使用钙磷结合剂、活性维生素D_3和钙受体激动剂等药物进行治疗，活性维生素D_3是治疗SHPT应用最广泛的有效药物。在治疗过程中通过维持适当的血钙磷浓度、抑制PTH分泌，可以明显改善患者临床症状。另外，拟钙剂-西那卡塞可以使甲状旁腺细胞膜上的钙敏感受体敏感性显著增加，从而模拟高血钙的环境。诱使甲状旁腺细胞的钙敏感受体发出减少血清PTH分泌的信号，以此降低血钙浓度，该治疗方案被称为药物性甲状旁腺切除。

介入治疗：SHPT的主要有2种介入治疗方案。一种是超声引导下经皮无水乙醇注射术，另一种是超声引导下经皮射频或微波热消融术。目前由于术后复发率较高，无水乙醇注射术已逐渐被淘汰，而热消融术是新发展起来的一项超声介入技术，由于其损伤小、降低PTH效果理想的特点逐渐得到临床医师的认可。

手术治疗：在进行积极的药物治疗之后，仍有部分严重甲旁亢患者的症状无法得到缓解。对于进行药物治疗但疗效甚微的患者，则需要手术治疗。作为药物治疗无效时对SHPT进一步治疗的手段，手术治疗可以有效预防患者出现骨病、骨骼畸形和心血管钙化等并发症，从而改善预后，提高患者的生活质量。

SHPT的手术指征如下：①出现严重的骨痛、骨质疏松、肌痛、皮肤瘙痒等严重影响生活质量的临床表现；②对钙敏感受体激动剂、维生素D及其类似物等药物出现抵抗，高钙血症或高磷血症经内科治疗无缓解；③持续性 iPTH>800 ng/L（参考值为15～65 ng/L）；④通过超声检查提示至少1枚甲状旁腺增大且直径>1 cm或最大体积>500 mm^3或99m Tc-MIBI 显示高密度影；⑤通过甲状旁腺热消融术、无水乙醇注射术等介入治疗无效。

SHPT手术禁忌证为：①骨骼严重畸形导致颈部术区无法充分显露；②合并严重心、肺、脑功能障碍，肿瘤等全身性疾病不能耐受麻醉；③严重凝血功能障碍；④未能控制的严重高血压；⑤各类感染急性期。

SHPT的手术方式主要分为甲状旁腺全切除术（total parathyroidectomy，tPTx）、甲状旁腺全切除术联合自体移植（total parathyroidectomy with autotransplantation，tPTx+AT）及甲状旁腺次全切

除术（subtotal parathyroidectomy，sPTx）：

①甲状旁腺全切除术，即切除全部甲状旁腺，不做甲状旁腺组织移植或原位保留部分甲状旁腺组织。tPTx术式可降低SHPT复发的发生率，从而减少再次颈部手术的风险，同时缩短手术时间，但tPTx术后会导致甲状旁腺功能出现永久性的减退和无动力性骨病。因此，接受该手术的患者可能需要长期补充钙剂、骨化三醇。目前，有相关研究提示tPTx术后部分患者仍会检测到PTH，部分患者PTH甚至会维持在正常水平，其来源可能是存在于胸腺中的同源甲状旁腺细胞被激活或在术中有甲状旁腺残留。如患者存在有肾移植的意愿，不宜施行tPTx。

②甲状旁腺全切除术联合自体移植，即切除全部甲状旁腺，在术中留取30～60 mg体积最小且非结节状增生的甲状旁腺组织。将组织切成1 mm×1 mm×1 mm的颗粒在患者胸锁乳突肌或非造瘘的前臂肱桡肌进行种植。tPTx+AT术式既可以对SHPT产生的症状进行有效缓解，又能避免术后出现甲状旁腺功能永久性减退和顽固性低钙血症。tPTx+AT手术后的复发率与移植腺体组织量和移植物的选择密切相关。移植部位的选择宜遵循能方便进行术后功能监测以及病情复发后易取出的原则，在术中建议对移植部位使用不可吸收材料进行标记，方便在病情复发再手术时寻找移植物。

③甲状旁腺次全切除术，即在对颈部完成充分探查后，在最小的甲状旁腺中选择60～90 mg，无结节状增生的弥漫性增生组织进行保留，将其他增大的甲状旁腺组织全部进行切除。sPTx术式能够在改善患者临床症状的同时，使术后低钙血症发生率同时降低。但该术式的不足是病情容易复发，并且在初次手术探查后会导致术区出现粘连，解剖结构出现紊乱，若出现复发再次进行手术会造成困难。但有学者将该术式进行了改良，留取最小、最接近正常带有血供，大小约1 mm×2 mm×3 mm的甲状旁腺组织。通过改良的术式发现患者术后出现严重低钙血症的可能性低于tPTx且术后复发率远低于传统sPTx，即甲状旁腺近全切除术（near total parathyroidectomy，N-tPTX）。

甲状旁腺手术常见的手术并发症：

①喉返或喉上神经损伤，因为喉返神经常会出现变异，所以在手术中喉返神经极易出现损伤。为避免不慎损伤喉返神经，在术中有条件的可借助神经监测系统识别显露的喉返神经。上位甲状旁腺出现增生后会靠近喉返神经入喉点和喉上神经外侧支或异位于入喉点内侧。而体积较大的下位甲状旁腺有一定概率位于神经背侧，若术中显露不清晰可造成永久性损伤。暂时性喉返神经损伤多是因为术中分离牵拉用力过大。

②术后出血，由于SHPT患者在治疗过程中会出现血小板和凝血因子生成及功能异常，进行血液透析、长期使用外源性抗凝药物等原因造成凝血功能障碍，钙盐异位沉积造成血管硬化等自身因素。以上因素皆有可能导致患者术后出现创面出血，较严重的出血甚至可能会压迫气管带来的致命性影响。

③其他并发症有感染、组织水肿等，处理同甲状腺手术。

术后管理：在经过甲状旁腺切除术后由于PTH出现快速降低，导致骨骼快速摄取钙质，易引起低钙血症，但术后出现低钙血症也标志着手术是成功的。出现低钙血症的患者可出现口唇周围或手足末梢麻木或疼痛等异常感觉，严重者表现为头痛、手足抽搐、惊厥、骨折、心律失常、肌肉痉挛等症状。一旦出现上述症状应及时通过静脉、口服或用高钙透析液透析来恢复并维持正常血钙浓度，同时还须对患者补充活性维生素D等药物来防止低钙血症引起的不良事件。术后对患者进行规范且综合的管理有助于维持良好的手术效果和帮助患者尽快恢复。建议对术后患者在多学科整合诊疗（MDT）模式下进行联合管理，即在术后2～3天，患者病情稳定后积极转回内科病房进行其他情况处理及随访。

第三节　预防和健康管理

甲状旁腺对人体的钙磷代谢起着至关重要的作用。一旦出现问题，可能会引发一系列的健康问题。相关疾病的易患因素包括不良饮食习惯，如：高盐、高脂肪、低钙饮食，缺乏运动，过量饮酒、吸烟，缺乏维生素D、影响钙磷代谢，过量摄入咖啡因，刺激甲状旁腺激素分泌等。

对于甲状旁腺疾病的预防，主要在于甲状腺及甲状旁腺手术时应尽可能避免甲状旁腺损伤或切除过多。手术中如果发现甲状旁腺损伤要及时进行甲状旁腺移植或者种植，从而达到预防继发性甲旁减发生的目的。同时也须重视科普教育，让患者了解甲状旁腺功能减退症（HP）及假性甲状旁腺功能减退症（PHP）的病理生理、临床表现和治疗等方面的一些知识，特别是要对HP患者及其家属进行定期随访，并且让患者及其家属了解随访的重要性。同时重视高尿钙对人体的危害，使患者及其家属理解24 h尿钙检查等一些烦琐检查的必要性，从而得以预防或延缓长期并发症的发生。

就甲旁亢而言，目前一些公认的因素可能会增加患病风险，如：①绝经后女性；②长期严重缺乏钙或维生素D_3；③患有罕见的遗传性疾病（如多发性内分泌腺瘤病1型），它通常会累及多个腺体；④颈部因接受癌症的放射治疗而受到过辐射；⑤服用过常用于治疗双相情感障碍的补钾药物等。对于以上因素，定期的体检非常重要，从而能够较早地发现疾病，并且及时治疗。

（黄泽平）

参考文献

[1] GRAJEWSKI R S, KOCH K R, KOCH H R, et al. Cataract in pseudohypoparathyroidism[J]. Journal of Cataract and Refractive Surgery, 2016, 42(7): 1094-1096.

[2] SHOBACK D M, BILEZIKIAN J P, COSTA A G, et al. Presentation of hypoparathyroidism: Etiologies and clinical features[J]. Journal of Clinical Endocrinology & Metabolism, 2016, 101(6): 2300-2312.

[3] Levine M A. An update on the clinical and molecular characteristics of pseudohypoparathyroidism[J]. Current Opinion in Endocrinology Diabetes and Obesity, 2012, 19(6): 443-451.

[4] 全婷婷，聂敏，李悦芃，等．维生素D受体基因多态性与特发性甲状旁腺功能减退症的相关性[J]. 中华医学杂志，2017，97(36)：2833-2838.

[5] CHU X Y, ZHU Y, WANG O, et al. Clinical and genetic characteristics of pseudohypoparathyroidism in the Chinese population[J]. Clinical Endocrinology, 2018, 88(2): 285-294.

[6] 程少浩，苏艳军，程若川．术后甲状旁腺功能减退症危害研究进展[J]. 中国实用外科杂志，2021，41(9)：1049-1055.

[7] CLARKE B L, BROWN E M, COLLINS M T, et al. Epidemiology and diagnosis of hypoparathyroidism[J]. Journal of Clinical Endocrinology & Metabolism, 2016, 101(6): 2284-2299

[8] CHU X, ZHU Y, WANG O, et al. Bone mineral density and its serial changes are associated with pth levels in pseudohypoparathyroidism type 1B patients[J]. Journal of Bone And Mineral Research: The Official Journal of The American Society for Bone and Mineral Research, 2018, 33(4): 743-752.

[9]BILEZIKIAN J P, BANDEIRA L, KHAN A, et al. Hyperparathyroidism [J]. Lancet, 2018, 391(10116):168–178.

[10]ROMEI C, CIAMPI R, ELISEI R. A comprehensive overview of the role of the RET proto-oncogene in thyroid carcinoma[J]. Nature Reviews Endocrinology, 2016, 12(4): 192–202.

[11]PASNICU C, RADU P A, GAROFIL D, et al. Clinical aspects of parathyroid hyperplasia in secondary renal hyperparathyroidism[J]. Chirurgia, 2019, 114(5):594–601.

[12]MIZOBUCHI M, OGATA H, KOIWA F. Secondary hyperparathyroidism: Pathogenesis and latest treatment[J]. Therapeutic Apheresis and Dialysis, 2019, 23(4):309–318.

[13]MATHUR A, SUTTON W, AHN J B, et al. Association between treatment of secondary hyperparathyroidism and posttransplant outcomes[J]. Transplantation, 2021, 105(12):e366–e374.

[14]LI C J, LV L, WANG H Q, et al. Total parathyroidectomy versus total parathyroidectomy with autotransplantation for secondary hyperparathyroidism: Systematic review and meta-analysis[J]. Renal Failure, 2017, 39(1):678–687.

第十二章
甲状腺癌的诊疗进展

从世界范围来看，近十年来，甲状腺癌发生率急剧上升。甲状腺癌发生率增加的主要因素一直以来都具有争议，一种观点认为发生率的增加主要是因为近年来诊疗技术的改善而并非真性增加，主要表现在甲状腺乳头状癌的构成比变化，以及直径<2 cm的甲状腺癌发生率的上升。另一种观点则认为甲状腺癌发生率增加的真正因素并不是单一地归咎于检查治疗技术水平的提高，而是在现代医学中诊断性游离辐射接触机会也比以往增多，其他因素包括高碘负荷、新陈代谢失常及在职业暴露中接触到多环芳烃类物质，尤其是化合物多溴二苯醚等，以上都可以是引起甲状腺癌产生的最可能的风险因素。

按照癌症起源学而言，甲状腺癌是一个来源于甲状腺结节的滤泡上皮细胞以及滤泡旁上皮细胞的癌症，从发生率上来看是头颈部最常见的一种癌症。根据国家癌症登记管理中心的统计资料，中国城市地区的妇女甲状腺癌发生率在女性各种恶性肿瘤中排名第四，国家卫生机构预计中国甲状腺癌发生率将以年均20%的速率持续增长。

依据癌细胞来源和病理组织学分化的差异性，甲状腺癌一般分为以下几个类别：甲状腺乳头状癌（PTC）、甲状腺滤泡状癌（FTC）、甲状腺髓样癌（MTC）、甲状腺低分化癌（PDTC）以及甲状腺未分化癌（ATC），当中PTC较多见，大约占所有甲状腺癌的90%以上，PTC与FTC又合称分化型甲状腺癌（DTC）。各种病变性质的甲状腺癌，在它们的发生机理、生物学行为、组织学结构、临床特征、诊断方式及预后条件等方面均有显著的差别。一般而言，DTC预后良好，但ATC的恶性程度却极高，中位存活时间仅7～10个月，预后极差，MTC的整体预后居于以上二者之间。

第一节　病因学

一、甲状腺癌与辐射

机体在接受辐射后，激活了一些相互联系的信息通路而形成复杂的网络系统，可以引起细胞凋亡、细胞周期的阻滞、DNA修复和癌症。这种关系在甲状腺癌中的体现比在其他恶性肿瘤中更为明显。目前放射性暴露已经是导致甲状腺癌的危险因素，特别是幼儿时期暴露在电离辐射下或者受到过高剂量照射的人群，罹患甲状腺癌的危险性会显著上升。研究表明，在切尔诺贝利事故发生后，幼儿甲状腺癌的发生率在受到污染地区中明显提高，并通过病例对照研究进一步观测到，幼儿期的甲状腺受照射剂量与甲状腺癌危险性之间呈强的剂量-反应关系。风险的明显上升和所有超过0.2 Gy的辐射剂量类别密切相关，在1 Gy剂量内，患甲状腺癌的OR值为5.5～8.4，在1.5 Gy～2 Gy范围内观测到的线性剂量-反应关系中，高剂量（>4 Gy）则趋于平稳。相关学者为研究医学治疗过程中射线照射对甲状腺癌发生率的影响，收纳12篇文章加以统计分析，得出结论：患者接受总的射线暴露与甲状腺癌发生率呈正相关性（OR=1.52），头、颈和胸裸露的治疗性射线与甲状腺癌发生率升高有关。美国在2006年也公布了有关“切尔诺贝利事故20年后癌症后果”的报道，文中提到在幼儿和青年期间接触放射性碘的人群，甲状腺癌的危险性将明显上升，而且监测到暴露于放射线中的人群年龄越小，甲状腺癌发生的危险性也越大。切尔诺贝利事件发生后的人群中，甲状腺癌的发生率显著上升。而在3周岁以内的儿童中，当接触同样剂量的射线之后，其甲状腺所接受的射线剂量是成人的5～20倍，表明了辐射和儿童的甲状腺癌之间有明显的关系。

暴露辐射与患甲状腺乳头状癌的联系比滤泡状癌要大。口腔X光检查及计算机断层扫描是最常见的医源性辐射，虽然其辐射剂量较低，但多次计算机断层扫描可使甲状腺的累积辐射剂量增加；手机辐射及紫外线辐射也与甲状腺癌的发病有关。研究表明，色素痣的数量及其在户外的紫外线暴露，也可提高甲状腺癌的发病危险性，特别是对碘摄入量不足和有功能病变，包括甲状腺结节或甲状腺水肿病史的患者；患甲状腺癌的风险与紫外线暴露的强度无关但与暴露的日均紫外线水平有关。目前研究表明，在儿童阶段的甲状腺结节对射线暴露较为敏感。因此，如果在儿童期进行射线暴露，则甲状腺癌的死亡率显著上升，而同时暴露于射线下的年龄越小，则甲状腺癌发病的可能性也越大。目前没有明确资料提示成年人的射线暴露可能提高甲状腺癌的危险性。综上所述，甲状腺癌发病和射线暴露有关的机理问题，目前很多领域还不明了，必须深入地探索才能进一步地发现其复杂的作用机理。

二、甲状腺癌与肥胖

目前关于甲状腺癌和肥胖相关的问题开展了不少的研究，韩国延世大学医学院根据在2003—2008年期间进行体检的351402名患者的临床数据进行了数据分析，并观测到随着身体质量指数（BMI）的提高，甲状腺癌的发病率也呈现了同样的变化趋势。此外，有研究对代谢型肥胖症与甲状腺癌之间的相互作用进行了实验，发现了不管新陈代谢是否正常，男性肥胖症都可能提高了甲状腺癌发病的可能性；过度肥胖也可能成为甲状腺癌疾病的独立风险因子；新陈代谢失常的肥胖妇女罹患甲状腺癌的可能性也较高。所以，推测体重与新陈代谢失常也可能成为罹患甲状腺癌的风险之一。

韩国首尔国立大学医学院为了研究青少年的体型改变和甲状腺乳头状癌之间的联系，开展了一次大型的病例对照研究，研究样本中包括了1551例甲状腺乳头状癌患者（男性19.3%，女性80.7%），对照组包含15510名成人，研究内容包括测定35岁以后受试者体重、BMI和体脂百分比的年平均变化比值。实验结果表明，35岁后一年内体重平均增加>10 kg的受试者和体重维持相对平衡（减幅或增幅<5 kg）的人比较，患甲状腺乳头状癌的可能性显著增大，而体重和肥胖指数的上升也将增加患甲状腺乳头状癌的可能性。

综上所述，目前大部分学者主张肥胖与甲状腺癌的发生密切相关；但有部分学者指出，体重因子对于妇女的作用比较明显，对于男性却没有明确的资料说明二者之间的关联。虽然已有相应的实验报告，但并不代表有充分资料证明肥胖症和甲状腺癌之间存在直接的关联，比如和肥胖症有关的遗传多态性如何和甲状腺癌危险性有关，还有哪些原因也可能提高甲状腺癌死亡率，仍需要更加深入的机理研究来确定二者之间的关联。

三、甲状腺癌与碘

碘摄取与患甲状腺癌风险相关性的资料很多，但潜在机制还不清晰。有学者通过对国内5个地区接受调查的1032例甲状腺癌患者的*T1799A BRAF*基因突变的状态进行检测，以及通过DNA测序法鉴定*BRAF*突变的状态，研究了甲状腺乳头状癌和中国不同地区碘摄取人群的*BRAF*突变的相互关联。实验结果表明，高碘区域的559例甲状腺乳头状癌患者中387例监测到了*BRAF*突变（占69.2%），473例正常碘含量地区甲状腺乳头状癌患者中252例存在*BRAF*突变（占53.3%，OR=1.97），实验结果表明在碘水平较高的地区，*BRAF*发病率显著超过了正常碘水平的地区。得出结论，高碘的摄入量是甲状腺结节中所引起*BRAF*突变的主要风险原因之一。

浙江省舟山市疾控中心对不同地区甲状腺癌群体的碘摄入量开展了对比研究，调查发现岱山县的儿童甲状腺癌发生率明显超过了周边另外3个市县，经进一步测量发现在岱山县儿童的尿碘含量平均中位数明显小于另外3个市县，同时岱山县的儿童和孕妇碘盐消费量也明显小于另外3个市县。因此，推断在岱山县儿童群体中的使用较少的低碘食盐和存在碘缺乏症可能是岱山县甲状腺癌发生率上升的主要因素。

有研究对1170例甲状腺癌患者开展了回顾性分析，按照患者的每日碘用量分成3组：碘用量相应较低组（尿碘含量<300 μg/L）、相对平均组（尿碘含量为300～2499 μg/L）和摄入过量组（尿碘含量≥2500 μg/L），3个研究组的OR值分别为1.478、1.000、1.734，研究显示碘用量相应较低组和摄入过量组与甲状腺癌的发展呈正相关，正常人碘用量与甲状腺癌的患病率无明确关系。有学者采用了病例比较研究得出结论，多碘食物是甲状腺癌的一个重要保护因素，并有助于减少罹患甲状腺癌的风险。总的来说，目前的研究表明，较高的碘摄取和甲状腺癌的发病率呈负相关，过低的和过度碘摄取也会造成甲状腺癌的发病率上升，有关的机理还没有系统性地探讨，有必要深入地研究来挖掘其关系。

四、甲状腺癌与基因

众所周知，很多癌症的发生都和遗传因素有关，多数专家都同意甲状腺癌是一个环境与遗传因子共同作用影响下的复杂癌症。就遗传因素而言，有资料证实少数的体细胞突变可以导致癌症的发生，家族聚集性的资料表明甲状腺癌患者的亲属发生癌症的概率是普通患者的8.6倍，遗传度要超过其他任何一类恶性肿瘤，这表明在甲状腺癌的发生中遗传因素起到了关键的作用。在甲状腺癌的相关研究中，对纳入的人群（含37388例）开展了全基因组的相关研究，检测结果表明*FOXE1*和*NKX2-2*两个基因组的突变均与甲状腺癌有关，提高了患甲状腺癌的风险性，新发现的2个高风险等位基因均与促甲状腺激素降低有关。基因融合是指在一定机理的作用下，将两种不同基因组的局部序列或整体序列整合到一起，产生的一种全新的基因组并能够作为癌症新的治疗、预后参数和可能的治疗靶点，目前的资料指出基因融合在一些恶性肿瘤的发生机理上有很大影响。

研究学者对所有已知的甲状腺癌类型中的基因组合和患病率进行了数据分析，对癌变产生的机理进行了描述性研究，并着重论述了与基因组合作对甲状腺癌诊断靶点的重要意义和应用前景。在研究中发现的484例甲状腺乳头状癌中有15.3%存在着融合基因，重排的基因分为*RET*、*BRAF*、*NTRK1*、*NTRK3*、*ALK*、*PPARG*和*TADA*，而这些致癌基因经重排后所产生的新结合基因，可作为对晚期甲状腺癌患者诊断的新靶点。甲状腺结节髓样癌研究人员发现具有*RET*基因重排。因此*RET*融合技术可以为*RET*酪氨酸激酶抑制剂应用创造出一种合理的靶点。各种形式的遗传信息在甲状腺癌中有着突出的特异性，其中一些能够用来确定甲状腺癌的种类，并且能够作为治疗和预后评估的手段，另一些能够根据一些特殊基因信息实施疾病诊断。由于全基因组相关工作的开展，使得与甲状腺癌有关的遗传因子的研究又步入了一个全新的时期，现已找到了很多新的易感基因体或区域，其中易感区域11个，相应位点16个，比如：9q22.33区域rs965513，以及14q13.3区域rs944289等，这就给甲状腺癌病因学的研究以及预防工作带来了全新的发展方向。

随着分子生物学研究的进一步开展，甲状腺癌的新型发病基因不断被找到。对于研究各种类型甲状腺癌的不同阶段基因和编码蛋白质基因的影响，有必要研究疾病相关分子突变，这有着重大价值，能够为甲状腺癌的预防与治愈或者为新药靶点的研究指明有效的道路。近年来，对与甲状腺癌的发生有关的一些基因开展了深入研究，探讨更多的临床发现与处理技术，以便更加认识这些基因的功能、机理、作用因素及其特殊使用意义。

五、甲状腺癌与雌激素

女性甲状腺癌患病率较高，更多的研究资料指出雌激素受体可能在甲状腺肿瘤的产生中起着主要作用，不过其具体机理目前还不清楚。有研究选择80例研究对象，其中甲状腺癌组40例，匹配对照组的女性40例。分别从2组中取得尿样，对尿液中的38个雌激素代谢产物、结合物和DNA加合物（加合物是指2个或多个不同的分子，通过互相加合得到的新产物）进行了测定。发现DNA-雌激素加合物的清除率存在显著差异，正常病例中为102.7 mL/min，对照组中为13.5 mL/min，两组自由基清除率之间存在着统计学差别，但DNA-雌激素加合物却显示出了高度特异性和灵敏度，研究结论证实了雌激素的代谢水平在甲状腺癌中是不均衡的，而DNA-雌激素加合物的存在很可能与甲状腺癌的启动密切相关。

目前的学说主张机体内的活性氧可以经过氧化修复途径对多种细胞功能进行调控，而机体内活性氧物种成分过多或缺少则可能与肿瘤等病变的进展直接相关，而细胞内成分的氧化损害尤其是对DNA的氧化破坏，则可能导致正常甲状腺组织向恶性转移。相关研究利用大鼠模型进行，结果表明雌激素受体不光是可以作用于正常甲状腺和甲状腺肿瘤细胞的有效生长机制之外，还可以调控细胞内不同的活性氧物种类。实验中发现成熟的雌大鼠甲状腺中硫醇浓度远小于雄大鼠，由此判断成熟雌性大鼠的甲状腺正处于高氧化反应状态，成熟雌大鼠甲状腺过氧化氢形成能力提高、酶的抗氧化物能力减少。从而推断女性甲状腺癌的高发可能性的因素是：在机体内产生了更多的活性氧水平，从而引起了DNA损伤的增加。而试验结果也显示雌激素在甲状腺中能够发挥调控活性氧物种类生成的功能，所以甲状腺癌的发病原因或许也与雌激素相关。

有研究报道女性的增生性甲状腺疾病较男性多见，青春期时女性甲状腺癌的发生率就逐步上升，到更年期后发生率则逐步减少。从而推测了雌激素可能是甲状腺良恶性细胞的一个高效增殖因子，也说明了甲状腺结节、甲状腺癌发生率之间的年龄差距。

综上所述，尽管一些研究证据指出雌激素参加了妇女甲状腺癌的发生过程，但是雌激素对肿瘤发生发展的机理性现有的了解还是相当少。因此，有必要开展更广泛的调查研究来进一步证明之前的推测。

六、甲状腺癌与甲状腺疾病

（一）结节性甲状腺肿

结节性甲状腺肿常出现在单纯性甲状腺肿的基础上，存在解剖结构、功能等的不均一性。目前认为结节性甲状腺肿的发生机理主要包括：持续TSH的影响或TSH显著增加的刺激与复旧的反复循环。这造成更多结节性甲状腺肿的发生，同时也导致了某些甲状腺增生区域出现自主功能。TSH是由垂体上叶细胞产生的一个糖蛋白，其主要靶部位是在甲状腺外。TSH功能持续提高，甲状腺结节组织面积显著增长，腺细胞结构呈现高柱形变化，细胞分裂活力显著提高，滤泡腔内胶状明显下降。

结节性甲状腺肿病变时局部组织出血、坏死、纤维化和钙化，进而加重了结构和功能上的不均一性改变。从发病开始，甲状腺内就一直出现解剖与结构上的不均一性，后来又因为受长期影响而变化得更明显。关于结节性甲状腺肿是否是癌前病变，一直是近年来存在争论的一个热点问题。有理论指出，结节性甲状腺肿和甲状腺癌相互之间并不是一定密切联系的，结节性甲状腺肿一般是指发生于甲状腺结节滤泡区的疾病，而最典型的甲状腺癌种类为乳头状癌，并非滤泡状腺癌，而甲状腺癌的发生年龄也明显小于结节性甲状腺肿的发生年龄。

在甲状腺滤泡上皮细胞增殖的整个过程中，还可以形成乳头状增生和血管增生，乳头状增生还可以引起乳头样甲状腺癌。而动物试验还表明当碘缺乏时，由于血中的TSH水平升高，不但诱发了结节性甲状腺肿，还会诱导出甲状腺癌。

结节性甲状腺肿和甲状腺癌的发生和长时间TSH的高刺激相关。在缺乏碘地区人群的血清中，因为碘缺乏症和甲状腺结节细胞的生物合成与内分泌缺陷，血浆中甲状腺激素含量减少，同时TSH水平也增高，不但引起了结节性甲状腺肿，而且在结节性甲状腺肿中也产生了甲状腺癌，包括乳头样甲状腺肿、乳头样甲状腺癌和乳头样甲状腺滤泡癌。由此可见，TSH的持续影响在结节性甲状腺肿和分化型甲状腺癌的发生机理中都起着主要作用。

结节性甲状腺肿的诊断并不难，但结节性甲状腺肿在结合甲状腺癌时诊断较为困难。下列特征性改变，可表明甲状腺组织恶变的可能：当一个或部分甲状腺结节硬化、活动性较差、表面不平滑或结节急剧扩大，以及颈部淋巴结明显肿大时，结节性甲状腺肿并发甲状腺癌的多为微小癌，B超检查有较高的诊断价值。

术前及术中确诊的结节性病变甲状腺肿伴有甲状腺癌、微小癌或结包膜未受侵，对侧腺叶正常，可行患侧甲状腺结节加峡部的全切除术；若对侧也合并有癌变，则行甲状腺全切除术；而对术后在病理检查中出现结节性甲状腺肿和甲状腺癌的患者，要行受累侧叶的次全切除术，就必须仔细检查病变标本。但只要甲状腺癌行全切除术，癌旁组织没有肿瘤细胞的浸润，包膜也无浸润，术后可口服甲状腺激素治疗，定期随访，无须再次手术。颈淋巴结的处理原则和甲状腺癌的疾病种类密切相关，其诊断基础基本相同。

总之，结节性甲状腺肿合并甲状腺癌的比例总体上并不高。因此，结节性甲状腺肿不能简单地视为癌前病变，但结节性甲状腺癌变的可能性也不容忽视。所以不要过于重视甲状腺癌在结节性甲状腺肿中的发病状况，要加以全面评估，以防止对各种结节性甲状腺肿大患者实施不必要的过度治疗。

（二）原发性甲状腺功能亢进症

美国医学科学家霍德华·敏斯（Howard Means）在1937年提出原发性甲状腺功能亢进可以抑制甲状腺癌的发生，这一概念已经影响了临床医生多年，原发性甲亢对甲状腺癌的发病具有拮抗作用。1966年，有研究表明，甲状腺癌可能在原发性甲状腺功能亢进的基础上产生。此后，关于原发性甲亢合并甲状腺癌的报道也日渐增加。但近年来，科学研究已经证实，原发性甲状腺功能亢进症合并甲状腺癌并不罕见且发生率也呈上升趋势。资料显示，在原发性甲状腺功能亢进患者中甲状腺癌的发生率在0.3%～16.6%，一般人群中甲状腺癌的发生率约为0.01%，这也意味着原发性甲状腺功能亢进症患者可能更易于罹患甲状腺癌。原发性甲亢结合甲状腺癌的发生机理、流行病学特征、术前检查、患者选择，以及预后等仍有争议。一些研究人员指出，原发性甲亢合并甲状腺癌主要有如下特征：患者年纪较大且妇女比例大于男性；病变种类以乳头状腺癌居多，而隐匿癌及微小癌所占比例最高；甲状腺癌发生多与原发性甲亢患者中的甲状腺结节有关。

原发性甲亢的甲状腺癌的发生机理目前尚不清楚。分析结果指出甲状腺结节的癌变与甲亢患者TSH含量有关，而原发性甲亢患者由于长时间使用抗甲状腺结节药物，抑制了自身甲状腺激素的形成，进而引起TSH明显增多，由此推测增加的TSH含量很可能与原发性甲亢患者中甲状腺癌的出现密切相关。还有的学者指出，在原发性甲亢患者体内TSH多为低水平，而TSH一般是由于和甲状腺TSH受体相互作用促使甲状腺细胞的增殖，从而引起甲状腺癌的发生。而原发性甲亢属于自身免疫性疾病，TSH浓度并没有升高，常常低于正常值，用TSH这个因素来解释原发性甲亢中甲状腺癌的发生机制并不恰当。

近来的研究也证实，甲状腺功能亢进的产生与可能TSH并无直接的联系，而与甲状腺刺激性抗体（TSAb）有密切联系。原发性甲亢是由甲状腺刺激性抗体所致的自身免疫病变，原发性甲亢患者血清内也可能有结合TSH受体的抗体，但由于分化后的甲状腺癌细胞内也有TSH受体，故推测甲状腺结节的抗体不仅能诱发甲状腺功能亢进，也可刺激甲状腺细胞癌变。研究者提出TSAb在原发性甲亢患者中甲状腺癌的发生发展上具有重要的意义。因此，从理论上讲，甲亢患者合并甲状腺癌比一般单纯患甲状腺癌的可能更高。

有人认为，甲亢患者正处在自我免疫阶段，这或许就是甲状腺癌的根源。前期的功能异常和甲状腺激素水平的持续失调都在促进甲状腺癌方面起了很大影响。科学研究已证实，在甲状腺功能亢进过程中，机体产生的长效促甲状腺激素，能透过TSH受体直接作用于甲状腺滤泡，从而引起滤泡上皮的过分增殖，导致类似于TSH的致癌作用。

甲亢合并甲状腺癌的漏诊率往往比较高，因为甲亢患者长期接受内科治疗，传统观点认为甲亢很少合并甲状腺癌。内科治疗甲亢并不将颈部彩超作为常规检查项目，很多甲亢患者通常是在治疗较长一段时间后，复查颈部彩超时检出甲状腺肿物。因此，应将颈部彩超作为甲亢患者常规检查项目，在病程初期开始检查并定期复查。提示甲状腺癌后尽早手术，以避免长期药物治疗的不良反应并能够减少术后并发症的发生及改善预后。

术前用抗甲状腺药物将甲功控制在正常值范围内，推荐行甲状腺全切除术加中央区淋巴结清扫术，有必要时行颈侧清扫并配合术后抗癌综合治疗。从术后病理结果与甲状腺癌的比较来看，甲亢合并甲状腺癌侵及被膜的概率及淋巴结转移的概率略低于甲状腺癌，考虑仍可能与甲亢患者TSH水平较低相关。

（三）毒性多结节性甲状腺肿

毒性多结节性甲状腺肿（toxic multinodular goiter，TMG）是继发甲状腺功能亢进的常见病因。研究表明，大多数TMG病变是良性滤泡性肿瘤，很少伴有甲状腺癌，TMG被定义为一种几乎普遍存在的良性疾病，激素控制应是其主要目标。据历史数据报道，TMG患者的甲状腺癌发病率为3%～5%，因为TMG恶性率低，美国甲状腺协会的指南不建议对此类结节进行细胞学评估。最近的一些研究表明，TMG患者的甲状腺癌发病率并没有之前认为的那么低。在研究中，TMG患者的甲状腺癌发病率为12%，美国的一项多中心研究中为18.3%。值得注意的是，儿童功能亢进的甲状腺结节似乎具有更高的恶性风险，可达29%。

腺叶切除术通常是TMG患者的首选手术方式，除非对侧腺叶有可疑病变。对于组织病理学检查发现的肿瘤，如果肿瘤<1 cm、单发、低危、甲状腺内无淋巴结转移，一般不建议切除对侧腺叶。

（四）甲状腺炎

桥本甲状腺炎（HT）又名慢性淋巴性甲状腺炎或桥本病，病因是甲状腺组织中有大量不明的免疫细胞浸润，对自身甲状腺组织造成损伤及破坏，从而导致本病的发生。该病症患者甲状腺组织内有大量浆细胞和淋巴细胞的浸润，血浆中有一系列抗甲状腺过氧化物酶抗体和抗甲状腺球蛋白抗体。HT与甲状腺乳头状癌（PTC）具有很多相似的特点，如甲状腺癌组织中通常可发现大量大淋巴细胞浸润、血浆中促甲状腺素（TSH）的增加，均有*BRAF V600E*突变、*RET/PTC*基因重排阳性等。这些组织学上的相似性特征，为研究两者之间的发生机制提供了潜在的研究方向。调查表明，HT患者中产生PTC的总概率为20%～30%，发生率随着年纪增加而下降，在< 45岁的妇女中发生率最大，与过高碘摄入量、放射材料接触史、空气污染等环境因素有关。部分学者提出HT是PTC的危险因素，但没有提供明确的发生机理。有研究报道，HT患者同其他甲状腺疾病患者比较，其PTC的发病率明显增高。

HT患者组织病理切片可见非典型增生性甲状腺滤泡上皮细胞，HT合并PTC患者病理切片可见明显增生性非典型癌变，从而提出HT为PTC癌前状态的假说。此外，*RET/PTC*基因重排和细胞角蛋白19（Cytokeratin 19，*CK19*）是诊断PTC的重要肿瘤标志物。半乳糖凝集素3（Galectin-3，*Gal-3*）是一种糖黏合蛋白，有许多生理学作用。有研究资料指出，HT和PTC患者的血浆*Gal-3*由于HT严重程度和PTC的TNM分期增加而出现明显的增加。*Gal-3*也和癌症分期、淋巴结转移等有正相关，也提示了*Gal-3*可能与HT合并PTC的发生及疾病进展相关。*CK19*是一类低分子角蛋白，细胞在产生癌变时，*CK19*表达量增加，血液及组织液中浓度上升。研究发现所有PTC患者中*CK19*呈强阳性，而HT合并PTC中淋巴滤泡周围的甲状腺滤泡上皮细胞出现阳性染色，出现腺瘤样改变的区域*CK19*呈强表达，癌变组织中的阳性率为100%。因此，提出HT病变是部分细胞已经出现癌变的状态。免疫组化方法用于监测HT合并PTC患者的病理切片，正常甲状腺滤泡上皮细胞可检测到低水平的*RET/PTC*基因重排，且滤泡周围的甲状腺滤泡上皮*CK19*呈阳性，提示HT患者的正常甲状腺滤泡上皮处于癌前状态，此理论依据用于推测癌前病变，也为PTC的一级预防提供理论支持，然而早期积极治疗HT的益处尚不清楚，缺乏相关的临床研究。

HT患者合并PTC时，病理学检查常发现有一系列细胞增殖凋亡相关分子表达异常，从分子机制提示HT与PTC发生之间可能存在一定的关系，这些表达的分子包括：①环氧化酶-2（*COX-2*）。*COX-2*也是一类炎症因子，有抑制免疫、细胞凋亡、促进细胞生长的作用且*COX-2*多度表达与肿瘤的发生有关。有学者通过对260例甲状腺疾病患者（其中包含甲状腺肿、HT、PTC、HT合并PTC）的病理切片标本进行研究发现，其中*COX-2*在HT合并PTC中的阳性表达率最高，约91.25%，提示*COX-2*可能在HT向PTC转换中起到了重要作用。②增殖细胞核抗原（proliferating cell nuclear antigen，*PCNA*）、*blc-2*、*BAX*与多种恶性肿瘤发生有关。以往的研究提示，这些因子参与HT合并PTC的发生发展。这类患者中，*PCNA*、*BAX*表达明显增高，而*blc-2*表达降低。由于相关研究中样本量较少，研究水平有限，研究结论可信度一般，但从某个方面来讲，可以作为HT与PTC相关研究的一个方向。

在HT合并PTC的病例中，有研究者发现，其病理组织切片中，在甲状腺间质内淋巴细胞聚集较多的部位更容易发生癌变，并且在癌变部位可以找到大量树突状细胞，提示PTC的发生可能与HT存在的淋巴细胞介导的免疫反应相关，异常免疫反应激活可能在HT向PTC的转化中起到重要作用。程序性细胞凋亡基因及配体（*PD-1/PDL-1*）通路，可引起重要的传导因子的去磷酸化，控制T细胞和B细胞的活性，从而产生免疫功能并在自体免疫和肿瘤的发生方面起着调节作用。在PTC中，*PD-1/PDL-1*呈高表达状态，并且与疾病的侵袭性相关；在HT合并PTC的患者中*PD-1/PDL-1*同样呈高表达状态。以上研究表明，*PD-1/PDL-1*对HT合并PTC可能起到免疫调节作用，具有一定相关性，仍需要对其机制进行更进一步的探索。

内分泌调节在PTC和HT的发生发展中起重要作用，其中促甲状腺激素发挥重要作用。原因在于HT患者的免疫反应会损害甲状腺滤泡上皮细胞，从而使得甲状腺无法正常分泌相应的甲状腺激素。反馈可导致血浆中TSH含量增加，从而促使甲状腺滤泡上皮细胞生长，而甲状腺滤泡上皮细胞异常生长也会导致PTC的产生。一些回顾性研究也表明HT患者血液中TPOAb，TGAb浓度越高，TSH浓度越高。高TSH水平是PTC感染的独立风险因素，在HT合并PTC的病例中TSH达到较高水平，这均提示HT可能具备促进PTC发生的内分泌条件。

普遍的共识认为，高碘摄入或者碘摄入不足都能引起甲状腺疾病的发生，高碘可诱发HT，并且与PTC的发生密切相关。近年来，关于外切体在甲状腺癌产生、成长途径中的角色是探讨焦点之一，有学者报告认为外切体在HT中起到主要角色，具体机理还不清楚。HT中的PTC的过程也是一个很复杂的问题，其中包含多种机制，需要进一步研究探索，从而为预防HT向PTC转化及HT合并PTC的诊治提供理论依据。

（五）甲状腺腺瘤

甲状腺腺瘤起源于甲状腺滤泡细胞，发病率占甲状腺肿瘤患者总数的70%～80%，好发于40岁以下的人群，女性发病率高于男性。既然甲状腺腺瘤是良性疾病，主要意见就是甲状腺腺瘤也可能有恶变，而其机理目前还不明确，资料显示甲状腺腺瘤的恶变率高达70%～80%，甲状腺腺瘤恶变与腺瘤的病理类型有一定的关系，例如胚胎型、胎儿型腺瘤容易恶变，单发的腺瘤比多发的腺瘤的更容易恶变。甲状腺腺瘤良恶性在治疗方法上有根本的区别，所以术前诊断对于制定手术方式及判断预后非常重要。

彩超是临床常用的成像技术，由于它经济、简单、无创、可重复、组织分辨率高，可以清晰直观地测量甲状腺病变的血流和解剖结构，评估肿块硬度。目前，可为甲状腺疾病的定性诊断提供重要参考，甲状腺肿瘤超声显示为结节形态规范，内结节界限清晰，内部回声一致，血液供应充足；而甲状腺癌超声显示为结节形态不规则，结节界限不清，回声不一致，但内部血液供应充足。原因是甲状腺癌的生物学特点为侵袭型增殖，直接侵袭周边细胞，当瘤体较大时，可压迫周围组织。因此，甲状腺癌根瘤形状多不规则且界限不清。恶性组织中的毛细血管数量比良性赘生物丰富，同时恶性细胞还对周围血管内皮细胞的生长发育有促进作用，会促使周围组织中形成大量毛细血管，使之产生更复杂的供血情况。因此，甲状腺癌的动脉收缩期峰值流速和阻力系数相对甲状腺瘤较高。

第二节　发病机制

正常人类细胞向恶性细胞的转变涉及多个分子生物学变化，包括引发细胞生长不受正常生长调节的限制，而细胞也对正常调控并无反应，导致细胞恶性转化。甲状腺癌中含有许多特殊的癌基因和抑制癌基因，基因扩增和其他功能被激发，使得正常的细胞可以迅速转变为恶性细胞，生命因而失控。

一、*TRK*基因

*TRK*基因全名为原肌球蛋白受体激酶，在人类第1号染色体组型q31区，解码了一个作为受体酪氨酸激酶的神经细胞生长因子的细胞受体，包括了*NTRK1*、*NTRK2*、*NTRK3*三个基因类型。如与*TPR*基因重排，产生出如*TRK-T*这种新型的癌基因，这些癌基因的表现也可见于人类甲状腺乳头状癌。

*MET*基因属于人类7号染色体（7q21.31）长臂上，长度约为125kb，包括了21个外显子。C-*MET*是由*MET*基因组解码而形成的有自发磷酸化活动的跨膜受体，属于酪氨酸激酶受体的超家

族，由膜外Sema区域、内PSI区域、外IPT区域和膜内JM区域、催化TK区域、C末端部分构成，主要表达于上皮细胞。*MET*在许多癌症组织中代表肾癌，但在甲状腺滤泡状癌中的表达占25%。

*RET*基因是一个人类原癌遗传，全名为原癌遗传酪氨酸蛋白激酶受体*RET*，在人类10号常染色体（10q11.2）长臂上，长度为60kb，含有21个外显子，解码了一个约1100个氨基酸的酪氨酸激酶受体超家族*RET*结构，所以*RET*基因在器官发生和神经发育中起重要作用。*RET*也是一个受体酪氨酸激酶，能启动许多的下游信息途径，从而引导蛋白质的增殖。*RET*通常都会先自行断裂，进而和另一种基因结合后，再重新组成一种自我磷酸化且不断活化的新基因。*RET*基因变异被认为是甲状腺癌、非小细胞肺癌和其他多种癌症形成发展的重要因素。10%～20%的甲状腺乳头状癌存在于*RET*基因重排、融合，体细胞（60%～90%）或胚系（100%）*RET*基因突变见于甲状腺髓样癌，表达这种基因的甲状腺恶性肿瘤或许有远处转移的趋势。

1987年，在DNA转染研究中，显示25%的甲状腺乳头状癌的移动淋巴结中有转化序列，被认定是一个新的癌遗传，名称为PTC（代表甲状腺乳头状癌），由于与*RET*基因的许多不相关基因的端顺序并置而形成新的遗传基因，此被称为*RET/PTC*癌遗传。通过不同的连写顺序，目前已经识别了7个*RET/PTC*癌遗传，例如处于同一个染色体上的*D10S170*（*H4*）基因重排（*RET/PTC1*），*RET*原癌遗传与处于17号染色体的*R-α*基因重排（*RET/PTC2*），*RET*原癌基因与处于一个染色体区的*RFG/ELE1*遗传的重排（*RET/PTC3*），都是最常用的激活途径。已找到*ELE*基因的*RET*原癌遗传中的酪氨酸激酶解码部分与其他遗传的5′端相连接，其解码的蛋白质显示出磷酸化的活力，并与其生理配体*GDNF*组成二聚物活化。

*RET/PTC*基因活化后，编码的二聚体蛋白引起了*RET*激酶的活化。*RET/PTC*癌基因对培养的甲状腺外细胞也有转化功能，表明了*RET*基因的突变与恶性肿瘤患者的起始阶段密切相关。而*RET/PTC*癌遗传的表现则见于甲状腺乳头状癌，发生率为6%～45%。*RET/PTC*在切尔诺贝利核灾害事故及相关儿童甲状腺乳头状癌中的阳性表现率高达66%～86%，其中以*RET/PTC3*居多。

表现*RET/PTC*癌基因组的甲状腺乳头状癌和表现*TRk*癌基因组的甲状腺乳头状癌，在病变性质上并无显著区别。*TRk*可能和*RET/PTC*具有同样的作用，但在没有二者基因的典型甲状腺乳头状癌中，其上的酪氨酸激酶或其他在下游的化学物质，也会导致相关的细胞核改变。在散发型MTC中，*RET*原癌基因的918密码子突变的概率也会达到34%～68%。DNA在正常细胞中不表达，发生位置可能正好在受体酪氨酸激酶的催化活性位点。*RET*原癌基因密码子918的突变可能表明预后良好较差。*RET*和*NTRK1*原癌基因的下游突变途径包括*RAS*、*BRAF*和*MEK*，最终激活*MAPK*。在所有*BRAF*激酶的亚型中，B型（*BRAF*）是*MAPK*信号通路最强有力的刺激因子。*BRAF*和甲状腺乳头状癌有关，并且在未分化癌中发现它的存在，但在滤泡状癌中没有发现它的存在。*BARF*突变在甲状腺乳头状癌变体细胞中突变率最高，激活*BARF*基因突变，诱导*MAPK*通路的活化，并开始恶性转化。一些报道称*BRAF*基因突变被发现在70%的甲状腺乳头状癌的手术标本中，研究发现*BRAF*基因突变与术后肿瘤复发的可能性增加，甲状腺外入侵和淋巴结转移有关。有趣的是，*BRAF*基因突变在儿童甲状腺乳头状癌中很少见，这种类型通常有一个好的预后。近期，术前对甲状腺乳头状癌患者行FNA检查*BRAF*基因突变实验，已经证实*BRAF*基因突变和甲状腺乳头状癌较差的临床病理结果有很重要的关系。以术前风险分层为基础，这项实验或许对调整手术范围有所帮助。

二、*RAS*基因组

*RAS*基因组的名称来自大鼠肉瘤（rat sarcoma）的前缀。*RAS*基因组是1964年在大鼠肉瘤逆转录病毒中分离获得的，由187～188个氨基酸残基构成，固定于细胞壁内侧，有GTPase活性，为G蛋白族的重要成员。尽管它是一种小分子结构，不同于具有三聚体结构的G蛋白，但它还是

具备了调控细胞繁殖与分化的功能。它是向神经细胞传送生命信息的胞内信息导体，*P21ras*会在和GTP的连接后保持激活状态。GTP分解时，*P21ras*呈无活性形式和GDP结合。

*RAS*癌基因改变了p21蛋白质的GTP结合及GTPase活力，从而分离出一个显性激活的*H-ras*恶性肿瘤细胞基因组。*H-ras*的第12个密码子由正常的-GGC-（甘氨酸）变为-GTC-（缬氨酸），并且突变的*H-ras*和哈维格肉瘤病毒中的癌基因*V-H-rass*完全相同。这些氨基酸的结构改变影响了*P21ras*的化学结构，从而使其对GTPase的活力下降。*P21ras*基因和GTP的组合也处于激活状态，从而引起细胞恶性变化。因此，由正常物质变为致癌产物，在许多人体恶性肿瘤中也出现了*RAS*癌基因突变。

*RAS*蛋白在对正常人甲状腺滤泡细胞生长的信息传递途径中起到的影响目前还未明了，不论是良性的甲状腺腺瘤，还是恶性的早分离型或未分化癌都出现了*RAS*癌基因的点突变，说明了*RAS*癌遗传突变主要出现于人类甲状腺滤泡细胞恶性肿瘤生成的早期，突变的*RAS*和其癌基因协同效应，既可以使培育的健康成年甲状腺滤泡细胞转变、分离终止、生长增加、摄碘减少、表达甲状腺过氧化物酶，也可以在健康人类组织培养基质中产生与甲状腺结节相同的蛋白质克隆，而*RAS*遗传突变也和甲状腺滤泡状癌变关联很大，在与射电辐射相关的人类恶性肿瘤中检出*RAS*基因的突变率可以达50%。

三、*MYC*基因

*MYC*基因家庭的成员，含有核转录因子原癌基因*c-myc*，编号为438个氨基酸残基的蛋白质，其产品为456个氨基酸的蛋白质，编码产品为363个氨基酸的蛋白质，为核转录调控因子，*MYC*蛋白还可包括转录水平的激活区域，如非特异性DNA结合区域、核靶序列、碱基区、螺线-环-螺线等，能够和特定的染色体变异DNA序列融合，从而调控转录过程，调控细胞生长发育，而*MYC*遗传的染色体遗传易位也存在于人体恶性肿瘤的发展中。它同时又是一个被许多物种所调控的调节基因，使细胞无限生长和促进细胞分裂的遗传。*c-myc*基因也参与了细胞生长凋亡，在早分化型甲状腺癌和甲状腺未分化癌中，均可找到较高水平的*c-myc mRNA*，数量可比一般甲状腺结节细胞多3～11倍，而利用*c-myc*的特异性反义寡脱氧核苷酸抑制了*c-myc*基因的，还能明显降低甲状腺癌细胞增殖速度。在放射诱导造成的甲状腺乳头状癌患者中*RAS*基因突变率似乎比较高，伴有*RAS*基因突变的滤泡状癌比没有*RAS*基因突变的侵袭性要强，而且*RAS*基因突变也可能发生在甲状腺未分化癌中。

四、TSH受体以及*Gsp*基因

在高分化的甲状腺结节滤泡细胞中有聚碘，TSH-甲状腺结节滤泡细胞膜TSH感受器的-G蛋白-cAMP，以及产生级联反应的调节。在良性和恶性的甲状腺肿瘤中都出现了TSH受体基因突变，或*Gsp*基因的突变。TSH受体基因突变或*Gsp*基因突变与高功能甲状腺腺瘤有关，引起甲状腺结节的滤泡细胞产生了TSH效应。*Gsp*基因密码子201突变，如CGT（精氨酸）→TGT（cysteine）可减少内源性其GTPase活力，从而提高基本腺苷环化酶活力，相当于产生慢性的TSH刺激，突变后的TSH受体基因或*Gsp*基因本身并不能诱发癌症，突变所形成的病理刺激可以抑制对正常细胞生长的调节，但其必须和其他基因突变同时工作，尤其是产生更高基本腺苷环化酶活力的分化型甲状腺癌。但甲状腺功能亢进症，对突变型TSH受体和*Gsp*基因在甲状腺癌发病中的调节功能更值得研究。

五、*RB*基因

*RB*基因也是抑癌基因，是对视网膜母细胞瘤易感基因。该基因编码的细胞磷酸化基因所产

生的*RB*蛋白能改变细胞生命周期，限制细胞的增殖。当细胞进入成熟期时（G2，S，M期），*RB*蛋白一般以磷酸化形态出现，阻止增殖，参与细胞生命周期蛋白D1（CD1），而*RB*基因变异的最大变化为缺失，突变*RB*基因缺乏了与核配体融合的能力，细胞对接受细胞化信息的能力被压抑，引起细胞不受限制地增殖，从而在体内产生癌变。在甲状腺乳突状癌和甲状腺滤泡状癌中，*RB*基因缺失或突变的异常发病率高达53%，而在甲状腺结节不分化细胞癌中，*RB*基因缺失或突变的发病率高达60%。

六、*P53*基因

*P53*基因是最主要的癌症控制基因之一。未分化型甲状腺癌中*P53*点突变的发病率很高。目前认为导致癌症产生或细胞转移的*P53*蛋白就是*P53*基因组突变的中间产物，而*P53*突变也是癌症的刺激因素。它取消了通常野生型*P53*的所有作用，而突变型*P53*蛋白则在癌症产生中起着关键作用，大约20 kb长，由11个外显子和10个内涵子构成，转录为2.5 kb长的mRNA，编码该产物的是由393个氨基酸残基和53 kD分子数目所构成的核磷酸蛋白*P53*。C端为319～393个氨基酸残基之间的碱性区域。而通常的*P53*结构则很容易在细胞中水解，半衰期约为20 min，突变型*P53*蛋白质的半衰期是1.4～7.0 h，其生物学用途为G1期DNA损伤的检测点。它负责细胞增殖的控制，以及检测和保护细胞基因组的一致性。一旦DNA损伤，*P53*蛋白就开始聚集，细胞周期到了G1期终止，而不能进入S阶段，这样防止了损伤DNA的复制，也可以给细胞充分的时间恢复损伤DNA。同时*P53*可以通过细胞程序性的凋亡引起细胞自杀，减少损伤细胞，从而避免出现带有肿瘤倾向的基因突变的细胞。当细胞在外界条件致癌物的作用下，DNA损伤就不能恢复，由于基因遗传的不稳定性，突变累积，并加速重排，从而导致了正常细胞向癌细胞的转移，不同种类的肿瘤产生了不同种类的突变。在甲状腺癌中，由于*P53*基因对主要改变的表达都有点突变，所以*P53*基因变异的发病率高达24%，而未分化型甲状腺癌中*P53*基因变异的发病率高达85%。

七、*P16*基因

*P16*基因，又叫作多肿瘤抑制基因组1（*MTS*1），位于染色体99p21上，它由2个内涵子和3个外显子构成。它编码了一种分子量为16 kd（*P16*）的蛋白质，处于线粒体细胞内，是作用于整个细胞分裂循环中最重要的一种蛋白质，直接参加整个细胞生命周期的控制，负控制细胞增殖与分离，控制细胞繁殖与分离，进而抑制肿瘤的产生。控制CDK4的催化活性，使细胞由G1步入S阶段，进而控制细胞繁殖、分离与突变等，导致细胞功能下降。CDK4若不被控制，细胞最终将进入恶性生长阶段并加速肿瘤的发生。一些研究结果表明，*P16*基因缺失也存在于甲状腺癌细胞系中，*P16*基因缺失在甲状腺癌中并不普遍，即*P16*蛋白在甲状腺癌组织中的表现显著小于甲状腺肿瘤，而*P16*蛋白的表达则随着甲状腺恶性程度的提高而降低。癌症研究提示*P16*蛋白也可以用作诊断手段，用作评估甲状腺癌预后的主要因素。

八、*Nm23*基因

*Nm23*基因包括了由原发癌细胞脱落或进入正常细胞外基质中的癌症细胞，恶性肿瘤转化过程与迁移基因组的启动以及转化控制基因组的失活相关，这也是由各种转化相关基因与转化控制因子所综合影响的结果。相关基因中*Nm23*是高转移性的，在癌细胞中的表达降低，低转化细胞系中的表达强度比高转化细胞系中的表达强度高，表明了*Nm23*编码的产物有控制癌症转化的功效。

人基因体上有两条*Nm23*，即*Nm23-H1*和*Nm23-H2*，它们均属于17q21.3，编码由152个氨基酸构成的17 kD蛋白，*Nm23*蛋白与人类核苷二磷酸激酶（NDDK）的氨基酸顺序很相似，与

*Nm23-H1*的同源关系为89%，与*Nm23-H2*的同源关系为97%。NDPK广泛出现，并使5′NTP的磷酸基团迁移到5′NDP。蛋白质活化，并参加了功能性微管的聚集以及由G蛋白介导的信息传递。而同时也可以诱导特异的微管聚集，在细胞减数分裂进程中产生特异的纺锤体，进而导致恶性肿瘤细胞中染色体非整倍性的产生。一方面推动了癌细胞的成长，另一方面也可以透过干扰细胞骨架诱导的细胞活动，进而干扰组织侵入、迁移以及生长进程。*Nm23*基因受2种独特的调节系统控制，其中*Nm23-H1 mRNA*水平和恶性肿瘤细胞转化的关联比较紧密。目前看来尽管*Nm23*不一定是myc的主要转录影响因子，但是它也应该是myc的主要调节基因，因为*Nm23*能够引导myc的正常表达，而*Nm23-H1*的丢失则有利于细胞的长期生存。

这些实验结果表明，不管甲状腺乳头状癌的发生时间如何，*Nm23-H1*的免疫组化染色程度都与其没有关系，而*Nm23-H1*的免疫活性显著反映了甲状腺滤泡状癌患者的远处转化程度与存活。研究提示，*Nm23-H1*可能成为甲状腺低滤泡状癌的预后因子。

九、*Fas/FasL*基因

*Fas/FasL*基因为细胞凋亡相关基因，为TNF受体超家族的重要成员，TNF是一种主要由活化巨噬细胞所形成的细胞因子，有一定细胞毒性。*FasL*与*Fas*的组合，能够产生细胞凋亡信息并引起细胞坏死，*FasL*是垂直于细胞膜方向的三维对称分子，与*Fas*功能互补结合，是将诱发*Fas*的细胞凋亡信息传导到细胞内的关键，并表现为由*Fas/FasL*所引起的细胞坏死。由于*Fas*和*FasL*在甲状腺癌的所有亚型中均有显著表现，而且尤其显著于甲状腺腺瘤和结节性甲状腺肿。所以，*Fas*和*FasL*的表现很可能会和甲状腺癌的发生时间有关。

十、*bcl-2*基因

*bcl-2*基因和*TNF*家族相反。*bcl-2*基因能够抑制细胞凋亡。目前，已找到几种蛋白质构成*bcl-2*家族，并分成2类。重要的抗细胞凋亡*bcl-2*家族，基本上包含了*bcl-2*，大部分是*BAX*。*bcl-2*基因的可能会和甲状腺肿瘤的产生有关，良性和恶性甲状腺肿瘤中均表现高度的*bcl-2*，而在正常组织中表现较少的*bcl-2*。按侵袭程度的严重性，*bcl-2*阳性比率显著减少，而*bcl-2*阳性比率则在未分化癌中显著低于分化型。

十一、*MMPs*与FAK有关

在癌症细胞的浸润转化过程中，对细胞外基体（ECM）的分解起了重要作用。以基质金属蛋白酶（matrix metalloproteinases，*MMPs*）为一类的锌依赖性细胞内肽酶，其中*MMP-2*可选择性分解细胞间基体的组成。FAK也是整合素所介导的细胞信息转导流程中的重要蛋白质，能诱导*MMPs*基因的表现，可以在促进细胞黏附和阻止正常细胞锚定中发挥作用。生长细胞的正常生长发育，但FAK的过量表现可能使正常细胞超过了这种生长控制，进而使癌细胞没有了生长控制而继续发展生长*MMP-2*和FAK的基因也和甲状腺乳头状癌相关。*MMP-2*和FAK在甲状腺乳头状癌细胞内的阳性表现频率和程度都远远超过了癌旁细胞。

十二、钠碘同向转运体

钠碘同向转运体（*NIS*）是一类跨膜糖蛋白。*NIS*蛋白质由643氨基酸组成，分子量一般在70～90 kDa。人体甲状腺的*NIS*也被顺利地克隆了，如唾液腺。*NIS*蛋白促使了碘向甲状腺细胞转移，Graves病甲状腺结节细胞中*NIS*蛋白表达增加，TSH水平提高甲状腺结节细胞中的*NIS*蛋白表达，61.6%甲状腺结节细胞中表达*NIS*基因，而间变性癌无表现*NIS*基因，说明了*NIS*基因与甲状腺癌有关。分化水平和分化程度在甲状腺癌中有差别，幼儿与青年的分化水平成反比。当

*NIS*的表达高时，癌症复发率也较小。如果诱发的甲状腺癌中的*NIS*表达高，可采用放射性碘疗法。

十三、*PAX8-PPAR γ1*

PAX8（paired-box 8）是一种转录因子，参与多种细胞类型的分化。*PAX8*的表达与多种癌症类型相关，在甲状腺癌中已发现*PAX8*融合。用作真核受体转录因子的亚型，过氧化物酶抗体生长的刺激感受器*PPARγ1*具有调节细胞因子产生和相关的功能。在甲状腺滤泡状癌中，由于色素体易位，而将*PAX8*基因的DNA结合结构域，与*PPARγ1*基因的A或F结构域相互结合，形成编码融合癌蛋白*PAX8P PARγ1*。因此，虽然在甲状腺滤泡状癌中*PPARγ1*的发生率约为35%，但认为*PPARγ1mRNA*或*PPARγ1*蛋白的检出更有利于甲状腺滤泡状癌的诊断。综上，*PAX8 PPARγ1*在甲状腺滤泡状癌诊治上的重要性还待进一步确认。

十四、端粒酶

在正常人体细胞的染色体末端有端粒，而端粒的长短随染色体变异的一次重复而不同。当端粒减少至一定程度后，细胞停止分化或死去，这有助于恢复不断减少的端粒，能够补偿染色体重复造成的端粒损失，保护端粒的完整性，延续细胞的生命。

除保护端粒之外，生物体中的端粒酶亦与肿瘤有关。滤泡癌和间变性癌的发病率均超过了甲状腺乳头状癌，端粒酶功能研究可有助于识别良性甲状腺结节。有研究认为端粒酶逆转录酶（*hTERT*）的表现与甲状腺癌密切相关并与甲状腺癌的恶性程度及其浸润范围呈正相关。FNAC前检查中*hTERT*的表现，对于甲状腺癌的治疗有着重要辅助价值，也有利于手术疗法的发展及选择。

第三节 分类及临床表现

原发于甲状腺滤泡上皮细胞的癌症分为甲状腺乳头状癌、甲状腺滤泡状癌以及甲状腺hürthle细胞癌（Hürthle cell carcinoma of the thyroid，HCC），其他种类有甲状腺结节髓样癌、甲状腺结节未分化癌。尽管在生物学和临床行为上存在一些差异，但通常对DTCs的处理和管理是相似的。DTC的典型症状为患者以及医师在常规复查中，出现了无症状、可触及的甲状腺结节，大约5%的患者有可触及的甲状腺结节，大多数是良性的。由于高分辨率超声波技术以及其他造影手段的发展，甲状腺结节发展为甲状腺癌已经越来越多地可以从无症状患者中被检查出。DTCs通常生长缓慢、无痛，急性疼痛是典型的良性疾病过程。然而，疼痛也可能预示着不太常见的、更严重的甲状腺癌，如MTC、原发性甲状腺淋巴瘤和ATC。

甲状腺恶性肿瘤相关特征包括结节的快速生长和声音嘶哑、咳嗽；随着肿瘤的进展，病灶体积增大可压迫气管，浸润食管，可出现吞咽障碍、呼吸困难，少数患者还会出现咯血；侵犯喉返神经可出现声音嘶哑；如果交感神经受压可引起Horner综合征及向周围浸润生长侵犯到颈丛可引起耳、枕、肩等处疼痛。颈淋巴结肿大也可能发生于甲状腺癌患者，部分患者以颈淋巴结肿大为首发表现前来治疗。甲状腺癌发展到晚期，远处转移的靶器官为肺、骨等，也会引发相应临床症状。临床有时可以碰到部分患者甲状腺肿块不大，而因发现转移灶来就诊，这类患者要考虑到甲状腺癌的可能。甲状腺髓样癌除了颈部肿块、浸润性生长的表现外，由于其可分泌产生降钙素

(CT)、前列腺素(PG)、5-羟色胺(5-HT)、肠血管活性(VIP)等，会引起患者发生大量泄泻、颜面潮红和多汗等类癌综合征，以及其他内分泌障碍的症状。

一、分化型甲状腺癌

分化型甲状腺癌有甲状腺乳头状癌(PTC)和甲状腺滤泡状癌(FTC)。

PTC是最常见的一种甲状腺癌，一般预后良好，占所有病例的84%。女性患病率较多，男女比例约为1∶3，30～50岁的患病率为最大。近年来乳头状癌发病率显著上升，认为至少部分是由于之前未知的小乳头状癌的检测增强。乳头状癌最重要的危险因素是儿童时期接受医疗或环境的辐射暴露。

PTC主要通过淋巴途径转移，并且影响位于中央和外侧的颈部淋巴结；然而有3%～5%的患者确实发生远处转移，主要转移至肺部和骨骼。PTC的组织学特点是具有复杂的分枝状、乳头状的核内包涵体、细胞凹槽和沙粒体。其他PTC的组织学亚型较少见，包括高细胞、鞋钉状、弥漫性硬化和柱状变异型细胞，这些更具侵袭性，不到乳头状癌的所有类型的1%。

FTC是第二常见的DTC类型。FTC多发生在老年人中，好发年龄在40岁～60岁。PTC的病例中，FTC的发病率主要是女性，男女比例为1∶3。与PTC相反FTC的转移方式通常是血行转移，尤其是肺和骨，发生区域性淋巴结转移的病例<10%。FTC的范围从表面上看起来是正常的滤泡细胞到具有各种异常特征的滤泡细胞，包括核异型性、分散的、细胞过多和小滤泡；因此，FTC不能可靠地通过FNA诊断，FTC只有在组织学中根据是否有包膜或血管侵犯来确诊。

二、甲状腺Hürthle细胞癌

甲状腺Hürthle细胞癌(HCC)是一种不太常见的DTC类型，具有明显和更强的侵袭性。HCC多发生在老年人，60～70岁是发病高峰期。可通过淋巴和血行途径发生转移，在初次诊断时，有高达20%的患者存在转移。同其他DTCs相比，HCC放射性碘摄取率较低，38%的原发癌患者放射性碘摄取正常。HCCs瘤体大小在2～4 cm，通过放射性碘治疗能够提高患者生存率。组织学上，HCC与FTC的区别在于是否存在嗜酸性Hürthle细胞或嗜酸瘤细胞，由于线粒体数量的增加，这些细胞表现出特征性的细胞增大，胞浆嗜酸性颗粒丰富。

三、甲状腺未分化癌

甲状腺未分化癌(ATC)主要由不分化的甲状腺结节及滤泡细胞所组成，是高侵犯性的恶性肿瘤，好发于70岁以下的中老年人，其甲状腺肿块为短期急剧扩大、肿块质地坚实、固定活动度较差，并且大多合并甲状腺周边组织的损害，如气管、食道、喉返神经等。约50%的患者在早期就发生了颈淋巴结，经血行转移至远处器官，如肺、骨和脑，预后极差，平均生存时间为3～6个月，一年的存活率仅为5%～15%。镜下可以看到未分化癌细胞形态有肉瘤样、瘤巨细胞样和上皮样；可伴有细胞坏死、大量的核分裂象、肿瘤细胞侵犯血管。免疫组化甲状腺球蛋白通常是阴性，大多数病例中*PAX8*阳性表达。

四、甲状腺髓样癌

甲状腺髓样癌(MTC)来源于甲状腺结节滤泡旁细胞的一类恶性肿瘤，发生率为2%～3%，包括了散发性和家族性。散发性约占全部MTC的70%，MTC高发年龄段一般为50～60岁，而家族型的MTC患病比例较小，仅为约30%。MTC细胞是常染色体显性的遗传疾病，MENⅡ类型，包括ⅡA、ⅡB和家族性髓样癌，虽然家族性髓样癌也可以看作是MENⅡA类型的疾病谱，但MTC细胞在镜下的结构更丰富，可和其他任何一类甲状腺癌更接近，免疫组化特异性的表现有降钙素表达、神经内分泌标志物表达还有CEA等，但是甲状腺球蛋白（Tg）通常是阴性。

五、新的肿瘤亚型

具有乳头样核特点的非浸润性甲状腺滤泡性肿瘤（NIFTP），无乳头结构的滤泡变异型甲状腺乳头状癌（follicular variant of papillary thyroid carcinoma，fvPTC）在20世纪70年代由病理学命名。它是一个病理学术语，用于描述无乳头状结构但具有PTC核特征，例如核增大、簇拥或重叠、拉伸、不规则轮廓、细胞凹槽、假包涵体和染色质清除。传统上，fvPTC有两种主要亚型，有完整肿瘤包膜的（EFVPTC）和浸润性生长的非包裹型（NFVPTC）。在没有包膜侵犯的情况下，癌症的诊断完全取决于细胞核特征，这是高度主观和可变的。此外，EFVPTC的临床进展慢和预后较好，与NFVPTC明显不同。

2016年，一个由国际甲状腺学多学科小组对109例EFVPTC和101 NFVPTC患者进行了回顾性分析，EFVPTC组中位随访时间为13年，NFVPTC组的中位随访时间为3.5年。研究者发现，EFVPTC患者在治疗后没有死亡或有复发迹象，相比之下，NFVPTC队列中12%的患者存在不良肿瘤学结果。根据上述研究，学者们建议将病理学名词EFVPTC变为“带有乳头样核特点的非浸润型甲状腺滤泡性肿瘤（NIFTP）”，这样做的目的是更准确地反映这种肿瘤的惰性，以及从名称中淡化恶性的实质。将这些肿瘤重新归类为NIFTP具有潜在的深远影响，因为它改变了从FNA细胞学标本中估计的恶性风险，同时可能导致治疗方式和随访时间的改变。NIFTPs的发病率在增加，一些研究者认为这种类型的肿瘤发病率（无论是称为NIFTP还是EFVPTC）在过去30年里增加了3倍。总的来说，大多数人都同意NIFTP远比侵袭性肿瘤更具有惰性和更好的预后，但一些研究者警告不要将NIFTP重新归类为真正的良性肿瘤。在今后的临床工作中需要对NIFTP进行更深入的研究和随访，因为NIFTP相关异时性疾病复发和转移的真实风险尚缺乏充分的研究报告。

第四节　检查方法

一、实验室检查

如果一个1 cm或更大的甲状腺结节被明确，应该检查血清中TSH的水平。在甲状腺结节中，低血清TSH水平和较低的恶性肿瘤的可能性相关，血清甲状腺球蛋白水平对于最初治疗后的甲状腺癌的随访很重要，但是在甲状腺结节的初步评估中，不应该常规做检查。通过家族史或细针穿刺临床上怀疑髓样癌的患者，血清降钙素水平是可以检测出的；然而，没有证据支持常规使用血清降钙素水平的测定可以诊断甲状腺结节。

二、超声检查

超声对评价大多数甲状腺结节是有帮助的，所有非毒性结节应该用诊断性超声进行评估。B超可在术前和术中应用，并且越来越多地被用于辅助进行甲状腺细针穿刺活检术。超声的优点是经济而且没有碘的辐射，这对那些进行保守治疗的患者是非常有用的，因为它能确定判断结节是否长大或者是否有可疑特征。已经证实超声在判断结节的位置和特征（囊性或实性）方面是非常有效的，但是它不能很准确地预测诊断实性结节的性质。囊性病变只占甲状腺结节的一小部分，另外高分化甲状腺癌可能含有囊性成分或与囊实性结节有关。经过超声波检测后，被怀疑是恶性结节的特征包括微小钙化、血流充足、不规则的边缘，与周围相比呈低回声、纵横比高。

超声检查结节的大小对于决定是否需要进一步评估很重要。例如穿刺活检，通常结节的最大直径<1 cm的不需要进一步评估。<1 cm的结节需要进一步检查的表现如下：具有超声下可疑特征的、超声或临床检查提示可疑淋巴结疾病的、有甲状腺乳头状癌家族史的、有辐射暴露史的、有甲状腺癌个人史的。

三、同位素甲状腺成像

同位素甲状腺成像，又名甲状腺放射性核素成像。利用正常成人甲状腺组织吸取和浓缩碘的能力较强，注入（或口服）一定量的同位素^{131}I溶液，用成像仪扫描甲状腺，可以得到被甲状腺吸取的同位素^{131}I的图像。甲状腺的位置、大小、形状和放射性分布通过甲状腺放射性核素扫描显示。

放射性核素显像分为下列各种类型的结节：①热结节：结核处的造影剂高度集中，显然高出周围正常甲状腺组织，也称为高热功能性结节。②温结节：依据造影剂浓度含量稍高于周围正常甲状腺细胞，说明结核处存在对^{131}I吸收的一般作用。③凉结节：结节内造影剂较少，略低于正常甲状腺组织，表明结节的^{131}I功能低于正常甲状腺组织。④冷结节：根瘤内缺乏造光剂，说明正常人甲状腺结节缺乏^{131}I的能力，也不存在正常人的甲状腺结节滤泡细胞。甲状腺恶性病变发生在15%～20%冷结节、5%～9%的温结节或热结节中。

四、CT和MRI

CT和MRI检查对于并不复杂的甲状腺结节的检查意义都不大，这些结节特征已被超声充分描述。然而，CT和MRI对评价比较晚的甲状腺癌的局部扩散和形态或许有帮助。CT和MRI对伴有颈部可触及肿大淋巴结的可疑甲状腺肿块（或活检证实为癌）的患者特别适用。另外，它们可用于术后的随访，特别是怀疑有复发的可能时。对有巨大甲状腺肿物且胸部X线检查提示胸骨后甲状腺肿并造成明显气管移位的患者，在术前进行CT或MRI是恰当的。

五、细针穿刺活检

在甲状腺结节的检查中，FNA活检是最准确、最经济的侵入性检查方法。对于所有甲状腺结节，FNA的平均敏感性超过80%，特异性超过90%。虽然在技术上，可在没有超声引导的情况下对可触及的结节进行FNA，但在超声辅助下的细针穿刺准确性有显著优势。FNA使用小号针（一般为23～27 gauge），也可采用毛细管。理想的情况下，穿刺取得标本的充分性可在进行操作时，通过现场细胞病理学评估来确定。

FNA活检的适应证很大程度上取决于超声检查甲状腺结节的风险情况。对良性病变准确的诊断，显著降低了甲状腺结节患者采用手术治疗的比例。同单发结节患者相比，多发性结节患者恶性肿瘤发生的风险是相同的，但其中每个结节比单发性结节的风险要低。对于多发性结节>1 cm并伴有超声可疑特征的患者，优先行细胞穿刺活检是一个合理的方法。此外，在多发性结节患者中，如果放射性核素扫描证实结节功能减退，应考虑对冷结节进行穿刺活检。

超声影像分级TI-RADS系统分级归为Ⅳ、Ⅴ级高风险型结节，建议采用FNA。换句话说，实性低回声结节伴有至少1 cm的微钙化应考虑活检。只有在穿刺结果会影响患者治疗的情况下，才应进行FNA。穿刺结果诊断为恶性的，结果有很高的准确性，接近100%，这个结果提示应该切除。某些离散的乳头状癌的细胞学特征，允许穿刺活检来确保这个特定诊断的正确性。一些情况不需要行FNA，例如，老年患者的小到中等大小的甲状腺结节或有手术风险的患者或没有其他相关特性已经进行甲状腺切除的患者。

FNA的细胞学检查结果大致分为3类：良性、恶性和不确定。虽然FNA对大多数良恶性甲状腺结节具有高度预测性，但其缺点包括：①病理评估和报告有显著的可变性。②不能在广义上称为“不确定”的类别中更精细地区分特征。为克服这种局限，美国国家肿瘤研究院在2007年举行的学术会议上，为了形成细胞学术语的共识，成立取名为Bethesda的甲状腺细胞疾病报告系统。该系统把FNA细胞学检查分成6大诊断类型，并且根据文献综述和专家意见对每个类别的癌症风险进行了估计。其分级包括：①不能确诊或不满意；②良性；③意义未定的异型病或意义未定的滤泡性疾病；④滤泡性肿瘤或疑似滤泡性肿；⑤疑似恶性（Ⅴ类）；⑥恶性（Ⅵ类）。

第五节　诊　断

一、病史采集

对于甲状腺恶性肿瘤，病史可以提供可能的危险因素。甲状腺恶性结节，最高的风险存在于儿童、成年男性、30以下或60岁以上的成年人以及那些接受辐射的人群。检查者应详细询问射线辐射情况，无论是执业来源还是儿童时期头颈部的治疗辐射。特定的内分泌紊乱个人史或家族史应该被评估，包括家族性髓样癌、MEN2或甲状腺乳头状癌或息肉病史，包括Gardner综合征或Cowden综合征。

二、体格检查

甲状腺以及颈部三角前后的触诊是非常重要的，并且注意是否有淋巴结肿大。可明确肿物的形状与质地，多发性甲状腺结节以及弥漫性结节通常与良性结节关系更大。然而，单发的变质硬结节，结节形态不规则，常附着于周边组织上且逐步扩展，质地坚实，但界限不清；它能够在初期的时候因为吞咽运动而左右移动，但在后期却无法运动，往往暗示恶性的可能。快速生长和潜在入侵的临床指标如下：疼痛和声音嘶哑、吞咽困难、咯血、呼吸困难等症状，可以提示恶性肿瘤局部侵犯周围器官结构，还可出现MTC肿瘤病变细胞生成的降钙素和5-羟色胺等生物活性产物，可引起泄泻、心悸、面色潮红等症状。

三、甲状腺癌的肿瘤标志物检查

主要分为甲状腺球蛋白（Tg）、降钙素和癌胚抗原（carcinoembryonic antigen，CEA）。由于Tg是对甲状腺结节形成的特殊蛋白质，而血清Tg检查在识别良恶性的甲状腺结节方面并没有特殊意义，所以在医学实践中，血清Tg检查一般都不作为对DTC的术前检查。但对于DTC患者在诊断后的随访复查阶段，血清Tg的变化是判断患者是否存在癌症复发的最主要指标，血清Tg可以来检查在DTC后的复发与转化情况。对甲状腺结节组织已被完全摘除的DTC患者，由于血清Tg增高也意味着癌症复发的风险，需进行进一步检查。对未完全切除甲状腺的DTC患者，仍建议在治疗后定期（每6个月）检测血清甲状腺球蛋白抗体。如果治疗后血清甲状腺球蛋白抗体含量继续增加，应当注意甲状腺组织中有恶性肿瘤生长，还可结合颈部超声波检测对其他检查进一步评价。

建议MTC患者在治愈之前同时测定血清降钙素水平和CEA，并于治愈后定期检测血清水平变化。血清降钙素的CEA测定，有助于对髓样癌患者的效果评价与病情监控。

四、甲状腺癌的分子检测

甲状腺癌的分子检测主要针对无法利用细针穿刺（FNA）确诊的良性和恶性甲状腺结节，分子标记方法包括*BRAF*突变、*RAS*突变、*RET/PTC*重排等。检测术前活检标本的*BRAF*突变状态，也有利于对甲状腺乳头状癌的确诊与临床预后判断，还可以提出更个体化的检查和处理方法。

*RAF*水平是所有甲状腺FNA分子病理学中最高的，人体PTC突变率最高可达80%，而亚洲人*BRAF*突变率较多，欧洲*BRAF*突变率较少，FTC的突变也较少，良性肿瘤很少存在突变基因。所以，*BRAF*是PTC十分重要的肿瘤标志物，而*BRAF*突变的甲状腺结节也存在着99.8%的恶性风险。研究还证实，在Bethesda的Ⅰ级和Ⅲ级结节上的*BRAF*突变量为正常病例的15%～39%。由于*BRAF*突变量的假阳性率极低，所以*BRAF*突变的FNA细胞标本中对恶性甲状腺结节也存在着一定的质疑度。

DTC中*RAS*的突变率仅次于*BRAF*，FTC为40%～50%，PTC为10%～20%，fvPTC为10%～20%。突变率最高，在带有乳突状核特点的非浸润性甲状腺滤泡性肿瘤患者中，突变率为20%～40%。*RAS*基因突变在良性甲状腺结节上也可出现，所以*RAS*在确定甲状腺结节的准确性方面仍有待商榷。

散发式PTC的*RET/PTC*重排的发病率一般在15%～20%，在电离辐射的儿童PTC中比较普遍。*RET/PTC1*重排率是最普遍的，占60%～80%。一项回顾性调查表明，在Bethesda Ⅲ级结节中，*RET/PTC*重排的恶性诊断率约为60%，而且没有假阳性表现，这说明了*RET/PTC*重排是鉴别PTC的一种十分特异性的标志物。另外，50%的MTC伴有*RET*基因突变，尤其是密码子918突变，约98%的多发性内分泌系统细胞增生2A型（MEN2A）患者有*RET*基因胚系突变。

*TERT*启动子突变上调了*TERT mRNA*的基因表达水平和端粒长度，而*TERT-C228T*点突变则显示着高于*C250T*突变。DTC中*TERT*突变的发病率为10%～15%，而PDTC和ATC中*TERT*突变的发病率为40%～45%，在良性肿瘤患者中相对较低。但*TERT*基因启动子突变在甲状腺癌的诊断中，去分化和转移等方面都具有关键性意义，尤其是当它和*BRAF*突变并存时，PTC的浸润生长和复发可能性更加显著增加。所以*TERT*基因是甲状腺癌诊断与浸润性生长评估中的关键基因。*TP53*基因包括11个外显子和10个中含子，主要编码*P53*蛋白，该基因可以控制正常细胞周期性DNA损伤，控制细胞的生长，保护正常细胞分裂和控制不良细胞生长。*TP53*基因组突变主要位于外显子5和9中，同时也在不同侵袭性fvPTC中比较常见，如PTC的柱状细胞高细胞亚型中，但在一般在甲状腺结节细胞的突变中，*P53*在良性疾病如甲状腺结节滤泡型腺瘤和慢性甲状腺炎中未观察到。所以，目前发现*TP53*基因与甲状腺癌的去分化有关，并显示预后较差。

五、影像学检查

（一）超声波检测

超声波检测技术简单、经济、无创，对甲状腺结节检测具备较高特异性和敏感度，能清晰地揭示甲状腺结节的界限、形态、尺寸和结构等信息，这也是对甲状腺结节的首选影像学检测。通过诊断或机会性筛查检出的甲状腺结节的患者都应当开展高分辨率头颈超声波检测。甲状腺结节最常见的不良症状为：微钙化、界限不清、纵横比>1、实性低回声、无晕圈、甲状腺结节外侵袭和与头颈淋巴结有关的特殊超声波征象等。而颈部淋巴结突出征象则一般分为：微钙化、囊性变、高回声、淋巴结中的外周血流，除了圆形淋巴结，界限不规则或不清晰，内部回声不一致，淋巴未扪及皮质髓节。甲状腺影像报告和数据系统（TI-RADS）有助于评价甲状腺结节的恶性情况，并且可以进行甲状腺超声报告，见表12-1。对比增强超声和超声弹性成像可作为补充方案，但不建议常规应用。

表12-1　TI-RADS分级

分类	评价	超声表现	恶性风险
0	无结节	弥漫性表现	0
1	阴性	正常甲状腺(或术后)	0
2	良性	囊性或实性为主、形态规则、边界清楚的良性结节	0
3	可能良性	不典型的良性结节	<5%
4	可疑恶性	实质性、低回声或极低回声、微小钙化、边界模糊(微分叶)、纵横比>1	5%～85%
4a	—	—	5%～10%
4b	—	—	10%～50%
4c	—	—	50%～85%
5	恶性	—	85%～100%
6	恶性	—	无

（二）在超声引导下细针穿刺活检

利用细针穿刺活检（FNAB）或通过细针穿刺甲状腺结节以获取细胞成分并利用细胞学方法检查疾病的形态特征。超声波引导有助于增加对材料取样的成功率和诊断的精确度，并且有助于穿刺流程中对关键组织的保护。确定穿刺后是否出现血肿的，建议以作为进一步明确良性与恶性甲状腺结节的指标。

（三）CT扫描技术

CT对于评价甲状腺肿瘤的活动范围，其周围重要结构如支气管、食道等与颈动脉的关系及有无存在淋巴结转移等方面都有着重要价值。CT在观察中央淋巴结、上纵隔淋巴结或者咽后淋巴结等方面有优势，能够看到胸骨后甲状腺病灶，较大病灶及其与周围结构的关系，也能够很清楚地显示不同形态和程度的钙化，但不能很好地观察到结节（最大直径≤5 mm），以及弥漫性病变。对复发性甲状腺癌，用CT检测可以了解残余甲状腺，并且评估病灶部位程度及与周边组织的关系，评估转移淋巴结的大小和位置及是否存在肺转移。如用高碘造影剂并没有禁忌证，应该常规进行对甲状腺疾病的增强扫描。薄层图像能够表现较小的病灶并清楚地表现病灶和周边组织器官之间的关系。

（四）MRI

MRI有助于判断病灶的范围以及与周围组织结构的联系。良性和恶性结节都可采用多功能图像检查，包括动态的增强扫描和扩散加权图像。不足之处是对钙化不敏感且检查时间过长，易受呼吸和吞咽动作的影响。所以，目前在甲状腺影像检查方面，MRI检查没有超声检查与增强CT应用广泛。

（五）正电子发光断层扫描

正电子发光断层扫描（PET-CT）不推荐用于检查甲状腺癌的一般检查方法。如果条件允许，在以下情形下可考虑应用：①DTC患者的随访时间中，Tg水平升高（>10 ng/mL）和 ^{131}I全身扫描（Dx-WBS）为阴性，已找到转移灶；②髓样癌治疗前分期；③甲状腺未分化癌的治疗前分期和术后随访；④作为侵袭性或转移性DTC患者的 ^{131}I治疗前评估，PET-CT检查时如合并代谢增加的疾病，患者碘摄取能力差，可能无法从 ^{131}I治疗中获益。

（六）组织学类型

1. PTC及其亚型

PTC是具有PTC核特征的滤泡上皮起源的最常见的恶性上皮肿瘤。经典PTC具有2个基本形态特征：乳头状和浸润性PTC核特征。有丝分裂少见，沙粒样钙化更常见，主要位于淋巴管或间质中。PTC分为14个子类型，其中高细胞型、靴型、柱状细胞型和固体类型都被看作是侵入性PTC，基因型比较复杂，预后比经典型差。

2. FTC及其亚型

FTC是一类源于甲状腺结节滤泡细胞的恶性肿瘤，缺乏乳头状癌的核型特点，通常伴有包膜，呈现侵袭性生长模式。发生率为6%～10%。亚型主要有：①滤泡癌，微小浸润型（仅包膜侵犯）；②滤泡癌，囊内血管浸润；③滤泡癌，广泛浸润。

Hürthle细胞肉瘤属于滤泡型，其中吞噬细胞>75%；通常由于有包膜或者滤泡细胞的存在，可归属于FTC或是一个比较罕见的独立种类，其良性和恶性的诊断标准与FTC相同。可以分为：Hürthle细胞腺瘤（嗜酸细胞腺瘤）和Hürthle细胞癌（嗜酸细胞癌）。

3. MTC及其亚型

MTC是来自甲状腺滤泡旁细胞的恶性肿瘤。发生率在2%～3%，包括了散发性和家族性。散发型大约占所有髓样癌的70%，好发年龄为50～60岁。家族性发病较年轻，仅为约30%，属于常染色体显性的遗传疾病。如Ⅱ型MEN，有ⅡA，ⅡB和家族性髓样癌，目前家族性髓样癌也可以看作是MEN ⅡA的疾病谱。血清降钙素浓度也和肿瘤类型有关，但在1%的患者中它是非分泌型的。血清CEA的测定也是髓样癌随访阶段中的关键指标，尤其是在降钙素浓度较低时更有意义。在显微镜下，MTC呈多种形式且可能类似于其他的甲状腺恶性肿瘤。典型的结构是实心、分叶状、管状或岛状。亚型包括：乳头状、假乳头状、滤泡状（管状/腺样）、梭形细胞、巨细胞等。

4. PDTC和ATC

PDTC是有限的滤泡细胞分化的恶性肿瘤，它在形态学上和生物行为上位于DTC和ATC中间。重要的组织形态为岛样、小柱形和实性细胞，有丝分裂很容易见到，较大范围的细胞坏死后可引起残余的肿瘤细胞以血管外表皮细胞瘤的形式积聚于血管附近。虽然PDTC可同时伴有不同比例的分化癌成分，但有些研究指出即使10%的PDTC成分也伴随着侵袭性行为以及对预后有不良影响。而ATC则是由大量未分化的甲状腺滤泡细胞形成的较高侵袭性恶性癌症。典型的表现为快速扩大、坚硬、稳定的颈部肿块，对周围组织广泛损害，有30%～40%的病例有向远处转移，如肺、骨和脑。重要的组织学形式为肉瘤样、巨细胞样和上皮性细胞样，其中可单个存在或以不同比例混合或局灶性鳞状分化或异源分化；也往往伴有坏死和大量的有丝分裂，以及心血管浸润性改变。

（七）甲状腺癌的分期

临床分期（cTNM）可根据术前评估（病史、体格检查、辅助检查）建立。依据术后的病理结果，可得出病理分期（pTNM）。

（八）鉴别诊断

1. 甲状腺腺瘤

甲状腺腺瘤多见于20～30岁，常呈单结节、界限清晰、表面平滑、生长迟缓、突然扩大，常伴囊内出血，无颈部淋巴结转移和远处转移。

2. 结节性甲状腺肿

结节性甲状腺肿在中年妇女中更常见，病程可持续数十年。腺叶两侧多发结节，大小不一，囊性病变。巨大的肿块可以挤压呼吸道并引起气管移位，患者出现呼吸困难；假如肿瘤挤压食管，也会引起吞咽困难。癌症发生的可能性很低，但在老年人、大肿瘤和病程较长的患者中可以看到，这表明肿瘤增大的速度明显加快。

3. 亚急性甲状腺炎

亚急性甲状腺炎通常是由病毒感染引起的，该病通常持续时间为几周至数月，感染时常有上呼吸道感染史，可伴轻微高热，局部痛，在吞咽时突出，并向头部放射，弥漫性甲状腺肿大；还可发生不均匀的结节性肿块，有肿瘤压痛。该疾病是自限性的并在几周内自发消退，很少的患者通过治疗就可以排除甲状腺癌。

4. 慢性淋巴细胞性甲状腺炎

慢性淋巴细胞性甲状腺炎（桥本甲状腺炎）为慢性的进行性双侧甲状腺肿，有时候与甲状腺癌不能区分，但通常无症状且本身抗体滴度较高。此类病变主要是保守疗法，对肾上腺皮质类固醇比较敏感，但有时候也必须治疗或行少量的X线放射治疗。

5. 纤维化甲状腺炎

纤维化甲状腺炎患者的甲状腺通常肿大、坚实，并且保留着甲状腺的原有形态。通常将周围组织固化而引起压迫症状，这难以与癌症区分。出现气管压迫症状时可行手术探查并切除峡部。

第六节　治　疗

一、治疗原则

DTC主要治疗手段为手术，术后辅以内分泌治疗、放射性核素疗法，部分病例还需要放射治疗和靶向治疗。MTC也主要依靠手术治疗，但在部分病例中，也需要放射性疗法和靶向治疗来辅助。未分化癌的治疗中，仅有少部分患者有手术治疗机会，部分患者还可以利用放疗和化疗手段达到一定的疗效，但总体预后较差且生存时间短。

二、MTC的外科治疗进展

甲状腺髓样癌（MTC）发生率低，因为具有独特的临床病理特征，但是临床中错误诊断、漏诊和不规范治疗的情况依然时有发生。MTC是来自甲状腺滤泡上皮细胞（C细胞）的恶性肿瘤，其合成并分泌降钙素（Ctn）和降钙素基因的多肽。所以，MTC也可以被看作是神经内分泌恶性肿瘤的一种。MTC在许多方面与DTC不同，例如临床特征、治疗和预后。因此，包括中国在内的许多国际医疗研究机构都制定了MTC的独立临床诊断和治疗指南。

按照该病的遗传性特点，MTC主要包括2种：遗传性和发散性。基本上每个遗传MTC（遗传性髓样癌，HMTC）均伴随着*RET*基因的种系突变，50%以上是发散性的。MTC具有*RET*基因的体细胞突变，散发性MTC的发生率很高，占总患者数量的75%～80%，而基于甲状腺结节髓样癌的最新ATA临床应用指南，遗传性MTC主要作为2型多发性内分泌肿瘤形成综合征（MEN2）中的一种。它分为2种类型：多发性内分泌肿瘤2A（MEN2A）和多发性内分泌肿瘤2B（MEN2B）。

在发生MEN2A/B的儿童中，建议在全面评价手术的获益和并发症的基础上，考虑早期行手术治疗并和儿童的监护人充分交流具体的手术方法。针对*RET*密码子M918T突变的高危患儿，建议的干预时机是孩子出生的第1年，主诊医生可询问孩子监护人意见来确定甲状腺切除的最佳时机，但手术前需由医院的医疗伦理委员会审核并批准。对于高风险患儿，建议在5岁或更早时实施甲状腺切除，这取决于是否发现恶性肿瘤的存在以及血清Ctn水平增高。一般推荐在5岁开始，对这些患儿实施中等危险性的体格检查，颈部超声以及血清Ctn水平的检查。甲状腺切除术的时间要根据有无新恶性肿瘤形成，以及血清中Ctn水平的升高。综合目前国内的实际状况，我国对儿童髓样癌仍缺乏相关经验，也缺乏相关法律规定和指导方针。

手术是目前治疗MTC的最主要方式，同时也是目前唯一已被证实能根治MTC的方式，但传统的放疗和化疗方法对此类患者无效。适用于DTC的放射性碘疗法并不适用于罹患此类病症的患者。对于甲状腺外病变患者，应同时进行相关治疗。目前，关于HMTC原发肿瘤治疗的意见趋于统一，也就是说，无论是否存在远处转移，对于可手术的原发肿瘤患者，应采用全甲状腺切除术作为初始手术治疗。

对于散发性MTC患者，由于多灶性和双侧疾病的可能性很高，主流观点仍建议全甲状腺切除术作为初始手术治疗。少数专家认为，对于术前彩色多普勒超声和影像学检查后仅考虑单侧和小病灶散发的患者，可考虑患侧腺叶和峡部切除术。针对这一观点，仍然缺乏足够的循证医学证据，需要大样本临床研究数据来支持。

无论是散发性还是HMTC，对cN1a患者都应该进行治疗性的中央淋巴结清扫手术。对cN0患者，目前的国内外指南建议在全甲状腺外切除术的基础上，实施预防性中央区颈部淋巴结清扫术（prophylactic central neck dissection，PCND）。

这种手术的理论依据为：①不论肿瘤大小如何，MTC中心淋巴结转移的发生率较高（50%～75%）；②中央淋巴结术前和术中评估的准确性并不令人满意；③经回顾性调查证实，PCND能够帮助提高患者预后，针对大多数的MTC患者，cN1b建议采用治疗性颈侧清除术，但对于cN0患者的预防性颈侧清除技术目前仍有很大争议。

现有的一些研究表明，颈外侧淋巴结转移率与中央区淋巴结转移数量密切相关。在手术前检测基础血清Ctn的表达水平，也能估计部分淋巴结转移的情况是否存在。对中央区域淋巴结较大或较多的患者，则推荐选择上纵隔淋巴结清扫手术。对有明显上纵隔淋巴结转移证明的患者，则针对临床特征作出了分类。

三、未分化癌外科治疗

少数未分化癌患者确诊是肿瘤体积较小，可能有手术治疗的机会。但是大多数未分化癌患者颈部肿块很大，病情发展很快。因此，没有手术机会。如果因肿块或挤压气管而导致呼吸困难时，可考虑气管切开术。

四、甲状腺癌的全身治疗

传统的医学疗法主要是化疗，而靶向治疗和免疫治疗则是近年来产生的新型的全身疗法。化疗后对DTC和MCT效果都不好，但靶向治疗有一定疗效。目前ATC的主要治疗方法是化疗，靶向治疗有一定疗效。

五、甲状腺癌的中医中药治疗

甲状腺癌属于中医“瘿瘤”类别。现代研究结合古代医学对这种疾病的认识，都认为情绪因素是导致这种疾病的主要原因，同时与虚、痰、瘀、热、毒、饮食之间存在密切关系，临床实践中常见的是虚实兼杂，多种因素混合在一起导致疾病发生。

（一）辨证论治

目前，在治疗甲状腺癌的传统疗法中，中医药首选再配合手术、化疗、放疗；减轻了化疗、放疗的不良反应，降低副作用，增强体质，促进食欲，抑制肿瘤的进展。不接受手术、放疗和化疗时，可选择纯中药治疗。

适宜患者：外围治疗期、放化疗期、靶向治疗时期、治愈后康复期和晚期患者。

药物途径：可选用水煎剂、中成药、中成药制剂、其他中药治疗（外用贴敷、针灸等）。

（二）治疗方案

正气亏虚：由于先天体弱或药物、放化疗等方法伤及正气。中药方剂：八珍汤、当归补血汤、十全大补汤、补中益气汤等加减。

阴虚火旺：可发生于放射治疗后或者素体不足。中药方剂：知柏地黄丸加减。

肝肾不足：可发生于放射治疗后出现的骨髓抑制或素体不足。中药方剂：六味地黄丸加减。

肝郁气滞：情志抑郁或易怒、善太息，胸胁或少腹胀满窜痛。中药方剂：海藻玉壶汤、半夏厚朴汤加减。

寒痰凝滞：痰涎清稀，排尿清长，大便稀溏，口淡不渴，面色晦滞等。中药方剂：阳和汤合消瘰丸加减。

毒瘀互结：赘生肿块，生长迅速或出现转移。中药方剂：西黄丸、小金丹加减。

第七节　预防和健康管理

一、高危对象

凡有以下情况之一者，均系甲状腺癌高危对象：

①儿童期头颈部辐射暴露或辐射粉尘暴露史；②因为其他疾病在头颈部进行过放疗；③有分化性甲状腺癌、甲状腺髓样癌、多发性内分泌腺瘤病2型、家族性息肉病及某些甲状腺癌综合征（如Cowden综合征、Carney综合征、Werner综合征和Gardner综合征等）的既往史或家族史；④超声检查发现甲状腺结节>1 cm，并且结节生长迅速；⑤甲状腺结节>1 cm，同时伴有持续性声音嘶哑、发声困难、吞咽困难或呼吸困难，并且可排除声带病变（炎症、息肉等）；⑥甲状腺结节>

1 cm，同时颈部淋巴结肿大；⑦降钙素高于正常范围；⑧*RET*基因突变。

二、筛查意见

甲状腺筛查应同时进行功能检查和形态学检查。

（一）一般人群

目前尚无用于早期发现或常规筛查甲状腺癌的标准测试。临床颈部体格检查：20～29岁每2～3年进行1次，30岁以后每年进行1次颈部超声检查（包括甲状腺、颈部、锁骨上）。

（二）高危人群

对于有甲状腺癌患病风险的高危人群每年进行1次颈部超声检查（包括甲状腺、颈部、锁骨上）。

（三）女性

女性孕前和哺乳期结束时，建议分别进行1次颈部超声检查。

三、预防建议

避免头颈部放射线照射和放射性的接触史，积极诊断甲状腺病变，一旦出现甲状腺结节或甲状腺病变，不要过于害怕，定期随访或在医生的指导下进行相关治疗；健康生活，合理饮食，合理控制碘的摄入量，碘的摄取量过多或者过少，都会对甲状腺功能造成一定的影响。因此，应该合理摄取；一般建议普通人群每日应摄取150 μg的碘，怀孕和哺乳期的妇女则为250 μg。日常生活也要增加运动，合理疏导不良情绪，调整作息。

（刘小康）

参考文献

[1]HAUGEN B R, ALEXANDER E K, BIBLE K C, et al. 2015 American thyroid association management guidelines for adult patients with thyroid nodules and differentiated thyroid cancer: The American thyroid association guidelines task force on thyroid nodules and differentiated thyroid cancer[J]. Thyroid, 2016, 26 (1):1-133.

[2]HAN M A, KIM J H. Diagnostic X ray exposure and thyroid cancer risk: Systematic review and meta analysis[J].Thyroid, 2018, 28(2): 220-228.

[3]SON H Y, LEE H, KANG K, et al. The risk of thyroid cancer and obesity: a nationwide population based study using the Korea national health insurance corporation cohort database[J]. Surgical Oncology, 2018, 27(2): 166-171.

[4]KWON H, CHANG Y, CHO A, et al. Metabolic obesity phenotypes and thyroid cancer risk: A cohort study[J]. Thyroid, 2019, 29(3): 349-358.

[5]HWANG Y, LEE K E, PARK Y J, et al. Annual average changes in adult obesity as a risk factor for papillary thyroid cancer: A large scale case control study[J]. Medicine , 2016, 95(9): e2893.

[6]ZHANG Y L, LI P, LIU Z Y, et al. Does relatively low iodine intake contribute to thyroid cancer? An ecological comparison of epidemiology[J]. Medicine (Baltimore), 2019, 98(41):e17539.

[7]KIM H, KIM N, PARK H, et al. Strong association of relatively low and extremely excessive io-

dine intakes with thyroid cancer in an iodine replete area[J]. European Journal of Nutrition, 2017, 56(3): 965-971.

[8]CAO L Z, PENG X D, XIE J P, et al. The relationship between iodine intake and the risk of thyroid cancer: A meta analysis [J]. Medicine (Baltimore), 2017, 96(20): e6734.

[9]YAKUSHINA V D, LERNER L V, LAVROV A V, et al. Gene fusions in thyroid cancer[J]. Thyroid, 2018, 28(2): 158 167.

[10]DERWAHL M, NICULA D. Estrogen and its role in thyroid cancer [J]. Endocrine Related Cancer, 2014, 21(5): T273 T283.

[11]TAM A A, OZDEMIR D, ALKAN A, et al. Toxic nodular goiter and thyroid cancer: Is hyperthyroidism protective against thyroid cancer?[J]. Surgery, 2019, 166(3):356-361.

[12]DONG S, XIE X J, XIA Q, et al. Indicators of multifocality in papillary thyroid carcinoma concurrent with hashimoto's thyroiditis[J]. Am J Cancer Res, 2019, 9(8):1786-1795.

[13]LUBIN D, BARABAN E, LISBY A, et al. Papillary thyroid carcinoma emerging from hashimoto thyroiditis demonstrates increased pd-l1 expression, which persists with metastasis[J]. Endocrine Pathology, 2018, 29(4): 317-323.

[14]ROMAN B R, MORRIS L G, DAVIES L B. The thyroid cancer epidemic, 2017 perspective[J]. Current Opinion in Endocrinology, Diabetes & Obesity, 2017, 24(5):332-336.

[15]JING Z H, HOU X, LIU Y, et al. Association between height and thyroid cancer risk: a meta analysis of prospective cohort studies [J]. International Journal of Cancer, 2015, 137(6): 1484 1490.

[16]HONG S H, MYUNG S K, KIM H S. Alcohol intake and risk of thyroid cancer: A meta analysis of observational studies[J]. Cancer Research And Treatment : Official Journal of Korean Cancer Association, 2017, 49(2): 534 547.

[17]TAKAHASHI M, KAWAI K, ASAI N. Roles of the *RET* proto-oncogene in cancer and development[J]. JMA journal, 2020, 3(3): 175-181.

[18]PEKOVA B, SYKOROVA V, DVORAKOVA S, et al. *RET*, *NTRK*, *ALK*, *BRAF*, and *MET* fusions in a large cohort of pediatric papillarythyroid carcinomas[J]. Thyroid, 2020, 30 (12):1771-1780.

[19]XING M Z, HAUGEN B R, SCHLUMBERGER M, et al.Progress in molecular-based management of differentiated thyroid cancer[J]. Lancet, 2013, 381(9871): 1058-1069.

[20]MANZELLA L, STELLA S, PENNISI M S, et al. New Insights in Thyroid Cancer and *P53* Family Proteins[J].International journal of molecular sciences, 2017, 18(6):1422-0067.

[21]XU B , O'DONNELL M , O'DONNELL J , et al. Adipogenic differentiation of thyroid cancer cells through the *Pax8-PPARgamma* fusion protein is regulated by thyroid transcription factor 1 (*TTF-1*) [J]. Journal of Biological Chemistry, 2016, 291(37):19274-19286.

[22]NIKIFOROV Y E, SEETHALA R R, TALLINI G, et al. Nomenclature revision for encapsulated follicular variant of papillary thyroid carcinoma: a paradigm shift to reduce overtreatment of indolent tumors[J]. JAMA Oncology, 2016, 2(8):1023-1029.

[23]BALOCH Z W, SEETHALA R R, FAQUIN W C, et al. Noninvasive follicular thyroid neoplasm with papillary-like nuclear features (NIFTP): A changing paradigm in thyroid surgical pathology and implications for thyroid cytopathology[J]. Cancer Cytopathology, 2016, 124 (9):616-620.

第十三章
甲状腺癌基因检测及应用

近年来，对于甲状腺肿瘤发生的分子机制的研究有了很大的进展。因此，除了传统的诊断标准之外，还可以根据特征性的基因遗传信息改变对甲状腺肿瘤进行分类诊治并重新认识。迄今为止，最具临床相关性的标志物包括*BRAF*、*RAS*的点突变、*RET/PTC*和*PAX8/PPAR*重排等。目前研究结果显示，PTC中最常见的基因改变为*BRAF*，其次是*RAS*和*RET/PTC*，而FTC中最常见的改变要么存在*RAS*，要么存在*PAX8/PPAR*。

这些分子标志物在甲状腺癌治疗中的应用也越来越多。*BRAF*是目前研究最多的标志物，并已成为一个重要的诊断和预后工具。有报道在细胞学不确定的甲状腺结节中发现*BRAF*突变时提示相关的PTC的风险接近100%，而且*BRAF*阳性的PTC患者更容易发生侵袭性和复发性疾病。同样，*RAS*也是甲状腺恶性肿瘤（TC）中第二常见的基因突变。尽管如此，*RAS*阳性突变状态的意义以及携带*RAS*的甲状腺癌的生物学行为仍不完全清楚。本章节将重点阐述甲状腺癌与相关基因之间的关系及其指导治疗、判断预后的作用。

第一节　*BRAF*与乳头状癌

一、*BRAF*基因

*BRAF*基因位于人类7号染色体上，属于*RAF*家族成员，是丝裂原激活蛋白激酶（*MAPK*）信号转导通路的重要成分之一。*MAPK*级联是细胞膜至细胞核的信号转导组件，主要由*RAS* GTPase介导激活细胞外的有丝分裂和分化信号。当细胞外信号分子转导或引发机体刺激及应激时，*BRAF*下游MAP激酶发挥作用，*BRAF*蛋白磷酸化后诱导激活*MAPK*信号转导通路，并激活下游*MEK*，磷酸化的*MEK*通过其磷酸化苏氨酸、酪氨酸残基的双特异功能，激活下游底物*ERK*，进而影响细胞的增殖和分化。*NF-κB*是磷脂酰肌醇-3-羟激酶（*PI3K*）、蛋白激酶B（*PKB*，又称*AKT*）和*RAS*、*RAF*、*MEK*、*ERK*下游的主要效应靶蛋白，可调节细胞凋亡基因的转录及凋亡过程，最终引起凋亡蛋白*caspase 3*活化和细胞凋亡。当*BRAF*发生改变时则可导致肿瘤形成，最常在黑色素瘤、非霍奇金淋巴瘤、大肠癌、甲状腺癌、非小细胞肺癌、多毛细胞白血病等中发生突变。该基因的突变也经常伴随CFC综合征、Noonan综合征和Costello综合征。*BRAF V600E*等分子标志物已成为公认的PTC相关死亡和PTC复发的潜在危险因素。

二、*BRAF*基因突变的类型

在*BRAF*基因突变类型中，*T1799A*位点突变所占比例较高，*T1799A*位点突变主要是位于第15外显子之上的第1799位核苷酸发生T-A的转换，造成蛋白质产物中第600位的缬氨酸（V）被谷氨酸（E）替代，故命名为*V600E*。*BRAF V600E*是一种原癌基因突变，其编码的B-Raf蛋白活性形式上调，导致MAP激酶信号通路过度活跃，促进肿瘤的发生。因此，普遍认为*BRAF V600E*是TC中最常见的基因突变，与甲状腺乳头状癌关系最为密切。且这种突变多数发生于PTC中，同时*T1799A*突变也成为甲状腺癌分子生物学领域研究最多的一种突变类型。当第600位的缬氨酸V转化为赖氨酸（K）时命名为*V600K*，这种突变占5%～10%的肿瘤病例，或者V转化为其他氨基酸，如*V600A/D/G/L/M/Q/R*等，这些突变约占5%的病例。除了*BRAF V600E*突变，APK通路中另一常见的、重要的基因改变是*RET/PTC*重排。根据不同研究者所采用方法的不同以及地域、年龄等的差异，*RET/PTC*重排的发生率也有所不同，散发性PTC中占10%～20%，有辐射接触史者高达50%～80%，儿童是40%～70%，低龄和射线暴露是形成*RET/PTC*重排的危险因子。*BRAFK601E*、*AKAP9-BRAF*、*BRAF V600E+K601del*和*BRAFV59 9ins*等*BRAF*基因突变类型在TC中是较为少见的。

三、*BRAF*基因的突变率

*BRAF*基因在人类癌症发展中发挥着主导作用，所有癌症病例中携带*BRAF*基因突变的比例约为7%左右，其中PTC占30%～50%。最常见的突变是*BRAF V600E*。根据文献报道，在所有恶性肿瘤中*BRAF V600E*突变率为7%～9%，其中黑色素瘤中*BRAF*突变率近60%，居于首位，在PTC中突变率也较高。由于检测手段、测序方法和基因获取等因素的差异，*BRAF V600E*突变率也存在差异，波动于31.3%～86.1%。虽然在PTC患者中*BRAF V600E*基因突变率很高，平均可达到40%，但在甲状腺微小乳头状癌（PTMC）中，其突变率明显降低，甚至有大量文献报道，在直径<5 mm的PTMC中，*BRAF V600E*突变率仅为18%。在甲状腺癌的*BRAF V600E*基因突变检出率方面，以PTC最常见，占29%～83%，有文献报道其检出率高达52%～87%。*BRAF V600E*基因突变在散发型PTC中常见，而在甲状腺癌的其他病理类型及甲状腺良性结节中罕见。有学者总结了甲状腺癌患者共180例，其中甲状腺良性结节542例，在PTC患者中*BRAF V600E*基因的突变率为44%，而在甲状腺滤泡状癌及良性结节中均无*BRAF V600E*基因突变。

细针穿刺细胞学检查是甲状腺结节良恶性诊断的重要方法，基因检测可协助提高确诊率，*BRAF*在甲状腺FNA基因检测中研究得最多。鉴于病灶细针穿刺技术水平以及细胞学诊断水平等原因，细针穿刺细胞学检查存在一定局限性，为了进一步探究PTC患者中*BRAF*基因的突变率及其与PTC临床病理特征的关系，有研究对术后病理标本行基因检测，以期提高研究的准确性。结果显示*BRAF*突变出现于81%的PTC患者中，而且*BRAF*突变发生率随着PTC患者年龄的增长而明显增加。有研究同样发现了*BRAF*突变与年龄的相关性，其中患者被分成5个年龄段，*BRAF V600E*在≤25、26～35、36～45、46～55、>55岁患者中的突变率依次为55%、80%、85%、88%、90%，而且这一现象同样被发现于结直肠癌患者中。另外，据报道，由于各地碘摄取率的不同，导致*BRAF*突变率不同，尤其高发于亚洲国家。低碘和碘超量均可促进*BRAF*基因突变。

研究发现不同国家、不同地区对研究报道的*BRAF*突变率不同。2017年，有报道称韩国PTC患者中*BRAF V600E*基因突变率是80.8%。2018年，相关学者荟萃分析发现*BRAF V600E*基因突变率为73.7%。但有研究统计*BRAF V600E*基因突变率为89.3%，明显高于报道数据。

在我国，有研究报道青岛地区*BRAF V600E*突变在PTC中的发生率为54.12%，3个髓样癌、1个甲状腺滤泡状癌及52个良性结节均未见*BRAF V600E*突变，与其他文献报道基本相符，但其突变率高于前期（37.5%）的研究。推测可能原因有：①青岛数据研究中PTC样本例数较之前明显增大，可能更准确地反映了青岛地区*BRAF V600E*突变情况；②该研究对象为超声怀疑的甲状腺癌患者；③不排除*BRAF V600E*突变在PTC中发生率发生改变的情况。由于青岛研究中样本量有限，*BRAF V600E*突变对于PTC特异性表现为100%，虽然该基因对于甲状腺癌特异性较高，但也有1例报道称，使用寡核苷酸引物聚合酶链反应可以提高检测*BRAF V600E*突变的灵敏度，但同时也增加了假阳性结果，尤其对于细胞学检查不能确诊的患者，提示检测方法影响*BRAF V600E*突变数据的真实性。尽管目前这方面的报道很少见，但仍需注意使用高灵敏度检测方法时该情况的发生。另外，在一项青岛的研究中1个结节术前US-FNAB标本未检测*BRAFT1799A*突变而术后组织检测到该基因突变。术前US-FNAB标本用于*BRAF V600E*突变检测的成功率为98.96%，提示可能标本状态也会影响*BRAF V600E*突变数据的真实性。

四、*BRAF V600E*基因在TC诊断中的价值

2003年有学者首次提出*BRAF V600E*突变与PTC相关；2004年相关学者提出把*BRAF V600E*突变作为PTC的术前诊断工具。有学者进行了一项针对*BRAF V600E*作为预测TC标志物的研究，该研究共纳入3150个未定性的甲状腺结节，其中670个结节*BRAF V600E*突变阳性，细胞病理学诊断为TC的有1487个结节，其中662个结节*BRAF V600E*突变阳性。通过此项研究得知，并非所有TC患者都伴有*BRAF V600E*突变，该研究未对*BRAF V600E*在不同病理类型TC中的表达进行研究，目前还未在FTC中发现*BRAF V600E*突变。其他研究发现*BRAF V600E*在TC诊断中的特异度高达99%，灵敏度为60%，尽管*BRAF V600E*突变阳性对TC的诊断具有较高的特异度，但灵敏度不高，一定程度上限制了*BRAF V600E*在甲状腺结节诊断中的价值。

对明确诊断为PTC的患者，*BRAF V600E*突变对预后及复发有着较高的价值。研究证实，*BRAF V600E*突变与PTC的发病年龄、肿瘤直径、多中心发生、腺体外浸润、淋巴转移、肿瘤侵袭性及预后显著相关。此外，*BRAF V600E*突变与PTC患者的死亡率也呈显著正相关。因此，我国甲状腺结节和分化型TC诊治指南推荐经FNA检查仍不能确诊的甲状腺结节，可对穿刺标本行TC分子标志物*BRAF*相关检测。但由于*BRAF V600E*突变灵敏度较低，其单独检测的价值有限。

五、*BRAF V600E*基因突变对甲状腺癌预后的价值

*BRAF V600E*突变与PTC死亡率之间的关系尚不清楚，部分研究结果提示*BRAF*突变阳性率与PTC相关死亡率增加有关。而其他证据表明，当考虑到临床特征、病理因素时，*BRAF*突变阳性率与死亡率之间的关系并不密切。随着诊疗水平提升，对疾病的认知加深，越来越多的甲状腺癌患者的治疗和随访得到了保障，很少有患者死于PTC。因此，没有更多的死亡数据供研究者单纯分析*BRAF V600E*突变状态与PTC死亡之间的关联。

关于*BRAF V600E*突变状态与PTC复发之间的关联有两种相反的观点。一部分认为两者之间关系密切，而另外一部分研究表明，*BRAF*突变与复发风险增加无关。考虑到可能存在干扰因素，如复发的危险度不同，于是一部分学者提出进行复发风险分层，并制定了相关分层评分系统。ATA复发风险是唯一一种正式的评分系统，专门用于评估甲状腺乳头状癌复发的可能性。2015年ATA修订的甲状腺癌管理指南强调需要改进监测强度和频率的分层，以进一步加强疾病管理，并对危险度分层进行细化。但鉴于进行风险分层的作用有限，有学者在调查*BRAF*与PTC长期复发之间的关系，评估*BRAF*突变状态在改善现有PTC风险分层系统中的额外效用而进行研究时，提出了一项延长和扩展随访的非选择的回顾性队列研究，中位随访超过10年。该研究是一项新的队列研究，包括更大的患者群体和更长的随访时间，进一步证明了*BRAF V600E*突变与甲状腺乳头状癌患者复发风险增加有关。

无论研究结果如何，*BRAF V600E*突变发生在40%～60%的甲状腺乳头状癌中，仍然是最常见的基因突变之一。考虑到PTC的高生存率和持续监测的必要性，该研究强调了开发改进复发风险预测模型和探索潜在的复发预测因子（包括*BRAF*）的重要性，因为这些努力将有助于指导未来的疾病管理实践。此外，研究指出，预测真正有死亡风险而不是局部复发风险的患者有助于提升现有预测模型的价值。

对于*BRAF*突变的预后意义也一直存在争议。在一项对2099例接受甲状腺全切除术的PTC患者的多机构回顾性研究中，*BRAF*突变阳性患者的PTC复发率高于*BRAF*突变阴性患者，加入临床病理特征后再次分析发现，*BRAF*突变阳性患者显著高于*BRAF*突变阴性患者，这表明*BRAF*突变与预后可能和其他临床病理因素相关。因此，许多科学家们不建议*BRAF V600E*基因作为独立预测因子，而是应该探究*BRAF V600E*基因与其他突变基因的相关性，如*RAS*和*TERT*基因。多基因检测结果或许会对甲状腺癌患者的全程管理起到积极作用。

六、*BRAF V600E*与PTC临床病理特征

有研究认为，*BRAF*突变的PTC患者往往肿瘤较大，容易侵犯包膜及血管，易于发生淋巴结转移，而且具有较高的病理分期，临床上容易复发，预后较差。然而，也有不少研究得出相反的结论。例如研究发现*BRAF*基因突变与PTC的侵袭性并无显著相关性。于是，有学者通过比较在不同肿瘤大小、病理分期、是否淋巴结转移、是否包膜外侵及是否淋巴结清扫等的患者中*BRAF*的突变率，发现*BRAF*突变的PTC患者更容易出现局部淋巴结转移，而且明显增加颈侧区淋巴结清扫的概率。由于该研究仅在术中快速病理明确侧方淋巴结转移的情况，予以治疗性颈侧区淋巴结清扫；而对于绝大多数PTC患者，常规予以治疗性或预防性中央区淋巴结清扫。所以这也解释了该研究结果中*BRAF*突变率与侧颈区淋巴结清扫明显相关（$P<0.05$），而与中央区淋巴结清扫无明显相关性。肿瘤大小、是否侵犯血管、包膜外侵犯等其他侵袭性临床病理特征并未在该研究中表现出与*BRAF*突变率的明显相关性。

上述研究多因素Logistic回归分析显示年龄≥45岁、高肿瘤分期、区域淋巴结转移是*BRAF*突变的独立影响因素。随着年龄增长，*BRAF*更容易发生突变，从而导致肿瘤恶性程度增加，易于发生颈部淋巴结转移，较高年龄的淋巴结转移PTC患者也因此具有较高的临床分期。该研究结果显示*BRAF*在PTC中有较高的突变率，有助于PTC的临床确诊。*BRAF*基因突变的PTC具有较高的临床分期，更容易出现局部淋巴结转移，增加了颈侧区淋巴结清扫的概率，因此可以用来预测肿瘤的恶性程度。但限于该研究病例数相对较少且为单中心研究，尚需多中心及更大样本量进一步研究探索。

血小板源性生长因子（*PDGF-B*）与肿瘤的生长和浸润密切相关，而*BRAFT1799A*基因突变与*PDGF-B*表达强度之间具有强相关性。有文献也报道了*BRAFT1799A*点突变诱导的一个基因簇上调金属蛋白酶（*MMP*），包括*MMP3*、*MMP9*及*MMP13*，其特征是使细胞在基膜上的生长更具迁移性，向基膜侵袭增加。研究发现*BRAFT1799A*点突变与患者性别、肿瘤大小、淋巴结转移无明显相关性，而与甲状腺被膜外侵犯相关。本研究观察时间及样本有限，无法对PTC患者术后复发及淋巴结转移情况等预后作出正确判断，尚需进一步扩充样本例数、完善术后随访后再研究。

第二节 *RAS*与分化型甲状腺癌

研究发现，*RAS*基因与分化型甲状腺癌关系密切，本章节重点阐述TC与*RAS*基因突变的相关问题，主要包括*RAS*的患病率和亚型模式、*RAS*介导的肿瘤的发病机制，以及*RAS*在TC治疗中作为诊断和预后工具的潜在用途这几个方面。

一、*RAS*基因

*RAS*基因广泛存在于各种真核生物，如哺乳类、果蝇、真菌、线虫及酵母中，提示它有重要的生理功能。哺乳动物的*RAS*基因家族有3个成员，分别是*H-ras*、*K-ras*、*N-ras*，其中*K-ras*的第4个外显子有A、B两种变异体。各种*RAS*基因具有相似的结构，均由4个外显子组成，分布于全长约30 kb的DNA上。它们的编码产物为相对分子质量2.1万的蛋白质，故称为P21蛋白。已证明，*H-ras*位于人类11号染色体短臂上，*K-ras*位于12号染色体短臂上，*N-ras*位于1号染色体短臂上，除了*K-ras*第4个外显子有变异外，每个*RAS*基因编码P21的序列都平均分配在4个外显子上，而内含子的序列及大小相差很大，因而整个基因也相差很大。*K-ras*长为35 kb，而*N-ras*长为3 kb，由于有2个第4号外显子，*K-ras*可以2种方式剪接，但编码*K-ras-B*的mRNA含量高。除*K-ras-B*含有188个氨基酸外，其他2种*RAS*蛋白均含有189个氨基酸。

与人类肿瘤相关的3种基因中，*K-Ras*则对人类癌症影响最大，它好像分子开关。这些21-kDa膜相关蛋白在酪氨酸激酶和G蛋白偶联受体信号转导到*MAPK*和*PI3K-AKT*信号通路的效应物中发挥核心作用，介导细胞分化、增殖和凋亡。在正常条件下，*RAS*活性是通过GTP介导活化的，GTP结合型*RAS*水解为失活的GTP结合型*RAS*。点突变产生*RAS*的同源等位基因，表现为对GTP的亲和力增加（密码子12和13）或抑制GTP自催化酶功能（密码子61）。这2种机制都导致下游*MAPK*和*PI3/AKT*信号通路的构成异常激活。

二、*RAS*基因突变的检测方法、患病率和亚型模式

*RAS*基因突变的检测方法主要包括直接测序法、焦磷酸测序法、单链构象多态性分析法、限制性片段长度多态性方法、高分辨率溶解曲线分析法和突变特异性扩增系统等。其中高分辨率溶解曲线分析法具有最高的敏感性，但存在假阳性的问题，而突变特异性扩增系统不仅具有较高的敏感性及特异性，且准确性可达100%，成为*K-Ras*基因突变检测的最合适的方法。国内检测*K-Ras*基因突变的方法很多，如直接测序法、Taqman探针法、高效液相色谱法等。直接测序法作为*K-Ras*基因突变检测的常规方法，曾被认为是检测基因突变的金标准，但该种方法的检测敏感性有限，当突变的肿瘤细胞相对含量较低时无法正确检测。所以通过对标本进行组织活检或显微切割，先对肿瘤细胞进行浓缩，可提高检测的敏感性。

*RAS*基因的3种突变亚型普遍存在于甲状腺肿瘤中，*RAS*突变在良性滤泡腺瘤（follicular adenoma，FA）中的总体频率高达48%，FTC中约为57%，PTC中约为21%。具体亚型模式和总体患病率在不同的文献中有显著差异。在某种程度上，这是因为现有研究数据大多由小型研究组成，这些研究在方法、标准方面往往不同。例如，当分析仅限于专门使用直接测序或用于突变鉴定确认的研究时，*RAS*患病率通常较低。有相关学者证实了这一点，他们指出当不使用直接测序时，突变检测的总检出率显著更高。

为了解决这些方法的局限性，有研究对1组86例*RAS*肿瘤进行了荟萃分析。在所有选定的研究中，对肿瘤进行直接测序以进行突变鉴定，并在同一肿瘤中常规筛查所有3种突变亚型（*H-ras*、*K-ras*、*N-ras*）。该研究报告称，到目前为止，在密码子61处涉及*N-ras*的突变是最多的，是所有RAS突变系列的67%。这一发现得到了另一项对22项具有类似纳入标准的研究的汇总分析的证实。在这些研究中，*N-ras61*占了88%的*RAS*突变。这两个综合分析进一步得出结论，*RAS*突变在FTC中比良性滤泡腺瘤（FA）中更普遍，而在PTC中相对不常见。据报道FTC、FA和PTC的频率分别为27%、15%和6%，另一报道指出FTC、FA和PTC的频率分别为25%、14%和5%。*RAS*突变在滤泡肿瘤中几乎完全不发生，然而越来越多的证据表明*RAS*阳性PTC可能局限于fvPTC。

三、*RAS*阳性甲状腺癌的发病机制

体内和体外实验早已证明激活的突变体*RAS*具有诱导甲状腺腺瘤形成的能力，但检测这种突变的临床适用性直到近年才被提出来。目前的认识是，发生在高分化甲状腺癌（WDTC）中的*RAS*突变代表着不同的分子事件，与发生在FTC和PTC中的其他基因改变相互排斥。研究表明，85%的常规FTC是沿着*RAS*突变或*PAX8-PPAR*基因重排这两条已知的分子途径之一发生的。最近的一项调查报告显示FTC中*RAS*和*PAX8-PPAR*的突变阳性率分别为49%和36%。此外，33例FTC中只有1例同时发生这两种改变，说明这是两个独立的发病机制。对于乳头状癌，如前所述，*RAS*突变通常局限于滤泡变异亚型。因此，在非fvPTC中最常见的改变，如*BRAF V600E*突变和*RET/PTC*重排，在fvPTC中反倒不常见，这也再次表明在PTC中有一种独特的*RAS*介导的肿瘤发生机制。

目前推测*RAS*介导的FTC和fvPTC发展的前体病变为*RAS*阳性FA。这一理论源于FA中*RAS*突变的一致证明，这是TC中其他描述良好的遗传事件中不典型的特征，如*PAX8-PPAR*、*BRAF V600E*和*RET/PTC*突变。最近一系列*RAS*阳性肿瘤的组织学分布范围包括良性FA、有囊性和非囊性fvPTC、有囊性浸润的fvPTC、无囊性浸润的fvPTC、FTC和ATC。类似地，在一组滤泡性肿瘤中，在良性FA和FTC中都发现了*RAS*突变，前者没有恶性的形态学指标，后者的范围是微创性、显性和广泛侵袭性。

上述研究似乎提示*RAS*突变是FA的早期事件，有增加恶性转化的可能性。此外，也有数据表明*RAS*可能使WDTC随后去分化为低分化甲状腺癌（PDTC）和ATC。*RAS*存在于肿瘤分化的所有阶段，而不是其他分子改变的特征。例如，在第一次对甲状腺肿瘤全谱中*RAS*患病率进行检查的研究中，在33%的FA、53%的WDTC和60%的ATC中发现了*RAS*突变。此外，PDTC和ATC似乎在维持*RAS*激活的同时也获得*P53*、*β-catenin*、*PTEN*和（或）*PI3KCA*基因的突变。在*RAS*阳性肿瘤中获得这些“晚期”遗传事件进一步支持了初步*RAS*介导肿瘤发生的概念，其中*RAS*的早期变革性突变易导致未来的分子改变，促进癌症的发展和随后的去分化。*RAS*阳性肿瘤的自然史和发展至今仍难以确定，这些理论是具有推测性的。

四、*RAS*突变在甲状腺肿瘤诊断中的价值

甲状腺结节很常见，临床上5%～15%的结节具有发展为恶性肿瘤的风险。细针穿刺活检（FNAB）是目前推荐的诊断手段，但高达30%的病例其细胞学结果是不确定的。细胞学检查不确定的患者最终可能需要手术切除以排除恶性肿瘤，然而这就带来了手术相关并发症以及诊疗费用的增加。因此，对细胞学不确定的病例推荐使用辅助分子检测来提高FNAB的诊断准确性，这一做法得到了目前美国甲状腺协会指南的支持。

分子检测应该作为一个有效的策略，因为最常见的改变，如*BRAF*、*RAS*、*RET/PTC*和*PAX8-*

PPAR 等可以在高达70%～80%的TC中发现。荟萃研究发现同时检测细针穿刺标本中上述改变，结果提示任何突变的存在都可能是癌症强有力的预测因子，并且在89%～97%的标本中通过病理证实为恶性。然而，与 *BRAF* 和 *RET/PTC* 不同的是，*BRAF* 和 *RET/PTC* 几乎总能诊断为恶性肿瘤，检测到的 *RAS* 突变的预测价值不太明确。这是因为 *RAS* 突变一直在良性FA中被发现，甚至有人认为 *RAS* 阳性的FA应该被归类为"假阳性"分子结果。然而，这与普遍认为 *RAS* 阳性FA可能是 *RAS* 阳性滤泡状癌的前兆的观点相反。

在滤泡细胞起源的肿瘤中，*RAS* 突变主要局限于FA、FTC和fvPTC，仅从细胞学上很难区分这些突变是良性还是恶性。因此，常常不能通过FNAB来确定。正是在这组FNAB结果中，*RAS* 突变检测可能是最有临床价值的。事实上，在最近一系列的67例前瞻性诊断为 *RAS* 阳性的甲状腺结节中，恶性的占3%，良性的占3%，但不确定的占94%。类似地，有学者评估了大量细胞学不确定的FNAB规范，发现 *RAS* 是检测到的最常见的突变（72%），其次是 *BRAF*（21%）、*PAX8-PPAR*（6%）和 *RET/PTC*（1%）。此外，所有研究中与 *RAS* 阳性突变状态相关的癌症发生概率为74%～88%。

尽管在FNAB标本中发现 *RAS* 突变并不能100%预测癌症，但它肯定高度提示FTC或fvPTC。因此，具有重要的诊断价值。当存在 *RAS* 突变时，癌症风险显著升高（85%），可能改变细胞学不确定患者的初始手术治疗。即使 *RAS* 阳性的不确定结节经组织学证实为FA，也有人认为FA恶性退变的风险增加，手术切除可能是最好的治疗方法。

此外，*RAS* 突变与非家族性 *RET* 阴性甲状腺髓样癌（MTC）的发病机制有关，据报道其患病率为17%～81%。在散发性MTC的背景下，*RAS* 和 *RET* 被认为代表了替代的遗传事件。因此，了解 *RAS* 突变状态具有潜在的诊断价值并有助于选择靶向治疗。

五、*RAS* 的预后效用

大多数WDTC患者预后良好，肿瘤切除后20年生存率平均在90%以上。核心问题仍然是识别具有侵袭性生物学行为的肿瘤亚组，从而避免对此类患者的发病率和死亡率产生负面影响。到目前为止，很少有研究或论著讨论这个问题。

RAS 阳性TC的意义，目前还不能得出一致的结论。然而，有一些证据表明，一组选择性的 *RAS*-WDTC阳性患者可能有 *RAS* 介导的肿瘤去分化、远处转移和生存期缩短的风险。TC的低分化和间变性亚型通常由PTC和FTC的逐步去分化引起，这一过程可能由 *RAS* 基因突变促进。此外，已经注意到分化良好的FTC和PTC的病灶区组织学分化较差，往往是 *RAS* 突变阳性。有报道称所有确诊的伴有局灶性低分化癌的PTC病例均为滤泡型变异亚型，其中67%的病例携带 *RAS* 突变。类似地，有学者发现组织学低分化的焦点区域的FTC含有 *RAS* 突变。

除了 *RAS* 与WDTC的特征之间的相关性之外，许多观察性研究也报道了PDTC和ATC中 *RAS* 突变的高频率。一项早期研究发现，60%的未分化ATC存在 *RAS* 突变，另一项研究表明，55%的PDTC和52%的ATC存在 *RAS* 突变。其他研究试图描述65例经严格标准诊断的PDTC患者中分子改变的个体频率，并报道了23%的病例中以 *RAS* 突变为主。相比之下，在 *BRAF V600E* 中只检测到一个突变，而在 *K-ras*、*RET/PTC* 或 *PAX8-PPAR* 中未检测到突变，这再次表明 *RAS* 具有独有的潜在能力，易发生去分化。

有学者认为 *RAS* 可能在某些情况下赋予一种更具有侵略性的表型，增加患者肿瘤复发、远处转移和死亡的风险。相关研究在91例PTC患者中发现了14%患者的 *N-ras61* 突变，有远处转移患者的 *RAS* 发生率明显高于无远处转移患者。Kaplan-Meier生存分析进一步显示，*RAS* 阳性组患者的死亡率和复发率明显高于对照组。

其他一些研究也得出了类似的结论，认为 *RAS* 是不良预后的标志，尽管每个研究的样本量都很少，并且只对选定的患者进行突变检测。有学者研究了一组异质性的TC，包括WDTC、PDTC和ATC，发现*RAS*是低生存率的独立预测因子，即使限制分析分化癌。有报道指出在一系列FTC患者中，*RAS*与远处转移和死亡显著相关，对细针穿刺标本进行*RAS*突变的分子检测可以提供有用的临床信息，具有诊断价值，并可能改变对患者的管理。

多项研究表明，在甲状腺结节中发现*RAS*突变高度提示恶性肿瘤，其预测值在74%～88%。由于*RAS*突变在细胞学不确定的结节中被发现的频率很高，这一论点具有改变诊疗策略的可能，特别是当诊断性腺叶切除是下一步治疗措施的时候。考虑到癌症的高概率，细胞学不确定的*RAS*阳性病变可以考虑进行全甲状腺切除术，以消除再手术的风险和费用。有证据表明*RAS*阳性癌症通常是双侧的，进一步支持这些患者选择前期全甲状腺切除术。有学者在46例*RAS*阳性恶性肿瘤患者中发现了43%的双侧癌，45%的对侧癌为*RAS*突变阳性，5%为*BRAF V600E*阳性，50%未进行分子检测。值得注意的是，大多数双侧肿瘤患者都接受了诊断性腺叶切开术作为他们的初始手术，导致大多数患者需要进行二次手术。

由于PTC有向中央区间淋巴结扩散的倾向，并与复发性疾病相关，也可以考虑进行中央颈部清扫。然而，*RAS*阳性的PTC几乎总是fvPTC，在一些研究中，其特点是缺乏中央区淋巴结转移。因此，在没有临床证据或可疑淋巴结疾病的情况下，*RAS*阳性癌症不建议行中央颈部清扫。

总之，*RAS*的突变是TC中第二常见的遗传改变。*RAS*突变主要发现于滤泡型肿瘤，包括FA、滤泡癌和滤泡型乳头状癌。越来越多的证据表明，*RAS*突变状态在与FNAB同时使用时具有显著的诊断价值。对于细胞学不确定的病变尤其如此，因为*RAS*的检测可能会对早期手术治疗产生潜在影响。虽然一些数据表明*RAS*突变阳性与肿瘤进展到不良预后相关的组织学亚型有关，但未来的研究需要进一步确定前瞻性*RAS*检测是否具有同等的预后意义。

第三节　*BRAF/RAS*与分化型甲状腺癌的个体化治疗

分化型甲状腺癌（DTC）治疗方式主要包括：手术治疗、术后放射性碘（RAI）治疗和甲状腺激素抑制TSH治疗，本章节重点阐述*BRAF/RAS*基因与分化型甲状腺癌的个体化治疗之间的关系。

一、手术治疗

手术治疗是DTC的首选治疗方法。除了清除原发病灶，手术后标本还可以进行准确的病理诊断和分期，评估淋巴结扩散范围并清扫受累的淋巴结。甲状腺全切除术或甲状腺次全切除术及选择性中央区淋巴结清扫术通常是首选的术式，其理论基础是PTC常为双侧病变，故甲状腺全切除后其复发率明显降低，而且可通过术后Tg水平或全身核素扫描检查来监测有无残留病灶或复发。

二、放射性碘治疗（^{131}I治疗）

即使是甲状腺全切除也可能会残留部分甲状腺组织，尤其是甲状腺床和甲状旁腺周围。因此，^{131}I治疗是清除剩余甲状腺组织和残留肿瘤细胞的必要手段。^{131}I的摄取主要由*NIS*表达水平决定并受TSH的刺激，残留甲状腺组织及DTC组织表达*NIS*并对TSH刺激有反应，是进行有效^{131}I治疗的基础。清除术后所有残留的甲状腺组织，既有利于进一步清除残余病灶和转移灶，又有利于在随访中通过血清Tg和^{131}I全身显像（WBS）了解有无残留病灶复发或转移。总体而言，除TNM分期Ⅰ期PTC，病灶<1 cm，且非高细胞、柱状细胞等侵袭性组织类型的PTC外，均应考虑术后行^{131}I治疗。

^{131}I治疗一般于手术后6～12周进行。为了提高DTC摄碘能力从而增加疗效，^{131}I治疗前须低碘饮食，血清TSH升高到25～30 mU/L。升高TSH的方法有2种：一是暂停服用左甲状腺素2周后行^{131}I治疗。二是肌注入重组TSH0.9 mg每日1次，连续2天，第2天注射后过24小时行^{131}I治疗，患者可继续服用左甲状腺素并维持甲状腺正常功能。

低剂量110～1850 MBq（30～50 mCi）的^{131}I治疗即可达到清除术后残余正常甲状腺组织的目的。而清除潜在微小残留病灶则需治疗剂量达到1850～5500 MBq（50～150 mCi）。^{131}I治疗后3～7天可行^{131}I全身扫描检查，以证实残余正常甲状腺组织确实可摄取放射性碘并了解有无远处转移灶。如果存在无法手术切除的局部或远处转移病灶，则需使用大剂量3700～7400 MBq（100～200 mCi）治疗。体外放疗可用于治疗特定的转移病灶，如椎体转移灶引起的骨痛或神经损伤。

^{131}I放射治疗术后1个月内及^{131}I治疗前保持低碘饮食，使促甲状腺激素>30 μIU·mL^{-1}，避免使用胺碘酮等药物及含碘造影剂，并且对患者进行辐射安全防护指导：①肿瘤为非侵袭性组织学亚型，未侵犯周围组织和血管，肉眼可见的肿瘤彻底被清除，无局部或远处转移，全身碘显像未发现甲状腺床以外的碘摄取，均属于低危DTC患者，须行清甲治疗，一次性空腹口服碘化钠口服溶液，剂量1.11～3.7 GBq（30～100 mCi）。②肿瘤为侵袭性组织学亚型或有血管侵犯；初次手术后病理可见肿瘤侵犯甲状腺周围软组织，颈淋巴结转移或清甲后全身碘显像发现有异常放射性摄取，均为中危DTC患者。③有甲状腺癌家族史，肉眼可见肿瘤侵犯周围组织或器官，伴有远处转移；肿瘤未完整切除而有残留；血清甲状腺球蛋白水平在全甲状腺切除后仍较高，则属于高危DTC患者。

中、高危DTC患者^{131}I剂量为3.7～7.4 GBq（100～200 mCi）。1周后行全身显像检查，^{131}I治疗后3天开始服用左甲状腺素，3个月后复查，若需重复治疗，根据患者身体状况间隔3～12个月再行治疗。

目前，给予不同剂量的^{131}I放射治疗是晚期DTC患者术后的主要治疗方式。^{131}I不仅可清除手术残留肿瘤组织，还能清除转移灶，甚至在不确定有无病灶时进行辅助治疗。然而，临床发现不少DTC患者对^{131}I放射治疗无明显反应，甚至产生耐受性。年龄被广泛认为是影响甲状腺癌患者预后的危险因素，有研究结果显示^{131}I放射治疗耐受组≥45岁的患者比例明显高于敏感组，这与既往文献报道一致。

低龄患者往往病程较短、肿瘤恶性程度较低、免疫力较好，使得机体对辐射所致伤害的修复和耐受能力增强，^{131}I放射治疗的敏感性增加。越来越多的资料显示，接受规范化治疗的多数DTC患者均获得了良好预后，但仍有约23%的患者出现远处转移，其中约1/3的患者发展为碘难治性DTC。因此，远处转移DTC患者会发生碘耐受成为近年来国内外学者关注的热点。

在DTC的2种常见病理类型中，PTC较多见但远处转移率低，FTC较少见但更容易发生远处转移且恶性程度高。多项研究表明，DTC的病理类型、远处转移及转移灶大小是影响^{131}I放射治疗效果的重要因素，也有研究结果佐证了上述结论。分析其原因：远处转移灶细胞失分化程度高，形态和功能发生退行性改变，浓聚碘的能力降低甚至丧失；FTC本身易发生远处转移，并且有学者发现FTC细胞中钠碘同向转运体（*NIS*）表达水平明显降低，进而导致其摄取碘的能力下降；转移灶越大，肿瘤细胞的增殖能力越强，同时发生去分化改变，加之缺氧抵抗反应，最终丧失摄碘特性。

三、TSH抑制治疗

DTC术后应用左甲状腺素（L-T_4）长期进行TSH抑制治疗能带来明显的临床获益，目的是：①满足机体对甲状腺激素的生理需求；②DTC细胞表面表达TSH受体，对TSH刺激有反应，使用超生理剂量L-T_4抑制血清TSH水平可以减少肿瘤复发风险。TSH抑制治疗最佳的抑制水平须个体化，宜结合患者的DTC复发风险和甲状腺激素治疗的风险综合考虑制订个体化的TSH抑制目标。较合理的目标是在患者不出现诸如心房颤动、骨量减少、焦虑等甲状腺毒症表现的情况下，尽可能抑制TSH水平。一般来说，对DTC复发风险为高危者，血清TSH宜尽量维持<0.1 mU/L，复发风险为中低危者，血清TSH水平宜控制在0.1～0.5 mU/L。L-T_4的初始剂量为1.6～2.0 μg/kg，逐步调整到目标剂量。

四、新型靶向药物

近年来，靶向基因治疗已经在进展期甲状腺癌的治疗中发挥着重要的作用。对于分化较好的甲状腺癌的靶向治疗主要包括针对VEGF通路及激酶的多通路（例如*MAPK*和*PI3K*等）的抑制剂治疗。临床研究已显示，针对DTC发病信号通路（如*RAS*、*BRAF*、*EGFR*、*VEGFR*和血管形成通路）的靶向药物，如多靶点酪氨酸激酶抑制剂莫替沙尼和索拉非尼，对于远处转移的晚期DTC患者有良好的应用前景。

（一）莫替沙尼

一项使用莫替沙尼治疗甲状腺癌裸鼠的研究结果显示，治疗组BALB/C裸鼠的甲状腺癌组织中*caspase 3*活性高于模型组BALB/C裸鼠的甲状腺癌组织和对照组BALB/C裸鼠的甲状腺组织（$P<0.05$），模型组BALB/C裸鼠的甲状腺癌组织中*caspase 3*活性低于对照组BALB/C裸鼠的甲状腺组织（$P<0.05$），说明给予BALB/C甲状腺癌裸鼠莫替沙尼药物治疗后，可以加速甲状腺癌组织中甲状腺癌细胞的凋亡，对甲状腺癌细胞产生一定的促进凋亡的作用。

该研究结果显示，治疗组和模型组BALB/C裸鼠的甲状腺癌组织中NF-κB蛋白和mRNA的相对表达量均低于对照组BALB/C裸鼠的甲状腺组织（$P<0.05$），*BRAF*、*RAF*、*MEK*、*ERK*蛋白及*BRAF mRNA*、*RAF mRNA*、*MEK mRNA*、*ERK mRNA*的相对表达量，以及*BRAF*、*RAF*、*MEK*、*ERK*蛋白的平均光密度均高于对照组BALB/C裸鼠的甲状腺组织（$P<0.05$）；治疗组BALB/C裸鼠的甲状腺癌组织中*NF-κB*蛋白、*NF-κB mRNA*的相对表达量均高于模型组，*BRAF*、*RAF*、*MEK*、*ERK*蛋白及*BRAF mRNA*、*RAF mRNA*、*MEK mRNA*、*ERK mRNA*的相对表达量，以及*BRAF*、*RAF*、*MEK*、*ERK*蛋白的平均光密度均低于模型组（$P<0.05$），说明BALB/C裸鼠发生甲状腺癌病变时，*BRAF*及*RAF/MEK/ERK*信号通路参与了甲状腺癌的发生发展过程。莫替沙尼可以通过调节*BRAF*表达及其所诱导的*RAF/MEK/ERK*信号通路加速细胞凋亡、信号通路*NF-κB*蛋白和基因的表达，进而加速诱导甲状腺癌细胞的凋亡过程，有效抑制肿瘤细胞的增殖分化，起到一定的药物化疗效果。

*BRAF*其所诱导的*RAF/MEK/ERK*信号通路在甲状腺癌的发生发展及治疗过程中起到一定的调控作用，莫替沙尼可以通过调控*BRAF*和*RAF/MEK/ERK*信号通路来促进甲状腺癌细胞的凋亡，起到治疗甲状腺癌的作用。但莫替沙尼对临床治疗甲状腺癌的疗效及莫替沙尼对甲状腺癌的主要治疗靶点还需进一步研究。

（二）索拉非尼

索拉非尼是一种针对*B-Raf*和*VEGF*受体2和3的口服酪氨酸激酶抑制剂（TKI）。该药物不仅可对多种激酶进行抑制，如*VEGFR*、*RET*、*BRAF*，并且在放射性碘治疗失败的分化型甲状腺癌肿瘤中也可以使用该药物，并且证实具有一定疗效。据报道索拉非尼的Ⅲ期临床试验由417名患者按1∶1的比例随机分在索拉非尼组和安慰剂组，索拉非尼组平均无进展生存期显著延长（10.8个月 vs 5.8个月，HR为0.59）且疗效与基因突变无相关性。表明索拉非尼是一种新的治疗进展性、难治性分化型甲状腺癌的有效药物。

由以上综述可以发现，甲状腺癌的引发因素、甲状腺良恶性的早期诊断、特异性的分子标志物在其中的重要作用不言而喻。与此同时，在治疗方案和复发监测中也有重要的应用价值，此外，还可以对患者的预后和基因治疗进行预测。但是由于甲状腺癌的发生和进展会涉及多基因，若仅仅靠着某一个基因进行检测，其局限性相对较大。因此，临床需要进行深入探究如何联合多个基因或标志物或筛选高特异性的标志物来提高灵敏度及特异性，从而为临床疾病的诊断和治疗奠定基础，使患者的预后得以明显改善。

第四节　融合基因与靶向治疗

一、莫特沙芬

莫特沙芬是针对EGF1/2/3受体的口服TKI药物。在一项Ⅱ期研究中57名浸润或转移的PTC患者在放射性碘治疗后，每天口服1次125 mg的莫特沙芬，应答率是14%，疾病无进展期达到67%并有35%维持了24周或更长时间。中位生存期为32周，中位无疾病进展期为40周。81%的患者在治疗期间血清甲状腺球蛋白浓度均下降。结果表明莫特沙芬对进展期的甲状腺癌有一定的疗效。

二、舒尼替尼

舒尼替尼是被批准的肾细胞癌的治疗药物，是一种针对*VEGF*受体、*RET*和*RET*/*PTC*亚型1和3的TKI靶向治疗药物。另外，报道舒尼替尼Ⅱ期临床研究中分化型甲状腺癌（DTC）患者可获得13%～28%的部分缓解率。表明舒尼替尼在甲状腺癌的治疗中也占有重要的作用。

三、阿西替尼和帕唑帕尼

以上药物针对*VEGF*受体的*TKIs*均有抑制*RET*的作用，但是阿西替尼和帕唑帕尼却不具有这一特点。它们虽然不能抑制*RET*或其他导致甲状腺癌突变的原癌基因，但是同样对*VEGF*受体起作用，并且对甲状腺癌是有效的。这表明*VEGF*受体诱导的血管发生除了*RET*可能还有其他的抑制因子参与。

第五节　甲状腺癌与基因panel

术前甲状腺癌的准确诊断对于结节性甲状腺疾病患者至关重要，但目前为止，准确诊断仍有困难，特别是当细针穿刺活检的细胞形态特征不典型，无法确定是否是肿瘤的时候，对临床来说是一个重要挑战。为了开发新的、具有潜力的诊断工具，许多研究者调查了大量不同的RNA和蛋白质分子的价值和潜力。然而，目前还没有发现具有足够敏感性和特异性的甲状腺癌生物标志物。因此，研究重点转向多标记panel，以提高诊断工具的性能和稳定性。迄今为止，研究最多的是由*GAL3*、*CK19*和*HBME1*组成的检测panel，它比单独检测单个标志物的价值更有提升。然而，对相对较少的标记panel研究发现，其性能和作为诊断测试的价值没有得到一致的报道。有学者提出使用一种全面的、多标记的基因panel来研究解决甲状腺肿瘤当前所面临的问题和挑战。在未来，需要在大量患者队列中评估多种生物标志物，以开发和验证基因panel在甲状腺癌诊断中的价值和潜力。

一般人群中约5%的人可通过触诊诊断甲状腺结节，而高达50%的人可通过超声检查诊断甲状腺结节。然而，良恶性甲状腺结节的区分仍然是临床的主要难题。如前所述，甲状腺癌可分为分化型（乳头状癌、滤泡癌和Hürthle细胞癌）、髓样癌和未分化型（间变型癌）。分化型甲状腺癌共占所有类恶性肿瘤的90%以上，大多数诊断为分化型甲状腺癌的患者一般预后良好。

目前，甲状腺癌最好的术前诊断工具是细针穿刺活检（FNAB）。然而，在高达15%的病例中，术前诊断仍然是可疑的，这是因为良性和恶性滤泡性甲状腺病变的细胞学特征重叠。在这些病例中，需要对组织切片进行病理评估以确定是否为肿瘤。

存在包膜或血管浸润等肿瘤的特征可以帮助作出癌症的准确诊断。PTC的主要诊断标准包括：细胞核不规则增大、微核偏心、染色质细、核大、核内假包涵体。然而，甲状腺细胞可以出现异常，但不符合细胞学癌症诊断的标准，这样的病变被归类为可疑。在诊断为滤泡性肿瘤或Hürthle细胞肿瘤的不确定FNAB病例的回顾性分析中发现，患者和临床特征无法可靠地区分良恶性肿瘤，诊断性甲状腺叶切除术是这些患者首选的初始治疗方式。

大多数患有甲状腺结节且细针穿刺活检未确诊的患者将接受诊断性手术切除全部或部分甲状腺。然而，大多数FNAB不确定的患者进行手术治疗后发现，病理诊断并非全部为恶性。因此，改进诊断工具成为目前研究的热点。虽然单一的诊断标志物更理想，但目前还没有一种诊断标志物具有足够的敏感性和特异性来持续增强传统的细胞病理学评估。甲状腺肿瘤的发生发展可能是一个协同事件，涉及细胞增殖、凋亡和血管生成等多种活动的多个分子信号通路的改变。因此，同时研究多个候选标志物以确定能够区分甲状腺良恶性肿瘤的分子信号已成为一种日益增长的趋势。与单一标记相比，多种标记有可能提供更可靠和准确的信息，选择的标记板可以用于分析FNAB标本，作为细胞形态学评估的辅助诊断工具。

一、RNA和DNA水平的诊断生物标志物panel

为了诊断疾病这一目的，测量mRNA转录水平最常见的方法是通过某种类型的qPCR，最常见的是real-time RT-qPCR。在大多数情况下，这种方法已经取代了旧的技术，如Northern-Blotting和RNase保护试验，对于大量样本来说，比微阵列或其他全基因组筛选方法更实用和更经济。有许多不同的原型使用不同的仪器、荧光报告技术、分析方法（绝对定量与相对定量）和内源控制。与免疫组化一样，在应用这些技术时也必须考虑许多技术问题。

一些研究已经通过基因表达谱（微阵列）在RNA水平（mRNA转录）确定了大型多基因panel作为诊断甲状腺癌的工具，还有一些研究则专注于更小的基因panel，进行更有针对性的分析。

迄今为止，最大的多基因微阵列方法中，有学者收集了来自多个实验室的180个微阵列实验（57个PTC，61个良性和62个恶性），并且开发了一个20个基因的分类器，用于诊断的PTC，准确率为98.5%。最有用的标记包括著名的PTC标记，还有*MET*、*FN1*、*DPP4*和*ADORA1*以及许多新的标记。有研究提出了一个六基因诊断panel（*kit*、*Hs.296031*、*Hs.24183*、*LSM7*、*SYNGR2*和*C21or4*），还首先在微阵列研究中被证明具有分类潜力，然后通过qRT-PCR证实，该诊断panel能够以高敏感性和特异性区分甲状腺良恶性肿瘤。一些研究已经使用基因panel在FNAB样本上进行测试，而不是在术后切除标本上，这是将这种诊断测试转移到临床的关键一步。

有研究证明，利用实时qRT-PCR检测，对16例良性甲状腺炎，其中3例甲状腺炎、2例正常甲状腺炎、8例增生性结节（HN）和3例滤泡性腺瘤（FA）；15例癌症，其中3例滤泡变异型甲状腺乳头状癌（fvPTC）、1例甲状腺滤泡状癌（FTC）和11例（PTC）的甲状腺结节FNAB样本的诊断，灵敏度为91.0%，特异性为95.0%。另外一些研究利用DNA微阵列对26例良性甲状腺肿瘤（10例HN和16例FA）和24例甲状腺癌（11例PTC和13例fvPTC）进行了比较，确定了25个差异表达基因。采用无监督分层聚类方法对11例良性（5例HN和6例FA）和11例恶性（7例PTC和4例fvPTC）的FNAB标本进行分类。分类与最终组织学诊断的一致性为100%，而术前细胞学FNAB诊断的一致性为76%。有学者对22例良性（HN）和11例恶性（fvPTC）甲状腺病变新鲜冷冻标本进行了*dit3*、*ARG2*、*C1orf24*和*ITM1*的qPCR检测，这4个标记最初使用表达谱鉴定，发现区分FTC和FA的预测准确率为83%。对4个标记进行qPCR，发现其中3个基因（*dit3*、*ARG2*、*C1orf24*）具有显著差异表达。一个基于RNA水平的类预测器能够根据交叉验证分析对33个标本进行分类，准确率为85%（28 / 33）。在33个交叉验证中，每次都选择了相同的3个基因（*dit3*、*ARG2*、*C1orf24*）。

几个重要的诊断突变在DNA水平上也被确定为甲状腺癌。特别是*BRAF*、*RET/PTC*、*RAS*和*PAX8-PPARγ*的突变或重排列被认为在DTC（PTC和FTC）中起重要作用，*P53*突变可能参与anaplastic甲状腺癌（ATC）的进展。*BRAF V600E*突变在PTC中常见（29%～83%的病例）且仅在PTC中发生，已被发现与这些肿瘤的不良预后相关。其他突变在FTC中更为普遍（尽管不具有一致的排他性）。例如，在8个FTCs中有5个检测到*PAX8-PPARγ 1*融合癌基因，但在20个FAs、10个PTCs或10个HNs中没有检测到。此外，研究表明，不同的突变类型（*BRAF*、*RET/PTC*、*RAS*等）表现出不同的RNA表达谱，这表明获得性突变可能是表达变异的主要决定因素，并确定不同的疾病表型。

除了常规的转录水平表达谱外，许多其他水平的基因表达也可用于鉴别类甲状腺癌的相关诊断或预后标志物。到目前为止，只有一项单一的研究考虑了全基因组差异microRNA表达，还没有应用外显子阵列或替代剪接阵列来识别癌症特异性的剪接事件或剪接变异。表达谱和测序技术的最新发展应该有助于纠正这种情况。特别是，下一代测序技术有望对基因组或转录组进行高度敏感、准确的测量，包括关于microRNAs、可变剪接形式和表观遗传修饰的信息。

上述研究说明了基于mRNA转录水平或DNA序列的甲状腺癌诊断检测的进展和潜力。然而，蛋白质生物标志物将是以下阐述的重点。

二、蛋白质水平的诊断性生物标志物panel

免疫组化是一种利用荧光连接抗体在组织样本中确定和定位特定蛋白质分子的方法。免疫组化已经使用了40多年，但它的重要性越来越大，从单纯的定性分析（用于确定是否存在目标蛋白）发展到半定量分析（结合流式细胞仪和标志物强度和分布评分），有许多问题影响免疫组化的准确性和可重复性。不同的标本处理方法会影响免疫组化染色模式，组织类型和固定时间也特别重要，因为一些蛋白在石蜡包埋的组织块中相对稳定，但在切片后可迅速消退。甲状腺标本的分析是一个额外的挑战，因为甲状腺细胞中存在高水平的内源性生物素。不充分的抗原检索可能会导致低水平表达被错误地解释为阴性标记表达，而且抗原检索过程也被发现可以增强内源性生物素的反应性。抗体类型、浓度、宿主、靶同型等方面的差异也可能显著影响标志物研究的解释和结果。最后，标记阳性的评估通常是基于武断定义的标准，目前还没有为大多数在实验环境中报告的标记建立通用的切割点。因此，在比较标志物表达研究时，必须考虑免疫组化技术的差异。

TMAs涉及排列大量组织样本和分析单个基因或蛋白的表达。数以千计的组织核心可以从存档的组织/肿瘤供体块中提取并转移到主受体块中定义的坐标中。然后将该块切片，以产生多达数百张的幻灯片，用于同时分析一个肿瘤队列的标志物。得到的切片可以用于分析蛋白质表达、RNA表达或DNA改变。IHC通常应用于TMAs，对所有组织样本进行检测和评分，以定性或半定量表达某些感兴趣的蛋白质。标志物的表达可以通过标准的统计方法与临床和病理数据联系起来。

三、*CK19*、*GAL3*和*HBME1*

CK19、*GAL3*和*HBME1*是目前最常见的，并且被一致确定为具有最佳性能的标记成员。因此，这3种标志物值得关注，*GAL3*是一种能识别和结合糖蛋白和糖脂上β-半乳糖苷残基的蛋白家族成员，*GAL3*参与细胞表面信号转导、生长、分化、凋亡等细胞过程。*HBME1*是一种最初针对间皮细胞表面微绒毛抗原产生的单克隆抗体，已被发现在间皮瘤和肺腺癌的鉴别诊断中具有临床应用价值。*CK19*是一种低分子量的细胞角蛋白，在上皮细胞中形成中间丝，它已在多种组织类型中被发现，并且已报道在多种恶性肿瘤中表现出差异表达。约翰霍普金斯医院的医生们广泛评价这3种标志物都是有前途的甲状腺癌术前诊断标志物，在大量不同的患者队列中，仍然需要使用多种肿瘤标志物的大规模甲状腺肿瘤表达谱来识别具有足够敏感性和特异性的分子标志物，以准确诊断不确定的甲状腺病变。

已经有6项研究提出了只由*CK19*、*GAL3*和*HBME1*组成的电池板。在3项研究中，这些小组由所有3种标志物组成。例如，有研究检查了170个甲状腺病变，发现3种标志物一起使用（至少有一种表达）可以诊断96.5%的PTCs和63.1%的FTCs。在38.8%的病例中，所有3种标志物的FAs均为阴性。剩余的61.2%显示灶性阳性，有助于区分这些病变与fvPTC。与其他滤泡性甲状腺病变（FTC、FA和腺瘤结节）相比，84.9%的病例结合*GAL3*和*CK19*实现了fvPTC的正确分类。有学者研究了*CK19*、*GAL3*、*HBME1*以及*ERK*、*RET*和*P16*在53例良性和37例恶性滤泡性甲状腺病变中的表达，他们发现评估的所有6种抗体在良性和恶性肿瘤之间存在显著差异，但得出的结论是，没有单一的标志物可用于诊断恶性肿瘤，并且发现由*CK19*、*GAL3*和*HBME1*组成的联合小组在所有3种标志物共同表达时，对癌症的敏感性为54%（20/37）和特异性为100%（0/53）。当同时缺失时，这些标志物对良性甲状腺病理的敏感性为38%（20/53），特异性为100%（0/37）。有研究认为*CK19*、*GAL3*、*HBME1*及*HMWCK*、*cyc-lin-D1*、*P27*在295例甲状腺病变中的表达，其中恶性病变206例，良性病变35例。同样，在比较DTC与甲状腺良性肿瘤时，所有标志物的表达均存在显著差异。与单独使用*GAL3*相比，*CK19*、*GAL3*和*HBME1*联合使用的特异性和准确性略有提高。对*GAL3+/HBME1+*或*CK19+/GAL3+*共表达的诊断试验的准确性为95.3%，敏感性为93.2%，特异性为100%，PPV为100%，NPV为86.4%。

在剩下的3项研究中，提议的panel包括所有可能的双标记组合（*CK19/GAL3*，*CK19/HBME1*或*GAL3/HBME1*）。有研究评估了78例恶性病变和49例良性病变中*CK19*、*GAL3*、*HBME1*和*CITED1*的表达。与FA相比，PTC中所有4种标志物的表达都更高。计算每种抗体和不同抗体组合对PTC（经典抗体和fvPTC）与FA的敏感性和特异性。4种标志物中*HBME1*特异性最高，达96%（敏感性为87%；准确性为90.6%），*CK19*敏感性最高，为96%（特异性为86%；准确性为92.1%）。在多个标志物共同表达的情况下，*CK19+/HBME1+*特异性提高100%，但降低了一定的敏感性（敏感性为83%，准确性为90.6%）。与单独*CK19*相比，只有*CK19+/GAL3+*提高了整体准确性。对于FA的诊断，*CK19*和*HBME1*是一种有效的组合，两种标志物的阴性染色高度提示FA的诊断（敏感性为82%，特异性为99%）。研究者认为*CK19*的高灵敏度和*HBME1*的高特异度可用于互补。

有学者研究了51例PTC和57例良性甲状腺病变中仅*CK19*、*HBME1*和*FN1*的染色模式。*HBME1*表现最好，51个PTC染色阳性中有49个（敏感性为96.1%），57个良性甲状腺病变中只有4个（特异性为93.0%）。*CK19*敏感性高，51个PTC中51个染色阳性，57个良性病变中39个染色阳性，而*CK19*染色阴性有助于排除PTC。据推测，这可能有助于4名根据*HBME1*表达被错误诊断为PTC的良性患者。研究者认为*HBME1*和*CK19*联合使用在区分PTC和良性病变方面具有最大的诊断价值。然而，他们并没有明确说明组合panel的表现，也没有为这种组合提供任何特定的指标（敏感性、特异性等）。有学者研究了58例良性甲状腺标本和42例恶性甲状腺标本中*CK19*、*GAL3*、*HBME1*和*RET*的表达。他们发现，所有被评估的标志物在癌中都过表达并具有合理的诊断标志物的性能。然而，观察到标志组合的性能更好，特别是由*HBME1*和*GAL3*组成的panel。对于该组合，*GAL3+/HBME1+*指示癌症，*GAL3−/HBME1−*指示良性病理，他们报告的敏感性为94.7%，特异性为100%，准确性为97.9%，PPV为100%，NPV为96.6%。然而，这些结果仅适用于标志物共同表达或同时缺乏标志物表达的患者子集（95/100）。5名*HBME1+/GAL3−*或*HBME1−/GAL3+*的患者仍未被诊断，如果这些被认为是诊断测试的失败，那么标志物panel的整体性能将会下降。

这些研究的一个共同主题是，与良性甲状腺病变相比，*CK19*、*GAL3*和*HBME1*在甲状腺癌中有一致表达差异（上调）。在我们最近基于TMA的研究中，到目前为止，*GAL3*和*CK19*是最有用的标志物。在相关转录谱荟萃分析中的结论，3个标记中的2个也被确定为显著代表的标记（*HBME1*与特定的基因组或转录本无关。因此，无法评估其在转录本水平的表现）。RNA和蛋白质水平结果的一致性为这些标记的有效性提供了信心，并可能指出区分各种良性和恶性甲状腺疾病的共同潜在特征。另一个结论是，2个或3个标记的组合往往优于单个标记。然而，在许多情况下，改善是边缘性的，并且为纳入其他标志物留出了空间。

CK19、*GAL3*和*HBME1*均已成功应用于甲状腺FNAB标本的免疫细胞化学技术。据报道，在一组37例PTC和36个其他病变（14例FA，10例甲状腺肿，5例桥本甲状腺炎，6例Hürthle细胞癌和1例FTC）的FNAB标本中，*CK19*免疫细胞化学染色对PTC的检测灵敏度为92%，特异性为97%。回顾一些研究，这些研究探讨了用细胞学诊断滤泡肿瘤的细针穿刺标本的*GAL3*免疫细胞化学。得出结论，*GAL3*可能是指导此类患者治疗决策的一个很好的工具，但方法上的缺陷排除了一个明确的答案。诊断性能差异很大，灵敏度为75.7%～100.0%，特异性为75.0%～100.0%。同样，也有研究者最近研究了*HBME1*对200例乳腺样病变（55例胶体结节、54例FA、59例PTC和32例FTC）FNAB样本的诊断价值。他们报告的敏感性和特异性分别为90%和60%。然而，由于*HBME1*在滤泡病变上的表现较差，与TPO和DPP4等其他用于FNAB的标志物相比，*HBME1*并没有表现出优势。这些例子说明将免疫组化方法从全组织切片或TMA切片转移到FNAB标本的免疫细胞化学是可能的。

四、其他标记

除了只包含*CK19*、*GAL3*和*HBME1*的检测组外，还有一些研究建议对含有部分（或全部）的标记的检测组以及其他标记进行评估。这样的研究可能被证明是有用的，因为只有这3种标记的小组的表现仍然可以改善（如前所述）。例如，相关研究人员将*CK19*、*GAL3*和*HBME1*与*CITED1*、*FN1*、*iNIS*和*PPAR-γ*结合，他们发现*FN1*、*GAL3*或*iNIS 2/3*的阳性染色诊断甲状腺癌具有较高的敏感性（97%～98%）和特异性（100%）。类似地，有研究评估了*CK19*、*GAL3*和*HBME1*以及*FN*1和*CITED1*在85例癌、21例FAs和102例非肿瘤性甲状腺中的表达，所有5种蛋白均与恶性组织显著相关，与FA相比，对癌具有高度特异性。

多种蛋白共表达在95%的癌组织中可见，而在FAs中仅占5%。100%的癌（85/85）和24%的腺瘤（5/21）表达*FN1*、*GAL3*和（或）*HBME1*。*FN1+/GAL3+*（70/85）或*FN1+/HBME1+*（53/85）的共同表达仅限于癌，而它们同时缺失（*FN1–/GAL3–*或*FN1–/HBME1–*或18/21 *FA*）对良性病变的高度特异性（96%）。*CITED1*和（或）*HBME1*表达与fvPTC（13/14）的相关性显著高于FTC/HCC（14/2）。*CITED1*、*FN1*和*GAL3*也有类似的结果，所以几个标记组合表现比任何一个标记单独表现更好。有学者研究了*CK19*、*GAL3*、*HBME1*和另外6种蛋白的表达。他们发现，在比较fvPTC和FA时，*CITED*1、*CK19*、*GAL3*、*HBME1*和S100A4表达显著差异，每个都是潜在有用的单独标记。然而，一些标记组合也被发现是有用的，在fvPTC（n=45）与FA（n=27）的比较中，*GAL3*的敏感性最高（98%），*CITED1+/GAL3+/HBME1+*的特异性最高（96%），*HBME1*单独具有最好的总体准确性（93.1%）。

迄今为止，报道的最大的甲状腺癌IHC/TMA研究中，研究分析了100个良性和99个恶性病变的*CK19*、*GAL3*、*HBME1*和54个额外抗体的表达，以判断它们诊断甲状腺癌的能力，发现35个标志物的表达与肿瘤病理显著相关。鉴定出7个最显著的标记（按重要性排序）分别为*GAL3*、*CK19*、*VEGF*、*AR*、*P16*、*AURKA*和*HBME1*。个体而言，灵敏度最高的标记是*CK19*，特异性最高的标记是*AR*，但总体精度最高的是*GAL3*。使用最好的7种标记的Random Forests分类器能够区分恶性肿瘤和良性样本，其敏感性为86.9%，特异性为93.0%，PPV为92.5%，NPV为87.7%，准确率为89.9%。几个较小的小组，由2个或3个表现最好的标记组合组成，被发现有相同或更好的表现。与本文介绍的其他一些分析方法相比，Random Forests分类器有几个重要的优点，它包括一个内置的out-of-bag测试方法，在独立测试数据不可用的情况下提供性能评估，分数标记与“可变重要性”测量，并允许识别表达式数据中更复杂的模式，可以用来区分不同的类型（相对于单个离散的分数阈值）。本研究和之前讨论的其他研究表明，几种不同的标志物组合可用于诊断不同的甲状腺肿瘤类型，而其他标志物，如*AR*、*AURKA*、*CITED1*、*FN1*、*iNIS*、*P16*和*VEGF*，可能会增强*CK19/GAL3/HBME1*的性能。

五、其他建议的诊断标记panel

有研究报道了唯一不包括*CK19*、*GAL3*或*HBME1*的甲状腺癌诊断标志物。对*dit*3、*ARG*2、*C1orf24*和*ITM1*进行免疫组化。

甲状腺良恶性病变石蜡包埋切片127例，活检标本6例。他们分别结合使用分类和回归分析检查了这些标志物区分良性和恶性样本的能力。所有4种标志物均显示出较高的敏感性和特异性（FTC vs FA，恶性vs良性肿瘤均为85%～100%）。CART分析发现，1个标记就足以区分FTC和FA，其他标记对样本没有太大的鉴别力。然而，CART分析并没有给出具体的性能指标来与个体标记进行比较，良性与恶性肿瘤的CART结果也未被呈现。在纳入的6个活检标本中，只有5个标本的病理被最终组织学确定（1例患者拒绝手术）。两次活检显示所有4项标记均阳性，后来被诊断为癌症（PTC和fvPTC），一次活检显示*ARG2*和*dit3*阳性，后来被诊断为甲状腺髓样癌，两次活检显示所有4项标记均阴性，后来被诊断为良性（HN和甲状腺肿）。对于这极少数的活检（3例恶性，2例良性），4种标记中的一种或多种染色对恶性肿瘤的诊断具有100%的敏感性和特异性。因此，该研究表明，不包括任何受青睐的标记和已研究过的标记（如*CK19*、*GAL3*和*HBME1*）的生物标志物组表现良好并可以进行进一步的研究，相对较少的标记和标记组已经通过免疫组化在大的患者队列中进行了研究。在回顾的各项研究中，考虑了一些唯一标记，其中大多数（70.4%）是一项单独研究中报道的，这就增加了潜在的重要标记和标记panel有待发现的可能性。

六、问题与挑战

（一）研究方法的异质性

一些并发症是由于用于鉴别甲状腺癌诊断标志物panel的研究方法的异质性引起的，许多研究都认为是相同的（或至少部分重叠）标记panel。然而，这些指标单独和结合在一起报告的表现有很大的差异，对于这些观察到的差异有许多可能的解释。有的采用全组织切片法，有的采用免疫组化法。TMA处理方法也可以引入差异，仅举一个例子，在基于TMA的研究中，排列的复制核心的数量、大小和处理方式各不相同。

在实验室中复制或比较结果的另一个主要困难是与肿瘤和患者的异质性有关。例如，不同地理位置的甲状腺肿瘤人群可能因环境差异（辐射暴露或碘缺乏）而存在差异。之前回顾了一个将甲状腺肿大纳入良性类别的例子，其中甲状腺肿大显著改变了标记板的诊断性能。此外，还有许多不同类型的恶性和良性甲状腺病理区分。在回顾的研究中，总共有9种不同的良性甲状腺病变，评估了12种甲状腺癌或甲状腺癌亚型，这些甲状腺肿瘤类型根据不同的研究对象可能会有不同的分组。每项研究也由每种肿瘤类型的不同比例组成，所以任何诊断测试都可能受到人群特异性偏差的严重影响。目前还不清楚是否应该采取更全球化或更有针对性的方法来开发甲状腺癌的诊断测试。在现实世界中，临床医生通常面临各种甲状腺病理，其中任何一种都可能导致不确定的FNAB。因此，评估DTC诊断标志物的研究应反映这种组织学异质性，必须有足够大的队列规模，以包括不常见的病理类型和亚型或者将多种肿瘤类型归为一类也可以。

使有效诊断测试的开发复杂化。特别是，通常分别通过降钙素染色和细胞形态学评估来诊断的髓样癌和间变性癌，可能没有必要纳入诊断生物标志物研究。有学者报道了一个由8个分子标记组成的免疫组化小组，可以可靠地区分DTC和ATC。不同的标志物可能有不同的疗效，需要针对不同的组织学亚型进行优化。期望某些小组在诊断PTC方面比FTC更有效，然而这是一个很难用现有数据回答的问题，与PTC（$n = 508$）相比，FTC的样本总数（$n = 116$）相对较少，只有一项研究专门比较了PTC与FTC的诊断性能。在这种情况下，*CK19*+、*GAL3*+或*HBME1*+对*PTC*的敏感性（96.5%）优于FTC（63.1%），针对这一问题的具体研究和足够的样本量将是需要的。

研究间不一致的另一个原因是所使用的分析方法的异质性。即使使用相同的抗体并以相同的方式评分，也可以选择不同的标准来判定该抗体的阳性。一些学者报道了一种有趣的方法，为每种抗体自定义评分阈值并使用ROC分析进行比较。虽然这种方法在不同的实验室之间仍然是不同的，但它使切割点能够更理性地选择，而不是武断的。不同的统计检验或多种检验校正方法也可能导致不同的抗体组被发现是显著的，并且被选择进一步分析有前途的诊断标记panel。

（二）研究的方式或结论存在缺陷

在回顾现有文献的过程中，发现了一些值得进一步讨论的不足之处。特别是，我们发现诊断测试标准和性能的报告是有问题的，很少有系统分析不同标记组合及其表现的报道。一些研究评估了多个标记，甚至考虑了这些标记之间的共表达或相关性，但没有讨论标记组合实际上可能对诊断有用，这些研究通常报告了对一些“标记”的满意度，但也没有阐明这些标记实际上应该如何一起使用。共有表达有许多不同的定义，标记结合的方式也不尽相同，对于一个简单的3种标志物的panel，诊断测试可能是所有3种标志物的表达，同时没有3种标志物，任何1种或2种表达的组合，或者阳性表达和阴性表达的组合（如*CK19*+/*GAL3*+和*HBME1*−）。对于超过3个标记的panel，可能的组合和规则的数量呈指数增长。因此，对于研究者来说，准确地解释标记组合是如何被使用的是至关重要的，而不是仅仅做一个定性的陈述，如“x，y和z的组合可能代表一个有用的panel”。在许多情况下，这些标记似乎提供了多余的或非互补的信息。因此，它们实际上可能不是有用的panel。

研究中不报告敏感性、特异性、NPV、PPV或准确性中的一项或多项是极为常见的。特别的是对于不同的抗体或抗体组合只报告敏感性或特异性而没有总体的准确性（或错误率）可能会产生误导。“最特异抗体”和“最敏感抗体”的报道也很常见，如果一种标记具有良好的敏感性，但特异性较差或反之亦然，它可能不一定是临床有用的。考虑到一种抗体对所有样本（良性和恶性）都呈阳性的极端情况，鉴于其特异性为0。因此，报告该标记对恶性有100%的敏感性并不是很有帮助。没有理由期望将一个高度敏感的标记与一个高度特异的标记结合一定会产生一个诊断有用的组合，所以应报告所有抗体和组合的所有性能指标。如果panel用于更复杂的分类模型，那么应该提供该模型以及如何将其应用到新的测试数据的详细说明。否则，这样的模型对研究界用处并不大。最后一些研究提到使用染色细胞定位来帮助区分肿瘤类型，同样研究人员必须清楚地解释这一点，以便让其他研究人员理解。

在某些情况下，拟议的诊断检测会导致未诊断或不确定的人群误诊，并且不清楚这种检测是否可取。相关研究提出*CK19*的高敏感性和*HBME1*的高特异性可以在他们的127例甲状腺病变中作为一种互补的方式来区分FA和PTC。他们发现*CK19*+/*HBME1*+共表达对PTC具有高度特异性，而*CK19*−/*HBME1*−同时阴性表达对FA具有高度特异性。如果我们诊断*HBME1*+/*CK19*+为PTC，*HBME1*−/*CK19*−为FA，则考虑样本未诊断（对于*CK19*+/*HBME1*−或*CK19*− /*HBME1*+）。我们将对104例患者（40例FA和63例PTC被正确诊断，1例PTC被误诊）进行99.0%的检测，只有23例患者的诊断未确定。在这种情况下，共表达对癌具有高度特异性，同时表达缺失对良性病变具有高度特异性。

多重检测校正是任何诊断标志物小组研究的另一个潜在问题。通常，研究人员选择P值的临界值为0.05，并假设所有P值较低的标记都是值得关注的。然而，如果考虑到大量标记或标记组合，我们可以预期这些标记中约5%的P值会偶然地<0.05。因此，应该进行某种类型的多次测试修正，也可以减少测试（或两者兼有）。根据一些基本的标准，通过对标记列表进行预过滤来完成测试缩减，例如可以排除患者样本中方差极低的标志物。多重测试校正包括校正P值，以便在所有测试中保证给定的假阳性率（第一类错误率）。这些方法试图控制错误率（至少有一个第一类错误的概率）或错误发现率（被拒绝假设中第一类错误的预期比例）。一种常用但极为保守的方法是Bonferroni校正，其中P值简单地乘以所进行的测试次数。实际上，在未来的研究中必须解决的其他问题还包括组织收集的方法，缺乏足够大数据集的验证，以及缺乏使用这些标记panel来诊断和指导甲状腺结节治疗的任何随机试验。

（三）专家的评论

细胞学上不确定或可疑的甲状腺结节的诊断仍然是一个临床挑战。虽然许多有前途的生物标志物和生物标志物panel已经被确定，但一个简单、一致和准确的分子标记用于甲状腺恶性肿瘤的术前诊断仍然是难以捉摸的。据报道，分子标记panel在甲状腺良恶性肿瘤的诊断中可以作为细胞形态学的辅助手段，诊断性生物标志物panels的使用只显示出与最佳个体生物标志物本身（如*CK19*、*GAL3*和*HBME1*）相比性能的边际改善。

一个大型的多中心生物标志物panel研究是有必要的，为未来识别新的生物标志物，可能有临床效用的甲状腺癌诊断。新的标志物，连同之前确定的目标，可以组装成一个“最终的”甲状腺癌诊断标志物panel。此外，IHC技术和判读标志物标准的标准化将使研究结果的比较更有意义。

（四）结论

通过前瞻性的大规模多中心研究进一步明确当前标志物对术前甲状腺癌准确诊断的重要性和作用。最终，从IHC和RT-PCR检测甲状腺组织切片中获得的经验将继续应用于FNAB标本的分析，作为传统细胞形态学评估的辅助诊断工具。最近关于FNAB中标志物表达的研究显示出了良好的结果，最显著的是对*GAL3*的评估，基于多中心的大型前瞻性甲状腺癌诊断标志物研究目前是可行的。然而，将组织切片中识别的甲状腺癌生物标志物应用于细胞学标本还需要大量的优化、标准化和验证。此外，甲状腺肿瘤的分子分析不仅可以准确地进行术前甲状腺癌诊断，还可以识别那些临床重要疾病并需要治疗的肿瘤。

（刘海鹏）

参考文献

[1]CHEN W Q, ZHENG R S, BAADE P D, et al. Cancer statistics in China.2015[J]. CA：A Cancer Journal for Clinicians, 2016, 66(2):115-132.

[2]CABANILLAS ME, MCFADDEN D G, DURANTE C. Thyroid cancer[J]. Lancet, 2016, 388(10061):2783-2795.

[3]LEE S E, HWANG T S, CHOI Y L, et al. Molecular profiling of papillary thyroid carcinoma in Korea with a high prevalence of *BRAF V600E* mutation[J]. Thyroid, 2017, 27(6):802-810.

[4]NIKIFOROV Y E.Role of molecular markers in thyroid nodule management：then and now[J]. Endocrine practice : official journal of the American College of Endocrinology and the American Association of Clinical Endocrinologists, 2017, 23 (8):979-988.

[5]LIU R Y, XING M Z. *TERT* promoter mutations in thyroid cancer[J] .Endocrine-Related Cancer, 2016, 23(3):R143-R155.

[6]VUONG H G, ALTIBI A M A, DUONG U N P, et al. Prognostic implication of *BRAF* and *TERT* promoter mutation combination in papillary thyroid carcinoma-A meta-analysis[J]. Clinical Endocrinology, 2017, 87 (5):411-417.

[7]MELO M, GASPAR DA R A, BATISTA R, et al. *TERT*. *BRAF*.and NRAS in primary thyroid cancer and metastatic disease[J]. Journal of Clinical Endocrinology & Metabolism, 2017, 102(6):1898-1907.

[8]LAVOIE H, THERRIEN M. Regulation of RAF protein kinases in ERK signalling[J]. Nature Reviews Molecular Cell Biology, 2015, 16(5):281-298.

[9]SHI R L, QU N, LIAO T, et al. Relationship of body mass index with *BRAF*(*V600E*) mutation in papillary thyroid cancer[J].Tumor Biology, 2016, 37(6):8383-8390.

[10]COSKUN A.The significance of *BRAF V600E* mutation and preoperative ultrasound for central compartment lymph node metastasis in papillary thyroid microcarcinoma[J].World Journal of Surgery, 2016, 40(3):759-760.

[11]TAVARES C, MELO M, CAMESELLE-TEIJEIRO J M, et al. Endoctrine Tumors Genetic predictors of thyroid cancer outcome[J]. European Journal of Endocrinology, 2016, 174 (4):R117-R126.

[12]PRESCOTT J D, ZEIGER M A. ZEIGER M A.The *RET* oncogene in papilary thyroid carcinoma [J].Cancer, 2015, 121(13):2137-2146.

[13]JANG E K, SONG D E, SIM S Y, et al.NRAS codon 61 mutation is associated with a distant metastasis in patients with follicular thyroid carcinoma[J].Thyroid : Official Journal of The American Thyroid Association, 2014, 24 (8):1275-1281.

[14]AGRAWAL N, AKBANI R, AKSOY B A, et al. Integrated genomic characterization of papillary thyroid carcinoma[J]. Cell, 2014, 159(3): 676-690.

第十四章
甲状腺癌的诊疗指南及规范

临床实践指南及规范的目的是为医生提供关于特定问题的最佳可用证据和最佳治疗标准的建议，帮助了卫生专业人员权衡现有诊断或治疗方案的好处和风险。世界各国甲状腺癌协会、NCCN、欧洲临床肿瘤学会，中国国家卫生健康委员会、中国临床肿瘤学会等各个组织或协会制定有关甲状腺癌的诊疗指南及规范以来，甲状腺癌患者的诊断方式、分级、分期和治疗方案迅速发展。本章就NCCN指南进行相关翻译、解读及引用，最新的发展将精准医疗应用于甲状腺癌患者，以避免低风险疾病的过度治疗和高风险疾病的治疗不足。希望本章节内容对国内甲状腺癌相关医务工作者的日常工作有所帮助。

第一节　NCCN指南翻译及解读

一、甲状腺细针穿刺结果

甲状腺细针穿刺结果相关指南内容，见图14-1。

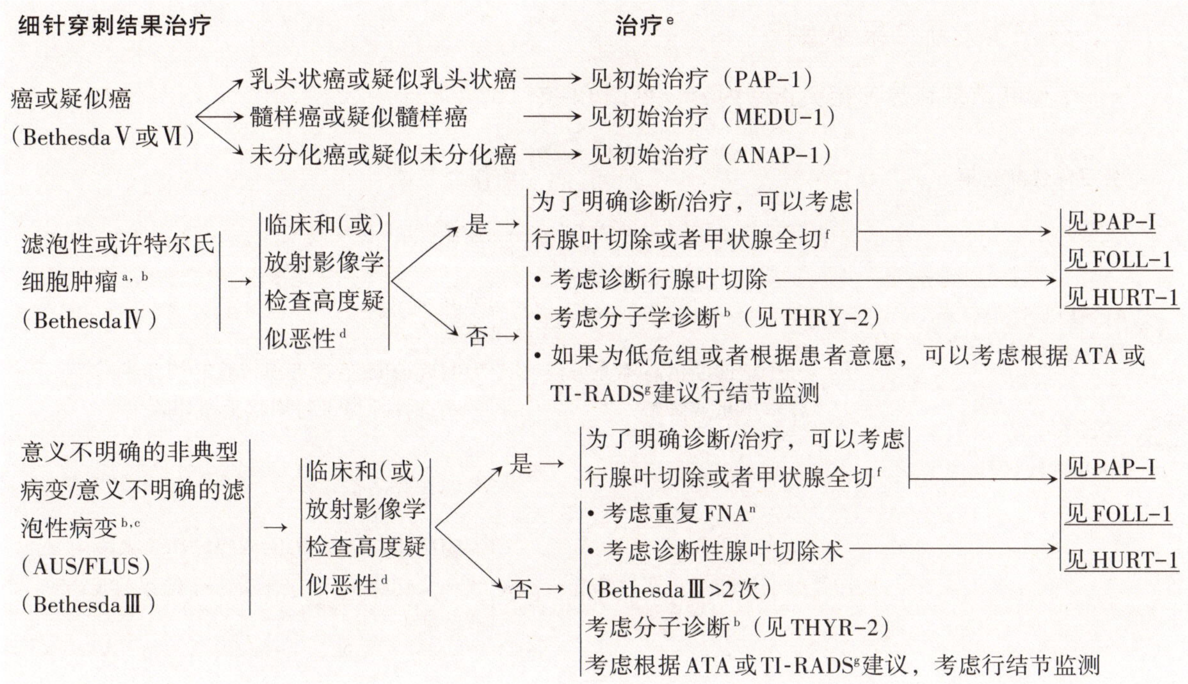

注：a.替代词：疑似滤泡或Hürthle细胞肿瘤。估计恶性风险为15%～40%。数值可能因机构或细胞病理学专家而存在差异。

b.滤泡癌或Hürthle细胞癌的诊断需要有血管或包膜侵犯的证据，这是无法通过细针穿刺确认的。分子学诊断可能有助于根据基因特征将滤泡性病变（例如，根据基因谱判断滤泡细胞肿瘤、意义未明的不典型增生［AUS］、意义未明的滤泡性病变［FLUS］）再分类，分析更可能是或更不可能是良性或恶性病变。如果分子学检测提示为甲状腺乳头状癌，特别是伴有*BRAF V600E*突变时，参看（PAP-1）。如果分子学检测结合临床及超声特点，预计结节有恶性的风险，而FNA细胞学检查所见倾向为良性（恶性风险大约5%或更低），可考虑行结节监测。分子标志物应该结合每个患者的临床特点、影像学检查结果及细胞学特征给予谨慎地分析、解读。如果分子学诊断技术有不足或未进行，则复查FNA。

c.除外NIFTP（具有乳头样细胞核特征的非浸润性甲状腺滤泡性肿瘤），估计恶性风险为6%～18%。

d.基于结节生长迅速、影像学改变、体格检查、年龄、放射线暴露史以及家族史。

e.治疗选择排列顺序不代表按优先顺序。

f.甲状腺全切术可考虑用于Hürthle细胞肿瘤、有放射线暴露史或对侧腺叶也存在病变者。

g.TI-RADS（参考甲状腺影像报告和数据系统）

ATA（美国甲状腺协会）

h.考虑第二病理意见。

图14-1　结节评估（THYR-1，2）

二、分子学诊断结果和治疗

分子学诊断结果和治疗相关指南内容，见图14-2。

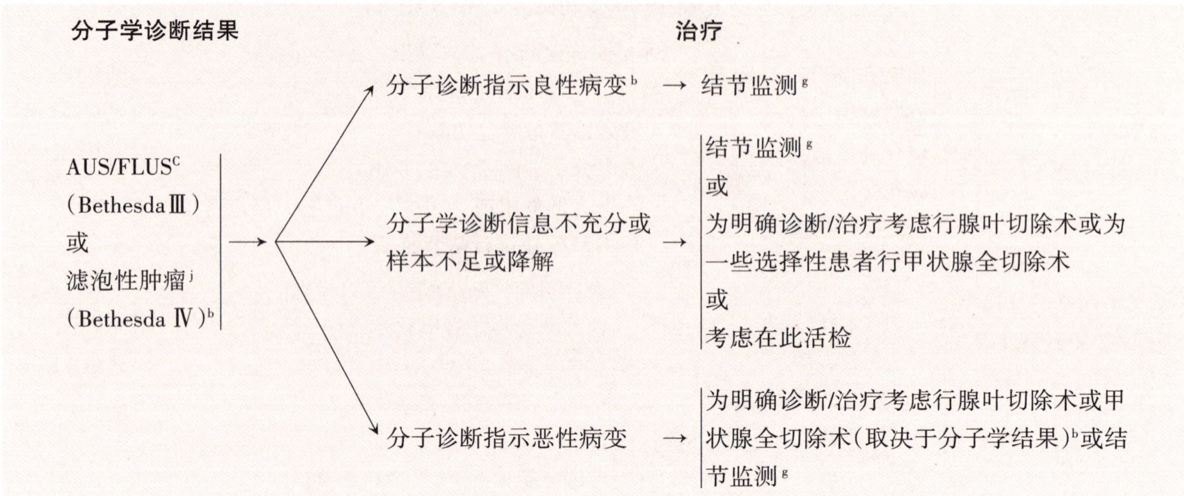

注：b.滤泡癌或Hürthle细胞癌的诊断需要有血管或包膜侵犯的证据，这是无法通过细针穿刺确认的。分子学诊断可能有助于根据基因特征将滤泡性病变（例如，根据基因谱判断滤泡细胞肿瘤、意义未明的不典型增生［AUS］、意义未明的滤泡性病变［FLUS］）再分类，分析更可能是或更不可能是良性或恶性病变。如果分子学检测提示为甲状腺乳头状癌，特别是伴有BRAFV 600E突变时，参看（PAP-1）。如果分子学检测结合临床及超声特点，预计结节有恶性的风险，而FNA细胞学检查所见倾向为良性（恶性风险大约5%或更低），可考虑行结节监测。分子标志物应该结合每个患者的临床特点、影像学检查结果及细胞学特征给予谨慎地分析、解读。如果分子学诊断技术有不足或未进行，则复查FNA。

c.除外NIFTP，估计恶性风险为6%～18%。

g.TI-RADS（参考甲状腺影像报告和数据系统）

ATA（美国甲状腺协会）

j.替代词：疑似滤泡或Hürthle细胞肿瘤。估计恶性风险为15%～40%。数值可能因机构或细胞病理学专家而存在差异。

图14-2　分子诊断结果及治疗

三、乳头状癌

甲状腺乳头状癌相关指南内容见图14-3至图14-13。

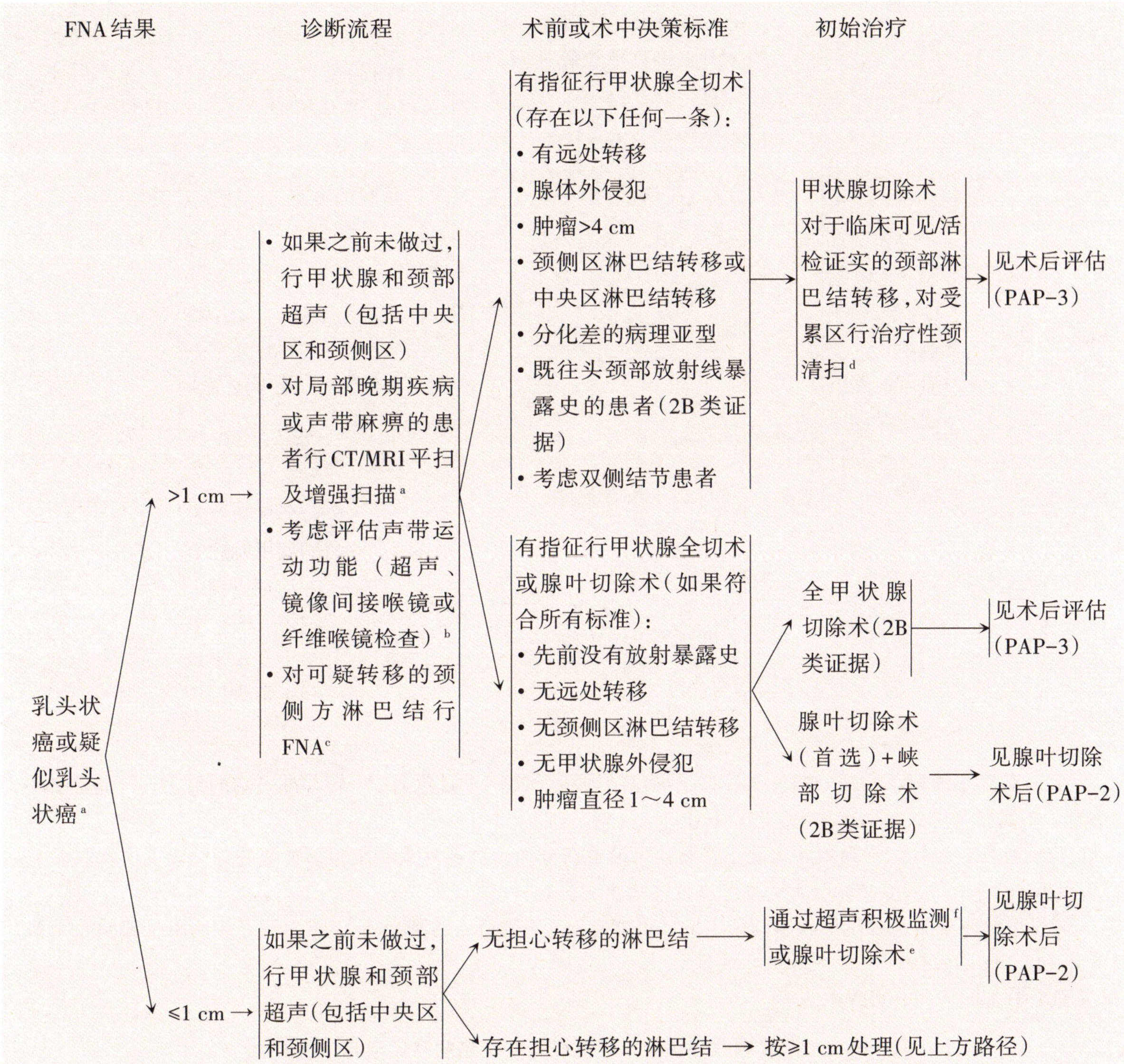

注：a. 理想的颈部CT成像需要应用含碘对比剂；因使用含碘对比剂可能需要推迟放射性碘治疗（RAI），但不会造成伤害。

b. 如果临床上担心声带受累，包括那些声音异常、曾经做过涉及喉返神经或者迷走神经手术，或者患有侵袭性疾病或颈部中央区的病灶体积大的患者，应当行声带运动检查。那些声音发生变化的患者，急需进行评估。

c. 细针穿刺物洗脱液甲状腺球蛋白（Tg）测定可能有助于淋巴结转移的诊断，如果细胞学检查阴性，推荐行该检查。

d. 在大多数甲状腺乳头状癌中，没有指征常规行预防性颈部中央区淋巴结清扫。

e. 位于后方、毗邻气管或貌似侵袭性等。

f. 见低危甲状腺乳头状癌的积极监测原则（THYR-D）。

图14-3　FNA发现乳头状癌或疑似乳头状癌的诊断流程、术前或术中决策标准、初始治疗（PAP-1）

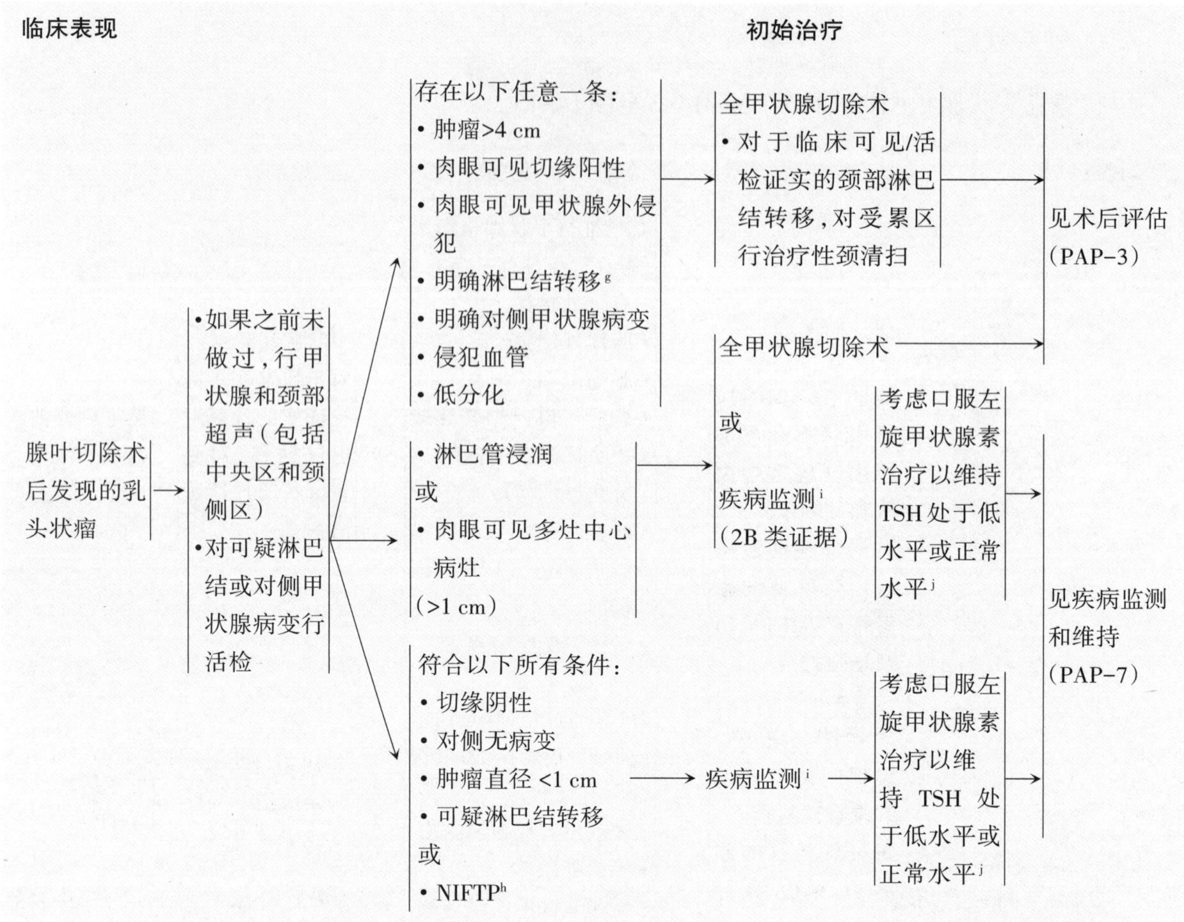

注：g.对于小体积、病理分期N1A转移（淋巴结转移个数<5个且没有1个转移淋巴结的最大直径超过2 mm）的患者，不需要行甲状腺全切除术。见（PAP-4）。

h.以前称作包裹性滤泡型甲状腺乳头状癌，已被重新分类为具有乳头状细胞核特征的非侵润性甲状腺滤泡性肿瘤（NIFTP），仅需行腺叶切除术。推荐进行连续监测。

i.测量甲状腺球蛋白和抗甲状腺球蛋白抗体可能有助于获取术后基线水平，然而缺乏说明甲状腺腺叶完整背景下Tg和TGAb的数据。

j.见TSH抑制原则（THYR-A）。

图14-4　甲状腺腺叶切除术后发现乳头状癌的初始治疗（PAP-2）

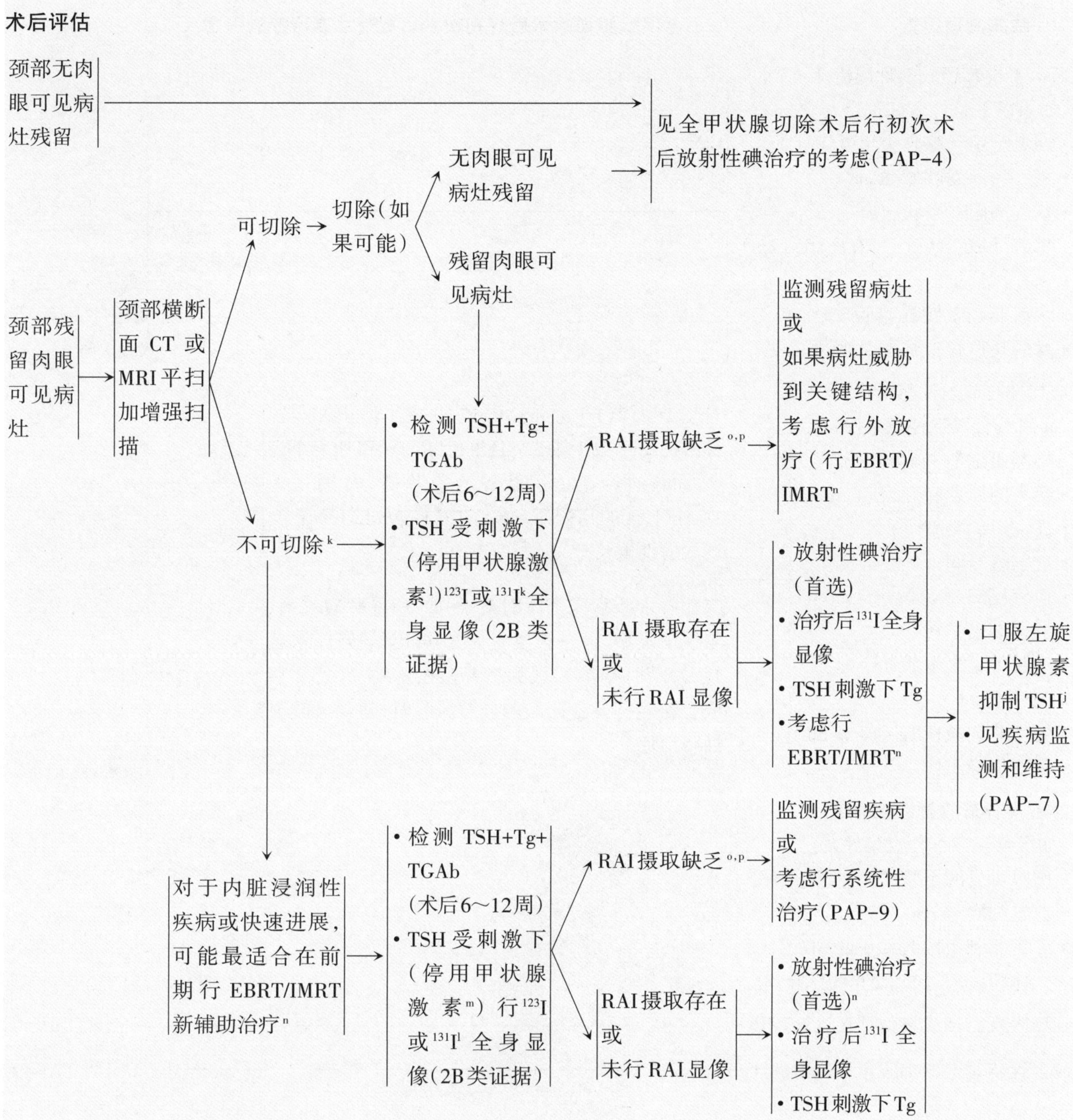

注：j.见TSH抑制原则（THYR-A）。

k.对于大体积、局部区域、内脏浸润性疾病或疾病快速进展的患者，转诊经验丰富的高流量、多学科协作（包括放射肿瘤科）的医疗机构。

l.如果考虑放射剂量测定，^{131}I是首选的药物。

m.如果存在停用的禁忌证，促甲状腺激素α可能是一种替代选择。

n.参见放疗和RAI治疗原则（THYR-C）。

o.即使没有甲状腺床摄取，也可以考虑RAI治疗。如果摄取高于预期（残留甲状腺摄取或远处转移），相应地改变剂量。

p.治疗前扫描出现假阴性是可能的，除非另有指征，不应阻止使用RAI。

图14-5　全甲状腺切除术后评估发现颈部残留肿瘤的治疗（PAP-3）

临床病理因素	全甲状腺切除术后行初次术后放射性碘治疗的考虑	
通常不推荐行放射性碘治疗 （如果以下条件全部符合）： • 经典型甲状腺乳头状癌（PTC） • 最大的原发肿瘤<2 cm • 病变局限在甲状腺内 • 单病灶或多病灶（所有病灶≤1 cm） • 未检测到抗Tg抗体 • 术后非刺激性Tg<1 ng/mL[q] • 术后超声检查结果阴性（如有做）[r]	→	通常不推荐行放射性碘治疗 见（PAP-7）
选择性行放射性碘治疗 （如果符合以下任意条件）： • 检测出抗Tg抗体 • 最大的原发肿瘤2～4 cm • 高危组织类型[s] • 淋巴管浸润 • 血管浸润 • 颈部淋巴结转 • 肉眼可见多发病灶 （1个病灶>1 cm） • 术后非刺激性Tg <10 ng/mL[q] • 镜下切缘阳性	对于Tlb/T2（1～4 cm）N0a或Nx或小体积Nla（转移淋巴结个数少于5个且淋巴结内转移灶大小为<2 mm）的经典型甲状腺乳头状癌，特别是无TGAb干扰的情况下，术后Tg（1 ng/mL），不需要行放射性碘治疗	→ 通常不推荐行放射性碘治疗 见（PAP-7）
	当伴有一些临床个体因素（例如：原发肿瘤范围、组织学类型、淋巴管浸润程度、淋巴结转移、术后Tg、诊断时年龄），预测患者存在复发、远处转移或者疾病特异性死亡的显著风险时，建议行放射性碘治疗	→ 考虑行放射性碘治疗 见（PAP-5）
通常推荐行放射性碘治疗 （如果存在以下任意条件）： • 肉眼可见的甲状腺外侵犯[t] • 原发肿瘤>4 cm • 术后非刺激性Tg>10 ng/mL[q,u] • 大体积或超过5个的淋巴结转移	→	考虑行放射性碘治疗 见（PAP-5）
临床表现已知或疑似存在远处转移	→	见（PAP-6）
放射性碘难治的肉眼可见残留病灶	→	见（PAP-9）

注：q.在甲状腺全切术后6～12周检测Tg值。

r.如果术前未行影像学检查，考虑行术后超声检查（包括中央区和颈侧区淋巴结）。

s.例如，低分化、高细胞型、柱状细胞型、靴钉样细胞型、弥漫性硬化和岛状。

t.仅存在微小甲状腺外浸润可能不足以行RAI。

u.为了排除存在明显的正常甲状腺残留或者肉眼可见的肿瘤残留以及检查是否有临床明显的远处转移，应考虑行额外的横断面影像学检查（如颈部CT或MRI平扫+增强扫描以及胸部CT平扫+增强扫描）。

图14-6　全甲状腺切除术后基于临床病理特征行初次术后放射性碘治疗的考虑（PAP-4，5）

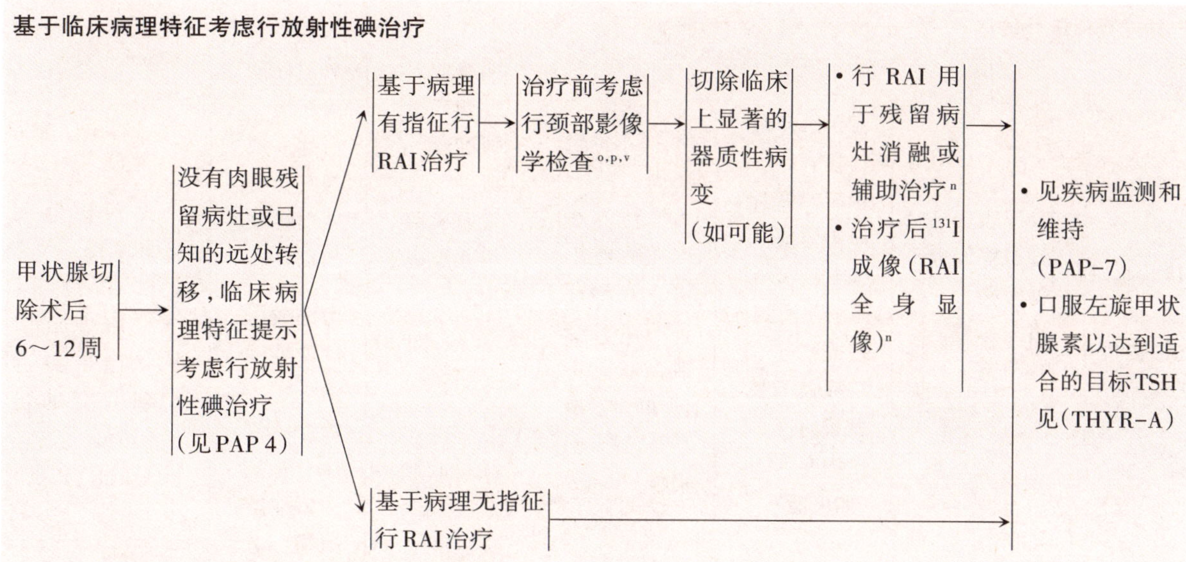

注：n.参见放疗和RAI治疗原则（THYR-C）。

o.即使没有甲状腺床摄取，也可以考虑RAI治疗。如果摄取高于预期（残留甲状腺摄取或远处转移），相应地改变剂量。

p.治疗前扫描出现假阴性是可能的，除非另有指征，不应阻止使用RAI。

v.虽然这种情况下，在NCCN成员机构中一般常规进行清甲前诊断扫描，但专家组推荐（2B类证据）基于病理、术后Tg、术中发现和可利用的影像学资料，选择性进行清甲前诊断性扫描。此外，对于存在RAI-高摄取远处转移高风险的患者，还应考虑行放射量测定检查。经验性RAI剂量可能超过GFR降低患者的最大可耐受水平。透析患者需要特殊处理。

图14-7　基于临床病理特征考虑行RAI

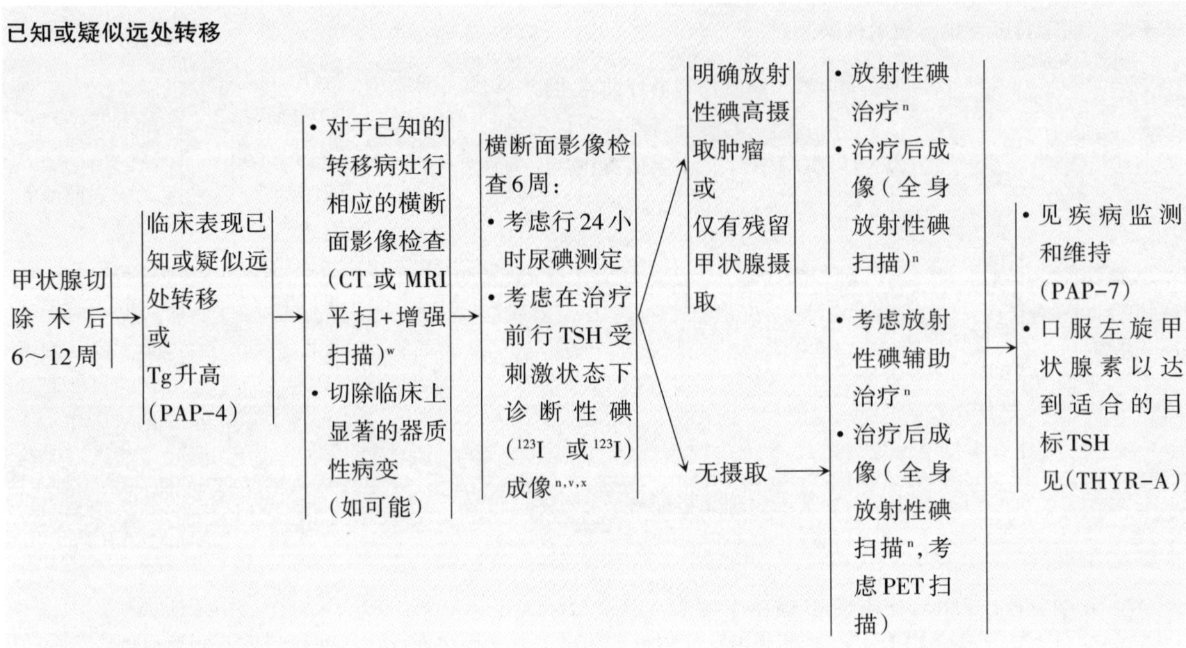

注：n.参见放疗和RAI治疗原则（THYR-C）。

v.虽然这种情况下，在NCCN成员机构中一般常规进行清甲前诊断扫描，但专家组推荐基于病理、术后Tg、术中发现和可利用的影像学资料，选择性进行清甲前诊断性扫描。此外，对于存在RAI-高摄取远处转移高风险的患者，还应考虑行放射量测定检查。经验性RAI剂量可能超过GFR降低患者的最大可耐受水平。透析患者需要特殊处理。

w.评估肉眼可见的转移灶，必要时采取附加的治疗（手术切除、外放疗）以防止由于疾病进展或TSH受刺激而引起的侵犯（压迫）重要结构或出现病理性骨折。

x.对于可能存在长期甲状腺功能减退风险的老年患者，可使用促甲状腺激素α。

图14-8　已知或疑似远处转移（PAP-6）

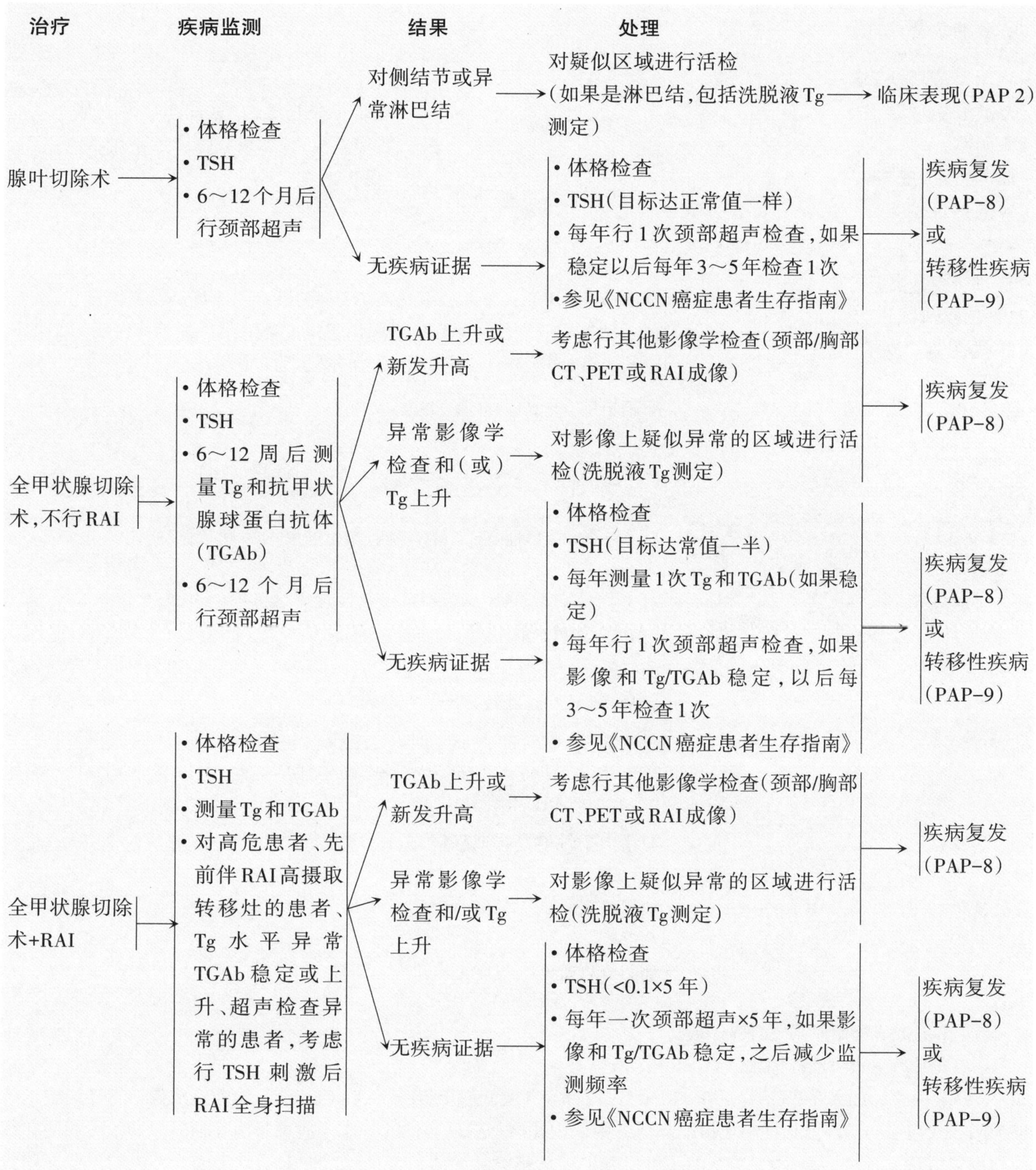

图14-9　监测和发现异常的处理（PAP-7）

疾病复发

- Tg上升或新发Tg升高和影像学检查阴性
- 非可切除的肿瘤
- 对放射性碘无摄取[z]

→ 左旋甲状腺素抑制TSH[j] → 继续行非刺激性Tg、超声以及其他影像学检查（如果有临床指征）监测（见PAP-7）

- Tg进行性升高（基础或刺激下）
- 扫描阴性（包括PET）

→ 考虑应用≥100 mCiq的放射性碘治疗[aa]和治疗后^{131}I成像（3类证据），额外的放射性碘治疗应仅限用于之前对放射性碘治疗有反应的患者（两次RAI治疗期间最短间隔6～12个月）

局部区域复发 → 考虑行术前碘全身扫描 →
- 如果可能，手术切除（首选）[bb]
- 和
- 如果术后放射性碘显像阳性，考虑行放射性碘治疗[aa]
- 或
- 对于一些稳定且距离关键结构远的无进展的病灶，行疾病监测
- 或
- 对于一些无法切除、无放射性碘摄取和疾病进展的患者，考虑：
- EBRT（IMRT/SBRT）[n]
- 和（或）
- 全身治疗（见远处转移的治疗，PAP-9）
- 或
- 对于一些转移淋巴结瘤负荷有限的选择性患者，酌情考虑采用局部疗法（乙醇消融、射频消融[RFA]）

远处转移 →
- 对于放射性碘高摄取疾病，行RAI治疗[n]
- 和（或）
- 如果有条件，行局部治疗[cc]
- 和（或）
- 如果RAI难治。见（PAP-9）

注：j.见TSH抑制原则（THYR-A）。

n.参见放疗和RAI治疗原则（THYR-C）。

z.一般而言，如果在^{131}I治疗后6～12个月进行的^{123}I或低剂量^{131}I（1-3 mCi）全身诊断性成像检查随访中，结果为阴性或显示与治疗前扫描相比摄取降低，则认为肿瘤是碘反应性的。建议使用与治疗前扫描和治疗相同的制剂和成像方法。此外，通过CT或MRI了解已知的碘聚集病灶的体积变化和通过未受刺激或受刺激的甲状腺球蛋白水平的降低情况来评估对^{131}I治疗的疗效反应。

aa.对于儿童患者，放射性碘治疗的活性应做调整。参见放疗和RAI治疗原则（THYR-C）。

bb.如果颈中央区出现复发，术前行声带评估。

cc.乙醇消融、冷冻消融、RFA等。

图14-10 疾病复发（PAP-8）

放射性碘难治的局部复发、晚期和(或)远处转移肿瘤的治疗

放射性碘难治的病灶持续存在患者/局部复发或远处转移的患者 →

- 继续口服左甲状腺素抑制TSH[i]
- 对于晚期、进展或存在威胁的肿瘤，行基因检测以发现可靶向治疗的基因突变（包括*NTRK*和*RET*基因融合）、DNA错配修复(dMMR)、微卫星不稳定(MSI)和TMB
- 考虑参加临床试验

→ 不可切除的局部复发/持续性病灶 或 软组织转移（例如：肺、肝、肌肉）中枢神经系统转移（见下方）→

- 对于疾病进展和(或)有症状的患者，考虑系统性治疗
  - *首选方案
    - ◇仑伐替尼(1类证据)[dd]
  - *其他建议方案
    - ◇索拉非尼(1类证据)[dd]
  - *用于某些情况的方案
    - ◇如果使用仑伐替尼和(或)索拉非尼后疾病进展，给予卡博替尼(1类证据)
    - ◇对于*NTRK*基因融合阳性的晚期实体瘤患者，给予拉罗替足或恩曲替尼
    - ◇对于*RET*融合阳性的肿瘤患者，给予塞尔帕替尼或普拉替尼
    - ◇对于肿瘤突变负荷高(TMB-H,≥10个突变/兆碱基)的肿瘤患者，给予帕博利珠单抗
    - ◇对于疾病进展和(或)有症状的患者，如果临床试验或其他全身治疗不可用或不合适，可以考虑使用可获取的其他疗法[ee,ff]
- 如果病变进展和(或)有症状，考虑切除远处转移病变和(或)EBRT(SBRT/IMRT)[n]/其他局部治疗[cc](对于局部病灶，见PAP-8)
- 疾病监测经常适用于惰性且没有脑转移的无症状患者[dd](见PAP-7)
- 最佳支持治疗(见NCCN姑息治疗指南)

→ 骨转移 → 见PAP-10

→ 中枢神经系统转移 → 见PAP-11

注：i.见TSH抑制原则（THYR-A）。

n.参见放疗和RAI治疗原则（THYR-C）。

cc.乙醇消融、冷冻消融、RFA等。

dd.激酶抑制剂治疗可能不适用于病情稳定或进展缓慢的惰性疾病患者。见激酶抑制剂治疗原则（THYR-B）。

ee.如果没有临床试验可以入组或者不适合入组，可以考虑应用小分子激酶抑制剂，例如阿西替尼、依维莫司、帕唑帕尼、舒尼替尼、凡德他尼、威罗菲尼（*BRAF*-阳性）、达拉菲尼（*BRAF*-阳性），所有均为2A类证据。

ff.细胞毒类化疗药已被证明仅有轻微的疗效，尽管大多数研究规模较小，证据力度不足。

图14-11　放射性碘难治的局部复发、晚期和（或）远处转移患者的治疗（PAP-9，10，11）

放射性碘难治的远处转移患者的治疗[gg]

骨转移→

- 对于有症状的患者或病灶在负重部位的无症状患者，考虑行手术姑息治疗和(或)EBRT/SBRT/其他局部治疗[cc](如果有条件)，在手术切除骨转移灶前应考虑行栓塞治疗以降低出血的风险
- 对于一些经筛选的患者，栓塞或其他介入治疗可考虑作为手术切除/EBRT/IMRT的替代方案
- 考虑静脉输注双膦酸盐或狄诺塞麦[hh]
- 疾病监测可能适用于惰性的无症状患者(见PAP-7)
- 对于疾病进展和(或)有症状的患者，考虑系统性治疗
  - *首选方案
    - ◇仑伐替尼(1类证据)[dd]
  - *其他建议方案
    - ◇索拉非尼(1类证据)[dd]
  - *用于某些情况的方案
    - ◇如果使用仑伐替尼和(或)索拉非尼疾病进展，给予卡博替尼(1类证据)
    - ◇对于*NTRK*基因融合阳性的晚期实体瘤患者，给予拉罗替尼或恩曲替尼
    - ◇对于*RET*融合阳性的肿瘤患者，给予塞尔帕替尼或普拉替尼
    - ◇对于肿瘤突变负荷高(TMB-H，≥10个突变/兆碱基)的肿瘤患者，给予帕博利珠单抗
    - ◇对于疾病进展和(或)有症状的患者，如果临床试验或其他全身治疗不可用或不合适，可以考虑使用可获取的其他疗法[dd,ee,ff]
- 最佳支持治疗(见NCCN姑息治疗指南)

注：cc.乙醇消融、冷冻消融、RFA等。

dd.激酶抑制剂治疗可能不适用于病情稳定或进展缓慢的惰性疾病患者。见激酶抑制剂治疗原则(THYR-B)。

ee.如果没有临床试验可以入组或者不适合入组，可以考虑应用小分子激酶抑制剂，例如阿西替尼、依维莫司、帕唑帕尼、舒尼替尼、凡德他尼、威罗菲尼（*BRAF*-阳性）、达拉菲尼（*BRAF*-阳性），所有均为2A类证据。

ff.细胞毒类化疗药已被证明仅有轻微的疗效，尽管大多数研究规模较小，证据力度不足。

hh.狄诺塞麦和静脉输注双膦酸盐可能与严重的低钙血症相关，甲状旁腺功能减退症和维生素D缺乏症患者发生低钙血症的风险增加。停用地诺单抗可引起反弹性非典型椎体骨折。

图14-12 远处骨转移的治疗

放射性碘难治的远处转移患者的治疗[gg]

中枢神经系统转移 →

- 对于孤立的中枢神经系统转移病灶，神经外科切除或立体定向放射外科[n]均是首选

或

- 对于多发的中枢神经系统转移病灶，考虑放疗（包括全脑放疗或立体定向放射外科[n]）和（或）切除（用于一些选择性病例）

和（或）

- 对于疾病进展和（或）有症状的患者，考虑系统性治疗
  - *首选方案
    - ◇仑伐替尼（1类证据）[dd,ii,jj]
  - *其他建议方案
    - ◇索拉非尼（1类证据）[dd,ii,jj]
  - *用于某些情况的方案
    - ◇如果使用仑伐替尼和（或）索拉非尼后疾病进展，给予卡博替尼（1类证据）
    - ◇对于*NTRK*基因融合阳性的晚期实体瘤患者，给予拉罗替尼或恩曲替尼
    - ◇对于*RET*融合阳性的肿瘤患者，给予塞尔帕替尼或普拉替尼
    - ◇对于肿瘤突变负荷高（TMB-H，≥10个突变/兆碱基）的肿瘤患者，给予帕博利珠单抗和（或）
    - ◇对于疾病进展和（或）有症状的患者，如果临床试验或其他全身治疗不可用或不合适，可以考虑使用可获取的其他疗法[dd,ee,ff,hh]
- 最佳支持治疗（见NCCN姑息治疗指南）

注：n.参见放疗和RAI治疗原则（THYR-C）。

dd.激酶抑制剂治疗可能不适用于病情稳定或进展缓慢的惰性疾病患者。见激酶抑制剂治疗原则（THYR-B）。

ee.如果没有临床试验可以入组或者不适合入组，可以考虑应用小分子激酶抑制剂，例如阿西替尼、依维莫司、帕唑帕尼、舒尼替尼、凡德他尼、威罗菲尼（*BRAF*-阳性）、达拉菲尼（*BRAF*-阳性），所有均为2A类证据。

ff.细胞毒类化疗药已被证明仅有轻微的疗效，尽管大多数研究规模较小，证据力度不足。

hh.狄诺塞麦和静脉输注双膦酸盐可能与严重的低钙血症相关，甲状旁腺功能减退症和维生素D缺乏症患者发生低钙血症的风险增加。停用地诺单抗可引起反弹性非典型椎体骨折。

ii.在与神经外科和放射肿瘤科医生协商讨论之后，认为关于乐伐替尼或索拉非尼对脑转移患者疗效的数据不足。

jj.对于因出血风险而未接受治疗的中枢神经系统转移灶，使用TKI治疗应谨慎。

图14-13　神经转移的治疗

四、滤泡状癌

甲状腺滤泡状癌相关指南内容见图14-14至图14-23。

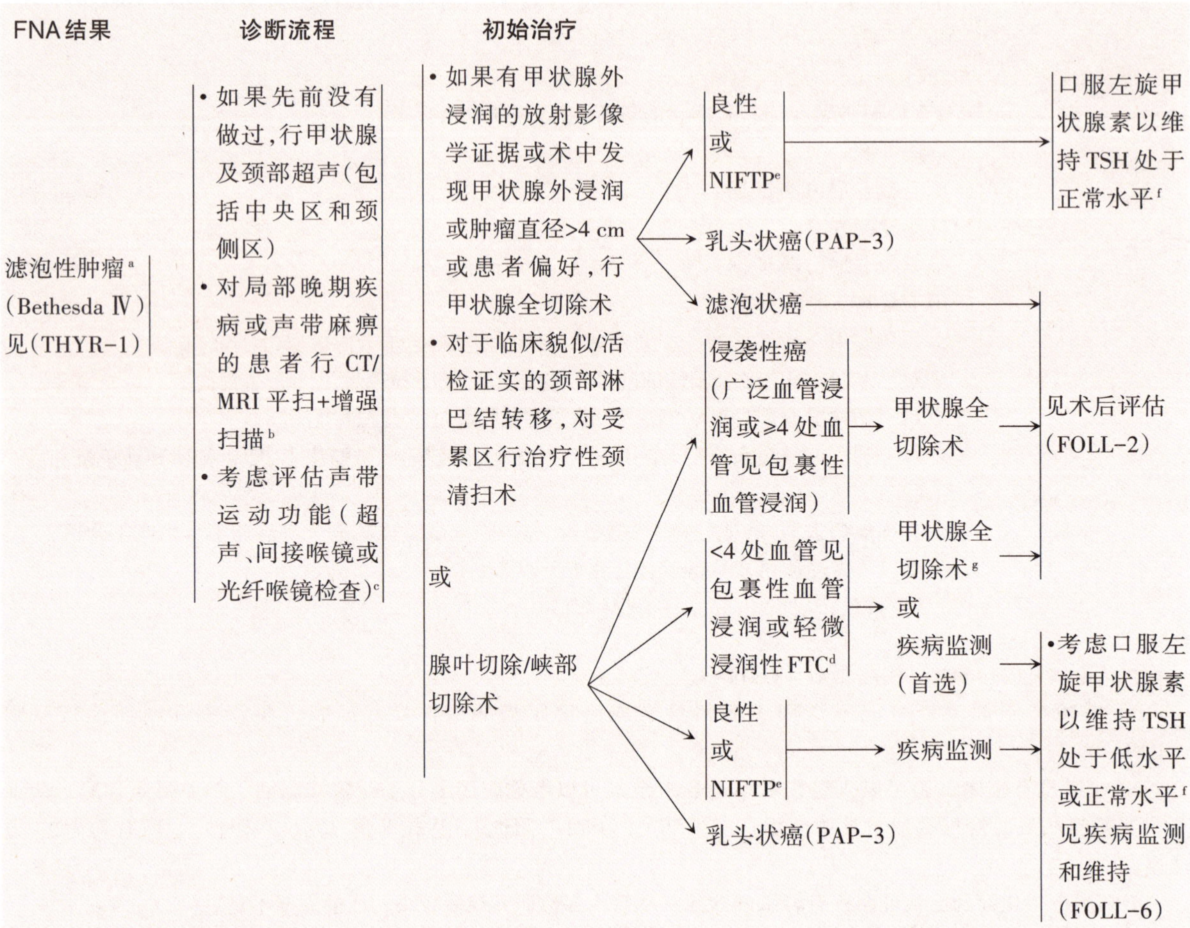

注：a.滤泡癌的诊断需要有血管或包膜受侵的证据，这些特征不能经FNA确定。分子学诊断可能有助于根据基因特征将滤泡性病变（例如，滤泡细胞肿瘤或意义未明的滤泡性病变）再分类，分析更可能是或更不可能是良性或恶性病变。如果分子学检测结合临床超声特征提示为甲状腺乳头状癌，特别是伴有*BRAF V600E*突变时，参见（PAP-1）。分子标志物检测的结果再结合每位患者的临床、放射学和细胞学特征的背景谨慎地进行解释。

b.理想的颈部CT成像需要应用含碘对比剂。因使用含碘对比剂可能需要推迟放射性碘治疗（RAI），但不会造成伤害。

c.如果临床上担心声带受累，包括那些声音异常、曾经做过涉及喉返神经或者迷走神经手术、侵袭性疾病或颈部中央区的病灶体积大的患者，应当行声带运动检查。那些声音发生变化的患者，急需进行评估。

d.微浸润性甲状腺滤泡状癌（FTC）的特征为：是一种镜下见包膜浸润但没有血管浸润的包裹性肿瘤。

e.以前称作包裹性滤泡型甲状腺乳头状癌，具有乳头状细胞核特征的非浸润性甲状腺滤泡性肿瘤（NIFTP）已被重新分类，仅需要行腺叶切除术。建议进行持续监测。

f.见TSH抑制原则（THYR-A）。

g.在大多数情况下，疾病监测是首选。但是在某些临床情况下，甲状腺全切除术可能是合适的。

图14-14　FNA发现滤泡状癌的诊断流程和初始治疗（FOLL-1）

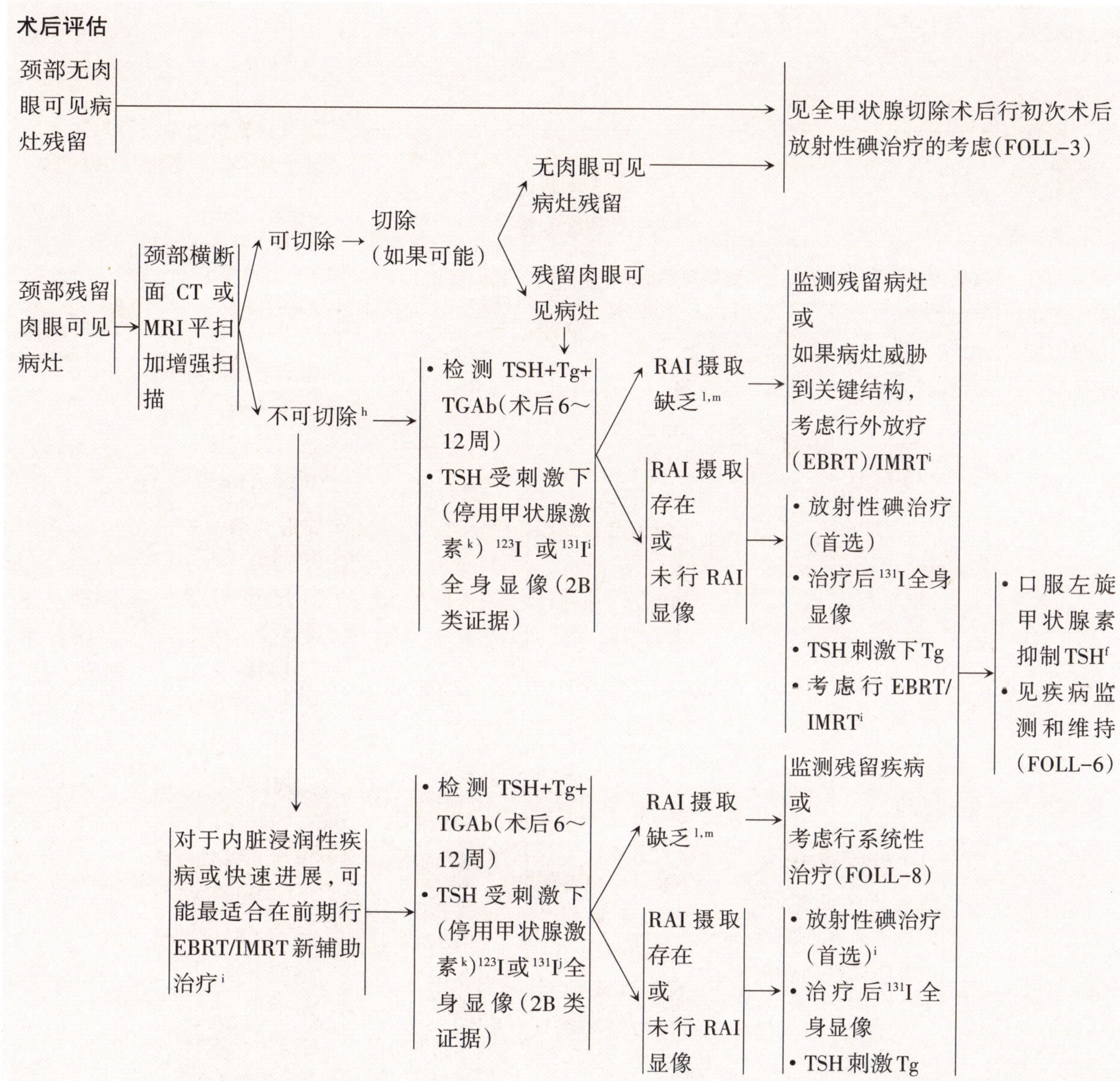

注：f. 见TSH抑制原则（THYR-A）。

h. 对于大体积、局部区域、内脏浸润性疾病或疾病快速进展的患者，转诊经验丰富的高流量、多学科协作（包括放射肿瘤科）的医疗机构。

i. 参见放疗和RAI治疗原则（THYR-C）。

j. 如果考虑放射剂量测定，^{131}I是首选的药物。

k. 如果存在停用的禁忌证，促甲状腺激素α可能是一种替代选择。

l. 即使没有甲状腺床摄取，也可以考虑RAI治疗。如果摄取高于预期（残留甲状腺摄取或远处转移），相应地改变剂量。

m. 治疗前扫描出现假阴性是可能的，除非另有指征，不应阻止使用RAI。

图14-15　全甲状腺切除术后评估发现颈部残留肿瘤的治疗

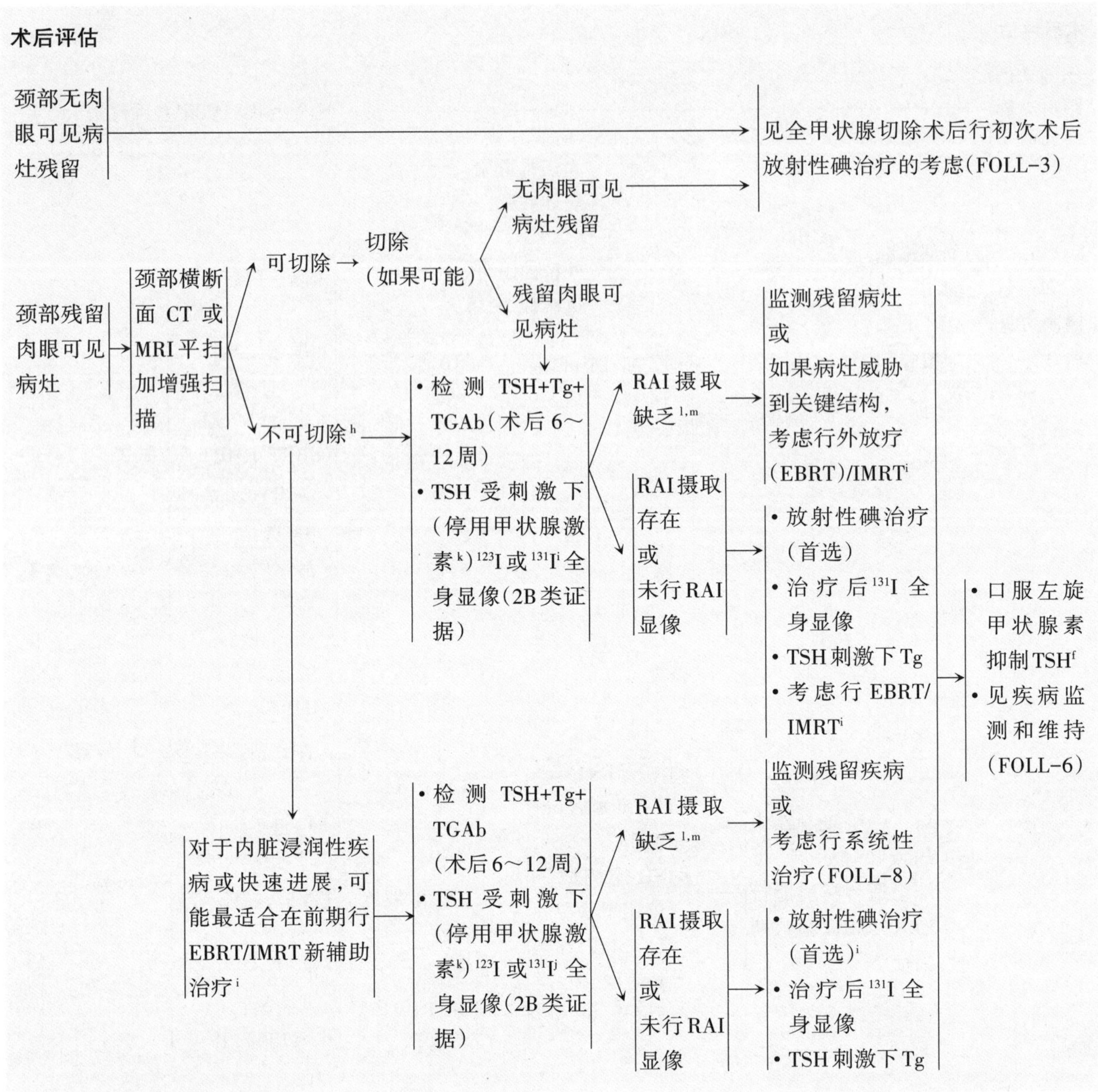

注：f. 见TSH抑制原则（THYR-A）。

h. 对于大体积、局部区域、内脏浸润性疾病或疾病快速进展的患者，转诊经验丰富的高流量、多学科协作（包括放射肿瘤科）的医疗机构。

i. 参见放疗和RAI治疗原则（THYR-C）。

j. 如果考虑放射剂量测定，^{131}I是首选的药物。

k. 如果存在停用的禁忌证，促甲状腺激素α可能是一种替代选择。

l. 即使没有甲状腺床摄取，也可以考虑RA1治疗。如果摄取高于预期（残留甲状腺摄取或远处转移），相应地改变剂量。

m. 治疗前扫描出现假阴性是可能的，除非另有指征，不应阻止使用RAI。

图14-16　全甲状腺切除术后基于临床病理特征行初次术后放射性碘治疗的考虑

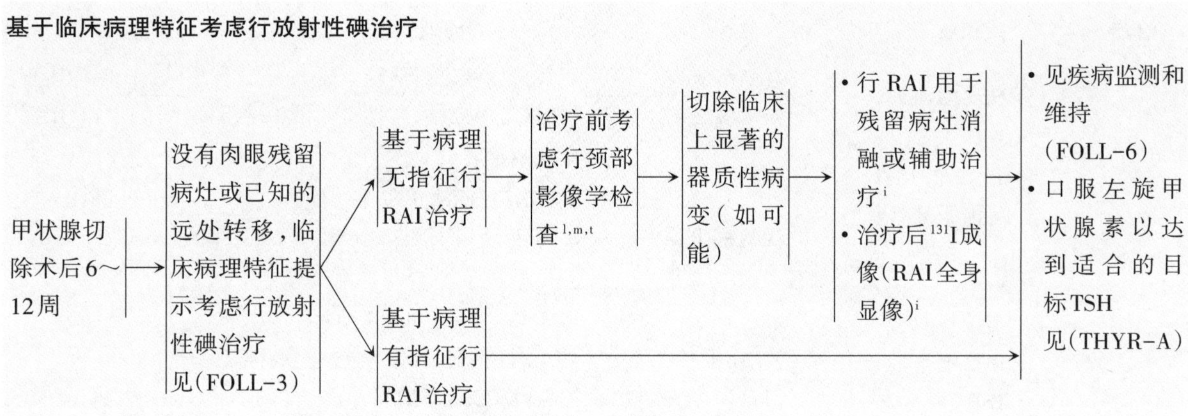

注：i.参见放疗和RAI治疗原则（THYR-C）。

l.即使没有甲状腺床摄取，也可以考虑RAI治疗。如果摄取高于预期（残留甲状腺摄取或远处转移），相应地改变剂量。

m.治疗前扫描出现假阴性是可能的，除非另有指征，不应阻止使用RAI。

t.虽然这种情况下，在NCCN成员机构中一般常规进行清甲前诊断扫描，但专家组推荐（2B类证据）基于病理、术后Tg、术中发现和可利用的影像学资料，选择性进行清甲前诊断性扫描。此外，对于存在RAI-高摄取远处转移高风险的患者，还应考虑行放射量测定检查。经验性RAI剂量可能超过GFR降低患者的最大可耐受水平。透析患者需要特殊处理。

图14-17 全甲状腺切除术后基于临床病理特征行初次术后放射性碘治疗的考虑

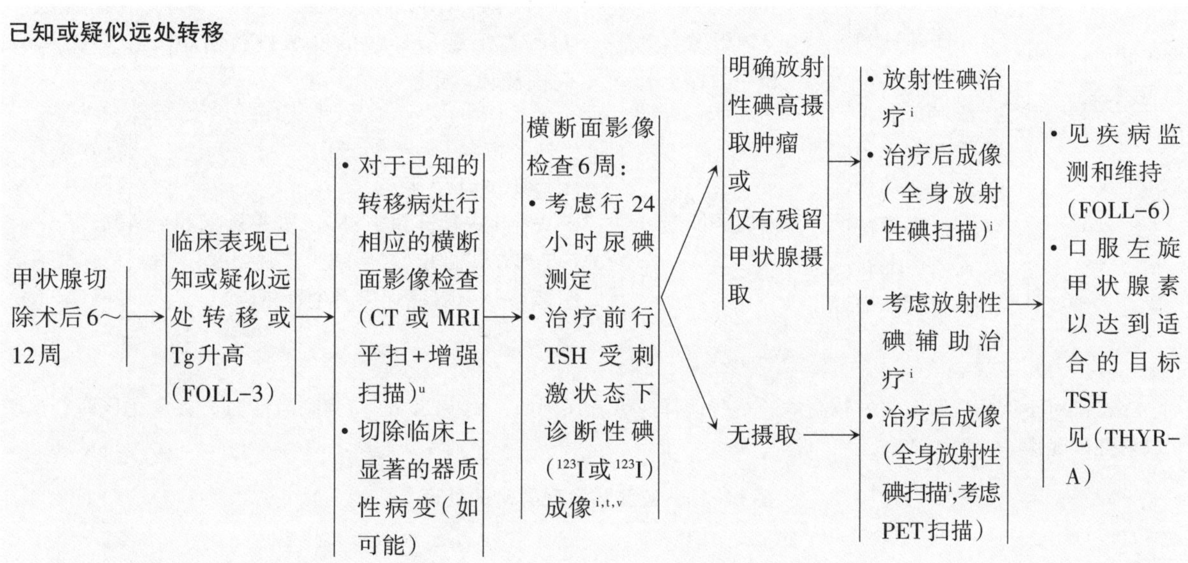

注：i.参见放疗和RAI治疗原则（THYR-C）。

t.虽然这种情况下，在NCCN成员机构中一般常规进行清甲前诊断扫描，但专家组推荐（2B类证据）基于病理、术后Tg、术中发现和可利用的影像学资料，选择性进行清甲前诊断性扫描。此外，对于存在RAI-高摄取远处转移高风险的患者，还应考虑行放射量测定检查。经验性RAI剂量可能超过GFR降低患者的最大可耐受水平。透析患者需要特殊处理。

u.评估肉眼可见的转移灶，必要时采取附加的治疗（如手术切除、外放疗）以防止由于疾病进展或TSH受刺激而引起的侵犯（压迫）重要结构或出现病理性骨折。

v.对于可能存在长期甲状腺功能减退风险的老年患者，可使用促甲状腺激素α。

图14-18 已知或疑似远处转移

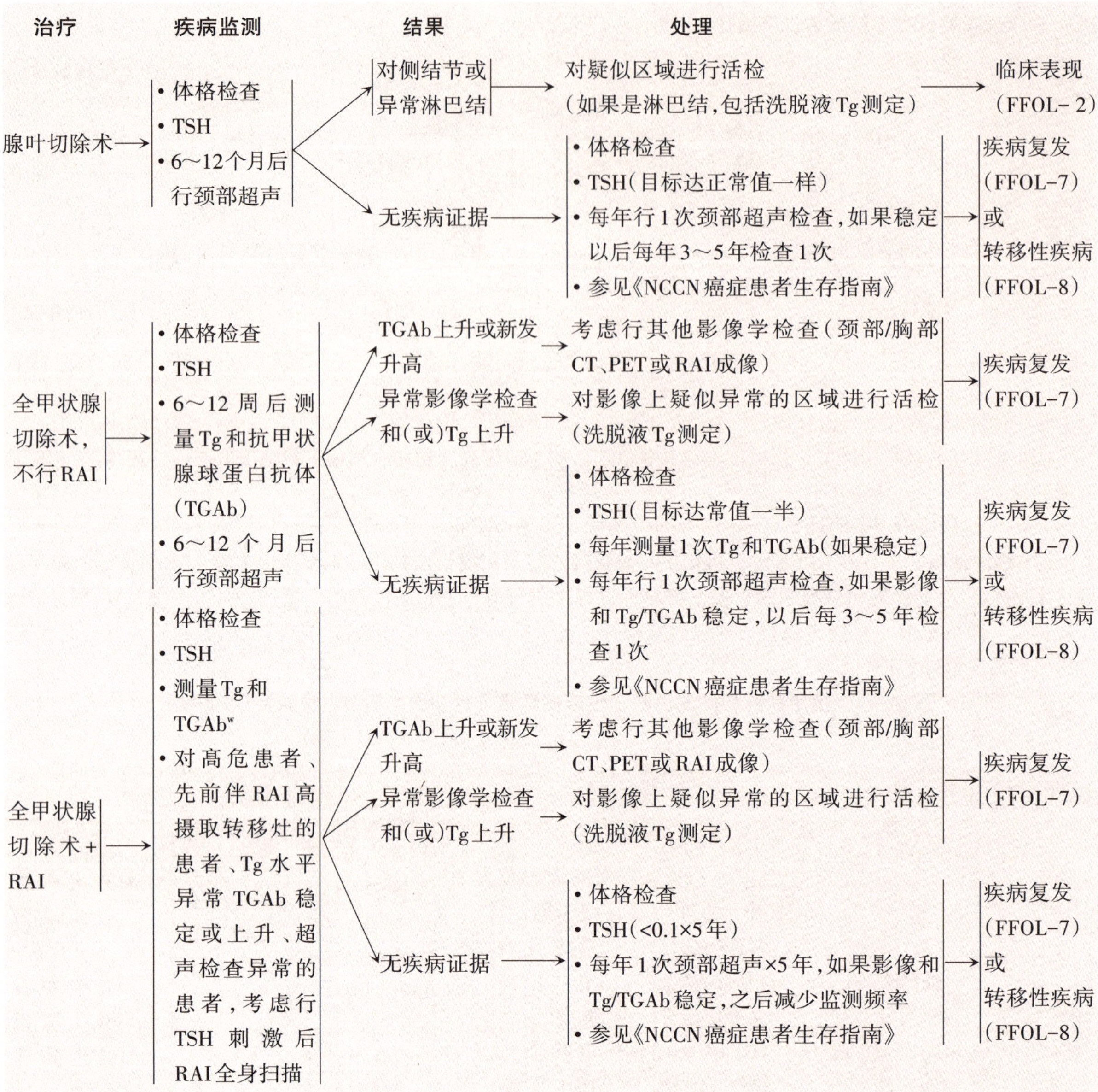

注：w.对于疾病残留或复发较高危的一些选择性患者（例如，N1患者），检测刺激性Tg以及考虑同时行诊断性放射性碘显像。

图14-19　监测和发现异常的处理

疾病复发

- Tg上升或新发Tg升高和影像学检查阴性
- 非可切除的肿瘤
- 对放射性碘无摄取[x]

→ 左旋甲状腺素抑制TSH[f] → 继续行非刺激性Tg、超声以及其他影像学检查（如果有临床指征）监测（见FFOL-6）

- Tg进行性升高（基础或刺激下）
- 扫描阴性（包括PET）

→ 考虑应用≥100 mCiq的放射性碘治疗和治疗后^{131}I成像（3类证据），额外的放射性碘治疗应仅限用于之前对放射性碘治疗有反应的患者（两次RAI治疗期间最短间隔6～12个月）

局部区域复发 → 考虑行术前碘全身扫描 →
如果可能，手术切除（首选）[y]
和
如果术后放射性碘显像阳性，考虑行放射性碘治疗[z]
或
对于一些稳定且距离关键结构远的无进展的病灶，行疾病监测
或
对于一些无法切除、无放射性碘摄取和疾病进展的患者，考虑：
　EBRT（IMRT/SBRT）[i]
　和（或）
　全身治疗（见远处转移的治疗，PAP-9）
或
对于一些转移淋巴结瘤负荷有限的选择性患者，酌情考虑采用局部疗法（乙醇消融、射频消融[RFA]）

远处转移 →
对于放射性碘高摄取疾病，行RAI治疗[i]
和（或）
如果有条件，行局部治疗[aa]
和（或）
如果RAI难治，见FFOL-8

注：f. 见TSH抑制原则（THYR-A）。

i. 参见放疗和RAI治疗原则（THYR-C）。

x. 一般而言，如果在^{131}I治疗后6～12个月进行的^{123}I或低剂量^{131}I（1-3 mCi）全身诊断性成像检查随访中，结果为阴性或显示与治疗前扫描相比摄取降低，则认为肿瘤是碘反应性的。建议使用与治疗前扫描和治疗相同的制剂和成像方法。此外，通过CT或MRI了解已知的碘聚集病灶的体积变化和通过未受刺激或受刺激的甲状腺球蛋白水平的降低情况来评估对^{131}I治疗的疗效反应。

y. 如果颈中央区出现复发，术前行声带评估。

z. 对于儿童患者，放射性碘治疗的活性应做调整。参见放疗和RAI治疗原则（THYR-C）。

aa. 乙醇消融、冷冻消融、RFA等。

图14-20　疾病复发的处理

放射性碘难治的局部复发、晚期和(或)远处转移肿瘤的治疗

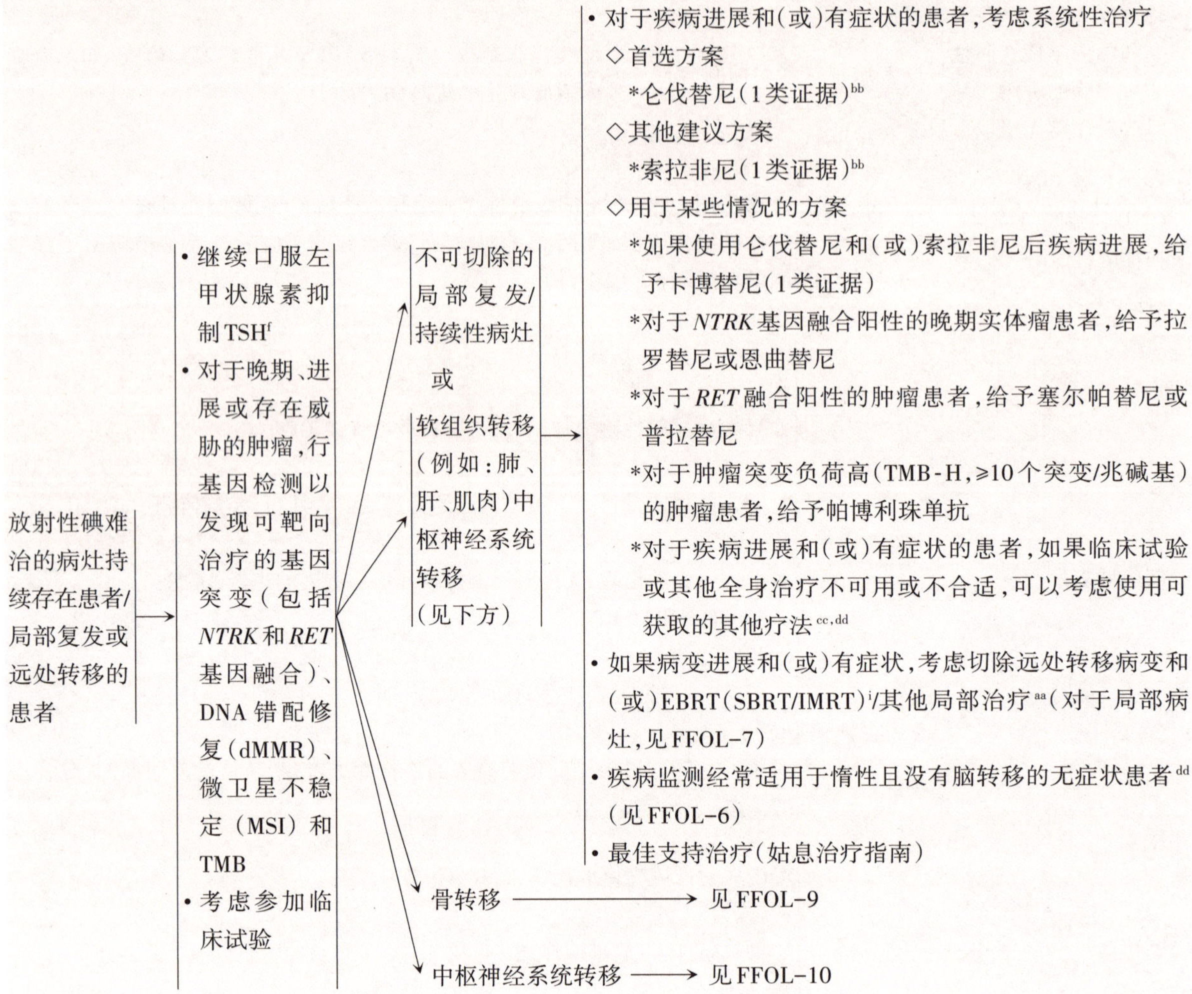

注：f. 见TSH抑制原则（THYR-A）。

i. 参见放疗和RAI治疗原则（THYR-C）。

aa. 乙醇消融、冷冻消融、RFA等。

bb. 激酶抑制剂治疗可能不适用于病情稳定或进展缓慢的惰性疾病患者。见激酶抑制剂治疗原则（THYR-B）。

cc. 如果没有临床试验可以入组或者不适合入组，可以考虑应用市售的小分子激酶抑制剂，例如阿西替尼、依维莫司、帕唑帕尼、舒尼替尼、凡德他尼、威罗菲尼（*BRAF*-阳性）、达拉菲尼（*BRAF*-阳性），所有均为2A类证据。

dd. 细胞毒类化疗药已被证明仅有轻微的疗效，尽管大多数研究规模较小，证据力度不足。

图14-21　放射性碘难治的局部复发、晚期和（或）远处转移患者的治疗

放射性碘难治的远处转移患者的治疗[ee]

骨转移 ⟶

- 对于有症状的患者或病灶在负重部位的无症状患者，考虑行手术姑息治疗和（或）EBRT/SBRT/其他局部治疗[aa]（如果有条件）。在手术切除骨转移灶前应考虑行栓塞治疗以降低出血的风险
- 对于一些经筛选的患者，栓塞或其他介入治疗可考虑作为手术切除/EBRT/IMRT的替代方案
- 考虑静脉输注双膦酸盐或狄诺塞麦[ff]
- 疾病监测可能适用于惰性的无症状患者[bb]（见FFOL-6）
  - ◇首选方案
    - *仑伐替尼（1类证据）[bb]
  - ◇其他建议方案
    - *索拉非尼（1类证据）[bb]
  - ◇用于某些情况的方案
    - *如果使用仑伐替尼和（或）索拉非尼疾病进展，给予卡博替尼（1类证据）
    - *对于*NTRK*基因融合阳性的晚期实体瘤患者，给予拉罗替尼或恩曲替尼
    - *对于*RET*融合阳性的肿瘤患者，给予塞尔帕替尼或普拉替尼
    - *对于肿瘤突变负荷高（TMB-H，≥10个突变/兆碱基）的肿瘤患者，给予帕博利珠单抗
    - *对于疾病进展和（或）有症状的患者，如果临床试验或其他全身治疗不可用或不合适，可以考虑使用可获取的其他疗法[bb,cc,dd]
- 最佳支持治疗（见NCCN姑息治疗指南）

注：aa.乙醇消融、冷冻消融、RFA等。

bb.激酶抑制剂治疗可能不适用于病情稳定或进展缓慢的惰性疾病患者。见激酶抑制剂治疗原则（THYR-B）。

cc.如果没有临床试验可以入组或者不适合入组，可以考虑应用市售的小分子激酶抑制剂，例如阿西替尼、依维莫司、帕唑帕尼、舒尼替尼、凡德他尼、威罗菲尼（*BRAF*-阳性）或达拉菲尼（*BRAF*-阳性），所有均为2A类证据。

dd.细胞毒类化疗药已被证明仅有轻微的疗效，尽管大多数研究规模较小，证据力度不足。

ee.对于一些伴有骨转移的RAI敏感性疾病患者，RAI治疗是一种治疗选择。

ff.狄诺塞麦和静脉输注双膦酸盐可能与严重的低钙血症相关，甲状旁腺功能减退症和维生素D缺乏症患者发生低钙血症的风险增加。停用地诺单抗可引起反弹性非典型椎体骨折。

图14-22　放射性碘难治的骨转移患者的治疗

放射性碘难治的远处转移患者的治疗[ee]

中枢神经系统转移 ⟶

- 对于孤立的中枢神经系统转移病灶，神经外科切除或立体定向放射外科均是首选

或

- 对于多发的中枢神经系统转移病灶，考虑放疗[i]（包括全脑放疗或立体定向放射外科[i]）和（或）切除（用于一些选择性病例）

和（或）

- 对于疾病进展和（或）有症状的患者，考虑系统性治疗
  - ◇首选方案
    - *仑伐替尼（1类证据）[bb,gg,hh]
  - ◇其他建议方案
    - *索拉非尼（1类证据）[bb,gg,hh]
  - ◇用于某些情况的方案
    - * 如果使用仑伐替尼和（或）索拉非尼后疾病进展，给予卡博替尼（1类证据）
    - * 对于*NTRK*基因融合阳性的晚期实体瘤患者，给予拉罗替尼或恩曲替尼
    - * 对于*RET*融合阳性的肿瘤患者，给予塞尔帕替尼或普拉替尼
    - * 对于肿瘤突变负荷高（TMB-H，≥10个突变/兆碱基）的肿瘤患者，给予帕博利珠单抗和（或）
    - * 对于疾病进展和（或）有症状的患者，如果临床试验或其他全身治疗不可用或不合适，可以考虑使用可获取的其他疗法[bb,cc,dd,ff]
- 最佳支持治疗（见NCCN姑息治疗指南）

注：i.参见放疗和RAI治疗原则（THYR-C）。

bb.激酶抑制剂治疗可能不适用于病情稳定或进展缓慢的惰性疾病患者。见激酶抑制剂治疗原则（THYR-B）。

cc.如果没有临床试验可以入组或者不适合入组，可以考虑应用市售的小分子激酶抑制剂，例如阿西替尼、依维莫司、帕唑帕尼、舒尼替尼、凡德他尼、威罗菲尼（*BRAF*-阳性）、达拉菲尼（*BRAF*-阳性），所有均为2A类证据。

dd.细胞毒类化疗药已被证明仅有轻微的疗效，尽管大多数研究规模较小，证据力度不足。

ee.对于一些伴有骨转移的RAI敏感性疾病患者，RAI治疗是一种治疗选择。

ff.狄诺塞麦和静脉输注双膦酸盐可能与严重的低钙血症相关，甲状旁腺功能减退症和维生素D缺乏症患者发生低钙血症的风险增加。停用地诺单抗可引起反弹性非典型椎体骨折。

gg.在与神经外科和放射肿瘤科医生协商讨论之后，认为关于乐伐替尼或索拉非尼对脑转移患者疗效的数据不足。

hh.对于因出血风险而未接受治疗的中枢神经系统转移灶，使用TKI治疗应谨慎。

图14-23　放射性碘难治的中枢神经系统转移患者的治疗

五、许特尔氏细胞癌

许特尔氏细胞癌相关指南内容见图14-24至图14-33。

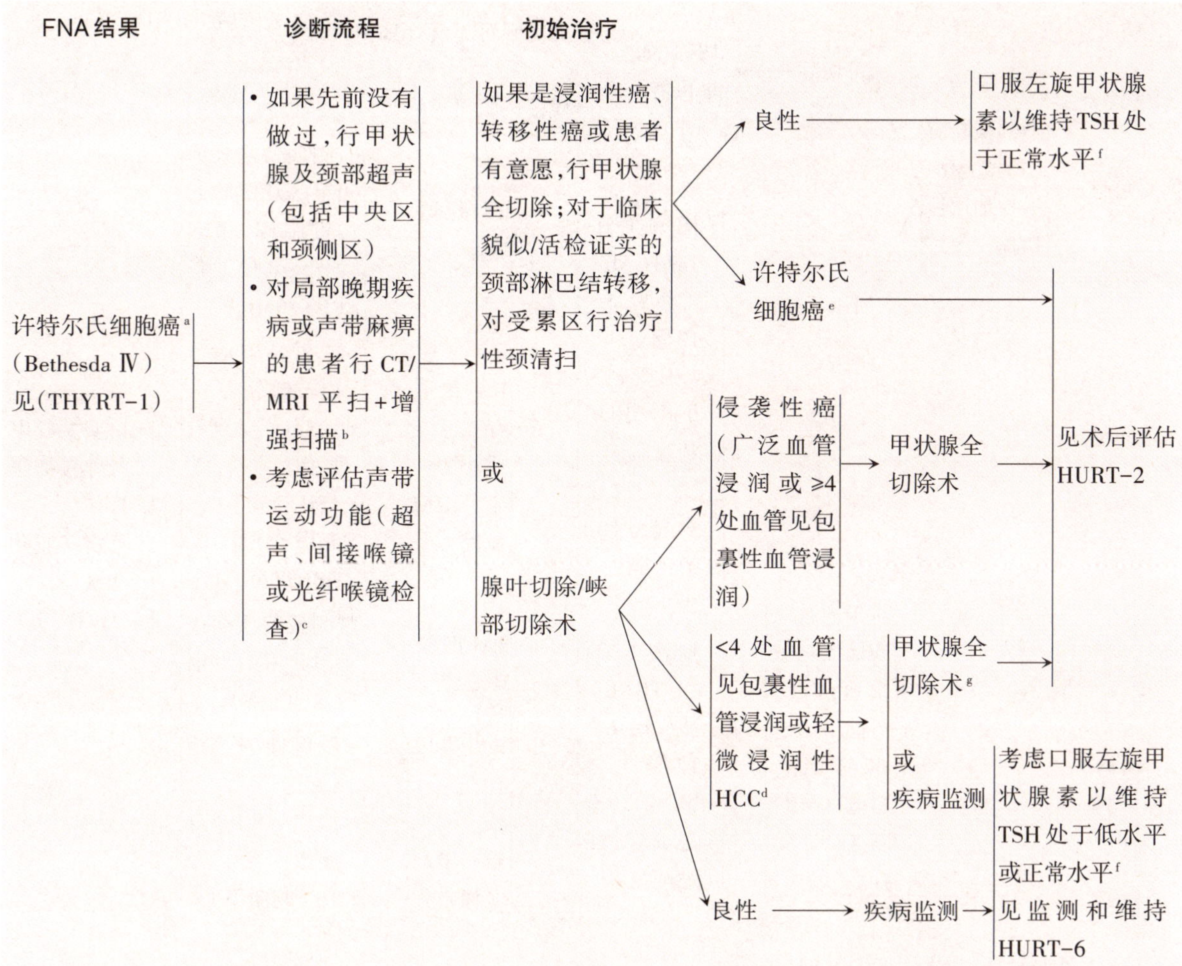

注：a.许特尔氏细胞癌的诊断需要有血管或包膜受侵的证据，这些特征不能经FNA确定。

b.理想的颈部CT成像需要应用含碘对比剂，因使用含碘对比剂可能需要推迟放射性碘治疗（RAI），但不会造成伤害。

c.如果临床上担心声带受累，包括那些声音异常、曾经做过涉及喉返神经或者迷走神经手术、侵袭性疾病或颈部中央区的病灶体积大的患者，应当行声带运动检查。那些声音发生变化的患者，急需进行评估。

d.微浸润性许特尔氏细胞癌（HCC）的特征为：是一种镜下见包膜浸润但没有血管浸润的包裹性肿瘤。

e.也称为嗜酸性、嗜酸细胞或滤泡癌嗜酸细胞类型。

f.见TSH抑制原则（THYR-A）。

g.在大多数情况下，疾病监测是首选。但是在某些临床情况下，甲状腺全切除术可能是合适的。

图14-24　FNA发现许特尔氏细胞癌的诊断流程和初始治疗

术后评估

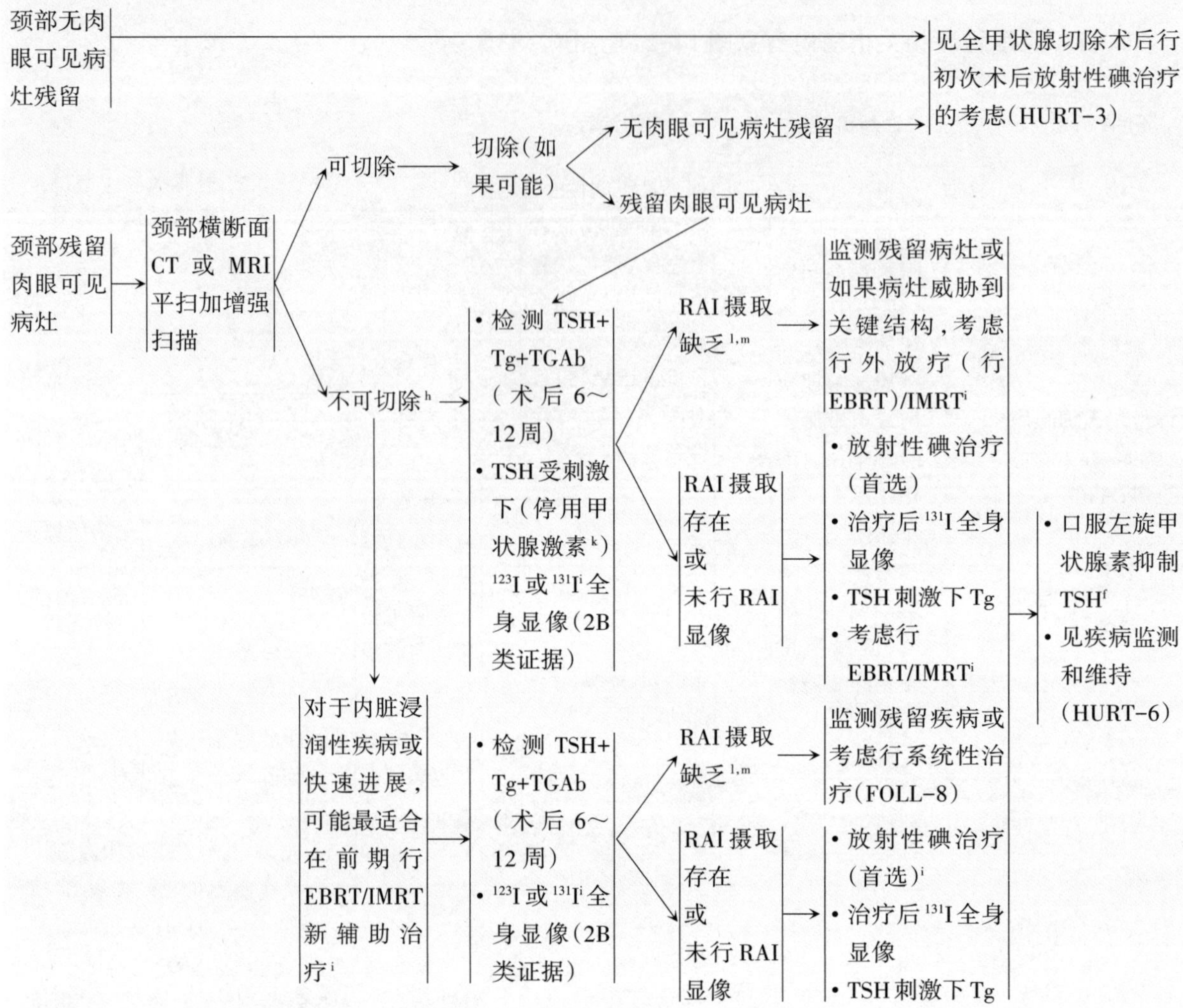

注：f.见TSH抑制原则（THYR-A）。

h.对于大体积、局部区域、内脏浸润性疾病或疾病快速进展的患者，转诊经验丰富的高流量、多学科协作（包括放射肿瘤科）的医疗机构。

i.如果考虑放射剂量测定，^{131}I是首选的药物。

j.参见放疗和RAI治疗原则（THYR-C）。

k.如果存在停用的禁忌证，促甲状腺激素α可能是一种替代选择。

l.即使没有甲状腺床摄取，也可以考虑RAI治疗。如果摄取高于预期（残留甲状腺摄取或远处转移），相应地改变剂量。

m.治疗前扫描出现假阴性是可能的，除非另有指征，不应阻止使用RAI。

图14-25 全甲状腺切除术后评估发现颈部残留肿瘤的治疗

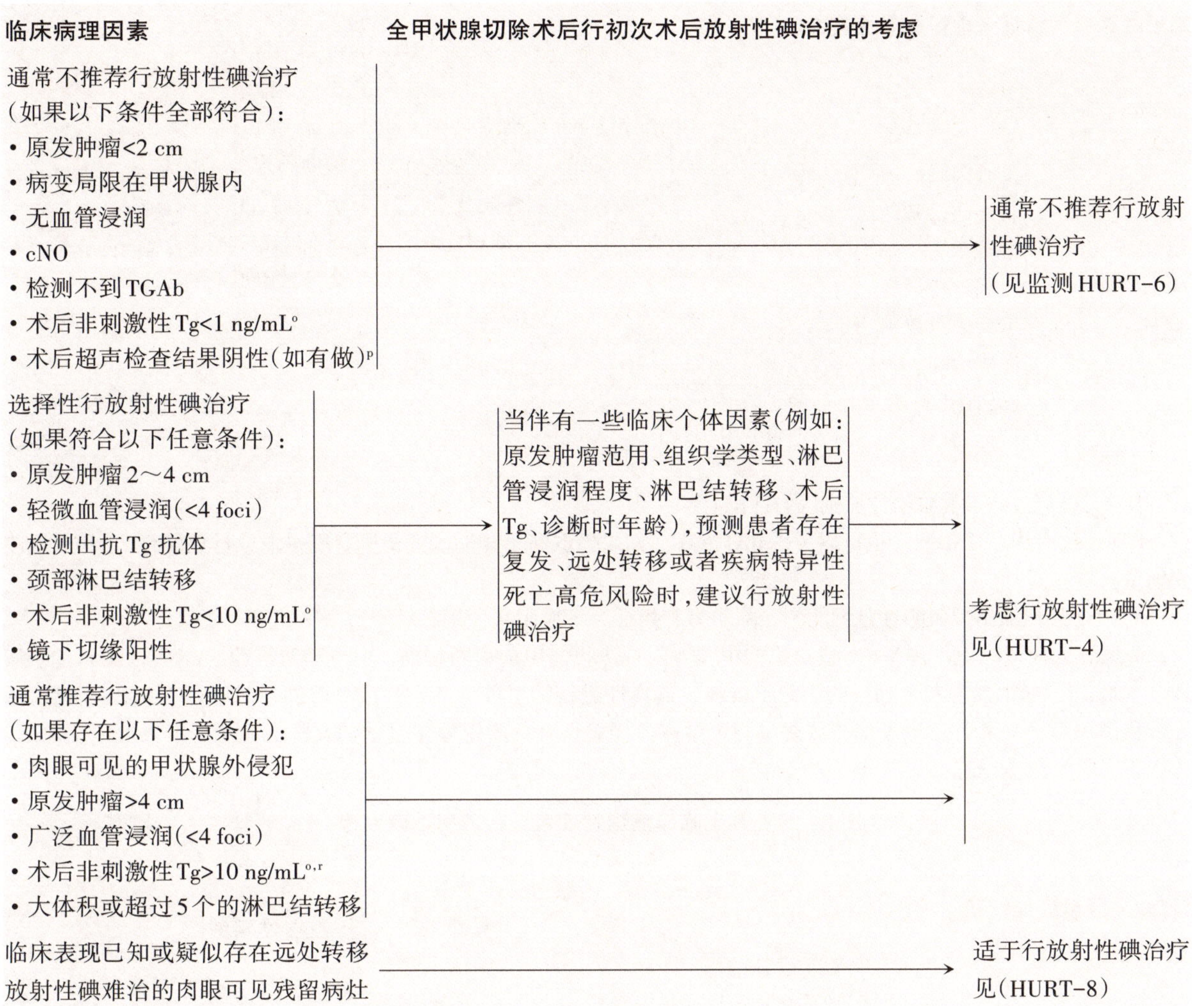

注：o.在甲状腺全切术后6～12周检测Tg值。

p.如果术前未行影像学检查，考虑行术后超声检查（包括中央区和颈侧区淋巴结）。

r.为了排除存在明显的正常甲状腺残留或者肉眼可见的肿瘤残留，以及检查是否有临床明显的远处转移，应考虑行额外的横断面影像学检查（如颈部CT或MRI平扫+增强扫描，以及胸部CT平扫+增强扫描）。

图14-26　全甲状腺切除术后基于临床病理特征行初次术后放射性碘治疗的考虑

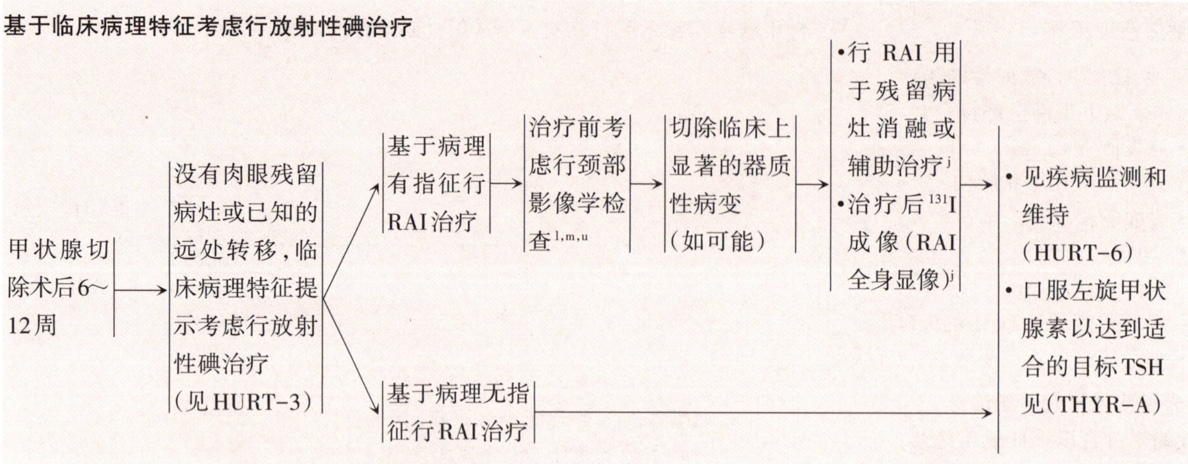

注：j.参见放疗和RAI治疗原则（THYR-C）。

l.即使没有甲状腺摄取，也可以考虑RAI治疗。如果摄取高于预期（残留甲状腺摄取或远处转移），相应地改变剂量。

m.治疗前扫描出现假阴性是可能的，除非另有指征，不应阻止使用RAI。

u.虽然这种情况下，在NCCN成员机构中一般常规进行清甲前诊断扫描，但专家组推荐（2B类证据）基于病理、术后Tg、术中发现和可利用的影像学资料，选择性进行清甲前诊断性扫描。此外，对于存在RAI-高摄取远处转移高风险的患者，还应考虑行放射量测定检查。经验性RAI剂量可能超过GFR降低患者的最大可耐受水平。透析患者需要特殊处理。

图14-27　基于临床病理特征考虑行放射性碘治疗

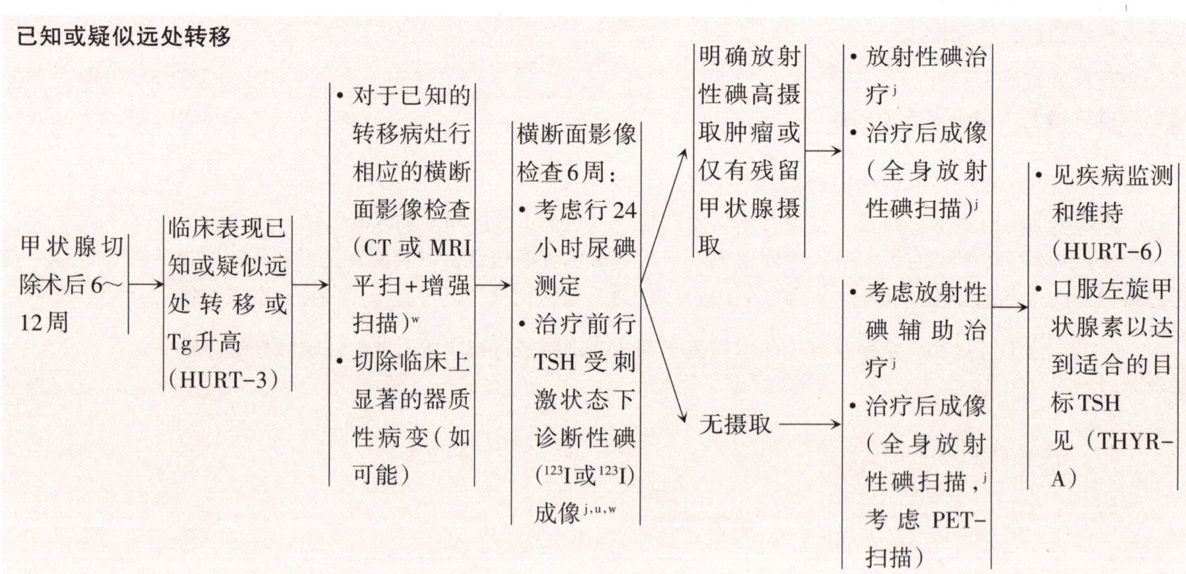

注：j.参见放疗和RAI治疗原则（THYR-C）。

u.虽然这种情况下，在NCCN成员机构中一般常规进行清甲前诊断扫描，但专家组推荐基于病理、术后Tg、术中发现和可利用的影像学资料，选择性进行清甲前诊断性扫描。此外，对于存在RAI-高摄取远处转移高风险的患者，还应考虑行放射量测定检查。经验性RAI剂量可能超过GFR降低患者的最大可耐受水平。透析患者需要特殊处理。

w.对于可能存在长期甲状腺功能减退风险的老年患者，可使用促甲状腺激素α。

图14-28　已知或疑似远处转移

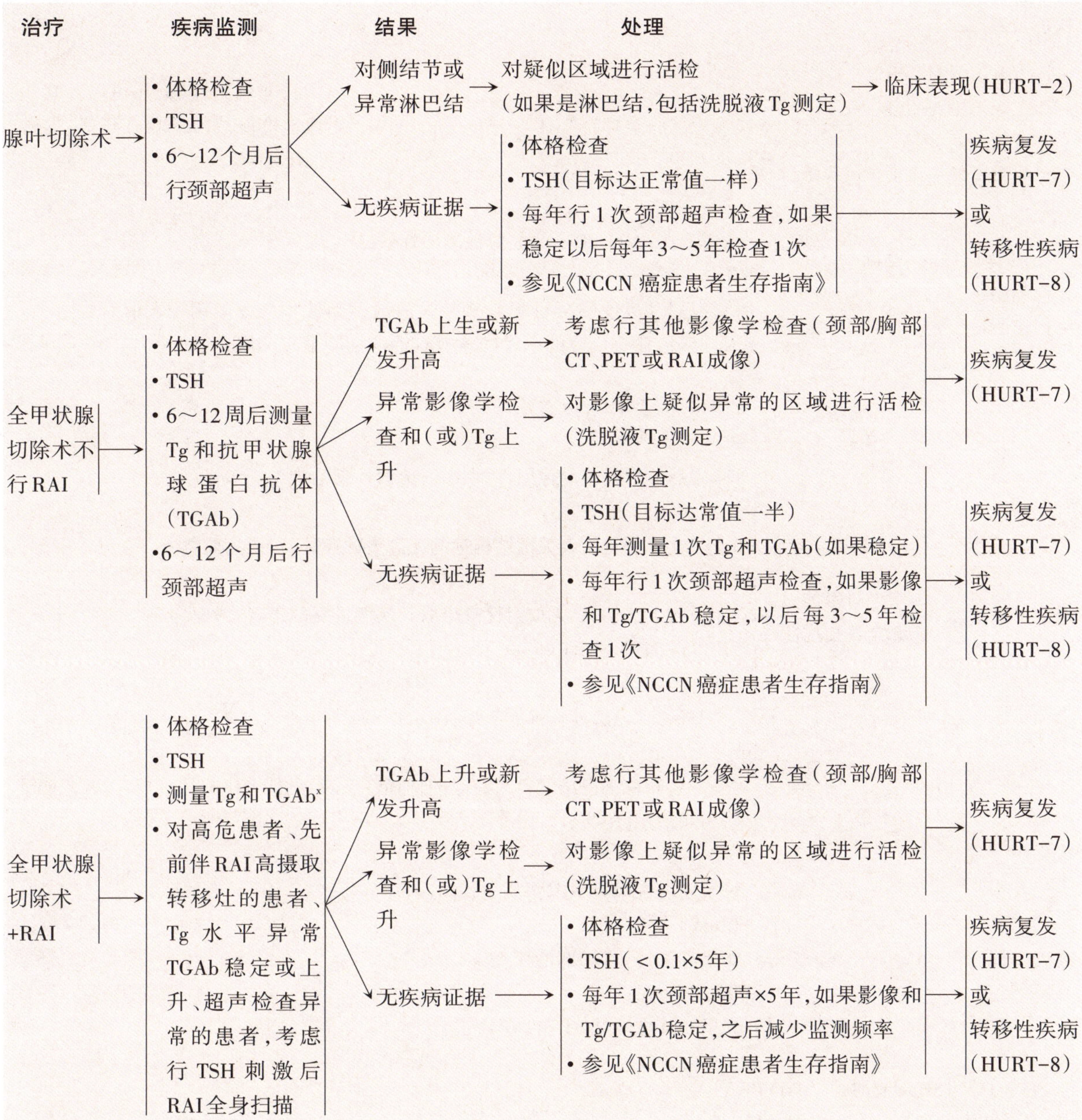

注：x.对于疾病残留/复发较高危的一些选择性患者（例如，N1患者），检测刺激性Tg以及考虑同时行诊断性放射性碘显像。

图14-29　监测和发现异常的处理

疾病复发

- Tg上升或新发Tg升高和影像学检查阴性
- 非可切除的肿瘤
- 对放射性碘无摄取[y]

→ 左旋甲状腺素抑制TSH[f] → 继续行非刺激性Tg、超声以及其他影像学检查（如果有临床指征）监测（见HURT-6）

- Tg进行性升高（基础或刺激下）
- 扫描阴性（包括PET）

→ 考虑应用≥100 mCiq 的放射性碘治疗[z]
和
治疗后 ^{131}I成像（3类证据），额外的放射性碘治疗应仅限用于之前对放射性碘治疗有反应的患者（2次RAI治疗期间最短间隔6～12个月）

局部区域复发 → 考虑行术前碘全身扫描 →
如果可能，手术切除（首选）[aa]
和
如果术后放射性碘显像阳性，考虑行放射性碘治疗[j]
或
对于一些稳定且距离关键结构远的无进展的病灶，行疾病监测
或
对于一些无法切除、无放射性碘摄取和疾病进展的患者，考虑：
　EBRT（IMRT/SBRT）[j]
　和（或）
　全身治疗（见远处转移的治疗，HURT-8）
或
对于一些转移淋巴结瘤负荷有限的选择性患者，酌情考虑采用局部疗法（乙醇消融、射频消融[RFA]）

远处转移 →
对于放射性碘高摄取疾病，行RAI治疗[j]
和（或）
如果有条件，行局部治疗[bb]
和（或）
如果RAI难治见（HURT-8）

注：f.见TSH抑制原则（THYR-A）。

j.参见放疗和RAI治疗原则（THYR-C）。

y.一般而言，如果在 ^{131}I治疗后6～12个月进行的 ^{123}I或低剂量 ^{131}I（1～3 mCi）全身诊断性成像检查随访中，结果为阴性或显示与治疗前扫描相比摄取降低，则认为肿瘤是碘反应性的。建议使用与治疗前扫描和治疗相同的制剂和成像方法。此外，通过CT或MRI了解已知的碘聚集病灶的体积变化和通过未受刺激或受刺激的甲状腺球蛋白水平的降低情况来评估对 ^{131}I治疗的疗效反应。

z.对于儿童患者，放射性碘治疗的活性应做调整。参见放疗和RAI治疗原则（THYR-C）。

aa.如果颈中央区出现复发，术前行声带评估。

bb.乙醇消融、冷冻消融、RFA等。

图14-30　疾病复发

放射性碘难治的局部复发、晚期和/或远处转移肿瘤的治疗

放射性碘难治的病灶持续存在患者/局部复发或远处转移的患者 →

- 继续口服左甲状腺素抑制TSH[f]
- 对于晚期、进展或存在威胁的肿瘤，行基因检测以发现可靶向治疗的基因突变（包括*NTRK*和*RET*基因融合）、DNA错配修复（dMMR）、微卫星不稳定（MSI）和TMB
- 考虑参加临床试验

→ 不可切除的局部复发/持续性病灶

或

→ 软组织转移（例如：肺、肝、肌肉）中枢神经系统转移（见下方）

→
- 对于疾病进展和（或）有症状的患者，考虑系统性治疗
  - *首选方案
    - ◇仑伐替尼（1类证据）[cc]
  - *其他建议方案
    - ◇索拉非尼（1类证据）[cc]
  - *用于某些情况的方案
    - ◇如果使用仑伐替尼和（或）索拉非尼后疾病进展，给予卡博替尼（1类证据）
    - ◇对于*NTRK*基因融合阳性的晚期实体瘤患者，给予拉罗替尼或恩曲替尼
    - ◇对于*RET*融合阳性的肿瘤患者，给予塞尔帕替尼或普拉替尼
    - ◇对于肿瘤突变负荷高（TMB-H，≥10个突变/兆碱基）的肿瘤患者，给予帕博利珠单抗
    - ◇对于疾病进展和（或）有症状的患者，如果临床试验或其他全身治疗不可用或不合适，可以考虑使用可获取的其他疗法[dd,ee]
- 如果病变进展和（或）有症状，考虑切除远处转移病变和（或）EBRT（SBRT/IMRT）[i]/其他局部治疗。[bb]（对于局部病灶，见PAP-8）
- 疾病监测经常适用于惰性且没有脑转移的无症状患者[cc]（见PAP-7）
- 最佳支持治疗（见NCCN姑息治疗指南）

→ 骨转移 ——→ 见HURT-9

→ 中枢神经系统转移 ——→ 见HURT-10

注：f.见TSH抑制原则（THYR-A）。

i.参见放疗和RAI治疗原则（THYR-C）。

bb.乙醇消融、冷冻消融、RFA等。

cc.激酶抑制剂治疗可能不适用于病情稳定或进展缓慢的惰性疾病患者。见激酶抑制剂治疗原则（THYR-B）。

dd.如果没有临床试验可以入组或者不适合入组，可以考虑应用小分子激酶抑制剂，例如阿西替尼、依维莫司、帕唑帕尼、舒尼替尼、凡德他尼、威罗菲尼（*BRAF*-阳性）、达拉菲尼（*BRAF*-阳性），所有均为2A类证据。

ee.细胞毒类化疗药已被证明仅有轻微的疗效，尽管大多数研究规模较小，证据力度不足。

图14-31　放射性碘难治的局部复发、晚期和（或）远处转移患者的治疗

放射性碘难治的远处转移患者的治疗[ff]

骨转移 →

- 对于有症状的患者或病灶在负重部位的无症状患者，考虑行手术姑息治疗和(或)EBRT/SBRT/其他局部治疗[bb](如果有条件)，在手术切除骨转移灶前应考虑行栓塞治疗以降低出血的风险
- 对于一些经筛选的患者，栓塞或其他介入治疗可考虑作为手术切除/EBRT/IMRT的替代方案
- 考虑静脉输注双膦酸盐或狄诺塞麦[gg]
- 疾病监测可能适用于惰性的无症状患者[ee](见HURT-6)
- 对于疾病进展和(或)有症状的患者，考虑系统性治疗
  *首选方案
  ◇仑伐替尼(1类证据)[cc]
  *其他建议方案
  ◇索拉非尼(1类证据)[cc]
  *用于某些情况的方案
  ◇如果使用仑伐替尼和(或)索拉非尼疾病进展，给予卡博替尼(1类证据)
  ◇对于*NTRK*基因融合阳性的晚期实体瘤患者，给予拉罗替尼或恩曲替尼
  ◇对于*RET*融合阳性的肿瘤患者，给予塞尔帕替尼或普拉替尼
  ◇对于肿瘤突变负荷高(TMB-H，≥10个突变/兆碱基)的肿瘤患者，给予帕博利珠单抗
  ◇对于疾病进展和(或)有症状的患者，如果临床试验或其他全身治疗不可用或不合适，可以考虑使用可获取的其他疗法[cc,dd,ee]
- 最佳支持治疗(见NCCN姑息治疗指南)

注：bb.乙醇消融、冷冻消融、RFA等。

cc.激酶抑制剂治疗可能不适用于病情稳定或进展缓慢的惰性疾病患者。见激酶抑制剂治疗原则（THYR-B）。

dd.如果没有临床试验可以入组或者不适合入组，可以考虑应用小分子激酶抑制剂，例如阿西替尼、依维莫司、帕唑帕尼、舒尼替尼、凡德他尼、威罗菲尼（*BRAF*-阳性）、达拉菲尼（*BRAF*-阳性），所有均为2A类证据。

ee.细胞毒类化疗药已被证明仅有轻微的疗效，尽管大多数研究规模较小，证据力度不足。

ff.对于一些伴有骨转移的RAI敏感性疾病患者，RAI治疗是一种治疗选择。

gg.狄诺塞麦和静脉输注双膦酸盐可能与严重的低钙血症相关，甲状旁腺功能减退症和维生素D缺乏症患者发生低钙血症的风险增加。

图14-32　放射性碘难治的远处转移患者的治疗

放射性碘难治的远处转移患者的治疗[dd]

中枢神经系统转移 ⟶

- 对于孤立的中枢神经系统转移病灶，神经外科切除或立体定向放射外科均是首选

或

- 对于多发的中枢神经系统转移病灶，考虑放疗（包括全脑放疗或立体定向放射外科[j]）和（或）切除（用于一些选择性病例）

和（或）

- 对于疾病进展和（或）有症状的患者，考虑系统性治疗
  - *首选方案
    - ◇仑伐替尼（1类证据）[cc,hh,ii]
  - *其他建议方案
    - ◇索拉非尼（1类证据）[cc,hh,ii]
  - *用于某些情况的方案
    - ◇如果使用仑伐替尼和（或）索拉非尼后疾病进展，给予卡博替尼（1类证据）
    - ◇对于*NTRK*基因融合阳性的晚期实体瘤患者，给予拉罗替尼或恩曲替尼
    - ◇对于*RET*融合阳性的肿瘤患者，给予塞尔帕替尼或普拉替尼
    - ◇对于肿瘤突变负荷高（TMB-H，≥10个突变/兆碱基）的肿瘤患者，给予帕博利珠单抗和（或）
    - ◇对于疾病进展和（或）有症状的患者，如果临床试验或其他全身治疗不可用或不合适，可以考虑使用可获取的其他疗法[cc,dd,ee,gg]
- 最佳支持治疗（见NCCN姑息治疗指南）

注：j.参见放疗和RAI治疗原则（THYR-C）。

cc.激酶抑制剂治疗可能不适用于病情稳定或进展缓慢的惰性疾病患者。见激酶抑制剂治疗原则（THYR-B）。

dd.如果没有临床试验可以入组或者不适合入组，可以考虑应用小分子激酶抑制剂，例如阿西替尼、依维莫司、帕唑帕尼、舒尼替尼、凡德他尼、威罗菲尼（*BRAF*-阳性）、达拉菲尼（*BRAF*-阳性），所有均为2A类证据。

ee.细胞毒类化疗药已被证明仅有轻微的疗效，尽管大多数研究规模较小，证据力度不足。

gg.狄诺塞麦和静脉输注双膦酸盐可能与严重的低钙血症相关，甲状旁腺功能减退症和维生素D缺乏症患者发生低钙血症的风险增加。

hh.在与神经外科和放射肿瘤科医生协商讨论之后，认为关于乐伐替尼或索拉非尼对脑转移患者疗效的数据不足。

ii.对于因出血风险而未接受治疗的中枢神经系统转移灶，使用TKI治疗应谨慎。

图14-33　放射性碘难治的中枢神经系统转移患者的治疗

六、甲状腺髓样癌

甲状腺髓样癌相关指南内容见图14-34至图14-40。

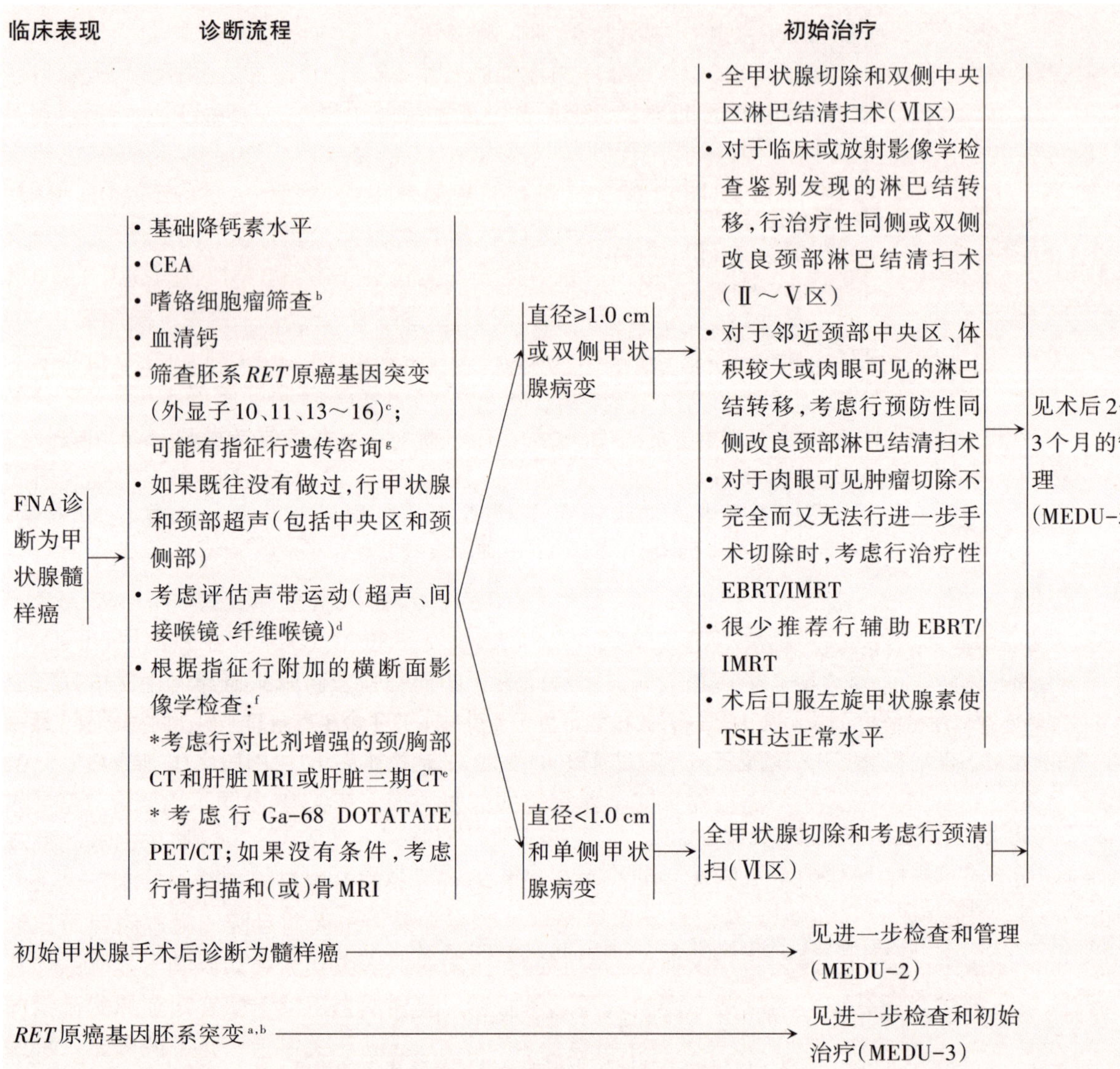

注：a.鉴于年幼儿童甲状腺切除术的风险，建议转诊至在小儿甲状腺手术上有丰富经验的外科医生和团队进行手术。

b.应对嗜铬细胞瘤的诊断证据进行评估并在进入路径的下一步前进行适当的处理。

c.存在胚系突变的患者，应提醒其家庭成员进行特定的胚系突变检测和遗传咨询。见癌症风险评估和咨询原则（THYR-E）。

d.对于声音异常、曾经做过涉及喉返神经或者迷走神经手术、侵袭性疾病或颈部中央区的病灶体积大的患者，可能需要行声带运动检查。

e.存在远处转移并不意味着手术是禁忌。

f.基于高肿瘤负荷、降钙素>400 pg/mL或CEA水平升高，可能有指征行影像学检查。

g.所有患者在进行胚系检测之前，都应由他们的医师或由遗传咨询师提供遗传咨询。见癌症风险评估和咨询原则（THYR-E）。

图14-34　FNA发现髓样癌的诊断流程和初始治疗

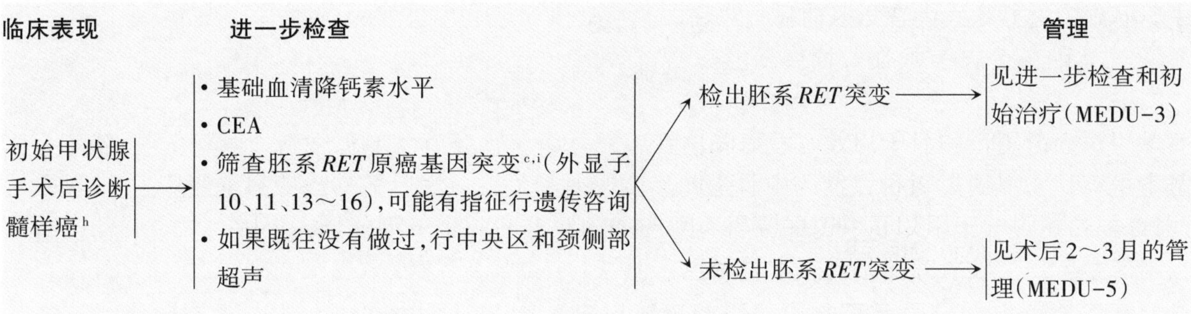

注：c.存在胚系突变的患者，应提醒其家庭成员进行特定的胚系突变检测和遗传咨询。见癌症风险评估和咨询原则（THYR-E）。

h.如果初始手术不是行甲状腺全切术，除非有*RET*基因突变或有肿瘤残留的放射影像学证据（例如，活检证实的颈部残留病灶），否则可能不需要进一步的手术干预（例如，全甲状腺切除±中央区颈清扫）。

i.所有患者在进行胚系检测之前，都应由他们的医师或由遗传咨询师提供遗传咨询。

图14-35　初始甲状腺手术后诊断髓样癌的进一步检查和处理

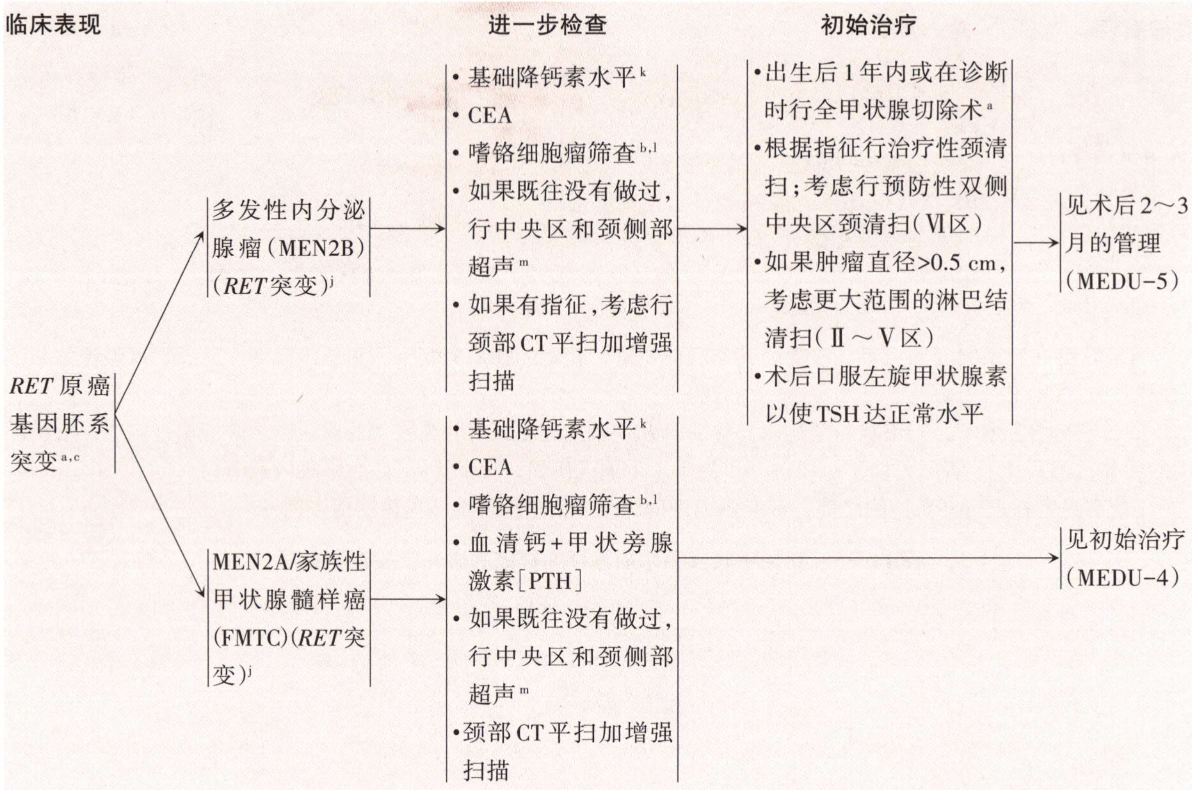

注：a.鉴于年幼儿童甲状腺切除术的风险，建议转诊至在小儿甲状腺手术上有丰富经验的外科医生和团队进行手术。

b.应对嗜铬细胞瘤的诊断证据进行评估并在进入路径的下一步前进行适当的处理。

c.存在胚系突变的患者，应提醒其家庭成员进行特定的胚系突变检测和遗传咨询。见癌症风险评估和咨询原则（THYR-E）。

j.预防性甲状腺切除术的时机一般取决于遗传性*RET*突变的侵袭性。密码子M918T突变风险最高，密码子634和A883F突变考虑为高风险，MTC通常在较年轻的年龄发病，而与MEN2A或FMTC相关的其他*RET*突变通常为一般风险。对于风险不高的*RET*突变患者，假如每年一次的基础降钙素水平正常、每年一次的超声检查无明显异常、家族中没有侵袭性MTC的病史且家属同意，可能可以推迟进行预防性甲状腺切除术，因为这些患者MTC发病的时间较晚。

k.小儿正常降钙素的范围尚未确定。

l.应每年进行一次嗜铬细胞瘤（MEN 2A和2B）和甲状旁腺功能亢进的筛查（MEN 2A）。对于一些*RET*突变MEDU-3（密码子768、790、804或891），降低筛查频率可能是适合的。

m.除了超声，甲状旁腺成像可能包括sestamibi扫描联合SPECT或四维CT，具体取决于机构实践（共识）。

图14-36　*RET*原癌基因胚系突变的进一步检查和初始治疗

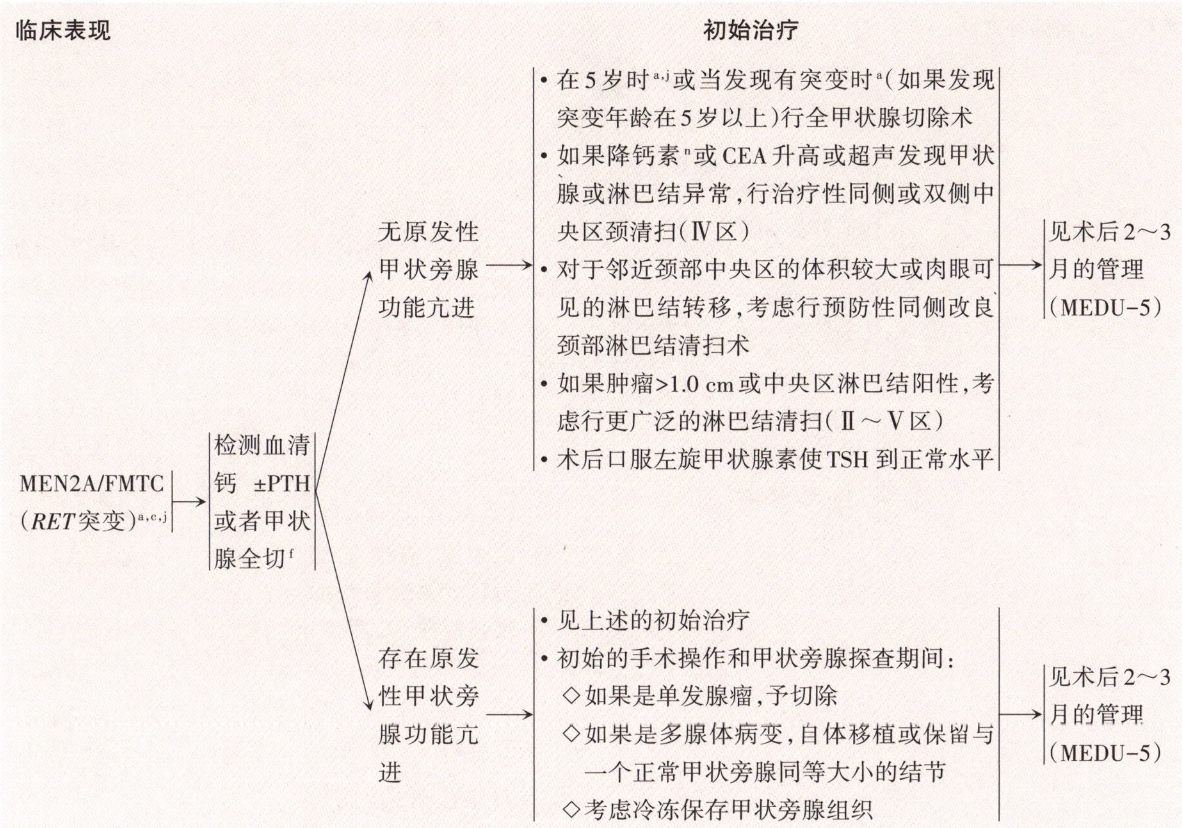

注：a.鉴于年幼儿童甲状腺切除术的风险，建议转诊至有小儿甲状腺手术丰富经验的外科医生和团队。

c.存在胚系突变的患者，应提醒其家庭成员进行特定的胚系突变检测和遗传咨询。见癌症风险评估和咨询原则（THYR-E）。

j.预防性甲状腺切除术的时机一般取决于遗传性*RET*突变的侵袭性。密码子M918T突变风险最高，密码子634和A883F突变考虑为高风险，MTC通常在较年轻的年龄发病，而与MEN2A或FMTC相关的其他*RET*突变通常为一般风险。对于风险不高的*RET*突变患者，假如每年一次的基础降钙素水平正常、每年一次的超声检查无明显异常、家族中没有侵袭性MTC的病史且家属同意，可能可以推迟进行预防性甲状腺切除术，因为这些患者MTC发病的时间较晚。

n.如果血清降钙素水平≤40 ng/mL，可能不需要行预防性颈部淋巴结清扫术，因为在这种情况下降钙素轻度升高，淋巴结转移不太可能发生。

图14-37　MEN2A/家族性甲状腺髓样癌的初始治疗

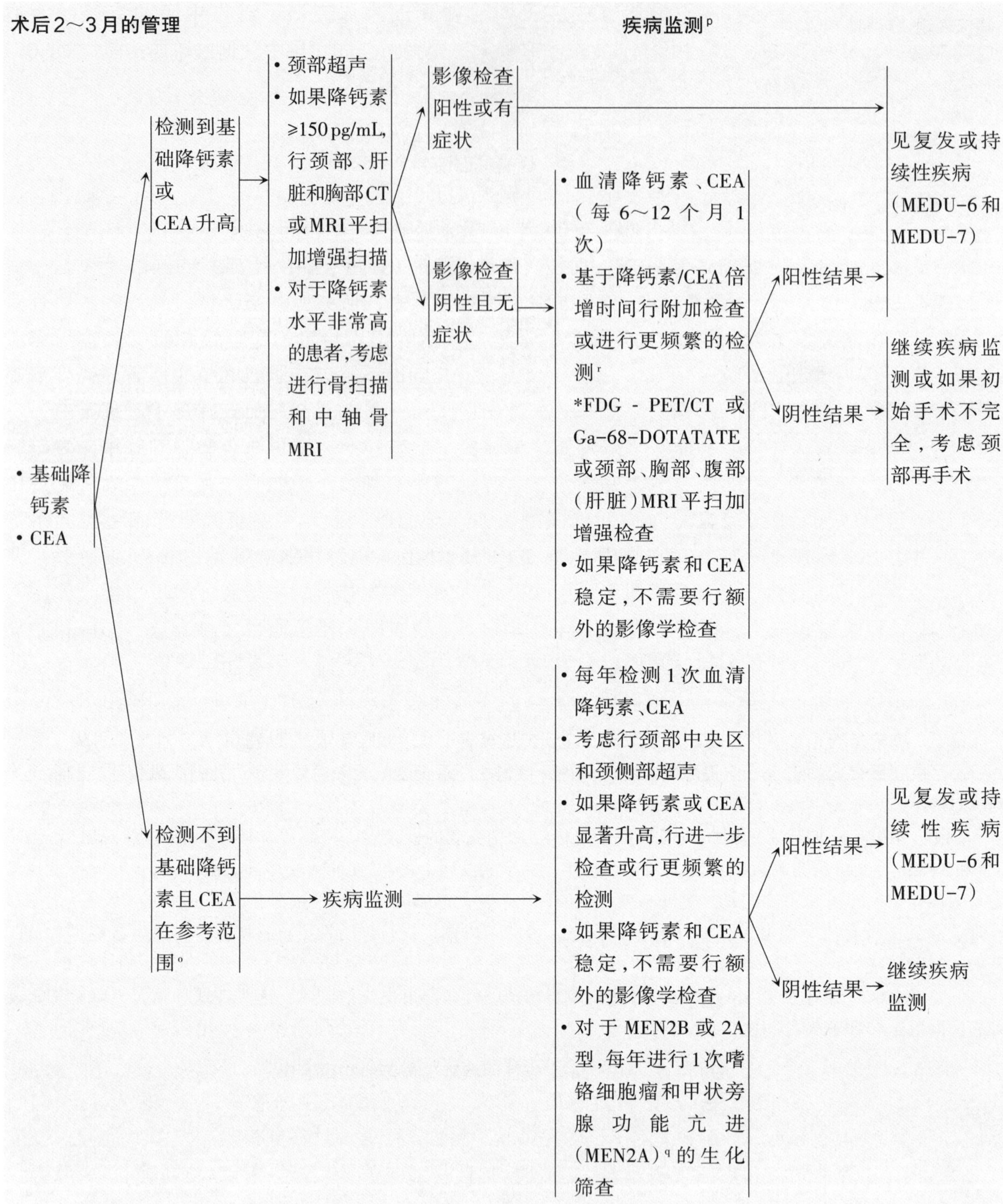

注：o.基础降钙素水平测不出的患者存在明显病灶残留的可能性非常低。

p.见《癌症NCCN生存者指南》。

q.见《NCCN神经内分泌肿瘤和肾上腺肿瘤指南》中的“PHEO-1”页。

r.当降钙素≤150 pg/mL时，不太可能有疾病的放射影像学证据。

图14-38　术后2～3月的管理和监测

复发性或持续性疾病 局限性疾病	治疗	
局限性疾病 →	• 手术切除是首选的治疗手段 • EBRT/IMRT可考虑用于不可切除的疾病或用于手术切除后（比较少用） • 对于有症状或RECIST[实体瘤的疗效评价标准]评估进展的不可切除疾病，考虑系统性治疗[s,t,u] *首选方案 ◇凡德他尼[v]（1类证据） ◇卡博替尼（1类证据） ◇塞尔帕替尼（*RET*突变阳性）[w] ◇普拉替尼（*RET*突变阳性）[w] *在某些情况下的方案 ◇帕博利珠单抗（TMB-H[≥10 mut/Mb]）[w] • 疾病监测	→ 复发性或持续性疾病，远处转移（见MEDU-7）

注：s.如肿瘤标志物上升但不存在器质性病变进展，不是接受系统性治疗的指征。

t.激酶抑制剂治疗可能不适用于疾病稳定或进展缓慢的惰性疾病患者。参见晚期甲状腺癌的激酶抑制剂治疗原则（THYR-B）。

u.系统性治疗不推荐用于单纯降钙素/CEA升高的患者。

v.只有通过凡德他尼风险评估和缓解策略（REMS）计划（一种限制性分配计划）认证的专业医师和药师才能够出具处方和配发药物。

w.基因检测包括TMB和胚系检测，为野生型或未知患者的体系进行*RET*基因分型。

图14-39　复发或持续性疾病-局限性疾病的治疗

复发性或持续性疾病
远处转移

无症状的疾病 →

- 疾病监测
- 考虑切除（如果可能）、消融（例如RFA、栓塞、其他局部治疗）
- 如果不可切除且根据RECIST标准评估进展进，行系统性治疗[s,t,u]
  *首选方案
  ◇凡德他尼[t,v]（1类证据）
  ◇卡博替尼（1类证据）
  ◇塞尔帕替尼（*RET*突变阳性）[w]
  ◇普拉替尼（*RET*突变阳性）[w]
  *在某些情况下有用
  ◇帕博利珠单抗（TMB-H[≥10 mut/Mb]）[w]

→ 疾病进展，见下方的路径

复发性或持续性疾病
远处转移

有症状的疾病或疾病进展[t] →

- 系统性治疗或临床试验
  *首选方案
  ◇凡德他尼（1类证据）[x]
  ◇卡博替尼（1类证据）[x]
  ◇塞尔帕替尼（*RET*突变阳性）[w]
  ◇普拉替尼（*RET*突变阳性）[w]
  *其他推荐方案
  ◇考虑其他小分子激酶抑制剂[y]
  ◇达卡巴嗪（DTIC）为基础的化疗[z]
  *用于某些情况的方案
  ◇帕博利珠单抗（TMB-H[≥10 mut/Mb]）[w]
- EBRT/IMRT用于有局部症状者
- 对于有骨转移患者考虑静脉输注双膦酸盐或狄诺塞麦[aa]治疗
- 考虑姑息性切除，消融（例如射频消融、栓塞或其他局部治疗）
- 最佳支持治疗

注：s.如肿瘤标志物上升但不存在器质性病变进展，不是接受系统性治疗的指征。

t.激酶抑制剂治疗可能不适用于疾病稳定或进展缓慢的惰性疾病患者。参见晚期甲状腺癌的激酶抑制剂治疗原则（THYR-B）。

u.系统性治疗不推荐用于单纯降钙素/CEA升高的患者。

v.只有通过凡德他尼风险评估和缓解策略（REMS）计划（一种限制性分配计划）认证的专业医师和药师才能够出具处方和配发药物。

w.基因检测包括TMB和胚系检测，为野生型或未知患者的体系进行*RET*基因分型。

x.散发性和家族性甲状腺髓样癌患者均可看到临床获益。

y.如果临床试验或首选的系统性治疗选择没有条件用或不适用，或者如果使用首选的系统性治疗选择在治疗期间出现进展，可以考虑使用其他小分子激酶抑制剂（例如索拉非尼、舒尼替尼、乐伐替尼或帕唑帕尼）。

z.多柔吡星/链脲霉素与氟尿嘧啶/达卡巴嗪交替使用，或者氟尿嘧啶/达卡巴嗪与氟尿嘧啶/链脲霉素交替使用。

aa.狄诺塞麦和静脉输注双膦酸盐可能与严重的低钙血症相关，甲状旁腺功能减退症和维生素D缺乏症的患者风险增加。

图14-40　复发或持续性疾病-远处转移的治疗

第二节　甲状腺癌诊疗指南（2022年版）解读

一、概述

甲状腺癌是一种起源于甲状腺滤泡上皮或滤泡旁上皮细胞的恶性肿瘤，也是头颈部最为常见的恶性肿瘤。近年来，全球范围内甲状腺癌的发病率增长迅速。据全国肿瘤登记中心的数据显示，我国城市地区女性甲状腺癌发病率位居女性所有恶性肿瘤的第4位，我国甲状腺癌以每年20%的速度持续增长。

不同病理类型的甲状腺癌，在发病机制、生物学行为、组织学形态、临床表现、治疗方法以及预后等方面均有明显的不同。一般来说，DTC预后较好；ATC的恶性程度极高，中位生存时间仅7～10个月，预后极差；MTC的预后居于两者之间。

二、诊疗技术和应用

（一）高危人群的监测筛查

并不推荐对一般人群行甲状腺肿瘤的筛查。但有如下病史，就属于罹患甲状腺癌的高危人群，应尽早进行筛查：①童年期有头颈部放射线照射史或放射性尘埃接触史；②全身放射治疗史；③DTC、MTC或多发性内分泌腺瘤病（MEN）2型、家族性息肉病、某些甲状腺癌综合征（如多发性错构瘤综合征、卡尼综合征、维尔纳综合征和加德纳综合征等）的既往史或家族史。

（二）临床表现

1.症状

大多数甲状腺结节患者没有临床症状，通常在体检时通过甲状腺触诊和颈部超声检查时发现。甲状腺结节多为良性，恶性肿瘤占5%～10%，合并甲状腺功能亢进或减退时可出现相应的临床表现。甲状腺良性结节或恶性肿瘤体积增大均可出现压迫症状，常可压迫气管、食管，使气管、食管移位。恶性肿瘤局部侵犯周围器官结构，还可出现声音嘶哑、吞咽困难、咯血、呼吸困难等症状。颈淋巴结转移可表现为颈侧部肿块。MTC肿瘤细胞分泌降钙素和5-羟色胺等活性物质，可引起腹泻、心悸、面色潮红等症状。

2.体征

甲状腺癌体征主要为甲状腺肿大或结节，结节形状不规则，与周围组织粘连固定并逐渐增大，质地硬，边界不清。初期可随吞咽运动上下移动，后期多不能移动。若伴颈部淋巴结转移，可触诊颈部淋巴结肿大；压迫或侵犯交感神经可引起霍纳综合征。

3.侵犯和转移

（1）局部侵犯

甲状腺癌局部可侵犯喉返神经、气管、食管、环状软骨及喉，甚至可向椎前组织侵犯，向外侧可侵犯至颈鞘内的颈内静脉、迷走神经或颈总动脉。

（2）区域淋巴结转移

PTC易早期发生区域淋巴转移，大部分PTC患者在确诊时已存在颈淋巴转移。PTC淋巴结转移常见原发灶同侧、沿淋巴引流路径逐渐转移，其淋巴引流一般首先至气管旁淋巴结，然后引流至颈内静脉淋巴结（Ⅱ～Ⅳ区）和颈后区淋巴结（Ⅴ区）或沿气管旁向下至上纵隔。Ⅵ区为最常见转移部位，随后依次为颈Ⅲ、Ⅳ、Ⅱ、Ⅴ区。PTC发生颈侧区淋巴结转移时以多区转移为主，仅单区转移较少见，Ⅰ区淋巴转移也较少见（<3%）。罕见的淋巴结转移部位有咽后、咽旁、腮腺内、腋窝等。

（3）远处转移

肺部是甲状腺癌常见的远处转移器官，甲状腺癌也可出现骨、肝、颅内等部位转移。甲状腺滤泡状癌、分化差的甲状腺癌、未分化癌出现远处转移的风险较大。

4.常见并发症

大部分的甲状腺癌是分化型甲状腺癌，生长相对缓慢，严重并发症少见。可因侵犯喉返神经、气管等引起声音嘶哑、呼吸困难、咯血等。MTC患者会顽固性腹泻，可致电解质紊乱；ATC进展迅速，可引起重度呼吸困难。

（三）实验室检查

1.常规检查

目的是了解患者的一般状况以及是否需要采取相应的治疗措施，包括血常规、肝肾功能、甲状腺功能等。如需进行有创检查或手术治疗的患者，还需要进行凝血功能、病毒指标等检查。对需要将促甲状腺激素（TSH）抑制到低于正常参考范围下限的DTC患者（特别是绝经后妇女），根据医疗条件酌情评估治疗前基础骨矿化状态并定期监测，可选用血清钙/磷、24小时尿钙/磷、骨转换生化标志物测定。

2.甲状腺激素、甲状腺自身抗体及肿瘤标志物检查

（1）甲状腺激素检测

包括血液中甲状腺素（thyroxine，T_4），三碘甲状腺原氨酸（T_3）、游离T_4（FT_4）和游离T_3（FT_3）以及TSH的测定。TSH检测是明确甲状腺功能的重要初筛试验。在进行TSH抑制治疗的甲状腺癌患者中，也需要定期检测甲状腺激素水平并根据检测结果调整左甲状腺素（$L-T_4$）。

（2）甲状腺自身抗体检测

自身免疫性甲状腺疾病相关的自身抗体主要有抗甲状腺球蛋白抗体（TGAb）、甲状腺过氧化物酶抗体（TPOAb）和TSH受体抗体（TRAb）。在DTC患者中，TGAb是甲状腺球蛋白（Tg）的一个重要的辅助试验。血清Tg水平还受到TGAb水平的影响，当TGAb存在时，会降低血清Tg的化学发光免疫分析方法的检测值，影响通过Tg监测病情的准确性。因此，建议测定血清Tg时同时检测TGAb。甲状腺过氧化物酶（TPO）是甲状腺激素合成过程中的关键酶，TPOAb的出现通常早于甲状腺功能紊乱，参与桥本甲状腺炎和萎缩性甲状腺炎发病中的组织破坏过程，引起临床上的甲减症状。TRAb检测结果阳性提示患者存在针对TSH受体的自身抗体。

（3）甲状腺癌肿瘤标志物检测

甲状腺癌肿瘤标志物检测包括甲状腺球蛋白（Tg）、降钙素和癌胚抗原（CEA）。Tg是甲状腺产生的特异性蛋白，但血清Tg测定对鉴别甲状腺结节良恶性缺乏特异性价值。因此，临床上一般不将血清Tg测定用于DTC的术前诊断、DTC患者治疗后的随访阶段。血清Tg变化是判别患者是否出现肿瘤复发的重要手段，可将血清Tg用于监测DTC术后的复发和转移。对于已清除全部甲状腺组织的DTC患者，血清Tg升高提示有肿瘤复发的可能，应进一步检查；对于未完全切除甲状腺的DTC患者，仍然建议术后定期（每6个月）测定血清Tg，术后血清Tg水平呈持续升高趋势者，应考虑甲状腺组织或肿瘤生长，需结合颈部超声等其他检查进一步评估。DTC随访中的血清Tg测定包括基础Tg测定（TSH抑制状态下）和TSH刺激后（TSH>30 mU/L）的Tg测定。

为更准确地反映病情，可通过停用L-T_4或应用重组人促甲状腺激素（rhTSH）的方法，使血清TSH水平升高至30 mU/L，之后再行Tg检测，即TSH刺激后的Tg测定。停用L-T_4和使用rhTSH后测得的Tg水平具有高度的一致性。复发风险分层为中、高危的DTC患者，必要时可检测TSH刺激后的Tg，应注意Tg应该与TGAb同时检测。如果TGAb升高，则无法通过Tg判断DTC有无复发；如果DTC细胞的分化程度低，不能合成和分泌Tg或产生的Tg有缺陷，也无法用Tg进行随访。对查体可触及的以及超声发现的可疑颈部淋巴结，淋巴结穿刺针洗脱液的Tg水平测定，可提高发现DTC淋巴结转移的敏感性。MTC患者建议在治疗前同时检测血清降钙素和CEA，并且在治疗后定期监测血清水平变化，如果超过正常范围并持续增高，特别是当降钙素≥150 pg/mL时，应高度怀疑病情有进展或复发。血清降钙素和CEA检测，有助于髓样癌患者的疗效评估和病情监测。

（4）用于诊断的相关分子检测

细针穿刺活检（FNA）仍不能确定良恶性的甲状腺结节，可对穿刺标本进行分子标志物检测，如*BRAF*突变、*RAS*突变、*RET/PTC*重排等，有助于提高确诊率。检测术前穿刺标本的*BRAF*突变状况，还有助于甲状腺乳头状癌的诊断和临床预后的预测，便于制订个体化的诊治方案。

（四）影像学检查

1.超声检查

（1）结节的良恶性鉴别

超声检查简便无创，用于甲状腺结节检查，其特异性和敏感性较高，能清晰地显示结节的边界、形态、大小及内部结构等信息，是甲状腺首选的影像学检查。推荐所有临床触诊或机会性筛查等方式发现甲状腺结节的患者均进行高分辨率颈部超声检查。颈部超声检查应确定甲状腺结节的大小、数量、位置、囊实性、形状、边界、钙化、血供及与周围组织的关系，同时评估颈部有无异常淋巴结及其部位、大小、形态、血流和结构特点等。

甲状腺结节恶性征象中特异性较高的为：微小钙化、边缘不规则、纵横比>1。其他恶性征象包括：实性低回声结节、晕圈缺如、甲状腺外侵犯、伴有颈部淋巴结异常超声征象等。颈部淋巴结异常征象主要包括淋巴结内部出现微钙化、囊性变、高回声、周边血流，还包括淋巴结呈圆形、边界不规则或模糊、内部回声不均、淋巴门消失或皮髓质分界不清等。

对甲状腺结节及淋巴结的鉴别能力与超声医师的临床经验相关。甲状腺影像报告和数据系统（TI-RADS）对甲状腺结节恶性程度进行评估，有助于规范甲状腺超声报告，建议在有条件的情况下采用。但目前TI-RADS分类并未统一，超声造影技术及超声弹性成像可作为补充手段，但不建议常规应用。

（2）超声引导下细针抽吸活检

细针抽吸活检（FNAB）利用细针对甲状腺结节进行穿刺，获取细胞成分，通过细胞学诊断病灶性质。超声引导可提高取材成功率和诊断准确率，同时有利于穿刺过程中对重要组织结构的保护及判断穿刺后有无血肿，推荐作为进一步确定甲状腺结节良恶性的诊断方法。

FNAB可分为加负压和无负压，临床工作中可酌情选择或联合使用。为提高FNAB的准确性，可采取下列方法：在同一结节的多个部位重复穿刺取材，在超声提示可疑征象的部分取材，在囊实性结节的实性部位取材且同时可进行囊液细胞学检查。

甲状腺结节超声引导下FNAB（US-FNAB）的适应证：①直径>1 cm的甲状腺结节，超声评估有恶性征象者。②直径≤1 cm的甲状腺结节，不推荐常规行穿刺活检，但若存在以下情况之一，可考虑US-FNAB：超声提示甲状腺结节有恶性征象，超声所见颈部淋巴结异常，童年期有颈部放射线照射史或辐射污染接触史，有甲状腺癌家族史或甲状腺癌综合征病史，氟-18-氟代脱氧葡萄糖（18F-FDG）显像阳性，血清降钙素水平异常升高。

US-FNAB的排除指征：经甲状腺核素显像证实为有自主摄取功能的热结节，超声检查提示为纯囊性的结节。

US-FNAB的禁忌证：①具有出血倾向；②出血、凝血时间显著延长，凝血酶原活动度明显减低；③穿刺针途径可能损伤邻近重要器官；④长期服用抗凝药；⑤频繁咳嗽、吞咽困难；⑥拒绝有创检查；⑦穿刺部位感染，须治疗后方可穿刺；⑧女性月经期为相对禁忌证。

（3）随访中的超声检查

对于未行手术治疗的患者超声随访中应注意原结节体积是否增大或出现前述恶性征象。结节体积增大指结节体积增大50%以上或至少有2条径线增加超过20%（且超过2 mm），此时有FNAB的适应证；对于囊实性结节，应根据实性部分的生长情况决定是否进行FNAB。

对于甲状腺术后患者随访中应注意扫查术区是否存在实性占位及颈部淋巴结是否有恶性表现。超声对术区良性病变和复发病灶鉴别困难，对颈部淋巴结的评价同术前。术后可疑颈部淋巴结的穿刺指征：对于最小径>8 mm且超声提示异常的淋巴结可考虑细针穿刺物细胞学检查+洗脱液检测Tg水平；对于<8 mm的淋巴结在没有增长或威胁到周围重要结构时可随访观察。

2. CT检查

正常甲状腺含碘量高，与周围组织密度明显不同，CT平扫即可清楚显示甲状腺，注射对比剂后，对比度更加良好。由于甲状腺病变可伸入上纵隔或出现纵隔淋巴结肿大，故扫描范围应常规包括上纵隔。CT对中央组淋巴结、上纵隔组淋巴结和咽后组淋巴结观察具有优势，并可对胸骨后甲状腺病变、较大病变以及其与周围结构的关系进行观察，可清晰显示各种形态大小的钙化灶，但对于最大径≤5 mm结节及弥漫性病变合并结节的患者观察欠佳。对于复发甲状腺癌，CT可了解残留甲状腺情况、评估病灶的位置和与周围组织的关系；评估转移淋巴结的大小、位置、有无肺转移等。如无碘对比剂使用禁忌证，对于甲状腺病变应常规行增强扫描。薄层图像可以显示较小的病灶和病变与周围组织、器官的关系。

3. MRI检查

组织分辨率高，可以多方位、多参数成像，可评价病变范围及与周围重要结构的关系。通过动态增强扫描、弥散加权成像等功能可对结节良恶性进行评估。其不足在于对钙化不敏感，检查时间长，易受呼吸和吞咽动作的影响，故甲状腺MRI检查不如超声及增强CT检查普及，其目前在甲状腺的影像检查方面应用不多。

4.正电子发射计算机体层成像

一般不推荐正电子发射计算机体层成像（PET-CT）作为甲状腺癌诊断的常规检查方法，对于下列情况，有条件者可考虑使用：DTC患者随访中出现Tg升高（>10 ng/mL）且^{131}I诊断性全身扫描（Dx-WBS）阴性；MTC疗前分期以及术后出现降钙素升高；甲状腺未分化癌疗前分期和术后随访；侵袭性或转移性DTC患者进行^{131}I治疗前评估（表现为PET-CT代谢增高的病灶摄取碘能力差，难以从^{131}I治疗中获益）。

（五）声带功能评估

1.术前评估

甲状腺癌患者术前应常规评估双侧声带活动情况。可行喉镜检查（间接喉镜或纤维喉镜），若出现声带活动减弱甚至固定的征象，应高度怀疑肿瘤压迫或侵犯喉返神经，有助于评估病情和手术风险。此外，对于临床或影像学检查（如颈部CT）怀疑肿瘤紧邻或侵犯气管的患者，应进行术前纤维支气管镜检查，评估肿瘤是否侵透气管全层至气管腔内，以及侵犯范围的大小是否影响麻醉气管插管等，据此来制定相应的手术方案和麻醉方案。

2. 术后评估

术中发现肿瘤侵犯喉返神经或术中喉返神经监测提示喉返神经功能受影响，术后可通过喉镜评估声带运动恢复情况。因双侧喉返神经受侵犯而行气管造瘘或气管切开的患者，可进行喉镜的评估声带活动情况，从而决定拔除气管套管或进行气管造瘘修补的时机。

（六）病理学检查

1. 甲状腺癌细胞病理诊断指南

甲状腺癌的细胞病理诊断指南由甲状腺FNA的取材、制片和细胞病理学诊断报告等部分组成。

（1）FNA的取材

甲状腺FNA的取材方法有触诊引导的FNA和超声引导的FNA。触诊引导的FNA仅适用于可触及的实性结节，对于不可触及的结节、囊实性结节或先前有过不满意的FNA的结节均应行超声引导下FNA。甲状腺FNA常用穿刺针的外径为22～27 G，对于纤维化明显的病灶可选择较粗的穿刺针，而对于血供丰富处可选较细的穿刺针。FNA操作时可以给少量负压或无负压行针，行针应多角度、快速进行。每个结节的进针次数为1～3次，视针吸物的量而定，但对于囊实性结节应有针对性地取实性区。

（2）FNA的制片

细胞标本的制片技术包括常规涂片、液基细胞学制片和细胞块切片。常规涂片是最常用的制片方法，将FNA获取的细胞直接涂在玻片上，晾干后用酒精固定。如果穿出物为囊性液体，液基细胞学制片的方法会使囊液中的细胞富集，从而获得一张较常规涂片细胞量更为丰富的涂片。对于临床怀疑是甲状腺少见的肿瘤类型，如髓样癌、未分化癌、转移癌等，最好加做细胞块切片，以便行免疫细胞化学检测。常规涂片与液基细胞学制片联合应用可提高诊断的准确性，有条件的单位还可开展细胞标本的现场评估，以提高取材的满意度。

（3）细胞病理学诊断报告

细胞病理学诊断报告采用甲状腺细胞病理学Bethesda报告系统（TBSRTC），在此报告系统中，细胞学诊断分为6级：Ⅰ级，不能诊断/不满意；Ⅱ级，良性；Ⅲ级，意义不明的非典型细胞/意义不明的滤泡性病变；Ⅳ级，滤泡性肿瘤/可疑滤泡性肿瘤；Ⅴ级，可疑恶性；Ⅵ级，恶性。不同细胞学诊断分级的患者其恶性风险不同，临床处理措施也不同。

2. 甲状腺癌组织病理诊断指南

（1）病理诊断规范化的重要意义

不同病理类型的甲状腺肿瘤，其生物学行为也有较大区别，从良性的甲状腺腺瘤、交界性甲状腺肿瘤到甲状腺癌，对患者的预后、治疗都会有很重要的影响。甲状腺癌的淋巴结转移情况同样对患者治疗策略具有重要意义。为了更好地协助临床医师制订精准诊疗方案，让不同级别的医院、不同的病理医生能够站在相同的平台进行为患者诊治的交流，这对规范甲状腺组织病理诊断十分重要。

（2）术前穿刺病理诊断

术前B超定位粗针穿刺，可以收集肿瘤组织送检组织病理学诊断，在标本充足、形态典型的情况下可以明确诊断。由于FNA在甲状腺癌诊断中具有明显优势，组织学穿刺一般不作为常规检查，在部分可疑少见类型的病例中可作为补充应用。

（3）术中冰冻病理诊断

术中冰冻病理诊断的目的是对术前未做穿刺病理诊断或对病理诊断不明确的甲状腺结节定性，明确淋巴结有无转移，以决定甲状腺切除的术式或淋巴结清扫的范围。

送检冰冻病理注意事项包括：

甲状腺：标本离体后不加任何固定液尽快送往病理科。如果肿瘤结节<5 mm，可考虑在肿瘤处做标记（切开或缝线）。甲状腺滤泡性肿瘤，包括交界性肿瘤、滤泡癌的诊断须术后对标本进行整体观察，充分取材后确诊。冰冻病理可能与石蜡病理不符合，须在术前或冰冻前作出知情同意告知患者及家属并签字。

淋巴结：单独送检，以增加送检分区的目的性和病理诊断的准确性，避免漏诊。离体后尽快送检，保持标本新鲜，放至透明塑料小袋或标本盒中，做好密封，送至病理科。过小标本不能在体外放置过久，避免干硬，造成无法冰冻制片或显微镜下无法准确观察。如果病理显微镜下发现淋巴结内有沙粒体，应该进行连续切片，寻找有无转移的证据。淋巴结术中冰冻阴性，而术后石蜡深切出现转移癌的情况并不少见，须在术前或冰冻前作为知情同意告知患者及家属并签字。

（4）术后石蜡病理诊断

取材注意事项：①垂直于标本长轴每隔2～3 mm做平行切面；②仔细检查，注意微小癌或结节；③对于多发病灶，如怀疑恶性，每个病灶均应取材；④怀疑为包裹性血管浸润型或微小浸润型滤泡癌的病例，肿瘤结节包膜全部取材；⑤注意肿物与被膜的关系；⑥注意检查甲状腺周围组织（带状肌、淋巴结或甲状旁腺）。

诊断指南（病理报告中应包含的内容）：①肿瘤所在部位、病灶数目及大小；②病理类型、亚型、纤维化及钙化情况；③脉管及神经侵犯情况（近被膜处小神经侵犯还是喉返神经分支）；④甲状腺被膜受累情况；⑤带状肌侵犯情况；⑥周围甲状腺有无其他病变，如慢性淋巴细胞性甲状腺炎、结节性甲状腺肿、腺瘤样改变等；⑦淋巴结转移情况+淋巴结被膜外受侵情况；⑧pTNM分期（常见肿瘤AJCC分期手册第8版）；⑨必要的免疫组化。

（七）鉴别诊断

1. 甲状腺腺瘤

甲状腺腺瘤多见于20～30岁的年轻人，多为单结节、边界清、表面光滑、生长缓慢、突然增大，常为囊内出血，无颈淋巴结转移和远处转移。

2. 结节性甲状腺肿

结节性甲状腺肿多见于中年以上的妇女，病程可长达数十年。常见两侧腺叶多发结节，大小不一，可有囊性变。肿物巨大可出现压迫气管，使气管移位，患者可出现呼吸困难；肿物压迫食管，可出现吞咽困难。发生癌变概率较低，但可发生于老年、肿物较大、病程较长的患者，具体表现为肿物增大的速度明显加快。

3. 亚急性甲状腺炎

亚急性甲状腺炎可能由病毒感染引起，病期数周或数月，发病前常有呼吸道感染的病史，可伴有轻度发热，局部有疼痛，以吞咽时明显，可放射到耳部。甲状腺弥漫性增大，也可出现不对称的结节样肿物，肿物有压痛。本病为自限性疾病，约经数周的病程可自愈。少数患者须手术以排除甲状腺癌。

4. 慢性淋巴细胞性甲状腺炎

慢性淋巴细胞性甲状腺炎（桥本甲状腺炎）为慢性进行性双侧甲状腺肿大，有时与甲状腺癌难以区别，一般无自觉症状，自身抗体滴度升高。本病多保守治疗，对肾上腺皮质激素较敏感，有时需要手术治疗或少量X线放疗。

5. 纤维性甲状腺炎

纤维性甲状腺炎甲状腺普遍增大，质硬如木，但常保持甲状腺原来的外形。常与周围组织固定并产生压迫症状，常与癌难以鉴别。出现气管压迫症状时可手术探查并切除峡部。

三、甲状腺癌的分类和分期

（一）甲状腺癌的组织学分类

根据WHO的定义，甲状腺癌的组织学分类主要分为：原发性上皮肿瘤、原发性非上皮肿瘤与继发性肿瘤。具体分类见表14-1。

表14-1 WHO甲状腺癌组织学分类

肿瘤类型
Ⅰ.原发性上皮肿瘤
A.滤泡上皮肿瘤
良性：滤泡性腺瘤
交界性：恶性潜能未定的滤泡性肿瘤、恶性潜能未定的高分化肿瘤、具有乳头状核特征的非浸润性滤泡性肿瘤、透明变梁状肿瘤
恶性：甲状腺癌，包括分化型甲状腺癌，PTC、FTC、嗜酸细胞癌，和PDTC、ATC
B. MTC
C.滤泡上皮与滤泡旁细胞混合性肿瘤
Ⅱ.原发性非上皮肿瘤
A.副节瘤和间叶性肿瘤
B.淋巴造血系统肿瘤
C.生殖细胞肿瘤
D.其他

甲状腺具有2种不同的内分泌细胞，其具有不同的功能。约95%的甲状腺肿瘤来源于甲状腺滤泡上皮，其余的多来源于甲状腺滤泡旁细胞。滤泡上皮与滤泡旁细胞混合性肿瘤十分罕见，同时含有滤泡上皮与滤泡旁细胞来源的肿瘤细胞，在组织来源上是否作为一种独立的甲状腺肿瘤尚有争议。甲状腺淋巴瘤是最常见的甲状腺非上皮来源肿瘤，可独立发生于甲状腺，亦可成为全身淋巴系统肿瘤的一部分。甲状腺肉瘤、继发性甲状腺恶性肿瘤等在临床中较少见。

1.PTC及其亚型

PTC是最常见的滤泡上皮起源的具有PTC核特征的恶性上皮性肿瘤。经典型PTC具有2种基本形态特点：乳头状和浸润PTC核特征。核分裂象罕见，沙粒样钙化较为常见，主要位于淋巴管或间质。文献报道20%～40%的病例会出现鳞状化生，常见淋巴管侵犯；血管侵犯不常见，但也可出现。免疫表型：*TG*、*TTF1*、*PAX8*及广谱CK阳性；CK20、CT及神经内分泌标记通常阴性。滤泡亚型约占PTC的40%，主要以滤泡性生长方式为主，具有经典型PTC的核型。

PTC分为14个亚型，包括微小PTC、包裹型、滤泡亚型、弥漫硬化型、筛状-桑葚型、高细胞亚型、柱状细胞亚型、靴钉型、实性梁状型、嗜酸细胞型、沃辛瘤型、透明细胞型、梭形细胞型、乳头状癌伴纤维瘤/筋膜炎样间质。一般认为靴钉型、柱状细胞亚型和实性梁状型为侵袭性基因型相对复杂，预后较经典型差。

（1）弥漫硬化型

弥漫硬化型多见于年轻女性患者，双侧或单侧甲状腺腺叶弥漫性增大，具有自身免疫性甲状腺炎的血清学特点。形态学特点常见显著硬化，大量沙粒，有慢性淋巴细胞性甲状腺炎背景，肿瘤细胞巢常呈实性，伴广泛鳞状化生，容易侵犯甲状腺内淋巴管及甲状腺外组织。分子检测*RET*重排常见，而*BARF*突变罕见，10%～15%的病例发生远处转移，最常见转移至肺。无病生存期较短，但死亡率与普通型无明显差别。

（2）高细胞亚型

高细胞亚型为≥30%癌细胞高度是宽度的2～3倍及以上，有丰富的嗜酸性胞质及典型的PTC核型特征，常呈单行或平行排列。常见于年龄较大的患者，侵袭性比经典型强，更容易发生甲状腺外侵犯及远处转移。大多数病例有*BRAF*突变（60%～95%）。

（3）柱状细胞亚型

这种罕见亚型由假复层柱状细胞构成，常缺乏典型的PTC核特征，偶可显示核下空泡及透明胞质，类似于子宫内膜癌或肠型腺癌。部分病例免疫组化染色*CDX2*阳性，*TTF1*不同程度阳性。预后可能与肿瘤大小、腺外扩散相关，而与类型本身无关。

（4）筛状-桑葚亚型

这种亚型被认为是甲状腺癌的一种独特亚型，几乎只发生于女性，通常与家族性腺瘤性息肉病相关，具有*APC*基因胚系突变，也可出现散发性病例。散发性病例通常为单发病灶，只需腺叶切除即可，预后很好。而家族性常为多发病灶，并常可检查到结肠息肉病，需进行*APC*基因检测。肿瘤通常包裹性病变，具有筛状、滤泡状、乳头状、梁状、实性及桑葚样结构等混合的生长方式。筛状结构的腔隙大而不圆，缺乏腔内胶质，核并非特别透明，免疫染色*TTF1*常斑驳阳性，*TG*局灶或弱阳性，β联蛋白显示特征性核阳性。桑葚样结构表达广谱CK，但不表达*P63*、*TG*、*TTF1*、*ER*、β联蛋白和*CK19*。

（5）靴钉型

靴钉型是PTC的罕见亚型，具有侵袭性行为且预后相对较差。诊断要求至少30%的肿瘤细胞呈现靴钉样微乳头状特征。出现少量的靴钉样微乳头状结构也有重要意义，应在病理报告中注明。与经典型PTC相比，靴钉型PTC常出现腺外扩散、淋巴结转移或远处转移，对放射性碘治疗反应差。因此，死亡率增加。分子检测以*BARF*突变为主。

2.FTC及其亚型

FTC是来源于甲状腺滤泡细胞的恶性肿瘤，缺乏乳头状癌核型特征。通常有包膜，呈浸润性的生长方式，发病率为6%～10%。亚型包括：滤泡癌，微小浸润型（仅包膜侵犯）；滤泡癌，包膜内血管浸润型；滤泡癌，广泛浸润型。FTC淋巴结转移较PTC少见而易发生远处转移。FTC常见的基因突变包括*RAS*点突变、*PAX8-PPARG*融合、*TERT*启动子突变等，*BRAF*突变和*RET*融合不常见。

Hürthle细胞肿瘤是一类具有75%以上嗜酸细胞的滤泡性肿瘤。良恶性诊断标准与FTC相同，通常有包膜，也是滤泡细胞来源，可归入FTC或独立成为一种类型，较为少见。嗜酸细胞癌中*BRAF*突变、*RET*融合和*RAS*突变发生率较低。

3.MTC及其亚型

MTC是来源于甲状腺滤泡旁细胞的恶性肿瘤。发病率为2%～3%，分为散发性和家族性，散发性约占全部髓样癌的70%，好发于50～60岁，家族性发病，约占30%，是常染色体显性遗传疾病。

血清降钙素的水平与肿瘤负荷相关，但也有<1%的病例为非分泌性的。血清CEA的检查是髓样癌随诊过程中的重要指标，尤其是在降钙素低水平时，更有意义。MTC镜下形态多样，可以与任意甲状腺恶性肿瘤相似，典型结构为实性、分叶、管状或岛状。肿瘤细胞体积变化较大，可以是圆形、多角形、梭形或浆细胞样。细胞核低-中度异型，核分裂活性相对较低。

亚型：根据细胞和结构特征分为不同类型，乳头型/假乳头型、滤泡型（管状/腺样）、梭形细胞型、巨细胞型、透明细胞型、嗜酸细胞型、黑色素型、鳞状亚型、副节瘤样型、血管肉瘤样型、小细胞型、包膜内甲状腺髓样癌等。

免疫组化指标：可以表达降钙素、神经内分泌标志物（CD56、突触素、嗜铬素A）、*TTF-1*、*PAX8*和*CEA*等；不表达*TG*。

4.PDTC和ATC

PDTC是显示有限的滤泡细胞分化的恶性肿瘤，在形态和生物学行为上介于DTC和ATC之间。主要的组织学形态有岛状、梁状和实性，核分裂象易见，大片坏死可导致残留肿瘤细胞呈血管外皮瘤样聚集在血管周围。PDTC可以同时伴有不同比例的分化型癌成分，PDTC的Ki-67指数通常在10%～30%，BCL2、Cyclin D1通常阳性，*P53*、P21和P27灶状细胞阳性。鉴别诊断主要包括MTC、甲状旁腺癌和转移到甲状腺的癌。

ATC是由未分化的甲状腺滤泡细胞构成的高度侵袭性恶性肿瘤。典型症状为迅速增大、质硬、固定的颈部包块伴广泛侵犯周围组织，30%～40%患者伴有远处转移，如肺、骨和脑。主要的组织学形态有肉瘤样、瘤巨细胞样和上皮样，以上形态可单独或不同比例混合出现，也可以出现灶状的鳞状分化或异源性分化；通常伴有坏死、多量的核分裂象和血管侵犯。

免疫组化：*TTF1*和*TG*通常阴性，*PAX8*大概一半病例阳性，CK可以在上皮样分化区域阳性，LCA、肌源性标记和黑色素瘤标记等主要用于排除性诊断。

鉴别诊断：其他类型高度恶性肿瘤如肌源性肉瘤、恶性黑色素瘤和大细胞淋巴瘤等。非滤泡和滤泡旁细胞来源的高度恶性的甲状腺原发肿瘤一般也归为ATC范畴，例如鳞状细胞癌、肉瘤、黏液表皮样癌等等。

（二）甲状腺癌的分期

1.AJCC分期

根据术前评估（病史、查体、辅助检查）可确立临床分期（cTNM）。根据术后病理结果可获得病理分期（pTNM）。具体分期标准见表14-2至表14-4。

表14-2 T分级定义

T分级	T分级标准
	对于甲状腺乳头状癌、滤泡癌、低分化癌、Hürthle细胞癌和未分化癌
TX	原发肿瘤不能评估
T0	无肿瘤证据
T1	肿瘤局限在甲状腺内，最大径≤2 cm
T1a	肿瘤最大径≤1 cm
T1b	肿瘤最大径>1 cm，≤2 cm
T2	肿瘤最大径>2 cm，≤4 cm
T3	肿瘤>4 cm且局限于甲状腺内或大体侵犯甲状腺外带状肌
T3a	肿瘤>4 cm且局限于甲状腺内
T3b	大体侵犯甲状腺外带状肌，无论肿瘤大小（带状肌包括：胸骨舌骨肌、胸骨甲状肌、甲状舌骨肌、肩胛舌骨肌）

续表14-2

T分级	T分级标准
T4	大体侵犯甲状腺外带状肌
T4a	侵犯咽喉、气管、食管、喉返神经及皮下软组织
T4b	侵犯椎前筋膜或包裹颈动脉、纵隔血管
	对于甲状腺髓样癌
TX	原发肿瘤不能评估
T0	无肿瘤证据
T1	肿瘤局限在甲状腺内，最大径≤2 cm

表 14-3　TNM 定义

分级	标准
T1a	肿瘤最大径≤1 cm
T1b	肿瘤最大径>1 cm，≤2 cm
T2	肿瘤最大径>2 cm，≤4 cm
T3	肿瘤>4 cm且局限于甲状腺内或大体侵犯甲状腺外带状肌
T3a	肿瘤>4 cm且局限于甲状腺内
T3b	大体侵犯甲状腺外带状肌，无论肿瘤大小
T4	局部晚期
T4a	中度进展，任何大小的肿瘤，侵犯甲状腺外颈部周围器官和软组织，如咽喉、气管、食管、喉返神经及皮下软组织
T4b	重度进展，任何大小的肿瘤，侵犯椎前筋膜或包裹颈动脉、纵隔血管
N分级	N分级标准(适于所有甲状腺癌)
NX	区域淋巴结转移情况无法评估
N0	无淋巴结转移证据
N1	区域淋巴结转移
N1a	转移至Ⅵ、Ⅶ区(包括气管旁、气管前、喉前/Delphian、上纵隔)淋巴结，可以为单侧或双侧
N1b	单侧、双侧或对侧的颈侧区淋巴结转移(包括Ⅰ、Ⅱ、Ⅲ、Ⅳ或Ⅴ区)或咽后淋巴结转移
M分级	适于所有甲状腺癌
M0	无远处转移
M1	有远处转移

表14-4　甲状腺癌TNM分期

肿瘤分期			
乳头状或滤泡状癌（分化型）：年龄<55岁			
分期	T	N	M
Ⅰ期	任何	任何	0
Ⅱ期	任何	任何	1
乳头状或滤泡状癌：年龄≥55岁			
Ⅰ期	1	0/x	0
Ⅱ期	2 1-2	0/x 1	0 0
Ⅲ期	3a-3b 4a	任何 任何	0 0
ⅣA期	4b	任何	0
ⅣB期	任何	任何	1
髓样癌（所有年龄组）			
Ⅰ期	1	0	0
Ⅱ期	2-3	0	0
Ⅲ期	1-3	1a	0
ⅣA期	4a 1-3	任何 1b	0 0
ⅣB期	4b	任何	0
ⅣC期	任何	任何	1
未分化癌（所有年龄组）			
ⅣA期	1-3a	0/x	0
ⅣB期	1-3a 3b-4	1 任何	0 0
ⅣC期	任何	任何	1

2.甲状腺癌的预后相关因素

肿瘤的一些特点将影响肿瘤预后。比较重要的因素包括组织类型、原发肿瘤大小、腺体外侵犯、血管浸润、*BRAF*突变、远处转移等。

（1）组织类型

PTC患者的生存率总体较好，但肿瘤死亡率在特定的亚类型之间有较大差别。其中，高细胞型、鞋钉型、柱状细胞型和实性型为侵袭性亚型。

FTC的典型特征是有包膜的孤立肿瘤，比PTC更有侵袭性。FTC通常有微滤泡结构，滤泡细胞浸润至包膜或血管而诊断为癌，浸润至血管者预后比浸润包膜者更差。高侵袭性FTC不多见，术中常可见其侵袭周围组织及血管。约80%的高侵袭性FTC会发生远处转移，可导致约20%的患者在确诊后几年内死亡。预后不佳与诊断时患者年龄大、肿瘤分期高、肿瘤体积大密切相关。

PTC与FTC预后相似，如果肿瘤局限于甲状腺内、直径<1 cm或微转移，两者都有较好的预后。如果出现远处转移、高侵袭，则预后差。

（2）原发肿瘤大小

乳头状癌肿瘤大小<1 cm，称为微小癌，通常在体检中发现，致死率几乎为0，复发风险也很低，但微小癌并不都是复发风险低的肿瘤。例如，约20%的多灶性微小癌出现颈淋巴结转移，也有远处转移的风险。

肿瘤原发灶的大小与预后、死亡率相关。有研究表明原发肿瘤最大径<1.5 cm的DTC出现远处转移的可能性较小，而较大肿瘤最大径>1.5 cm，30年内复发率约33%。最大径<1.5 cm的DTC，其30年死亡率为0.4%，而较大肿瘤最大径>1.5 cm，其死亡率为7%。

（3）局部侵犯

约10%的DTC侵犯周围器官、组织，局部复发率约为无侵袭性肿瘤的2倍。侵袭性癌患者死亡率也升高，约1/3的患者死亡。

（4）淋巴结转移

区域淋巴结转移对预后的作用有争议。有证据支持区域淋巴结转移不影响复发和生存率，也有证据支持淋巴结转移是局部复发和癌症相关死亡率的高危因素之一。淋巴结转移与远处转移有一定相关性，尤其是那些双侧颈淋巴结转移、淋巴结包膜外侵犯或纵隔淋巴结转移。

（5）远处转移

对于DTC，远处转移是导致死亡的主要原因。约10%的PTC、25%的FTC会出现远处转移。远处转移在嗜酸细胞腺癌和年龄>40岁的患者中发现率更高（35%）。远处转移最常见的位置是肺，其次还有骨、肝、脑等。远处转移使预后变差。

3.DTC的复发风险分层

DTC总体预后较好，死亡率比较低。但疾病复发率根据临床病理特点不同而有较大的差异。根据术中病理特征如病灶残留、肿瘤大小与数目、病理亚型、包膜血管侵犯、淋巴结转移与外侵犯、术后TSH刺激后Tg水平（sTg）、分子病理特征等因素将患者复发风险分为低、中、高危3层，见表14-5。对于高危组DTC强烈建议术后行辅助治疗，中危组可考虑行辅助治疗，低危组一般不行^{131}I甲状腺清除治疗，但应考虑内分泌治疗。

表14-5　DTC复发风险分层临床病理特征

低危（低复发风险）
甲状腺乳头状癌（符合以下所有）： 无区域淋巴结或远处转移 大体肿瘤无残留 肿瘤无外侵犯 非恶性程度高的组织学亚型 首次术后全身核素扫描未见甲状腺外的摄碘病灶 无血管侵犯 cN0或<5个微小淋巴结转移（直径<0.2 cm） 滤泡亚型PTC，位于甲状腺内，未突破包膜；甲状腺乳头状微小癌，位于甲状腺内，单灶或多灶；可有*BRAF V600E*突变FTC，位于甲状腺内，分化好，有包膜侵犯且无血管侵犯或仅有微小血管侵犯

续表14-5

中危（中复发风险）
符合以下任意1条： 甲状腺周围组织的微小侵犯 术后首次核素显像有颈部摄碘病灶 恶性程度高的亚型（如柱状细胞、弥漫硬化等）伴有血管侵犯 cN1或> 5个淋巴结转移的pN1，转移灶直径<3 cm 多灶性甲状腺乳头状微小癌伴或不伴*BRAF V600E*突变
高危（高复发风险）
符合以下任意1条： 明显侵犯甲状腺周围软组织 肿瘤残留 远处转移 术后高血清Tg提示远处转移 pN1且转移淋巴结转移灶直径≥3 cm

四、甲状腺癌的外科治疗和常见并发症

（一）甲状腺癌的外科治疗

1. 治疗原则

DTC的治疗以外科治疗为主，辅以术后内分泌治疗、放射性核素治疗，某些情况下须辅以放射治疗、靶向治疗。MTC以外科治疗为主，某些情况下须辅以放射治疗、靶向治疗。未分化癌的治疗，少数患者有手术机会，部分患者行放疗、化疗可能有一定效果，但总体来说预后很差、生存时间短。同时需要注意，肿瘤治疗的个体化很重要，每一个患者的病情、诉求不同，临床诊治应有一定灵活性。

2. 分化型甲状腺癌的外科治疗

（1）原发灶的处理

肿瘤T分级为T1、T2的病变，多局限于一侧腺叶，建议行患侧腺叶及峡部切除。对于部分有高危因素的患者，也可行全甲状腺切除。这些高危因素包括：多灶癌、淋巴结转移、远处转移、家族史、幼年电离辐射接触史等。一些考虑术后有必要行核素治疗的病例，也可行全甲状腺切除。对于位于峡部的肿瘤，肿瘤较小者可行扩大峡部切除，肿瘤较大或伴有淋巴结转移的患者可考虑全甲状腺切除。T1病变中有一部分属于低风险的微小乳头状癌。由于其进展相对比较缓慢，致死率比较低，除外科治疗外，也可考虑保守疗法，即采取主动监测、密切随访的措施。

可以采取密切观察措施的低风险微小乳头状癌一般具有以下特征：①原发肿瘤为单个病灶；②原发灶最大直径<1 cm；③原发灶的位置位于甲状腺腺体中央，而不是紧邻甲状腺被膜或气管；④经过检查评估尚无区域淋巴结转移表现。除了以上条件之外，还应综合考虑患者有无幼年时期大剂量电离辐射接触史、甲状腺癌家族病史、是否合并甲状腺功能亢进等具体因素。如果采取密切观察措施，一般要求每6个月重新评估一次。如果评估发现原发肿瘤有进展（例如直径增大2～3 mm，新出现肿瘤病灶或出现临床可疑的转移性区域淋巴结等），应考虑停止保守治疗措施，进行外科治疗。

T3病变肿瘤较大或已侵犯甲状腺被膜外肌肉，建议行全甲状腺切除。但对于一些较靠近甲状腺被膜的病灶，其本身可能不大，但是已经侵犯被膜外肌肉，可以行患侧腺叶及峡部切除，同时切除受侵犯肌肉。具体手术方案建议权衡手术获益和风险。

T4病变已经侵犯周围结构器官，一般建议全甲状腺切除。T4a病变在切除甲状腺的同时需要切除受累的部分结构器官，如部分喉（甚至全喉）、部分气管、下咽和部分食管等，并且需要准备一定的修复方案。T4b病变一般认为属于不可手术切除，但须根据具体情况判断有无手术机会，可能需要血管外科、骨科、神经外科等多学科协作。但总体而言，T4b病变很难完全切除干净，预后不佳，手术风险较大，术后并发症较多。是否手术治疗需要仔细评估病情，重点考虑患者能否从手术中获益。有时，姑息性的减状治疗是必须的，例如，气管切开缓解呼吸困难等。

（2）区域淋巴结的处理

中央区淋巴结（Ⅵ区）：cN1a应清扫患侧中央区。如果为一侧病变的话，中央区清扫范围建议包括患侧气管食管沟及气管前。喉前区也是中央区清扫的一部分，但喉前淋巴结转移的病例不多见，可个体化处理。对于cN0的患者，如有高危因素（如T3～T4病变、多灶癌、家族史、幼年电离辐射接触史等），可考虑行中央区清扫。对于cN0的低危患者（不伴有高危因素），可个体化处理。

中央区清扫的范围，下界为无名动脉上缘水平，上界为舌骨水平，外侧界为颈总动脉内侧缘，包括气管前。右侧气管食管沟须注意喉返神经所在水平深面的淋巴脂肪组织。中央区清扫需要注意保护喉返神经，同时尽可能保护甲状旁腺及其血供，如无法原位保留甲状旁腺则应行甲状旁腺自体移植。

颈侧部淋巴结处理（Ⅰ～Ⅴ区）：DTC颈侧部淋巴结转移最多见于患侧Ⅲ区、Ⅳ区，其次为Ⅱ区、Ⅴ区，Ⅰ区较少见。颈侧淋巴结清扫建议行治疗性清扫，即术前评估或术中冰冻证实为N1b时行颈侧清扫。建议颈侧清扫的范围包括Ⅱ、Ⅲ、Ⅳ、ⅤB区，最小范围是ⅡA、Ⅲ、Ⅳ区。Ⅰ区不需要常规清扫。颈部分区示意图和各区的具体划分见表14-6。咽旁淋巴结、上纵隔淋巴结等特殊部位淋巴结在影像学考虑有转移时建议同期手术切除。

表14-6　颈淋巴结分区

分区	解剖分界			
	上界	下界	前界（内侧界）	后界（外侧界）
ⅠA	下颌骨联合	舌骨	对侧二腹肌前腹	同侧二腹肌前腹
ⅠB	下颌骨	二腹肌后腹	二腹肌前腹	茎突舌骨肌
ⅡA	颅底	舌骨水下缘平	茎突舌骨肌	副神经平面
ⅡB	颅底	舌骨水下缘平	副神经平面	胸锁乳突肌后缘
Ⅲ	舌骨下缘水平	环状软骨下缘水平	胸骨舌骨肌外缘	胸锁乳突肌后缘
Ⅳ	环状软骨下缘水平	锁骨	胸骨舌骨肌外缘	胸锁乳突肌后缘
ⅤA	胸锁乳突肌与斜方肌交会顶点	环状软骨下缘水平	胸锁乳突肌后缘	斜方肌前缘
ⅤB	环状软骨下缘水平	锁骨	胸锁乳突肌后缘	斜方肌前缘
Ⅵ	舌骨	胸骨柄上缘	对侧颈总动脉	同侧颈总动脉
Ⅶ	胸骨柄上缘	无名动脉上缘	颈总动脉（左）	同侧颈总动脉

3.MTC的外科治疗

对于MTC，建议行全甲状腺切除术。如为腺叶切除后确诊的MTC，建议补充甲状腺全切除术。个别情况下，偶然发现的散发性微小病灶MTC腺叶切除后，也可考虑密切观察。MTC较易出现颈部淋巴结转移，大部分患者就诊时已伴有淋巴结转移，切除原发灶同时还须行颈部淋巴结清扫术（中央区或颈侧区），清扫范围除临床评估外，还须参考血清降钙素水平。MTC的手术治疗比DTC手术略激进一些，追求彻底切除。

部分MTC属于遗传性髓样癌，可通过检测体细胞*RET*基因突变诊断。这部分患者宜行全甲状腺切除术及颈淋巴结清扫。若为MENⅡ患者，应注意评估全身情况。如合并嗜铬细胞瘤等，需要先处理后再考虑甲状腺手术。

4.未分化癌外科治疗

少数未分化癌患者就诊时肿瘤较小，可能有手术机会。多数未分化癌患者就诊时颈部肿物已较大且病情进展迅速，无手术机会。肿瘤压迫气管引起呼吸困难时可考虑行气管切开术。

5.围手术期治疗

甲状腺癌术后除常规补液之外，为减轻神经水肿，可给予地塞米松、神经营养类药物辅助治疗。全甲状腺切除的患者术后注意复查甲状旁腺素、血钙，有低钙症状者注意补充钙剂，能进食后及时给予口服维生素D及钙制剂。一侧喉返神经损伤的患者急性期常有进食进水呛咳，对于一些高龄患有必要时可予鼻饲饮食，以减少吸入性肺炎的发生。必要时在床旁放置气管切开器械包备用。双侧喉返神经损伤的患者一般术中即行气管切开，带气管套管，术后注意气管切开口的护理。颈部淋巴结清扫的患者，术后注意颈肩部的功能锻炼。术后应根据病理分期及危险分层制定辅助治疗方案并告知患者。

（二）常见的术后并发症

手术并发症是外科治疗疾病过程中发生的与手术相关的其他病症，这些病症有一定的发生概率，并不是可以完全避免的。

1.出血

甲状腺癌术后出血的发生率为1%～2%，多见于术后24小时以内。主要表现为引流量增多，呈血性，颈部肿胀，患者自觉呼吸困难。如果引流量>100 mL/h，考虑存在活动性出血，应及时行清创止血术。患者出现呼吸窘迫时应首先控制气道，急诊情况下可床旁打开切口，首先缓解血肿对气管的压迫。甲状腺癌术后出血的危险因素包括合并高血压、患者服用抗凝药物或阿司匹林等。

2.喉返神经损伤、喉上神经损伤

甲状腺手术喉返神经损伤的发生概率文献报道为0.3%～15.4%。喉返神经损伤的常见原因有肿瘤粘连或侵犯神经、手术操作等。如果肿瘤侵犯喉返神经，可根据情况行肿瘤切除或一并切除神经。如果切除神经，建议有条件时行一期神经移植或修复。手术操作本身可能损伤喉返神经，这种情况并不能完全避免。双侧喉返神经损伤，术后可出现呼吸困难，危及生命，手术同期应行气管切开术，保证气道通畅。喉上神经损伤，患者术后声音变低沉。术中处理甲状腺上动静脉时应注意紧贴甲状腺腺体精细解剖，可减少喉上神经损伤的概率。脊髓脊柱术中神经电生理监测（intraoperative neurophysiological monitoring，IONM）技术可帮助术中定位喉返神经，可在下标本后检测喉返神经的功能，如有神经损伤还可帮助定位损伤的节段。对二次手术、巨大甲状腺肿物、术前已有一侧神经麻痹等情况，建议有条件时使用IONM。沿着被膜精细解剖、术中显露喉返神经、合理应用器械、规范使用IONM可以减少神经损伤的概率。

3.甲状旁腺功能减退

术后永久性甲状旁腺功能减退的发生率为2%～15%，多见于全甲状腺切除后。主要表现为术后低钙血症，患者出现手足发麻感、口周发麻感或手足搐搦，给予静脉滴注钙剂可缓解。对于暂时性甲状旁腺功能减退，可给予钙剂缓解症状，必要时加用骨化三醇。为减轻患者术后症状，可考虑预防性给药。永久性甲状旁腺功能减退者，需要终身补充钙剂及维生素D类药物。一些染色技术可辅助术中辨别甲状旁腺，如纳米碳负显影技术等。

4.感染

甲状腺手术多为Ⅰ类切口，少部分涉及咽喉、气管、食管的为Ⅱ类切口。甲状腺术后切口感染的发生率为1%～2%。切口感染的危险因素包括癌症、糖尿病、免疫功能低下等。切口感染的表现包括发热、引流液浑浊、切口红肿渗液、皮温升高、局部疼痛伴压痛等。怀疑切口感染，应及时给予抗生素治疗，有脓肿积液的，应开放切口换药。浅表切口感染较易发现，深部切口感染常不易早期发现，可结合超声判断切口深部的积液。极少数患者可因感染引起颈部大血管破裂出血，危及生命。

5.淋巴漏

常见于颈部淋巴结清扫后，表现为引流量持续较多，每日可达500～1000 mL，甚至更多，多呈乳白色不透明液，也称为乳糜漏。长时间淋巴漏可致容量下降、电解质紊乱、低蛋白血症等。出现淋巴漏后，应保持引流通畅。首先可采取保守治疗，一般须禁食，给予肠外营养，数日后引流液可由乳白色逐渐变为淡黄色清亮液体，引流量也会逐渐减少。如果保守治疗1～2周无明显效果，则应考虑手术治疗。手术可选择颈部胸导管结扎、颈部转移组织瓣封堵漏口，或者选择胸腔镜下结扎胸导管。

6.局部积液

甲状腺术后局部积液的发生率为1%～6%。手术范围越大其发生概率越高，主要与术后残留相关。术区留置引流管有助于减少局部积液形成。治疗包括密切观察、多次针吸积液以及负压引流。

7.其他少见并发症

甲状腺手术还可引起一些其他的并发症，但是发生率低，如气胸（颈根部手术致胸膜破裂引起）、霍纳综合征（颈部交感神经链损伤）、舌下神经损伤引起伸舌偏斜、面神经下颌缘支损伤引起口角歪斜等。

五、分化型甲状腺癌的^{131}I治疗

（一）DTC术后死亡危险分层及复发危险分层

2009年ATA指南首次提出复发风险分层的概念，在2015年进行了更新。该复发风险分层以术中病理特征如病灶残留程度、肿瘤大小、病理亚型、包膜侵犯、血管侵犯程度、淋巴结转移特征、分子病理特征及TSH刺激后（TSH>30 mU/L）Tg（sTg）水平和^{131}I治疗后全身扫描（post-treatment whole body scan，Rx-WBS）等权重因素将患者的复发风险分为低、中、高危3层。利用这一分层系统指导是否对DTC患者进行^{131}I治疗。

1.低复发风险

PTC符合以下全部：①无远处转移；②所有肉眼所见肿瘤均被彻底切除；③肿瘤未侵犯周围组织；④肿瘤不是侵袭性的组织学亚型及未侵犯血管；⑤若行^{131}I治疗后全身显像，未见甲状腺床外摄碘转移灶显影；⑥合并少量淋巴结转移，但是病理检查发现≤5枚微小转移淋巴结，即转移灶最大直径均≤0.2 cm；⑦腺体内的滤泡亚型甲状腺乳头状癌；⑧腺体内的分化型甲状腺滤泡癌合并被膜侵犯及伴或不伴轻微血管侵犯（<4处）；⑨甲状腺乳头状微小癌不论是否多灶、是否

伴有*BRAF V600E*阳性，都属于低风险分层。

2. 中风险分层

符合以下任意1项：①镜下见肿瘤侵犯甲状腺外软组织；②侵袭性组织学表现（如靴钉样、柱状细胞癌等）；③伴血管侵犯的甲状腺乳头状癌；④若行^{131}I治疗后全身显像，可见颈部摄碘转移灶显影；⑤淋巴结转移（cN1），病理检查发现>5枚转移淋巴结，转移灶最大直径均<3 cm；⑥*BRAF V600E*突变阳性的甲状腺乳头状癌（直径1～4 cm）；⑦*BRAF V600E*突变阳性的多灶的甲状腺微小癌合并腺外浸润。

3. 高风险分层

符合以下任意1项：①明显的腺外浸润；②癌肿未完整切除；③证实存在远处转移；④术后高Tg水平提示远处转移者；⑤合并较大淋巴结转移（任何淋巴结转移灶直径≥3 cm）；⑥甲状腺滤泡癌广泛侵犯血管（>4处血管侵犯）。

（二）^{131}I治疗指征

^{131}I治疗指针有以下4个方面：①ATA指南（2015）对高危复发危险分层患者强烈推荐^{131}I治疗；②对中危分层患者可考虑^{131}I治疗，但其中有镜下甲状腺外侵犯，癌灶较小或淋巴结转移个数少、受累直径小且不伴高侵袭性组织亚型或血管侵犯等危险因素的中危患者，经^{131}I治疗后未能改善总体预后，可不行^{131}I治疗；③对低危分层患者，不推荐行^{131}I治疗；④对低危人群中淋巴结受累≤5个（无淋巴结包膜外侵犯、病灶<0.2 cm）者，不建议行^{131}I治疗。为便于通过监测血清Tg水平及^{131}I全身显像后续随访的角度来看，可行^{131}I甲状腺清除治疗。

（三）^{131}I治疗禁忌证

妊娠期、哺乳期妇女或计划6个月内妊娠者，禁用^{131}I治疗。

（四）^{131}I甲状腺清除治疗剂量

推荐采用30 mCi进行中、低危患者的甲状腺清除治疗。对于伴有可疑或已证实的镜下残存病灶或高侵袭性组织学亚型（高细胞型、柱状细胞型等）但无远处转移的中、高危患者，推荐^{131}I辅助治疗剂量为150 mCi。对于甲状腺未全切或近全切术后，有较多残留甲状腺组织或需要清灶治疗的患者，考虑使用较高剂量的^{131}I。颈部残留手术未切除的DTC组织、伴发颈部淋巴结或远处转移，但无法手术或患者拒绝手术的、全甲状腺切除术后不明原因血清Tg尤其是刺激性Tg水平升高者，甲状腺清除治疗同时应兼顾清灶治疗，^{131}I剂量为100～200 mCi。对于青少年、育龄妇女、高龄患者和肾脏功能轻中度受损的患者可酌情减少^{131}I剂量。

（五）TSH抑制治疗的目标

对于高危患者，初始TSH目标值建议<0.1 mU/L；对于中危患者，初始TSH目标建议0.1～0.5 mU/L。对于未检出血清Tg的低危患者，不论是否已行^{131}I甲状腺清除治疗，TSH目标建议在0.5～2.0 mU/L。对于已行^{131}I甲状腺清除治疗并且低水平Tg的低危患者或未行^{131}I甲状腺清除治疗，Tg水平稍高的低危患者，TSH目标建议0.1～0.5 mU/L；对于腺叶切除的患者，TSH目标建议0.5～2.0 mU/L。对于影像学评估疗效不满意的患者，在没有特殊禁忌证的情况下，TSH目标建议<0.1 mU/L。对于血清学评估疗效不满意的患者，根据初始ATA危险分层、Tg水平、Tg变化趋势及TSH抑制治疗的不良反应，TSH目标建议0.1～0.5 mU/L。对于初始评为高危，但治疗反应为满意（临床或血清学无疾病状态）或疗效不明确的患者，TSH目标建议0.1～0.5 mU/L最多5年并随后降低TSH抑制程度。对于治疗反应为满意（临床或血清学无疾病状态）或疗效不明确的患者，

特别是复发危险为低危者，TSH目标建议0.5～2.0 mU/L。对于未行^{131}I甲状腺清除治疗或辅助治疗并且为疗效满意或疗效不明确的患者，满足颈部超声阴性，抑制性Tg较低或未检出，并且Tg或TGAb未呈增高趋势，TSH目标建议为0.5～2.0 mU/L。

（六）局部或远处转移患者的应用^{131}I清灶治疗的原则

对于无法手术切除的摄碘病灶推荐^{131}I治疗。最大耐受剂量上限为150 mCi。对于肺转移的治疗，病灶仍摄取碘并出现临床有效，每隔6～12个月再次施行治疗。经验性治疗剂量推荐为100～200 mCi，对于70岁以上患者的剂量为100～150 mCi。对于骨转移灶，剂量为100～200 mCi。

（七）Tg阳性^{131}I全身扫描阴性患者的治疗原则

对于停服$L-T_4$所致的sTg<10 ng/mL或应用rhTSH所致的sTg<5 ng/mL的患者，继续行TSH抑制治疗并密切随访，但若血清Tg逐渐升高或存在疾病进展（PD）的其他证据，可行^{131}I经验性治疗。对于停服$L-T_4$所致的sTg>10 ng/mL或应用rhTSH所致的sTg>5 ng/mL，Tg或TGAb水平持续升高，并且颈部、胸部影像学、PET-CT阴性的患者，可行^{131}I经验性治疗，剂量为100～200 mCi。但若Rx-WBS仍为阴性，则将其归为碘难治性DTC的范畴，须终止^{131}I治疗。

六、甲状腺癌的放射治疗

甲状腺癌对放射治疗敏感性差，单纯放射治疗对甲状腺癌的治疗并无好处，体外照射放射治疗（external beam radiation therapy，EBRT）仅在很小一部分患者中使用。放射治疗原则上应配合手术使用，主要为术后放射治疗。

具体实施应根据手术切除情况、病理类型、病变范围、年龄等因素而定：①对恶性程度较低的癌，如分化好的PTC或FTC仅在无法再次手术切除时才考虑介入。②当肿瘤累及较重要的部位（如气管壁、椎前组织、喉、动脉壁或静脉瘤栓等）而手术又无法切净，并且^{131}I治疗无效或预计^{131}I治疗效果不佳时，可考虑术后放射治疗。③对年轻患者，病理类型一般分化较好，即使是出现复发转移也可带瘤长期存活，^{131}I治疗和再次手术都是有效的治疗手段，外照射的应用须慎重。④对PDTC或ATC，如手术后有残留或广泛的淋巴结转移，应及时给予大范围的术后放射治疗，以尽可能地降低局部复发率，改善预后。

（一）放射治疗指征

1.DTC

推荐DTC放射治疗的指证见图14-41。

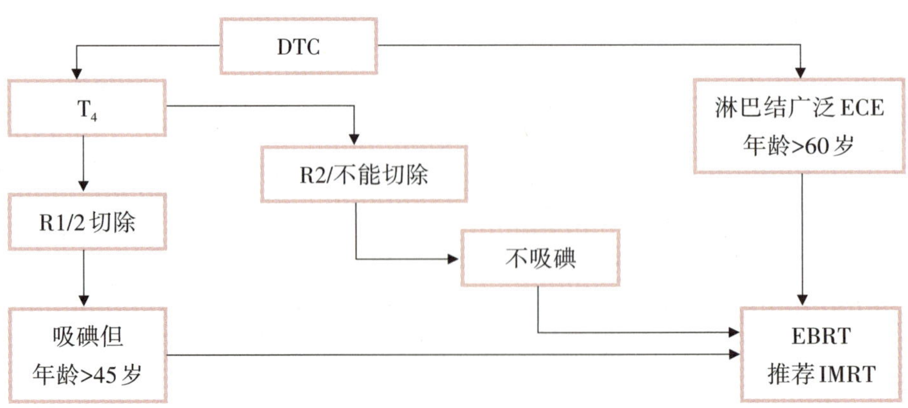

图14-41　推荐DTC放射治疗的指征

外放射的指征包括：肿瘤肉眼残存明显，而且不能手术切除，单纯依靠放射性核素治疗不能控制；术后残存或复发病灶不吸碘。

2. MTC

对不能行全切手术或是有复发情况的患者，可考虑外放射治疗。通常认为外放疗有助于这些患者病情的局部控制，见图14-42。

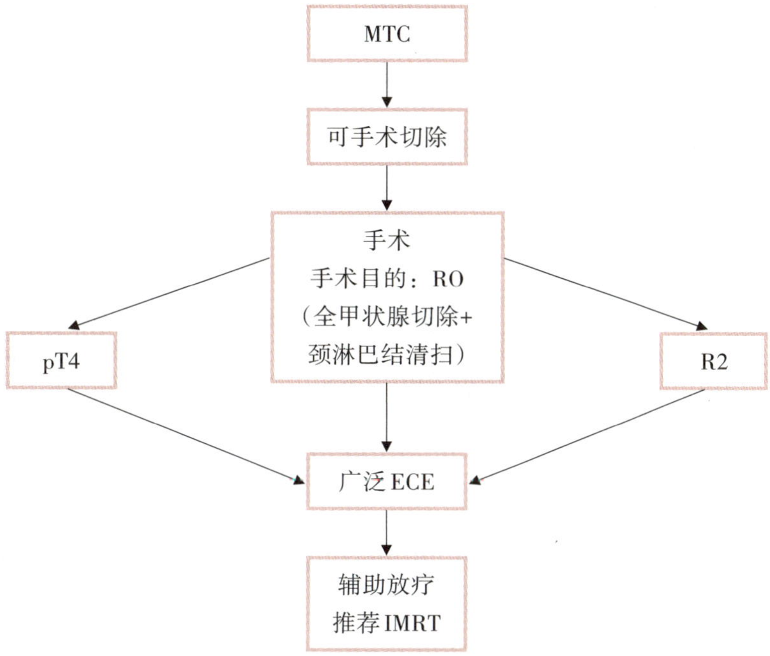

图14-42　MTC的放疗指征

3.ATC

综合治疗是主要的治疗方式，而且要根据患者的具体情况进行个体化的治疗。放疗可作为术前、术后综合治疗的一部分以发挥作用，也可以采用单纯放疗，行高剂量放疗（推荐剂量60Gy）。

4.甲状腺癌远处转移病灶姑息放疗

甲状腺癌出现远处转移病灶，如肺、肝、骨、脑且伴有临床症状，可以考虑手术或^{131}I治疗联合EBRT或立体定向体部放射治疗，以减轻症状，减缓肿瘤进展。

（二）EBRT技术

1.疗前评估

放疗前应详细检查以明确肿瘤的具体情况，为靶区的制定做好准备。对出现声音嘶哑、吞咽困难、喘鸣者表明肿瘤已侵犯超出甲状腺体范围而达喉返神经、食管、气管等。颈部详细检查有无肿大淋巴结以确定有无区域性淋巴结转移。喉镜检查以明确有无声带麻痹，是否有喉返神经受侵。颈部超声、CT可用于明确肿瘤具体侵犯范围及颈部淋巴结肿大情况，肺部CT、腹部超声、骨扫描等常规检查以排除远处转移的可能。术后放疗前应详细了解手术情况、术后有无残留及术后病理结果。

2.放疗技术

放疗技术可选用适形放疗或常规放疗。

（1）调强适形放射治疗（IMRT）和三维适形放射治疗

模拟CT定位：最佳体位为仰卧位，头垫合适角度的头架（保证头尽量仰伸）和头枕，并且采用头颈肩热塑膜固定。肿瘤医院放疗科一般采用C枕，可以使颈部保持过伸位。模拟CT扫描：采用螺旋CT进行扫描，所有患者均应使用碘对比剂进行增强扫描，层厚3 mm，上界应包括颅顶，下界应包括所有肺组织，扫描后上传至计划系统。

（2）靶区的制定

对于靶区制定，有较大的争议。部分研究认为可以采用小野治疗，充分关注外科医师对术后高发区域，以及对手术不易切除的区域进行外放射。部分研究者认为应予以大野放疗，选择治疗颈部淋巴结引流区。

靶区的设计应根据病理类型、病变范围、淋巴结有无受侵等具体情况而定。一般而言，对高分化癌用小野放疗，低分化或未分化癌用大野放疗。甲状腺癌照射也在包括全部甲状腺体及区域淋巴引流的原则上，具体应该根据肿瘤侵犯范围，以及淋巴结转移的范围决定上界、下界。对未分化癌而言，上界应包括上颈部淋巴结，下界应至气管分叉水平以包括上纵隔淋巴结。目前的治疗射野多采用大野放疗，需要包括颈部和上纵隔的淋巴结引流区。Ⅱ～Ⅵ淋巴结引流区和上纵隔淋巴结、Ⅰ区淋巴结和咽后淋巴结转移率较低，但如果Ⅱ区有淋巴结转移时，咽后淋巴结转移概率显著增加，Ⅱa区有较大淋巴结转移时，Ⅰb区淋巴结转移概率也有所上升，也应包括在治疗范围内。CTV2的上界一般为乳突尖水平，下界为主动脉弓水平，如果上纵隔有病理证实的淋巴结转移时，下界应适当向下移。

（3）常规放疗技术

定位：体位同IMRT的体位，推荐使用模拟CT进行定位并在计划系统上勾画射野。没有模拟CT设备，也可以使用X线正交图像勾画射野。

3.EBRT并发症

（1）急性并发症

急性并发症包括咽炎、黏膜炎、口干、味觉改变、吞咽困难、吞咽疼痛、放射性皮炎等。咽炎的发生率最高，其余的发生率均<5%。

（2）远期并发症

远期并发症包括皮肤肌肉纤维化，食管、气管狭窄，咽部狭窄导致吞咽困难、颈内动脉硬化、第二原发癌等。

七、甲状腺癌的全身治疗

传统的内科治疗主要是化疗，而靶向治疗、免疫治疗为近年来新出现的全身治疗。对DTC和MCT，化疗疗效差，靶向治疗有一定疗效。对ATC主要的内科治疗是化疗，靶向治疗有一定疗效。

（一）分子靶向治疗

分化型甲状腺癌存在血管内皮生长因子及其受体的高表达，以及*BRAF V600E*突变、*RET*重排、*RAS*点突变等基因改变。作用于这些靶点的多激酶抑制剂可延长中位无进展生存期，并使部分患者的肿瘤缩小。

对于进展较迅速，有症状的晚期放射性碘难治性分化型甲状腺癌患者，可考虑使用多激酶抑制剂索拉非尼。索拉非尼在我国获批的适应证是：局部复发或转移的进展性的放射性碘难治性分化型甲状腺癌。

对于进展较迅速、无法手术的晚期MTC，国内已批准使用的靶向治疗药物为安罗替尼。

（二）化学治疗

对于ⅣA期和ⅣB期ATC，可考虑在放疗基础上加用化疗。化疗可以与放疗同步使用，也可在放疗后辅助性给予。使用的药物包括紫杉类、蒽环类和铂类，具体方案见表14-7。同步化放疗时，化疗方案推荐采用每周方案。

表14-7　用于ⅣA期和ⅣB期甲状腺癌未分化癌辅助化疗或同步化放疗的化疗方案

方案	用法用量	频度
紫杉醇/卡铂	紫杉醇50 mg/m²,卡铂AUC 2 mg/m² Ⅳ	每周
多西他赛/多柔比星	多西他赛60 mg/m² Ⅳ,多柔比星60 mg/m² Ⅳ（须聚乙二醇化非格司亭支持）	每3～4周
多西他赛/多柔比星	多西他赛20 mg/m² Ⅳ,多柔比星20 mg/m² Ⅳ	每周
紫杉醇	30～60 mg/m² Ⅳ	每周
顺铂	25 mg/m² Ⅳ	每周
多柔比星	60 mg/m² Ⅳ	每3周
多柔比星	20 mg/m² Ⅳ	每周

注：AUC，浓度-时间曲线下面积；Ⅳ，静脉滴注。

对于ⅣC期甲状腺未分化癌，可考虑给予全身化疗。推荐用于ⅣC期甲状腺未分化癌的方案包括紫杉醇联合铂类、多西紫杉醇联合多柔比星、紫杉醇单药、多柔比星单药。具体方案见表14-8。

表14-8　用于ⅣC期甲状腺未分化癌的化疗方案

方案	药物/剂量	频度
紫杉醇/卡铂	紫杉醇60～100 mg/m²,卡铂AUC 2 mg/m² Ⅳ	每周
紫杉醇/卡铂	紫杉醇135～175 mg/m²,卡铂AUC 5～6 mg/m² Ⅳ	每3～4周
多西他赛/多柔比星	多西他赛60 mg/m² Ⅳ,多柔比星60 mg/m² Ⅳ	每3～4周
多西他赛/多柔比星	多西他赛20 mg/m² Ⅳ,多柔比星20 mg/m² Ⅳ	每周
紫杉醇	60～90 mg/m² Ⅳ	每周
紫杉醇	135～200 mg/m² Ⅳ	每3～4周
多柔比星	60～75 mg/m² Ⅳ	每3周

注：AUC，浓度-时间曲线下面积；Ⅳ，静脉滴注。

（三）免疫治疗

目前仍处于临床研究阶段。对于其他治疗无效、疾病仍在进展的甲状腺癌患者，建议参加免疫治疗相关临床研究。

（四）靶向治疗适应证

根据目前的临床研究结果，靶向治疗可能延长患者的无进展生存，但多数不能改善总体生存。靶向治疗开始后，一旦疾病出现进展可能呈现加速进展状态。因此，建议严格把握靶向治疗适应证。尤其对于DTC，建议在外科治疗和^{131}I治疗均无效且疾病仍有显著进展的情况下考虑靶向治疗。

八、甲状腺癌多学科综合治疗模式和随访

（一）甲状腺癌的多学科综合治疗模式

DTC预后良好，死亡率较低，有较长的生存期。一般需要多学科规范化的综合诊治过程，包括外科、病理科、影像诊断科、核医学科、放疗科、内分泌科、肿瘤内科等，针对不同的患者或者同一患者的不同治疗阶段应实施个体化精准治疗。

甲状腺癌的治疗和随访过程中应以外科为主导。根据患者不同病情与核医学科、内分泌科、放疗科、肿瘤内科等共同协商制订个体化的综合治疗方案。

对于低危分化型甲状腺癌患者，外科手术+术后的外源性甲状腺激素的替代治疗或TSH抑制治疗即可；对于远处转移高危分化型甲状腺癌患者，外科手术+术后^{131}I治疗+术后TSH抑制治疗是主要的综合治疗模式；对于不可手术切除的局部病灶，可以考虑局部射频消融或外放疗；MTC的治疗应以外科治疗为主，不需要TSH抑制治疗，但需要甲状腺激素替代治疗；对于ATC，如果无远处转移和气道梗阻，可首选外放疗+手术或手术+外放疗，外科的作用主要是解除气道梗阻（气管切开），在条件许可的情况下尽量切除肿瘤。

（二）甲状腺癌的术后随访

对甲状腺癌患者进行长期随访的目的在于：①对临床治愈者进行监控，以便早期发现复发肿瘤和转移；②对DTC复发或带瘤生存的患者，动态观察病情的进展和治疗效果，调整治疗方案；③监控TSH抑制治疗的效果；④对DTC患者的某些伴发疾病（如心脏疾病、其他恶性肿瘤等）的病情进行动态观察。

DTC术后需要给予外源性甲状腺激素抑制治疗。根据术后复发危险度决定TSH抑制治疗的程度。每次调整口服外源性甲状腺激素的剂量后，4～6周随访复查甲状腺功能，待达到理想的平衡点后可酌情延长随访间隔。对已清除全部甲状腺（手术+^{131}I甲状腺清除治疗后）的DTC患者，应定期检测血清Tg水平（同时测TGAb），建议采用同种检测试剂。对血清Tg的长期随访从^{131}I甲状腺清除治疗后6个月起，开始检测基础Tg或sTg。^{131}I治疗后12个月，复查sTg，之后每6～12个月复查基础Tg。复发危险度中、高危者可在甲状腺清除治疗后3年内复查sTg。

DTC随访期间应定期进行颈部超声检查，评估甲状腺床和颈部中央区、颈侧部的淋巴结状态。术后首次超声检查建议：高危患者术后3个月，中、低危患者术后6个月。如发现可疑病灶，检查间隔可酌情缩短。对可疑淋巴结可行超声引导下穿刺活检和（或）穿刺洗脱液Tg检测。DTC患者在手术和^{131}I甲状腺清除治疗后，可根据复发危险度，在随访中选择性应用Dx-WBS。中、低危复发风险度的DTC患者如Dx-WBS未提示甲状腺床以外的^{131}I摄取，并且随访中颈部超声无异常、基础血清Tg水平（TSH抑制状态下）不高，无须进行Dx-WBS。中、高危复发危险度的DTC患者，长期随访中应用Dx-WBS对发现肿瘤病灶可能有价值，建议检查间隔6～12个月。如果患者在随访中发现Tg水平逐渐升高，或者疑有DTC复发，可行Dx-WBS检查。

CT和MRI不是DTC随访中的常规检查项目。在下述情况中应行颈胸部CT或MRI检查：淋巴

结复发广泛，彩超无法准确描述范围；转移病灶可能侵及上呼吸道、消化道，需要进一步评估受侵范围；高危患者中血清Tg水平增高（>10 ng/mL）或者TGAb升高。检查时应避免使用含碘对比剂，若行含碘对比剂的增强CT扫描，建议在检查后4～8周行^{131}I治疗。目前不推荐在DTC随访中常规使用18F-FDG PET，但在下述情况中可考虑使用：血清Tg水平增高（>10 ng/mL）而Dx-WBS阴性时，协助寻找和定位病灶；对病灶不摄碘者，评估和监测病情；对侵袭性或转移性DTC患者，评估和监测病情。

DTC的长期随访还应纳入以下内容：^{131}I治疗的长期安全性，包括对继发性肿瘤、生殖系统的影响，但应避免过度筛查和检查；TSH抑制治疗的效果，包括TSH抑制治疗是否达标、治疗有无副作用等；DTC患者有伴发疾病，由于某些伴发疾病（如心脏疾病、其他恶性肿瘤等）的临床重要性可能高于DTC本身，所以长期随访中也要对上述伴发疾病的病情进行动态观察。

（三）发现DTC复发或转移后的处理

局部区域复发或转移可发生于甲状腺残留组织、颈部软组织和淋巴结，远处转移可发生于肺、骨、骨髓和脑等。针对复发或转移病灶，可选择的治疗方案依次为：手术切除（通过手术可以治愈的患者首选手术治疗）、^{131}I治疗、外放射治疗、TSH抑制治疗情况下观察（肿瘤无进展或进展较慢，并且无症状、无重要区域，如中枢神经系统等受累者）、化学治疗和新型靶向药物治疗及获批的药物临床试验（疾病迅速进展的难治性DTC患者）。

最终采取的治疗方案必须考虑患者的一般状态、合并疾病和既往对治疗的反应。甲状腺已完全清除的DTC患者，在随访中血清Tg水平持续增高（>10 ng/mL），但影像学检查未发现病灶。对这类患者，可经验性给予3.7～7.4 GBq（100～200 mCi）^{131}I治疗；如治疗后Dx-WBS发现DTC病灶或血清Tg水平减低，可重复^{131}I治疗，否则应停止^{131}I治疗，以TSH抑制治疗为主。

（四）MTC术后随访

术后甲状腺功能的随访与DTC一致，但不需要TSH抑制治疗。血清降钙素和CEA是MTC较特异的生化指标，是随访复查时的必查项目。术后血清降钙素和CEA水平恢复正常的患者，其随访期可参考低危DTC的随访；血清降钙素和CEA未降至正常范围，但处于较低水平者，可参考高危DTC的随访；对于生化指标仍处于较高水平的患者，应密切随访，建议3～6个月复查超声，并且根据血清降钙素和CEA上升的幅度，结合CT或MRI明确肿瘤范围，必要时行PET-CT检查。

（王涛）

参考文献

[1] 中华人民共和国国家卫生健康委员会医疗管理局，医院管理局. 甲状腺癌诊疗指南（2022年版）[J]. 中国实用外科杂志，2022，42（12）：P1343-1357.

第十五章
甲状腺疾病的中医诊疗

甲状腺疾病是由于人体颈部分泌器官甲状腺的大小、功能、组织结构异常导致的，是内分泌科常见疾病，高发于女性。现代医学常规分为单纯性甲状腺肿、甲状腺结节、甲状腺功能亢进症、甲状腺功能减退症、甲状腺炎、甲状腺癌等。甲状腺疾病发病机制复杂，诸多因素影响本病的发病、转归，目前主要认为其发病与碘摄入、药物、放疗、手术治疗等因素密切相关。甲状腺疾病的治疗以抗甲状腺药物、甲状腺素制剂、放射及手术治疗为主，但这些治疗方法常伴随着不良反应且复发率较高。我国传统医学并无甲状腺疾病的病名记载，但根据主要临床症状，以颈前喉结两旁结块肿大为主的一类疾病，均属于中医"瘿病"范畴，又名瘿气、瘿瘤。中医认为瘿病的发生主要是由情志内伤、饮食失宜，以及水土失宜、体质因素等导致肝郁脾伤、气血运行不畅、气滞津停而生痰。气、血、痰相互交阻壅结于颈部而成瘿病，以理气化痰、消瘿散结为治疗准则。本章以瘿病的中医诊疗为主要论述，结合现代医家对甲状腺疾病的中医认识及临床经验，从而给临床治疗甲状腺疾病提供参考。

第一节　甲状腺疾病的中医辨证

中医瘿病的溯源，最早见于战国时期《庄子・德充符》即有以"瘿"为名之病。《吕氏春秋・季春纪》言"轻水所，多秃与瘿人"，说明了瘿病与地区水土的相关性。《三国志・魏书》记载了"发愤生瘿"及"十人割瘿九人死"，说明情志因素可影响本病发病并提示当时已有手术治疗瘿病的探索。隋朝巢元方《诸病源候论・瘿候》谓"诸山水黑土中出泉流者，不可久居，常食令人作瘿病，动气增患"，记载了情志内伤和水土环境是瘿病的主要病因。葛洪最先在《肘后方》记载了用昆布、海藻治疗瘿病的经验。之后孙思邈的《备急千金要方》和王焘的《外台秘要》中记载了数十个专治瘿病的方剂，对用含碘药物治疗甲状腺疾病已有进一步认识。《圣济总录・瘿瘤门》谓"又山居多瘿颈，处险而瘿也"和"石瘿、泥瘿、劳瘿、忧瘿、气瘿是为五瘿"，这对瘿病的发病地区及分类做了说明。南宋陈言在《三因极一病证方论・瘿瘤证治》中根据颈部肿块临床表现的不同，提出"坚硬不可移者，名曰石瘿；皮色不变，即名肉瘿；筋脉露结者，名筋瘿；赤脉交络者，名血瘿；随忧愁消长者，名气瘿"的分类法。金元时期的张从正在《儒门事亲・瘿》中提出经常食用海带、海藻、昆布可治疗和预防瘿病。明代李时珍在《本草纲目》记载了用黄药子酒治疗瘿病，还有"常把镜自照，觉消便停饮"及"以线逐日度之，乃知其效也"的用药方法和疗效观察方法。陈实功在《外科正宗・瘿瘤论》言"夫人生瘿瘤之症，非阴阳正气结肿，乃五脏瘀血、浊气、痰滞而成"，指出瘿瘤主要由气、痰、瘀三者相互交阻而成，书中记载的海藻玉壶汤至今在临床广泛应用。清代沈金鳌在《杂病源流犀烛·颈项病源流》中称瘿病又为瘿气、影袋，指其多由气血凝滞日久，逐渐结肿。

一、病因病机

中医认为瘿病的发生主要是由情志内伤、饮食及水土失宜、体质因素等导致肝郁脾伤、气血运行不畅、气滞津停生痰，气、血、痰相互交阻壅结而成瘿病。

（一）病因

1. 情志内伤

忧思日久，肝气不顺，失于条达，气机郁滞，则津液凝聚成痰，气滞痰凝，交阻于颈前发为瘿病。正如《严氏济生方·瘿瘤论治》记载："夫瘿瘤者，多由喜怒不节，忧思过度，而成斯疾焉。大抵人之气血，循环一身，常欲无滞留之患，调摄失宜，气凝血滞，为瘿为瘤。"

2. 饮食及水土失宜

饮食及水土失宜，脾胃受损，功能失常，水湿不得运化输布，聚而生痰；气血运行异常，导致气滞、血瘀壅结。《圣济总录》记载的"泥瘿"，《诸病源候论》谓"饮沙水"和"诸山水黑土中出泉流者"，《杂病源流犀烛·颈项病源流》之"西北方依山聚涧之民，食溪谷之水，受冷毒之气，其间妇女，往往生结囊如瘿"。这些均说明饮食及水土因素与瘿病的发生有密切关系。

3. 体质因素

瘿病好发于女性。中医认为女性以肝为先天，肝经气血如遇情志、饮食等异常刺激，常引起气郁痰结、气滞血瘀及肝郁化火等病理变化。素体阴虚之人，痰气郁滞成瘿之后更易化火，火热加重痰瘀伤阴，常使病机复杂，病程缠绵，久治难愈。

（二）病机

瘿病的基本病机是气滞、痰凝、血瘀交阻壅结于颈前。本病初期多为气滞痰聚，痰气互结，搏结于颈前，壅结日久引起血脉瘀阻，进而气、痰、瘀三者合而为病。

本病的病变部位主要在肝、脾。肝郁则气滞津停，脾伤则津液不能输布，聚而成痰，痰气交阻，阻碍血脉运行，则气、血、痰壅结而成瘿病。瘿病日久伤及心阴，则可出现心悸、烦躁、脉数等症。

本病初期多为实证，日久则由实转虚，可见气虚、阴虚等，或者虚实夹杂之症。病变过程中病机亦常发生转化，比如肝气郁结，日久化火，形成肝火亢盛证；火热耗伤阴津，导致心肝阴虚火旺；气滞或痰气郁结日久，则深入血分，导致血行不畅，形成痰结血瘀之候。重症患者阴虚火旺的临床症状常随病程的迁延加重，当出现烦躁不安、谵妄神昏、高热、大汗、脉疾等症状时，则病情危重。若肿块在短期内迅速增大，质地坚硬，结节高低不平者，可能恶变，预后不佳。

（三）现代中医医家对瘿病的认识

米烈汉教授认为现代所谓瘿病与古代瘿病有所出入。古之瘿病多为饮食水土失宜——"轻水所"所导致的地方性甲状腺疾病，而现代的瘿病多因情志因素导致肝失疏泄，津液蕴结成痰，痰气互搏，交阻于肝经。

国医大师段富津认为甲状腺疾病基本病理变化为"肝气郁结"。若长期处于忧愁思虑，或忿郁恼怒的状态，导致肝失条达，疏泄失职，津液不能正常输布全身，凝结成痰。痰气、瘀血相交互搏而成瘿肿；气郁日久化火，则急躁易怒；肝病犯胃，胃热则消谷善饥；肝郁乘脾，脾失健运，则常觉乏力；肝火上灼心阴，心神失养，则心悸怔忡、烦躁不寐；病程迁延则久病及肾，水不涵木可致手足震颤。

名医刘喜明基于“壮火食气”理论，结合火热亢盛的证候特点，认为“壮火”亢盛，波及多脏，心肝两脏首当其冲。肝胆火盛，扰乱气机，则见烦躁易怒；肝火过亢，母病及子，肝火扰乱心神，故临床可见心慌、心悸；火盛无以制约，充斥于内则见怕热多汗，横犯中焦则见胃热善饥。

还有近代医者认为本病与肝、脾、肾三脏关系密切。肝主气机，气机郁滞，横逆犯脾，脾虚则水谷精微生化乏源，日久累及于肾；肾主一身之气，虚则周身气不循常道，津液运行随之不畅，可发为本病。

二、诊断与鉴别诊断

（一）诊断

瘿病以颈前喉结两旁结块肿大为临床特征，可随吞咽动作而上下移动。最初可如樱桃或手指头大小，一般生长缓慢，大小程度不一；大者可如囊如袋，触之多柔软、光滑，病程日久则质地变硬或可扪及结节；多发于女性，常有饮食不节、情志不舒的病史或发病有一定的地域性；早期多无明显的伴随症状，发生阴虚火旺的病机转化时，可见低热、多汗、心悸、眼突、手抖、多食易饥、面赤、脉数等表现。

（二）鉴别诊断

1. 瘿病与瘰疬

瘿病与瘰疬鉴别主要在于颈部肿块的位置与性状。瘿病肿块较大，一般在颈部前方中央，如《外台秘要·瘿病》云：“其瘿病喜当颈下，当中央不偏两边也。”瘰疬肿块一般较小，在颈部两侧或下颌且数目多少不等，如《河间六书·瘰疬》云：“夫瘰疬者，经所谓结核是也。或在耳前后，连及颈颌，下连缺盆，皆为瘰疬。”《外科正宗·瘰疬论》言：“瘰疬者，累累如贯珠，连接三五枚。”

2. 瘿病与消渴病

消渴病以多饮、多食、多尿、体重减轻为主要临床表现，“三多一少”症状常同时并见，但颈部无肿块。瘿病中的阴虚火旺证型以颈部有肿块为主要特征，虽有多食，但无多饮、多尿等症，常伴有心悸、眼突、烦热易怒、脉数等症状。

（三）瘿病的中西医诊断

瘿病的中西医诊断详见表15-1。

表15-1　瘿病的中西医诊断

西医病名	中医病名	中医诊断	西医诊断
单纯性甲状腺肿	瘿囊、影袋	颈前肿块，块形较大，对称，其状如囊，下坠至胸，触之光滑柔软	患者居住于碘缺乏地区或具有高碘饮食史，部分患者呈现典型甲状腺肿大家族史； 甲状腺肿大，但无明显的甲状腺功能异常征象； FT_3、FT_4一般在正常水平，甲状腺激素无异常； 甲状腺^{131}I摄取率正常或增高，但高峰不提前； 放射性核素扫描见弥漫性甲状腺肿，核素分布均匀，少数可呈无功能性结节图像； 缺碘性甲状腺肿者，尿碘排出率明显降低

续表15-1

西医病名	中医病名	中医诊断	西医诊断
甲状腺功能亢进症	气瘿、瘿气	颈前轻度或中度肿大，肿块触之柔软光滑，无结无根，可随吞咽而活动，并见急躁易怒，眼球外突，消瘦易饥	高代谢症状和体征； 甲状腺肿大； 血清甲状腺激素水平增高、TSH减低； 具备以上3项时诊断即可成立
甲状腺功能减退症	瘿病、虚劳	颈前瘿肿基础上，倦怠乏力、心悸、畏寒纳呆、水肿	甲减的症状和体征； 实验室检查血清TSH增高，FT_4减低，原发性甲减即可成立；如果TPOAb阳性，考虑甲减病为自身免疫性甲状腺炎，血清TSH减低或正常，TT_4、FT_4减低，考虑中枢性甲减
甲状腺结节	瘿瘤、肉瘿	一侧或双侧颈前结块，状如核桃，可大可小，可软可硬，甚至有核累累	结合病史、临床表现、实验室检查和甲状腺超声检查综合判断，超声引导下FNAC可对结节的良恶性进行有效、准确地评估
甲状腺炎	瘿痈	颈前瘿肿红肿热痛，甚至可化脓破溃	急性炎症的全身症状：甲状腺轻、中度肿大，中等硬度，触痛显著； 甲状腺毒症期：血清T_3、T_4升高，TSH降低，^{131}I摄取率减低（24小时<2%）； 甲减期：血清T_3、T_4逐渐下降至正常水平，TSH回升且高于正常水平，^{131}I摄取率逐渐恢复； 恢复期：血清T_3、T_4、TSH、^{131}I摄取率恢复正常
甲状腺癌	石瘿	一侧或双侧颈前结块坚硬如石，触之凹凸不平，坚硬有根，可随吞咽而上下	超声引导下FNAC，有条件时可将穿刺获取的细胞做分子生物学分析以协助明确诊断；颈部超声有助于评估颈淋巴结转移情况

注：TT_3：血清总三碘甲状腺原氨酸；TT_4：总甲状腺素；FT_3：血清游离三碘甲状腺原氨酸；FT_4：游离甲状腺激素；TSH：促甲状腺激素；FNAC：甲状腺细针穿刺。

三、辨证要点与治则

（一）辨证要点

1. 辨痰与瘀

本病初期，病在气分，多因气滞津停，痰气壅结于颈前，临床表现以颈前喉结两旁肿块质软不痛为主，理应从痰论治，治疗以理气化痰为重；病程日久则深入血分，血液瘀滞，血脉瘀阻于颈前，临床以颈前肿块按之较硬，久治未消，理当从瘀论治，重在活血化瘀。

2. 辨火旺与阴伤

本病常见证候肝火旺盛为实证、阴虚火旺为虚证。如见烦热，急躁易怒，眼突指颤，口苦，舌红苔黄，脉数者，为实证；如见心悸不宁，少寐多汗，指颤目涩，头晕倦怠，舌红，脉弦细数者，为阴虚。

（二）治疗原则

瘿病主要以气滞、痰凝、血瘀交阻搏结于颈前为基本病机。治疗应以理气化痰、消瘿散结为基本治则。病入血分而瘿肿质地较硬或伴有结节者，佐以活血化瘀；疾病后期表现阴虚火旺证候者，兼以滋阴降火。

（三）临证备要

甲状腺疾病的中医临证多参考瘿病辨证论治，瘿病存在痰瘀证候，临证应当辨清痰、瘀之侧重，辨其偏瘀血、偏痰结或兼夹虚实及寒热之不同，可根据病程的长短、甲状腺肿物的质地，以及有无结节加以区别。由于痰、瘀的交互壅结，治疗时应确定化痰与祛瘀的偏重。若痰瘀并重则当兼顾合治，分消其势。药物剂量以“中病即止”为宜，以免耗伤气血、阴阳。瘿病与情志密切相关，临床治疗中应注重预防，重视情志调节，防止情志刺激使得病情加重。

第二节　甲状腺疾病的中医治疗

甲状腺疾病的病机随着病程的延长发生着动态转化，在不同的病程时期其对应的病机特点亦不尽相同。因此，治疗时应根据不同的病机施以相应的治法及药物。本节主要论述甲状腺疾病的中医治疗及现代临床研究。

一、治疗

（一）中药治疗

1. 气郁痰阻证

临床表现：瘿病早期患者自觉颈部发胀，颈部前方结块肿大，质软，按之不痛，胸闷，善太息或伴有胸胁窜痛，情绪激动时加重，苔薄白，脉弦。

治法：理气舒郁，化痰消瘿。

代表方：四海舒郁丸加减。

方药组成：昆布、海带、海藻、海螵蛸、海蛤壳、青木香、陈皮。

功效：理气舒郁，化痰消瘿，软坚散结。

方解：方用昆布、海带、海藻、海螵蛸、海蛤壳共奏化痰软坚，消瘿散结之效；青木香、陈皮注重疏肝理气解郁。

加减：若见肝气不舒窜至两肋，胁痛伴胸闷者，可加柴胡、枳壳、香附、延胡索、川楝子以加强疏肝理气之功；若咽部疼痛肿大、声音嘶哑者，可加桔梗、牛蒡子、木蝴蝶、射干等以利咽消肿。

2. 痰结血瘀证

临床表现：颈前肿块按之较硬或触之有结节，久病未消，胸闷纳差，舌质紫暗，苔白腻，脉弦或涩。

治法：理气活血，化痰消瘿。

代表方：海藻玉壶汤加减。

方药组成：海藻、昆布、海带、青皮、陈皮、半夏、浙贝母、连翘、甘草、当归、独活、川芎。

功效：理气化痰，活血消瘿。

方解：方用海藻、昆布、海带专消瘿结；青皮、陈皮、半夏、浙贝母、连翘、甘草合用以理气化痰，软坚散结；当归、川芎养血活血。

加减：若兼胸闷不舒，可酌加广郁金、制香附、枳壳等理气开郁之品；郁久化火，灼伤阴液，见烦热、舌红苔黄、脉数者，可加夏枯草、牡丹皮、玄参、栀子等以清热滋阴；若见脾虚纳差、便溏者，可加炒白术、茯苓、山药等以健脾益气；若触之结块较硬或有结节者，可酌加黄药子、醋三棱、莪术、露蜂房、僵蚕、穿山甲等，以增强活血软坚、消瘿散结的作用；若肿块坚硬不可移者，可酌加土贝母、莪术、山慈菇、天葵子、半枝莲、犀黄丸等，以散瘀通络、解毒消肿。

3. 肝火旺盛证

临床表现：颈前结块轻度或中度肿大，触之柔软光滑，患者烦热易汗，性情急躁，口苦易怒，眼突手颤，舌质红，苔薄黄，脉弦数。

治法：清肝泻火，消瘿散结。

代表方：栀子清肝汤合消瘰丸加减。

方药组成：栀子清肝汤由柴胡、栀子、牡丹皮、当归、白芍、牛蒡子、川芎、茯苓组成；消瘰丸由玄参、生牡蛎、浙贝母组成。

功效：清肝泻火，清热化痰，软坚散结。

方解：方用柴胡疏肝解郁；栀子、牡丹皮、玄参清泻肝火，但不防疏肝理气之品伤阴；白芍柔肝缓急；川芎、当归养血活血，配合牛蒡子散热、利咽、消肿；生牡蛎、浙贝母专攻化痰软坚散结。

加减：若肝火旺盛，烦躁易怒表现较重者，可加龙胆草、黄芩、青黛、夏枯草等苦降肝火；若手指颤抖较明显，可加石决明、钩藤、白蒺藜、天麻等平肝息风止痉；若胃热内盛而见多食易饥者，加生石膏、知母清泻胃热；若火郁灼伤阴液导致阴虚火旺，见烦热多汗，舌红少苔，脉细数等虚热症者，可用二冬汤合消瘰丸加减治疗。

4. 心肝阴虚证

临床表现：颈前结块或大或小，质软，起病较缓，心悸不宁，少寐易汗，手指颤动，眼睛干涩，目眩乏力；舌颤，质红，苔少或无苔，脉弦细数。

治法：滋阴降火，宁心柔肝。

代表方：天王补心丹或一贯煎加减。

方药组成：天王补心丹由生地黄、玄参、麦门冬、天门冬、人参、茯苓、当归、丹参、酸枣仁、柏子仁、五味子、远志、桔梗组成；一贯煎由北沙参、麦门冬、当归、生地黄、枸杞子、川楝子组成。

功效：滋阴清热，宁心安神，养阴疏肝。

方解：方用生地黄、沙参、玄参、麦门冬、天门冬养心肝之阴，清心肝虚热；人参、茯苓益气宁心以解心悸易汗；当归、枸杞子养肝补血以柔肝；丹参、酸枣仁、柏子仁、五味子、远志养心安神以治心烦少寐；川楝子疏肝理气以解郁结。

加减：若阴虚风自内动，手指及舌体颤抖者，可加钩藤、白蒺藜、鳖甲、白芍以柔肝息风止痉；兼见脾胃运化失调，腹胀便溏者，可加白术、薏苡仁、山药、麦芽健脾益气；肾阴亏虚而见头晕耳鸣、腰酸腿困者，酌加龟甲、桑寄生、牛膝、女贞子滋肾阴强筋骨；久病正气耗伤，精血亏虚导致妇女月经量少或经闭，男子阳痿者，可酌加黄芪、太子参、山茱萸、熟地黄、枸杞、制首乌等扶正填精。

附：用药规律

①瘿病需根据病机的动态转化调整相应的治法及用药。如痰凝、血瘀、火盛等病机的不同，治宜选用不同的药物组合，如化痰散结，药用海藻、昆布、浙贝母等；或活血软坚，药用当归、桃仁、醋三棱、莪术等；或清热泻火，药用牡丹皮、栀子、夏枯草等。久病不愈，病机多由实转虚，如阴伤、气虚或气阴两虚，宜养阴生津、益气健脾，如药用生地黄、生黄芪、炒白术、茯苓、山药、黄精、麦门冬、五味子等。

②相同症状根据病程不同阶段治法不同。瘿病早期眼突，多属肝火痰气凝结，后期眼突，多为瘀血内阻脉络所致。早期应当治以化痰散结，清肝明目，后期应当治以活血散瘀，益气养阴。

③ 含碘药物的使用需谨慎。临床治疗瘿病的药物，如海带、海藻、海螵蛸、海蛤壳等消瘿散结之品，含碘量较高，临证时须分清患者是否是由碘缺乏引起的甲状腺肿大，若属甲状腺功能亢进之症，则使用时须慎重。

④黄药子的使用。《本草纲目》记载黄药子具有消瘿散结、凉血降火之功效，是治疗瘿病痰结血瘀证和肝火旺盛证之佳品，但黄药子有小毒，不宜长期服用且用量一般不超过10 g。

⑤疗程长短的选择。若患者瘿肿小，质软且治疗及时，多可汤药治愈，病程较短。若瘿肿较大，久病未消，疗程必要延长，为用药方便，可将药物改为丸剂、散剂使用。若肿块坚硬，推之不移且增长速度较快者，须排除恶性病变的可能。有阴虚火旺证候，神昏谵语等症状较甚者，须中西医结合进行治疗。

（二）其他中医疗法

1. 针刺治疗

《针灸甲乙经》是最早记录针灸治疗瘿病的书籍。书中记载：“瘿，天窗及臑会主之。瘤瘿，气舍主之。”古代的针灸医家治疗瘿病多采用近部取穴，这些腧穴大多分布于颈项部和上肢部，且腧穴间的配伍也以局部为主。最常选取且效果显著的穴位主要有：天突、肩髃、气舍、天府、臑会，对于不同证型，针灸穴位各有不同。

气郁痰阻型：治以疏肝理气、消痰散结。选取肝俞、风池、水突、内关、足三里为主穴。瘿肿较大，久病未消者，加刺瘿肿局部；烦躁失眠者加神门。诸穴均用泻法，强刺激，留针30分钟。

肝火旺盛型：治以滋阴降火、清心柔肝。临证时注意分清心肾、肝肾阴虚之偏重。偏心肾阴虚者，取心俞、肾俞、内关、神门、太溪、三阴交。偏肝肾阴虚者，取肝俞、肾俞、太冲、阳陵泉、太溪、三阴交。其中肾俞、太溪、三阴交用补法，中等刺激；心俞、内关、神门、肝俞、太冲、阳陵泉用泻法，强刺激，留针30分钟。瘿肿较大者加刺瘿肿局部，眼突明显者加刺目眶周围腧穴，手抖甚者加刺曲池、合谷。

心肝阴虚型：治以益气养阴。选取内关、足三里、关元、三阴交、复溜、照海，操作为提插补泻法，留针30分钟。

现代针刺研究以理气化痰、化瘀散结为原则，采取局部围刺为主，配穴取天突、足三里、三阴交、丰隆、阴陵泉、太冲的方法，通过整体辨证论治，疏通经络，改善气血运行，以扶正祛邪，破痰散结，治疗瘿病。

2. 艾灸治疗

唐代孙思邈在《备急千金要方》中卷二十四瘿瘤篇专论灸法治疗瘿病，是首次提出灸法治疗瘿病的医家。“瘿恶气，灸天府五十壮。瘿上气短气，灸肺俞百壮。瘿劳气，灸冲阳，随年壮。

瘿气面肿，灸通天五十壮……诸瘿，灸肩左右相对宛宛处，男左十八壮，右十七壮，女右十八壮，左十七壮，或再三，取瘥止……”历代中医从业者认为灸法不仅具有温通经脉、行气活血、祛寒逐湿等特有功效，还具有双向特异性调节作用，其特点是对机体亢进的功能可起到抑制作用，对于机体衰退的功能又能起到兴奋作用，使得人体趋于生理平衡状态。因此，对于甲状腺疾病的治疗尤为适宜。

瘿病的灸治多遵循按经取穴，瘿肿发于颈部，经脉所过主治所及，手、足阳经大多循行于此。因此，瘿病的灸治以选手、足阳经穴位为主。如手阳明大肠经的肘尖、肩髃、人迎、曲池、扶突、臂臑等；手太阳小肠经的天容、天窗；手少阳三焦经的臑会、消泺；足阳明胃经的气舍、冲阳；足太阳膀胱经的通天、肺俞、络却；足少阳胆经的浮白、风池、足窍阴、完骨、丘墟。此外，还有督脉的大椎、脑户，以及少数阴经穴位和经外奇穴。如手厥阴心包经的间使穴，任脉的天突穴，手太阴肺经的云门、中府、天府等，足厥阴肝经的中封、蠡沟，经外奇穴瘿俞等。

《神灸经纶》云：“天突治一切瘿瘤初起者甚妙，通天、云门、臂臑、曲池治血、肉、筋、气、石、耳后五瘿，中封治气瘿，兼灸膻中七壮，大椎，头瘿。”对治疗瘿瘤的效穴作了分类记载，如瘿病初起选天突穴，气瘿灸中封及膻中，头瘿灸大椎，通天、云门、臂臑、曲池主治血、肉、筋、气、石、耳后五瘿。

3. 中药外敷

《医学源流论》中“若其病既有定所，在皮肤筋骨之间，可按而得者，用膏贴之，闭塞其气……”是对中医外治法的记载。古文献中亦有用夏枯草和土豆捣碎成泥浆外敷来治疗瘿病的记载，意在取夏枯草清热解毒、散结消肿之功用，对于甲状腺肿大的患者尤为适宜。

瘿肿外敷：大黄、栀子、青黛、浙贝母、夏枯草、莪术、薄荷、冰片等，研末加凡士林调成糊状，涂在纱布及敷料上，敷贴甲状腺部位，3小时/次，2次/天。黄药子、生大黄、僵蚕、土鳖虫、贯众、连翘、明矾，研为细末，用醋、黄酒调成糊，湿敷患处，换药1次/3天。

突眼外敷：蒲公英、夏枯草、薄荷、红花、决明子、明矾，煎水待温洗眼，1次/天。

4. 穴位埋线

穴位埋线疗法是新时代针灸治疗的创新与发展，其以中医针灸理论为基础，将可吸收性外科缝线（蛋白线）刺入穴位内放置，对穴位产生持续的刺激，增强针刺效果以防止疾病发生。该法简便易行，可达到“深内而久留之”的目的，临床疗效佳且易被患者接受。

埋线取穴：天容、天突、足三里、三阴交、脾俞、肝俞、肾俞、心俞、气舍等，还有星状神经节和喉返神经。

5. 推拿治疗

推拿手法作用于体表。一方面，随着相对力的增强可节律性地压瘪血管壁，再随着相对力的减弱还原血管壁，实现血管壁的挤压复原，加快血液速度，增加血液流量，改善血液循环。另一方面，推拿手法通过调节下丘脑-垂体-甲状腺轴的神经、体液系统，直接调节控制内分泌系统，从而调整甲状腺相关激素的合成和释放水平，改善并维持机体内环境的稳态，提高机体自我修复的能力，最终达到治疗甲状腺疾病的目的。

通过点压、按揉颈项部腧穴，施行推拿手法操作有助于颈部经络通畅，气血流通，能有效改善患者颈部淋巴循环，达到行散气血、行痰顺气、软坚散结的作用，有利于肿大的甲状腺形态结构恢复到正常形态，从而提高患者生活质量。

6. 饮食治疗

日常所食五谷杂粮，亦具有四气五味的属性，以中药学的理论为基础，可根据瘿病的证型或病性选择相应的食物来辅助治疗。

甲状腺功能亢进的患者要少食或禁食含碘较高的食物，譬如海带和紫菜以及一些含碘丰富的海产品。对于阳亢偏盛的患者可以用金银花、菊花、枸杞子泡水喝，能起到清热降火、解毒的作用。

有相应药膳也适用于瘿病患者，例如酸枣仁饮（炒酸枣仁、百合、莲子心，水煎代茶饮）；黄花菜汤（黄花菜、甘草、白芍、郁金、合欢花、柏子仁、陈皮，水煎服）；鲫鱼粥（其中鲫鱼100 g，用纱袋装，糯米50 g，共煮粥食用）；猪肾栗子粥（猪肾150 g、栗子肉30 g、枸杞子15 g、大米50 g，煮粥常食）。

7. 情志调节

自古以来，中医学对于情志致病就非常重视，如《黄帝内经》云："喜怒不节则伤脏。"《养性延命录》记载："喜怒无常，过之为害。"情志内伤是瘿病发生的重要因素之一，所以情志调节在瘿病的治疗中显得尤为重要。

瘿病患者多忧虑急躁，情志状态的维持不稳定，易受不良情绪刺激是病情反复发作的关键。新医学卫生理念下，中医学提倡的心理保健观点，符合新时代治疗策略，这也正引起人们的重视。对瘿病患者开展综合性心理疗法，不仅可提高患者的生活质量，还能提高瘿病的治疗效果，稳定病情。

（三）小结

瘿病是以颈前结块肿大为基本临床特征的一类疾病的总称。主要病因是情志内伤，饮食及水土失宜，并且与体质有密切关系。气滞、痰凝、血瘀是瘿病的基本病理。新病多以气郁痰阻为主，久则痰结血瘀，亦可见痰气郁结化火之变证，继而肝火旺盛导致心肝阴虚、阴虚火旺等症状。治疗瘿病的主要原则是理气化痰、消瘿散结、活血软坚、滋阴降火，可针对不同的证候选用适当的方药。

保持良好心态，防止情志内伤，避免不良情绪刺激，以及针对各种因素的饮食调摄是预防瘿病的重要措施。国家实行"科学补碘、分类指导、因地制宜、不多不少"的补碘方针，在高碘和碘充足地区要求不食碘盐，在瘿病高发的碘缺乏地区实行区别补碘，做到缺多少补多少，大大降低了瘿病的发生率。

在病程中，要密切观察瘿肿的大小、质地软硬，以及活动度的变化，若瘿肿久治不消且增大变硬，推之不移，应考虑恶变可能，当合理改变治疗策略。

二、名医经验

现代临床治疗瘿病多以治肝为主，疏肝、清肝、养肝相辅相成。赵国岑在治肝基础上佐以化痰散结、活血化瘀之药以求标本兼治。方朝晖以顺气为先，常重用理气药，如制香附，广木香等，着重疏肝以行气滞。米烈汉在从肝论治的基础上，注重化痰散瘀，多用柴胡、陈皮、川芎、醋三棱、莪术等药，从气、血、痰三方面论治，共奏疏肝、活血化瘀之效。朱明方多以柴胡疏肝散加减，佐以化痰软坚、滋阴养血之药，以奏"疏其气血，令其条达"之效。瘿肿是瘿病最主要的临床表现，由气、血、痰单一或相兼壅结而成。据"结者散之"，段富津善用理气、化痰、活血、清热等散结法消除瘿肿。

陆灏以蒿芩清胆汤加减从三焦论治瘿病，提出瘿病的本质是"气不调和，气之变则生痰瘀"的观点。其认为气机通畅的关键在于中焦，中焦为枢，失运则三焦气乱，而且中焦最易受湿热困阻，故选蒿芩清胆汤加减，旨在清化中焦湿热，宣畅三焦气机。刘喜明常用黄连、黄芩以清"壮火"。"壮火"之余另有虚火残存于内，治宜滋阴壮水，以消其阳，常用百合、知母滋养阴津，清消虚火余热。若病情进一步发展，痰凝脉络，阻碍血行，生成瘀血，痰瘀互搏，胶着不化则会导致甲状腺肿块坚硬如石，临床常用浙贝母清热化痰、连翘解毒消肿、皂角刺消肿托毒。若逢甲状腺肿大日久，痰瘀凝滞，坚硬难消，则常加用莪术以破血散结、丹参活血行血，可有效改善甲状腺质地，缩减甲状腺体积。

三、当代临床医师对甲状腺疾病的中医研究

（一）甲状腺功能亢进症

临床治疗甲亢的病例时，医师根据甲亢的病因病机辨证论治，多以中药成方加减治疗，也有经验丰富的专家以自拟方随症加减治疗。王富春等用柴胡疏肝散治疗甲亢时发现，柴胡疏肝散可改善甲状腺功能，不仅能提高患者TSH水平，还能降低甲状腺激素、促甲状腺激素受体抗体（TRAb）、三酰甘油（TG）、抗甲状腺微粒体抗体（ATMA）及抗甲状腺球蛋白抗体（TGAb）的水平。丁治国认为甲亢多表现为阴虚内热证候，遂自拟滋阴清热疏肝方：以黄芩、生石膏、知母、酸枣仁、柏子仁、麦门冬、天门冬、玉竹、首乌藤、蒲公英、白芍、醋柴胡、醋香附、黄芪、半夏、陈皮等治疗。于志强强调了甲亢病程中肝郁致病的重要性，治疗以泻肝为主，常使用甲亢煎治疗。赵富民以消瘿散结、行气活血化痰为治疗原则，拟用玄夏消瘿汤治疗甲亢。一项随机临床试验报道，甲状腺肿分散方通过调节*IL-2*、*IL-8*和*IL-17*水平，改善了抗甲状腺药物治疗的甲亢患者临床症状。

中西药联合治疗甲亢可提高疗效，减少西药的不良反应和服用剂量。研究表明知柏地黄丸联合丙硫氧嘧啶治疗甲亢，能有效降低T_3、T_4、FT_3、FT_4水平，同时上调血清TSH水平，治疗效果优于单用西药治疗。孙扶等人的临床对照试验表明，中西药联合组的临床疗效均优于西药组。

综上所述，使用中西药联合治疗甲亢，既提高了临床疗效，也避免了单一治疗方案的局限性，同时也为中医药治疗甲亢提供了宝贵的临床经验。

（二）甲状腺功能减退症

临床用纯中药治疗甲状腺功能减退症，须辨清甲状腺功能减退症患者的脾肾阳虚、肝郁脾虚等证候，或疾病后期之肾气不足、命门火衰等证候。对于这些证候多以二仙汤、逍遥散为基础方加减变化，可辅助恢复甲状腺功能，达到临床痊愈的目的。吴思团队建立了一种超高效液相色谱-质谱联用的尿液代谢组学方法（UHPLC-Q-TOFMS），用于研究四逆汤对甲状腺功能减退大鼠的干预作用，发现四逆汤通过逆转部分紊乱的代谢途径，比如能量代谢、鞘脂代谢、氨基酸代谢、嘌呤代谢等，对甲减有明显的恢复作用。马英昌的研究发现，海藻玉壶汤中加甘草，虽然有违“十八反”之言，但可提高方内其他药物的生物利用度，增强治疗效果。已有研究在半夏厚朴汤的基础上加减，拟疏肝健脾，化痰行气汤治疗甲减，可显著改善患者症状并降低血清TSH水平。

在中西医结合干预甲减的临床研究中，金匮肾气丸联合左甲状腺素钠片、二仙汤联合左甲状腺素钠片，更能有效提高血清FT_3、FT_4水平，降低TSH、TPOAb、TGAb等水平，增加血清CD4+、CD4+/CD8+等免疫指标。洪秀瑜应用针刺及灸法联合西药治疗桥本甲减，可显著降低TSH、TPOAb、TGAb水平，增加FT_4含量。

（三）甲状腺结节

中医治疗甲状腺结节的研究现主要集中在药物和针刺两个方面。中药治疗以理气药为基础，配以清热、化瘀、补益等药物。李雅慧通过数据挖掘发现，治疗甲状腺结节最常用药物多以归肝经的苦寒药物为主，比如夏枯草、浙贝母等。有研究表明不同配伍的海藻玉壶汤可激活甲状腺过

氧化物酶和甲状腺球蛋白的基因转录，从而在一定程度上抑制丙硫氧嘧啶诱导的甲状腺结节肿大；行气化营汤可以减少多结节性和弥漫性甲状腺肿患者的甲状腺肿大。于丽娟发现“消瘤汤1号”可通过降低甲状腺最大结节直径和中医证候评分来有效治疗甲状腺结节。林达秋的一项研究发现，海藻玉壶汤可有效降低甲状腺结节的直径和横截面积。朱禹进行了中西医结合治疗良性甲状腺结节临床疗效的Meta分析，以评估中药治疗甲状腺结节的临床疗效。总体而言，与单独使用西药相比，中药汤剂联合西药具有更好的治疗反应。此外，联合治疗可有效缩小甲状腺结节的最大直径，显著降低FT_3、FT_4、TSH水平及中医证候评分。这些发现为中药疗法在甲状腺结节治疗中的临床应用提供了可靠的证据。

杨玉平用毫火针、李志娟用六寸金针透刺、徐颖等用围刺法加甲状腺激素片治疗甲状腺结节，发现配合针刺疗法可明显抑制甲状腺结节的增长，明显促进甲状腺的恢复。

（四）甲状腺炎

甲状腺炎的中药治疗应重视辨证与辨病相结合，马建治疗甲状腺炎常以玄夏消瘿汤疏肝理气、软坚散结、补脾益肾，并且在原方基础上结合临床症状进行加减变化。乔静等使用亚甲散（由蒲公英、青蒿、黄芩、生地黄、连翘、牛蒡子、柴胡、丹参、赤芍、炙甘草组成）联合中药膏剂外敷治疗亚急性甲状腺炎，发现中药内外合治不仅可以减轻炎性反应，还能降低亚急性甲状腺炎的复发。现代研究证明，在实验性自身免疫性甲状腺炎大鼠模型中，海藻玉壶汤可通过逆转血清T_3、T_4、TGAb和TPOAb水平、组织病理学变化和TRAIL蛋白表达，对甲状腺起到了显著的保护作用。另有研究表明，薯蓣皂苷元可以改善自身免疫性甲状腺炎大鼠模型中T_3、T_4、FT_3、FT_4和TSH的表达，降低TRAb、TGAb和TPOAb的浓度，其机制可能与*cAMP-PKA-Creb*通路的激活和*S100A9*基因表达的下调有关。

崔云华等辨证治疗脾肾阳虚型桥本甲状腺炎，选取天突、膻中、中脘、关元和大椎、命门、肾俞两组穴位，并以温补活血的中药隔药饼灸治，能有效改善患者情绪，降低炎症指标。方振伟等采用赵氏雷火灸疗法，灸治涌泉、肾俞、脾俞、关元、气海、足三里等穴位，发现雷火灸能明显降低桥本甲状腺炎甲减期患者的血清TPOAb和TMAb水平。

（五）甲状腺癌

甲状腺癌的中医分型尚无统一标准，但该病初期以实证为主，久病以虚证为主的观点已得到认可。现临床多以肝郁气滞、痰瘀互结、瘀热伤阴、气血两虚、气阴两虚、脾肾阳虚等证型进行辨证论治。

甲状腺癌术前多表现为痰瘀伤阴证候，周仲瑛常用五味消毒汤合银翘散，加之百合、沙参、鲜石斛配伍以滋阴制阳治疗。术后元气大伤，气血、阴阳俱虚，马科用右归丸合二神丸加减治疗，能有效改善患者症状，若辨证见偏气虚者用四君子汤，偏血虚者用四物汤治疗。

现代医学研究发现，*BRAF V600E*基因突变与甲状腺癌的复发、远处转移有着密切联系，而痰浊型甲状腺癌基因突变率明显高于其他证型，可高达80.9%。消痰散结方可显著改善*BRAF V600E*基因突变患者术后的长期预后，其抗肿瘤机制可能是抑制了*BRAF*基因突变介导的丝裂原活化蛋白激酶通路。另有研究报道称夏枯草可提高促凋亡蛋白*BAX*的水平，下调抗凋亡蛋白*Bcl-2*的表达，激活*caspase 3*级联并诱导甲状腺癌TPC-1和FTC-133细胞系发生凋亡。易焦宇团队通过网络药理学分析，一方面阐明了雷公藤红素对甲状腺乳头状癌的药理作用，包括*MMP9*、*JUN*、*ICAM1*和*VCAM1*在内的47个靶基因被证明是雷公藤红素抗癌作用的中心靶蛋白。另一方面的功能富集分析表明，雷公藤红素靶向的蛋白质在*IL-17*、*NF-κB*和*TNF*等免疫微环境相关的信号通路中显著富集。这些结果均表明雷公藤红素可以通过上述机制抑制甲状腺乳头状癌的发展。

（六）医案举隅

张某，女，30岁；2018年4月24日初诊，心悸5年，加重10日。患者5年前突然出现心悸，同时伴有体重大幅下降、怕热多汗、性情急躁。检查发现甲状腺功能异常，诊断为“甲状腺功能亢进症”，予以甲巯咪唑片10 mg，2次/日，规律口服后上述症状好转。之后患者持续监测甲功，2017年1月甲状腺功能恢复正常，维持治疗6个月后停用甲巯咪唑。患者10日前生气后出现心悸不止，复查发现甲状腺功能指标升高，特来就诊。刻下症：心慌、心悸严重，睡眠轻浅，夜间易醒，食量正常，二便正常。舌胖嫩，苔薄黄滑，脉弦小数。查体：手颤（+），甲状腺Ⅱ度肿大，质软。

1. 首诊

西医诊断：甲状腺功能亢进症（难治性甲亢）

中医诊断：气瘿。

辨证：阴虚内热证。

治则：扶阳益阴，兼清里热。

处方：①甲巯咪唑片10 mgqd，口服；②生黄芪30 g，玄参15 g，黄连3 g，黄芩3 g，炒白芍10 g，炒枣仁10 g，14剂，水煎服，每日早晚分服。

2. 二诊

2018年5月22日患者自诉服药后心悸消失，睡眠好转，现食欲不佳，进食量少，形体瘦弱，二便正常，余无不适。舌胖，苔薄干，脉沉弦数。

查体：面红有小疹，手颤（-），甲状腺Ⅱ度肿大，质软。

辨证：阴虚内热证。

治则：扶阳益阴，兼清虚热。

处方：生黄芪30 g，玄参20 g，麦门冬10 g，百合15 g，知母10 g，五味子6 g，生麦芽15 g，14剂，服法同前。

3. 三诊

2018年7月17日患者自诉近日工作劳累，压力较大，面部红疹反复发作，易疲劳，饮食睡眠尚可，二便正常。舌胖红，苔薄黄，脉弦细。

查体：手颤（-），甲状腺Ⅱ度肿大，质软。

辨证：气阴两虚，兼有痰热。

治则：清热益气，化痰散结。

处方：①甲巯咪唑5 mg，隔日1次，口服；②生黄芪30 g，黄连3 g，黄芩6 g，浙贝母10 g，连翘15 g，14剂，服法同前。

4. 四诊

2018年10月23日患者自诉药后睡眠正常，体重稳定，活动后乏力，面部仍有红疹发作，二便正常。舌胖红，苔黄厚，脉弦细滑。

查体：手颤（-），甲状腺Ⅱ度肿大，质软。

辨证：正气亏耗，痰火内盛。

治则：清热益气，化痰散结。

处方：生黄芪30 g，黄连3 g，黄芩6 g，浙贝母10 g，连翘15 g，凌霄花6 g，14剂，服法同前。

5. 五诊

2019年1月24日患者自诉药后体力可，体重未变，时手汗增多，面部红疹好转，偶有发作。

舌体胖大，色红，苔薄黄，脉弦细小数。

查体：手颤（-），甲状腺Ⅰ度肿大，质软。

辨证：气阴两虚，兼有瘀热。

治则：扶阳益阴，清热活血。

处方：生黄芪30 g，玄参15 g，黄连3 g，连翘15 g，凌霄花6 g，赤芍10 g，14剂，服法同前。

患者自发病至第五次复诊，甲状腺功能已恢复正常，甲状腺肿大缓解至Ⅰ度，诸症好转。

（王金海）

参考文献

[1]祁海燕，肖洋，王高雷，等.基于中医传承辅助平台米烈汉教授治疗瘿病用药规律分析[J].临床医学研究与实践，2020，5(28)：128-130.

[2]曾明星，向楠，陈继东，等.甲状腺疾病中医病名规范化探讨[J].中国中医基础医学杂志，2019，25(10)：1343-1345.

[3] WU S, TAN G G, DONG X, et al. Metabolic profiling provides a system understanding of hypothyroidism in rats and its application[J]. PLoS One, 2013, 8(2): e55599.

[4] MA Y C, ZHANG Y, ZHAI Y J, et al. Development of a uplc - tq/ms approach for the determination of eleven bioactive components in Haizao Yuhu decoction plus - minus Haizao and gancao drug combination after oral administration in a rat model of hypothyroidism[J]. Molecules, 2017, 22(1): 2-18.

[5] BAI L T, ZHAO J , GAO J L, et al. Effects of Shuganjianpihuatanxingqi decoction on mild subclinical hypothyroidism: A SPIRIT compliant randomized controlled trial study protocol [J]. Medicine , 2018, 97(45): e13183.

[6] YANG M L, LU B. Treatment of goiter with traditional chinese medicine regimen Xing Qi Hua Ying Tang: A clinical study on 72 patients with multinodular and diffuse goiter[J].Journal of Alternative and Complementary Medicine, 2018, 24(4):374-377.

[7]SONG X H, ZAN R Z, YU C H, et al. Effects of modified Haizao Yuhu Decoction in experimental autoimmune thyroiditis rats[J]. Journal of Ethnopharmacology, 2011, 135(2):321 - 324.

[8] ZHANG C F, QIN L L, SUN B J, et al.Transcriptome analysis of the effect of diosgenin on autoimmune thyroiditis in a rat model[J]. Scientific Reports, 2021, 11(1):1-12.

[9]YI J, TIAN M, HU L F, et al. The mechanisms of celastrol in treating papillary thyroid carcinoma based on network pharmacology and experiment verification[J]. Annals of Translational Medicine, 2021, 9(10):866.

第十六章
甲状腺结节的应对策略

第一节　甲状腺结节超声诊断规范

近年来，彩超检查在甲状腺结节的诊疗和监测过程中越来越常规使用，通过甲状腺的彩超影像学特征可实现如下功能：①术前评估甲状腺结节的良恶性和颈区淋巴结转移情况；②超声引导细针穿刺抽吸活检术（US-FNAB）；③监测术后甲状腺术区和颈部淋巴结是否存在复发；④良性甲状腺结节的动态监测等。由于甲状腺疾病的诊疗过程更加依赖超声检查，所以超声检查的规范化显得尤为重要。此外，随着超声影像学技术不断发展，可更加精确地诊断和评估甲状腺结节，其诊断指标也不断更新，所以本文综合国内外超声的诊断指标更加精确规范地指导甲状腺诊治。

一、超声对甲状腺结节及颈部淋巴结的诊断

（一）甲状腺结节的超声评估指标

超声特征评估如下：①结节的位置（甲状腺左、右侧腺叶或峡部，上、中、下三级，与甲状腺被膜的解剖关系）；②结节的大小（长径、宽径、高径）；③结节的形态（纵横比的数值）；④结节的内部结构；⑤边缘状态（光滑、不规则）；⑥结节的边界（清晰、模糊、难以评估）；⑦钙化种类（改良的Kobayashi K分类：微钙化、小钙化、不规则粗大钙化、规则粗大钙化、实质内微钙化、混合型钙化）；⑧血流状况（血流分布丰富度和血流速度）；⑨结节回声形式（中回声、高回声、强回声）。上述超声特征可对甲状腺结节行恶性风险评估，可根据以上超声特点综合评估是否需行FNAB。

微钙化、边缘不规则、纵横比>1是其特异超声征象，对甲状腺癌的诊断具有很高的价值。甲状腺结节钙化的Kobayashi K超声分类如下：Ⅰ型，微钙化；Ⅱ型，小钙化（1 mm≤病灶直径<1 mm）；Ⅲ型，不规则粗大钙化；Ⅳ型，规则粗大钙化（圆形、条形或环形直径≥1 mm）；Ⅴ型，实质内微钙化（病灶直径<1 mm）；Ⅵ型，混合型钙化（至少有Ⅰ型～Ⅳ型的组合）。若超声特征仅有大钙化时，不一定提示恶性病变。对于肿瘤侵犯的超声征象常表现为不完整的环状钙化且外周可见软组织边缘，常提示此结节为恶性病变的概率很高。结节边缘状态中的不规则与边界不清相比，前者常提示恶性结节，后者多见于良性结节。此外，纵横比>1常提示甲状腺癌，伴小的实性结节诊断效果更优。若病灶直径<1 cm且伴低回声超声特征时，则此结节的良性病变机会极

高。结节具有丰富的血流，但以此作为独立预测甲状腺癌的指标尚未统一。

（二）超声对甲状腺结节的恶性风险分层

目前，甲状腺结节良恶性的评估标准使用最多的是2015年美国甲状腺协会发布ATA指南，该指南以结节的超声特征进行良恶性风险评估，将其分为以下5类：高度可疑恶性、中度可疑恶性、低度可疑恶性、良性可能性较大及良性结节。

1. 高度可疑恶性

高度可疑恶性，以实性或囊实性为基础，同时可伴特异超声征象、边缘钙化中断、侵犯甲状腺被膜；有70%～90%的恶性风险，此类病变最常见于甲状腺乳头状癌。若病变直径≥1 cm者，推荐行FNAB；若病灶直径<1 cm者，ATA指南建议综合考虑以下情况决定是否行FNAB，如腺外侵犯、淋巴结转移、年龄、高危人群等；若患者无腺外侵犯、淋巴结转移等恶性超声特征，一般不建议行FNAB，可定期随访观察。此外，年龄≤40岁的甲状腺癌患者可考虑行FNAB。

2. 中度可疑恶性

中度可疑恶性，低回声实性结节，无特异超声征象和被膜外侵犯，有10%～20%的恶性风险。该类患者提示甲状腺乳头状癌的敏感性为60%～80%。若病灶直径>1 cm，建议行FNAB。

3. 低度可疑恶性

低度可疑恶性，等（或高）回声实性结节，无特异超声征象及腺外侵犯，有5%～10%恶性风险。等（或高）回声提示甲状腺滤泡状癌和滤泡变异性乳头状癌。该类患者的病灶直径>1.5 cm，可考虑行FNAB。

4. 良性可能性较大

良性可能性较大的超声特征：海绵征样，无特异超声征象及腺体外侵犯；结节恶性风险<3%。

5. 良性结节

良性结节即囊性结节，其恶性风险<1%，通常不推荐行FNAB。FNAB可用于大结节或出现压迫症状，穿刺标本应行细胞学检查。

（三）超声弹性成像技术在甲状腺结节的应用

超声弹性成像技术可用于因甲状腺常规超声显像出组织硬度较差时的辅助诊断。此外，与常规超声检查相比，其优势是具有更高的灵敏性及特异性，可更早地发现甲状腺病变，从而更早地采取干预措施，防止良性病变向恶性进展的可能。

（四）超声造影检查评估甲状腺结节的价值

近年来，超声造影越来越广泛用于评估甲状腺结节内的微血管状况。与常规甲状腺超声相比，超声造影的优势是可清晰地显示甲状腺结节的血供，以获得更多血流灌注的定量诊断信息；当甲状腺结节形成时，可发生与正常甲状腺组织区别的异常增强超声征象，对于良恶性甲状腺结节的鉴别更有价值。有研究显示，良性常表现为快进慢出的超声特点，恶性多表现为快进快出、高增强的影像特征。然而，此前关于超声造影的研究数据显示，其诊断的特异性具有较大差异，有待更多的影像学研究深入探索。

（五）颈部转移性淋巴结的超声特征

恶性超声征象如下：微钙化、高回声、淋巴结前后径增大及存在周边型血流，诊断时应综合上述超声征象进行综合评估诊断。如与甲状腺癌病灶的描述一样，颈部可疑恶性淋巴结也应全面详细描述。对于转移性淋巴结应按颈部淋巴结分区详细描述，还应包括转移淋巴结的大小、位置和淋巴结超声征象等。若超声提示可疑恶性的转移性淋巴结且转移淋巴直径>8 mm，可行US-FNAB，进一步行细胞学检查或测定冲洗液的甲状腺球蛋白（Tg）。若Tg≥1 μg/L，常提示可疑淋巴结转移，并且Tg水平与淋巴结发生转移呈正相关。

（六）甲状腺癌术后超声评估

分化型甲状腺癌患者术后长期随访的常规检查项目推荐甲状腺超声，其主要目的是监测甲状腺术区和颈部淋巴结是否存在新发癌灶。评估此类患者颈部转移性淋巴结可用具有较高敏感性的高频超声（≥10 MHz）检查。

对于术后病理证实为分化型甲状腺癌的患者，应评估其复发危险度分层（低、中、高危）。其评估标准如下：肿瘤是否腺外侵犯或累及邻近（或远处）的器官；肿瘤是否R0切除和远处转移；全甲状腺切除术后血清Tg水平是否回到正常值；是否伴甲状腺癌家族史。当颈部彩超发现淋巴结>8 mm，建议行FNAB-Tg检查，若检测Tg>10 μg/L，常提示肿瘤新发转移灶。若淋巴结病灶（8～10 mm）在动态随访颈部超声中无增大表现或未发生周围重要结构侵犯时，可不必行FNAB或其他干预措施。

1. 儿童

儿童甲状腺结节伴TSH水平受抑制时，推荐甲状腺闪烁扫描检查。若病变结节摄取^{131}I增加，常提示功能自主性结节。

2. 超声辨别良恶性及个体化诊断

随访观察中甲状腺功能检测和超声特征指导甲状腺结节的初步治疗。某些超声特征，如囊性或海绵状外观提示良性病变，不需要额外检查。可疑的声像图包括固体成分、低回声、不规则边缘和微钙化，应立即进行细胞学评估。其他特殊诊断手段，如分子检测，只在选定的病例中需要，如不确定的细胞学检查（占所有活检结果的0%～30%）。从超声和细胞学报告得出的初始风险评估应确定治疗的必要性以及后续随访的类型、频率和时间。治疗包括简单观察、局部治疗和外科手术，前提都要基于恶性肿瘤的评估风险。使用超声和细针穿刺活检（必要时）和分子检测的诊断方法，促进了个性化的、基于风险管理的治疗方案，促进了高质量的护理，降低了治疗成本也取消了不必要的检测。

3. 超声诊断呈假阳性

类比美国放射学会（ACR）发布乳腺疾病的超声分类法（TI-RADS）。目前，我国使用最广泛的是Kwak TI-RADS分类与ACR TI-RADS分类。2个超声分类系统的主要指标包括：结节的性质、回声、形态、边缘、钙化。甲状腺超声中，结节的性质具有较客观的诊断，剩余4种超声征象均可发生一定的主观诊断。此外，由于超声医师的临床工作经验不同，其得出的诊断结论也并不完全相同（存在同图异证和同证异图的现象）。因此，甲状腺结节的TI-RADS分类误差往往导致过度诊治，常导致甲状腺假恶性过度诊断如下：①结节伴钙化；②早期结节性亚急性甲状腺炎；③结节的纵横比>1；④回声显著降低的结节；⑤假性突破被膜的结节。对于影像学技术的不断发展，从而进一步改善TI-RADS分类，使其发挥更加精确的诊断功能，最大程度减少过度诊断，从而减少后续的过度治疗（如增加住院费用、导致更多并发症等）及减轻患者的心理压力。

二、小结

总之，超声作为诊断甲状腺结节最主要的诊断工具，具有便捷、无创、经济、准确等特点。近年来超声探头技术的发展，使得超声对结节大小、体积、回声的测量愈发精准，并随着TI-RADS诊断系统的建立，超声造影、弹性成像、3D成像等技术的开发，超声诊断不再是单一的检查，而是更加丰富、精准、能够提供更多临床资料和现象的检查。根据超声诊断提示的信息，进一步行造影、CT或MRI、FNA，妥当制定甲状腺疾病全程管理的精准个体化诊疗方案。

第二节　CT或MRI

本文将从甲状腺结节的流行病学、影像学检查（主要是CT或MRI）及其最新的功能特点信息，论述如何为患者提供最优的诊疗计划和定期的随访策略。对于甲状腺结节的影像学检查，颈部甲状腺B超的准确度、灵敏性、特异性均较CT和MRI高。目前没有足够的证据支持CT和MRI区分甲状腺癌和良性结节的能力，除非有证据表明肿瘤有局部侵袭或转移；然而，这些方法可能有助于确定甲状腺肿大的范围是否向胸内或后咽部延伸；如果怀疑晚期甲状腺癌向消化道或喉返神经侵犯且存在淋巴结转移，它们可以作为附加的诊疗方式。同时，使用静脉造影剂以给予优化成像。CT比超声更能准确判断气管受压程度，虽然MRI是CT的替代品，但CT是首选，因为它具有较低的呼吸运动伪影风险、较短的扫描时间和较高的分辨率。因此，CT对整个颈部的淋巴结状态评估更有效，但是对于疑似甲状腺结节应首选超声检查。

相关研究的流行病学调查数据显示，对于含碘丰富度高的地区，其妇女和男性分别发生明显甲状腺结节的概率为5%、1%。然而，随着患者的年龄达60岁时，估计至少一半健康人群可发生1个甲状腺结节。事实上，当颈部/颈动脉超声、CT或MRI用于其他指征时，报道的“甲状腺偶发瘤”高达70%。有结节的患者中，7%～15%患有甲状腺癌。

与甲状腺B超相比，CT的优势如下：清晰显示癌灶与周围组织的解剖结构关系，目前的指南建议对怀疑为晚期甲状腺疾病的患者进行术前增强CT扫描，可充分评估颈部淋巴结转移，尤其在Ⅵ、Ⅶ区。甲状腺恶性结节CT特征如下：浸润性生长、分叶状或毛刺样形态、边界不清、咬饼征、细颗粒状及中央钙化、侵犯并突破被膜和沙粒样钙化。良性结节以囊性变和高强化、粗颗粒状及边缘钙化为主，其呈膨胀性生长、包膜完整、边界清晰。良恶性结节均有钙化，对于CT发现的孤立钙化结节，行增强CT后病灶体积增大，则提示结节更倾向于恶性病变。良性病变的CT及增强常呈膨胀性生长，均匀或环形强化；而恶性病变多为浸润性生长，与周围结构分界不清，肿瘤周围残圈样强化。相关研究认为晕征、伪影和CT值>67.5 HU为甲状腺良性结节伴粗钙化的影像诊断，尤其是强化后的晕征是诊断伴有粗钙化的良性结节的独立危险预测因子。

MRI检查无辐射，可显示结节的位置、形态以及邻近的组织结构关系，对结节内出血、囊性变敏感。磁共振弥散加权成像（DWI）可通过组织中水分子的扩散状态来鉴定结节性质的指标，良性结节的平均ADC值高于恶性，诊断的准确度、灵敏度和特异度分别为93%、87%、96%。有研究认为：短径>0.5 cm的甲状腺结节，DWI可有效鉴别其性质。

多层螺旋CT（MSCT）的优点是具有高分辨率和精度，可对可疑病变组织进行增强造影，进而提高对恶性病变的诊断价值；其可评估病变的周围血管、回声性质及状况等。恶性结节的特点：不规则形态、多伴坏死、少有沙粒样钙化；良性结节的特点：囊性、形态规则、无微小钙化、均匀强化及边界清晰。本检查诊断结节性质的敏感性、特异性分别为80.00%、79.17%，提示其诊断价值较高。

超声检查在判断甲状腺结节原发灶大小和体积方面，具有简便、快捷、清晰的特点。病灶侵犯周围组织时，CT和MRI因其精准的组织分辨率、空间分辨率可以反映病灶的扩散范围。其中，MRI可以测量ADC，对结节的良恶性具有较高的分辨力。

第三节　FNA适应证和禁忌证

甲状腺结节行细针穿刺活检（FNA）时，应明确其适应证和禁忌证，应考虑行该检查的必要性、可行性以及风险性。若甲状腺结节具备适应证者，则建议行FNA。然而，若患者仅满足FNA的必要性，但不具备可行性且存在高风险（或发生风险时缺乏有效的应急方案），则不建议行FNA。

一、适应证

临床工作中，对于需要快速获取甲状腺病变的病理学诊断并且满足FNA适应证，推荐在术前诊断或术后定期随访全过程行FNA检查。当甲状腺超声征象提示高度怀疑甲状腺乳头状癌（PTC）、髓样癌（MTC）或未分化癌等恶性病变时，为进一步获取病变的病理诊断，建议术前或消融治疗前行FNA检查。

甲状腺结节行细针穿刺活检（FNA）时的适应证有以下几点：

①甲状腺结节直径>1 cm，甲状腺结节超声动态监测发现实性结节增大、血流信号丰富、出现沙粒样钙化等恶性征象。恶性超声征象如下：极低回声，形态和边缘不规则，纵横比>1，微钙化，血流增多且紊乱，囊实性病变中实性病变伴以上恶性征象。

②甲状腺低回声实性结节直径≤1 cm且伴高危因素（如幼年颈部辐射史、甲状腺癌家族史等）、超声恶性征象、升高的血清降钙素（>100 ng/L）、（18F-FDG）PET显像阳性、相关*RET*原癌基因突变疾病。

③甲状腺超声检查提示病变倾向于良性甲状腺结节，患者自愿接受FNA而获得明确的病理诊断。

④具备复发风险因素的不同类型的甲状腺癌拟行基因检测者。

⑤甲状腺超声检查高度怀疑颈部淋巴结转移或者无法排除可疑恶性病变。

⑥对于甲状腺结节的最大径<5 mm且位置特殊难以穿刺，可由经验丰富的医师行US-FNAB。

二、禁忌证

甲状腺结节行细针穿刺活检（FNA）时的禁忌证有以下几点：

①患者凝血功能差或长期服用抗凝药，具有严重出血倾向。

②FNA途径可导致邻近重要器官损伤。

③患者处于高凝状态，穿刺前充分评估病情后形成颈内静脉血栓。

④患者存在颈动脉不稳定斑块，容易发生脱落。

⑤甲状腺结节的超声征象提示高度怀疑滤泡性病变，并且病理科医师缺乏滤泡性结节的诊断经验。

⑥结节最大径<5 mm，超声无法清晰显示病变详细位置，并且操作者不能精准命中病变。

⑦患者因频繁剧烈咳嗽和吞咽等，而难以配合FNA。

⑧拒绝有创检查者。

⑨对于穿刺部位发生感染者，应待感染恢复后方可行FNA。

⑩女性月经期为相对禁忌证。

三、甲状腺结节的排除指征

甲状腺结节的排除指征有以下几点：

①甲状腺超声征象提示海绵征的结节（极低度恶性）。

②甲状腺核素显像确诊为具有自主摄取 ^{131}I功能的热结节。

③甲状腺彩超检查诊断的纯囊性结节。

四、FNA的穿刺方式

US-FNAB技术常用且安全性高，其常用的穿刺方式有以下两种方法：负压和无负压FNA，可根据患者的实际病情选择单用或联合运用。为了保证其准确性和成功率，可多部位重复穿刺同一结节。甲状腺结节疑有超声恶性征象，同时合并囊性病变时，在囊实性病变的实性部分中取材，抽取囊液进行细胞学检查。

五、儿童FNA

儿童甲状腺结节的诊疗可参考成人方案，但以下特殊情况应加以重视：

①应以甲状腺结节的大小为基础，外加甲状腺US特征的综合判断，以明确是否需行FNA。

②所有儿童进行FNA时均须在超声引导下。

③该类患者的甲状腺高功能结节不应行术前FNA。

④对于可能存在的弥漫性浸润性PTC，可行FNA。

⑤当FNA病理结果处于中间状态时，不建议重复FNA，应行甲状腺腺叶+峡部切除术。

六、FNAB临床意义及结果评价

FNAB的准确性受多种因素影响，包括穿刺经验、穿刺标本的制片技术水平及病理医生的诊断水平等。对于行FNAB技术经验丰富的医师，假阴性率为1%～5%，表明该检查具有非常高的可靠性。对甲状腺结节行US-FNAB检查，可获取足够的穿刺标本，避免因操作取材不当而导致术后细胞病理学诊断结果呈假阴性。因此，建议对甲状腺结节级别较高者应多点、多部位、重复充分穿刺取材涂片。

尽管细针穿刺可充分获取标本，但仍会发生甲状腺细胞的良恶性难以病理诊断的情况，原因在于甲状腺疾病的病理类型多种多样。如分化良好的甲状腺滤泡状癌与甲状腺滤泡状腺瘤的病理细胞学形态常难以区分；与后者相比，前者常具备包膜或侵犯血管。若发生标本细胞病理学无法做出诊断，则只可通过甲状腺手术切除病变结节进行最终的组织病理学这一金标准检查。

为了便于甲状腺FNAB的统一规范管理，建立了甲状腺Bethesda系统。FNAB诊断的Bethesda系统分类标准如下：

Ⅰ：不能诊断/不满意

穿刺标本结果为：囊液、上皮细胞量少、血液遮挡细胞等。提示甲状腺恶性风险为5%～10%，若遇此类情况，建议重复行US-FNAB。

Ⅱ：良性

此类病理类型包括：符合良性滤泡结节、桥本甲状腺炎、亚急性甲状腺炎。常提示甲状腺恶性风险为0%～3%，推荐患者密切观察病情，定期随访监测病变结节。

Ⅲ：意义不明的非典型细胞/滤泡性病变

恶性风险为10%～30%，可考虑重复行FNA、分子检测或手术。约80%患者可经重复FNAB明确细胞学诊断；若患者伴高危因素，可直接行手术治疗。

Ⅳ：滤泡性肿瘤/可疑滤泡性肿瘤

通常提示甲状腺癌的恶性风险为5%～40%，推荐行分子检测或手术。虽然FNAB无法鉴别甲状腺滤泡状癌与甲状腺腺瘤，但是可根据病理细胞形态与其他良性结节相鉴别。若病理细胞学结果提示甲状腺滤泡状癌，建议行手术治疗。如果病理细胞学是嗜酸细胞肿瘤，则应注明。

Ⅴ：可疑恶性肿瘤

此类病理类型包括：可疑乳头状癌、髓样癌、转移性癌、淋巴瘤。恶性风险为50%～75%，建议行手术治疗。

Ⅵ：恶性肿瘤

此类病理类型包括：乳头状癌、低分化癌、髓样癌、未分化癌、鳞状细胞癌、混合成分的癌（应注明具体病理细胞学成分）、转移性恶性肿瘤、非霍奇金淋巴瘤和其他病理类型。恶性风险为97%～99%，应行手术，但转移癌、非霍奇金淋巴瘤、未分化癌除外。

对于患者术前的临床症状或影像学检查高度疑似甲状腺恶性病变者，若Bethesda系统分类为良性，建议行二次US-FNAB，其结果仍为良性时，可考虑临床定期随访监测。当结节行二次FNAB仍难以诊断者、随访监测时结节增大（条径线较前检查相比增大）或者伴高危因素者，可考虑行粗针穿刺活检（或手术切除标本行病检）。

七、甲状腺结节的FNAB结果判断与临床处理

在判断甲状腺结节的良恶性术前检查中，FNAB相较于其他影像学检查的敏感性高、特异度高和性价比好。US-FNAB的操作简单易行，其取材的成功率和诊断特异性均>85%。甲状腺原发病变和淋巴结病变行术前US-FNAB可避免过度手术，并且指导制定合适的手术诊疗方案。通常超声提示的恶性结节易穿刺，若超声提示结节最大直径<5 mm，FNA的病理结果常表现为假阴性。对于结节多发者，建议优先穿刺分级（TI-RADS）较高的病变结节。若多发结节的超声征象均提示低度恶性，可考虑仅对最大直径结节行FNAB或定期常规超声随访监测病变结节。

八、小结

细针抽吸活检是一种比空心针穿刺活检更为安全、便捷的活检技术，虽然取材细胞量少，不能进行免疫组化染色，但对定性及确定诊疗方案有非常积极而重要的临床指导作用。在选择细针抽吸穿刺时，应严格遵循适应证、禁忌证，以免造成颈内血管损伤、血肿、结节内血肿、气管压迫等。

第四节　治疗原则

甲状腺结节大部分为良性，通常无须手术处理且恶性肿瘤中乳头状癌占多数，为“懒癌”，所以并非所有结节都需手术，应遵循相应的条件，避免过度治疗、医疗资源浪费、患者不必要的经济支出、医源性并发症等。如下可行手术治疗：辅助检查提示癌变、气道或食道压迫、药物治疗无效的甲亢、胸骨后甲状腺肿、患者愿意手术、进行性生长、具有恶变倾向或高危因素。可根据病灶的大小行甲状腺次全切除术或甲状腺腺叶切除术。目前，双侧多发的甲状腺结节易复发，可行全甲状腺切除术；若评估该术式可造成严重的低血钙和喉返神经损伤，亦可行次全切除术。双侧弥漫性结节可行全甲状腺切除术；如单侧病变，对侧是单发结节，则探查对侧甲状腺，发现

的肿块切除送冰冻病理检查，根据冰冻病理检查决定手术方式，术后辅以L-T_4治疗。第一次非主要患侧的手术范围越小越好，减少复发病变的二次手术难度；若术中冰冻病理提示结节癌变，手术切除方式和范围应按癌的原则进行。

对于少数患者，因首次术后残留的甲状腺肿块，若干年后需二次手术。如何避免上述情况的发生，两个因素尤为重要：首次选择的术式及术后的治疗方案。目前常见的术式有如下6种：甲状腺结节摘除术、甲状腺部分切除术、甲状腺腺叶切除术、甲状腺一侧腺叶+对侧部分切除术、甲状腺近全切除术和全甲状腺切除术。为了减少喉返神经及甲状旁腺损伤，常用甲状腺部分切除术或一侧腺叶+对侧部分切除术，若术后未行激素替代治疗，结节易复发，部分患者需再次手术。此类患者因软组织粘连等造成解剖结构错乱，使手术难度及手术并发症增加，亦可增加患者的疼痛和心理压力。选择甲状腺结节的术式，若病变位于单侧腺叶者，可行甲状腺腺叶切除术；双侧腺叶均有病灶者，行近全甲状腺切除术或全甲状腺切除术。若单侧病变有手术指征，而对侧病变直径<1 cm者行术中探查，如能探及肿块，则行肿块切除；如未发现肿块，则随访观察。为了减少TSH对残留甲状腺的刺激，常给予L-T_4行替代疗法，尽管使用规范的替代治疗，仍有少数患者有再次手术的风险。

胸骨后甲状腺肿指胸廓入口以下的甲状腺肿体积超过50%，占甲状腺手术的1%～15%。因为胸骨后左侧有主动脉弓和左颈总动脉解剖关系，所以本病多见于左侧，手术治疗最有效。本病可分为3型：Ⅰ型，不完全性胸骨后甲状腺肿；Ⅱ型，完全性甲状腺肿；Ⅲ型，胸骨后迷走甲状腺，极少见，其血供多发于胸内血管。前两型因甲状腺自身重力、吞咽活动和胸腔负压共同作用，易经气管前间隙下坠入胸腔，其血供来源于甲状腺动脉。绝大多数病变（Ⅰ型和Ⅱ型）可由颈部手术入路切除，仅少数Ⅰ型和Ⅱ型及小部分Ⅲ型要采用经胸骨或颈胸联合入路切除术。胸腔纵隔具有较大间隙，胸骨后甲状腺肿病变较大，容易压迫重要结构（气管、大血管）。因此，应用上述术式切除胸骨后甲状腺肿具有较大难度，还应由丰富经验的专科医师完成手术。所以，术前评估尤其重要，术中减少肿瘤出血亦很重要。对于特殊的甲状腺肿，即纵隔内有巨大肿块经纤维条索连接小的结节肿块，常难以发现其位置且易发生手术后肿块遗留纵隔内的现象，而遗留的肿瘤常挤压进入原发肿瘤切除时留下的间隙，经增强CT复查而发现肿瘤，应尤其注意。

儿童甲状腺结节的病变相对复杂，多为遗传性病变且甲状腺不易辨认，解剖难度较大，术后极易导致甲状旁腺功能减退。因此，应由经验丰富的专科医生处理儿童甲状腺结节和提供服务，应由多学科讨论以获得最佳治疗方案，从而最大程度减少对患儿的损害。甲状腺新生物的高危儿童，可每年查体一次。体检发现可触及的结节、甲状腺呈不对称形态和（或）颈部淋巴结异常肿大者，可行影像学检查。儿童具有甲状腺放射史，可行超声检查，但高危儿童的筛查是否采用常规超声存在争议。若患儿颈部病变>1 cm，可由经验丰富的专科大夫决定是否行手术治疗。

甲状腺结节的手术指征应严格把握，遵循相应的条件，避免过度医疗。在切除范围的选择上，应考虑到疾病可能二次复发，一定要避免残留或复发。胸骨后甲状腺肿是解剖上一种特殊的分类，应在充分把握解剖、影像的基础上设计术式，必要时联合胸外科进行手术。儿童甲状腺结节存在随访期间病灶变化大或难以确诊的情况。因此，须具有丰富经验的外科医生进行对手术指征的把握。

妊娠期间可以做甲状腺细针穿刺检查，如果考虑甲状腺结节良性的可能性大，可以延期至产后进行；妊娠期间发现可疑恶性的甲状腺结节，也可以延期至产后进行手术治疗，对其预后并无不利影响。

第五节　随　访

一、随访的意义和内容

随访的目的一方面在于对可疑、待评估结节的动态检测，排查恶性可能，避免病情加重（如压迫、影响吞咽、呼吸、发声等），恶化时应及时给予干预。另一方面对结节术后的患者进行复查，监测有无再发，功能有无改变，是否需要手术或药物性干预等。

随访内容是在问诊、查体基础上主要结合甲状腺B超，根据具体情况增减行FNAB和甲状腺功能（尤其是促甲状腺激素）检测。

（一）何时随访

关于随访的时间，国内外对无明显可疑的甲状腺结节建议的时间间隔为6～12或6～18个月，通常随访5年，5年以上趋于稳定，则不再随访。一项单中心的研究表明对不可疑的甲状腺结节的患者进行随访，结果显示71.4%的结节在大小上保持稳定，缩小甚至消失，绝大多数患者在诊断后5年保持临床稳定，不需要治疗；一些前瞻性多中心研究也证实大多数结节在5年随访期间无特殊变化。

（二）何时行FNAB

我国2022版甲状腺癌诊疗指南提出，对于甲状腺病变未行手术治疗者，若超声监测中原结节体积增大或出现恶性征象，推荐FNAB。对于囊实性结节，应根据实性部分的生长情况决定是否行FNAB。美国内分泌协会参考多个指南认为，50%～60%的健康人群中有甲状腺结节但无显著的临床症状。因此，主要挑战是排除恶性肿瘤，超声（US）和细针穿刺（FNA）是诊断的基础。良性甲状腺结节通常无须治疗，不建议L-T_4抑制治疗。经皮乙醇注射可作为复发的良性囊性变的一线治疗，而对于实心或混合症状的良性甲状腺结节，可以考虑超声引导的热消融治疗。对于恶性或可疑结节，可首选手术治疗。

有研究对在随访期间行活检的指征进行了研究，发现自更新的ATA指南发布以来，1/3的可疑甲状腺结节进行了活检，这似乎与结节特征有关，但与患者因素（年龄和并发症）无关。进一步地研究和开发决策辅助工具可能有助于为可疑甲状腺结节提供个性化的治疗方法。

（三）国内指南中的随访建议

我国指南在随访环节中指出患者甲状腺术后随访应常规复查颈部B超，若超声鉴别甲状腺良性病变术区和颈部淋巴结术区以及复发病灶困难时，可行甲状腺和淋巴结细针穿刺。若病变直径>8 mm且超声提示淋巴结恶性征象时，可行FNA细胞学检查+洗脱液Tg水平检测；对于病变直径<8 mm的淋巴结不伴增长或侵犯周围重要结构时，可定期监测。

（四）ATA指南中的儿童随访建议

对于儿童随访问题，ATA指南认为良性病变的随访常规推荐超声，若超声发现恶性征象或病变增长迅速时，可考虑FNA。若出现压迫症状、良性实性结节>4 cm、结节迅速生长、超声提示恶性征象时，建议手术治疗。

另有文献表明，儿童甲状腺的超声检查结果可能在一个相对较短的时间内发生变化，如甲状腺癌可能在一般儿童人群中以非常低的频率存在，所以可疑程度高的患儿，可能需要缩短随访时间间隔。

（五）孕妇甲状腺结节的随访

相关研究数据表明妊娠期甲状腺结节的患病率为3%～21%，与妊娠次数呈正相关。对于孕期甲状腺结节不推荐行L-T_4治疗，但经FNA证实生长迅速或超声疑似恶性征象者可考虑手术治疗。妊娠期间，若结节增长缓慢、病检示良性或无法确定良恶性病变时，一般无须手术治疗；若患者出现压迫症状，应考虑手术治疗。

（六）良性结节的随访

对于良性甲状腺结节可定期监测，无须特殊治疗。某些情况下，可行手术治疗、TSH抑制治疗、^{131}I治疗等治疗手段。

手术指征如下：①结节明显肿大，出现压迫症状；②伴甲状腺功能亢进，药物治疗无效；③胸骨后甲状腺肿；④结节考虑有恶变或伴甲状腺癌高危因素。

良性甲状腺结节通常不行TSH抑制治疗，但良性结节有自主摄取功能并伴甲亢者，建议行^{131}I治疗；单纯自主摄取功能者，可行^{131}I治疗。患者不适用于的^{131}I治疗是具备压迫症状或胸骨后甲状腺结节；^{131}I治疗禁用于妊娠期或哺乳期妇女。对多数良性甲状腺结节，建议6～12个月随访。可疑恶性或恶性结节，可适当减短随访间隔时间，并且部分患者须行甲状腺功能检查。

国外一项研究对穿刺后的良性结节如何随访，进行了论证，该研究纳入738例良性胶体结节患者，9例患者在首次超声后进行了甲状腺切除术。研究观察了646例患者，其中366例返回美国进行1次或1次以上的随访，6例为短期组（中位13个月），140例为长期组（中位57个月）。长期随访患者多于短期随访患者（中位数4 vs 2，$P<0.01$），长期组重复FNAs更多（18/140 vs 8/6，$P<0.01$）；但在间隔甲状腺切除术（140例中有13例，226例中有31例，$P=0.25$）或最终恶性病变（13例中有0例，31例中有2例，$P>0.99$）后接受手术的患者中，136例中有2例（1.5%）为恶性。研究认为，长期随访BCN患者尽管FNA和US重复次数增加，但恶性肿瘤检出率无显著改善。随访3年后，活检证实的BCN患者应考虑停止长期常规随访。

我国人口正面临老龄化，老年人甲状腺结节随访已成为一项重要的卫生健康问题，2021年我国发布了中国老年人甲状腺疾病诊疗专家共识，在随访环节提出：良性甲状腺结节患者，可定期随访1～2年，如随访过程中结节体积显著增大或出现新的超声恶性特征，可考虑行US-FNAB，不建议TSH抑制治疗良性甲状腺结节。伴治疗指征的结节，可以选择非（或）手术治疗；实性或混合性结节可热消融治疗；自主功能性结节及毒性结节性甲状腺肿可碘治疗；因需要治疗又无条件进行手术治疗的良性结节，术前评估后可手术治疗。

二、小结

国外有研究提出，老年人、体弱者不太可能受到甲状腺肿瘤本身的伤害，而过度医疗化可能弊大于利。对于这些人群，可以采用定期临床检查来进行监测。

可疑恶性结节的随访和治疗是FNA结果的2.5%～10.0%，而最终恶性可能高达70%。若无手术禁忌，都应该进行手术治疗。对FNA结果为阴性，但临床和B超检查高度怀疑为恶性肿瘤时，也可采取手术切除、冰冻切片组织学检查，不能诊断结节的原因有细胞数量太少、没有滤泡细胞、混杂太多血液和固定不良等。如果结节为囊性，往往只能抽吸出囊液而没有滤泡性上皮细胞，囊性结节的恶变可能性极低，可暂不手术而予以密切随访。如果结节为实性，应该在3个月之后再次进行FNA；如果重复FNA结果依然是不能诊断，则这些结节的恶性风险可达9%，应该积极进行手术治疗；如果患者随访依从性好并且结节直径≤1 cm，也可以在超声定期复查的条件下进行密切的随访。

目前对于如何进行恰当的治疗和随访仍存在争议。有些学者认为应早期给予手术切除、冰冻切片组织学检查，也有些学者认为可先进行一段时间的随访。有研究表明可进一步利用*BRAF*、*RAS*和*RET/PTC*等遗传标记以及半乳糖凝集素-3等蛋白标记来提高诊断的准确性，然而实际临床应用仍然十分有限。目前有学者认为应重复进行超声检查或者FNA；也有人认为应进一步进行^{131}I扫描，如果为“热结节”或“温结节”则在3个月或6个月后重复进行FNA，如果为“冷结节”应予以手术切除、冰冻切片组织学检查；也可对患者进行密切的临床和超声随访，一旦发现恶性风险增高，再及时进行手术。

一些前瞻性多中心研究对甲状腺结节的长期随访进行了相关研究，在5年的随访期间，大多数结节无变化，少数增大或缩小，仅有很小一部分恶变。这些研究结果认为：经超声引导下FANB得到的细胞学检查结果在评估结节良恶性时具有有效性，其假阴性率很低；根据常规超声监测结节生长情况来决定是否行FANB并不是降低甲状腺癌漏诊率的最有效的方法；超声检测到的多发结节但体积较小者不易恶变，结节体积变大不是结节恶变的预测因素。一些囊实性结节有恶变可能，因而动态随访是非常必要的，在超声检查中，还需要仔细询问病史进行甄别，如一些囊性、囊实性结节因囊液吸收、干瘪会成为“木乃伊结节”。

随访在甲状腺结节的诊断、观测、评估中占有重要的地位。近年来精准治疗、个体化治疗被提倡，甲状腺结节的随访也应当提倡个体化，对不明性质的病灶，设计适宜的随访方案、恰当的诊疗策略可以避免无谓的手术，尤其对儿童和老年患者，应着重根据年龄段、病灶特征进行个体化随访设计，降低儿童患者漏诊率，减少老年患者随访的非必要性，以免增加相应的风险、不必要的操作和并发症。

（郭琎祎、宋爱琳）

参考文献

[1] DURANTE C, GRANI L, LAMARTINA L, et al. The Diagnosis and Management of Thyroid Nodules: A Review[J]. Jama-Journal Of The American Medical Association, 2018, 319(9): 914-924.

[2]王萍，刘健，岳文胜，等.2016版《甲状腺结节超声诊断指南》与《甲状腺影像报告及数据系统诊断标准》在甲状腺结节诊断中对比研究[J]. 实用医学影像杂志，2018，19(01)：10-13.

[3] LEE J Y, BAEK J H, HA E J, et al. 2020 Imaging guidelines for thyroid nodules and differentiated thyroid cancer: korean society of thyroid radiology[J]. Korean Journal of Radiology, 2021, 22(5):840-860.

[4]陈宇思，张士德. 甲状腺结节的超声、CT及MRI影像学特征研究进展[J]. 现代肿瘤医学，2022. 30(03)：552-555.

[5]石灿，彭松，梁琪. 能谱CT及其联合甲状腺球蛋白检测对良恶性甲状腺结节的诊断价值[J]. 中国普通外科杂志，2021，30(11)：1359-1366.

[6]田文，孙辉，贺青卿. 超声引导下甲状腺结节细针穿刺活检专家共识及操作指南(2018版)[J]. 中国实用外科杂志，2018，38(3)：241-244.

[7]上海市医学会超声医学分会介入学组，上海市社会医疗机构协会超声医学分会介入与重症超声专业委员会. 超声引导下甲状腺结节细针穿刺细胞学检查实践指南(2019版)[J]. 中华超声影

像学杂志，2020，29(5)：369–383.

[8]顾诗瑶，黄瑛．应用超声引导下甲状腺细针穿刺技术比较四种临床指南的诊断效果[J]．中国医学影像学杂志，2019，27(11)：853–856.

[9]ESZLINGER M, LAU L, GHAZNAZI S, et al. Molecular profiling of thyroid nodule fine-needle aspiration cytology[J]. Nature Reviews Endocrinology, 2017, 13(7)：415–424.

[10]吴毅．关于甲状腺结节诊断和治疗的若干思考[J]．中国实用外科杂志，2010，30(10)：821–823.

[11]兰霞斌，张浩．美国甲状腺学会《儿童甲状腺结节与分化型甲状腺癌诊治指南》解读[J]．中华内分泌外科杂志，2017，11(4)：265–267.

[12]田文，张浩，孙辉．甲状腺手术切口入路、缝合技术与缝合材料选择中国专家共识(2018版)[J].中国实用外科杂志，2019，39(1)：34–38.

[13]FRANCIS G L, WAGUESPACK S G, BAUER A J, et al. Management guidelines for children with thyroid nodules and differentiated thyroid cancer[J]. Thyroid, 2015, 25(7)：716–759.

[14]GRANI G, SPONZILLO M, PECCE V, et al. Contemporary Thyroid Nodule Evaluation and Management[J]. J Clin Endocrinol Metab, 2020, 105(9)：2869–2883.

[15]BAJUK S K, GABERSCEK S, PIENAT V, et al. Five-year follow-up and clinical outcome in euthyroid patients with thyroid nodules[J]. Radiology and Oncology, 2021, 55(3)：317–322.

[16]DURANTE C, COSTANTE G, LUCISANO G, et al. The natural history of benign thyroid nodules [J]. JAMA：Journal of the American Medical Association, 2015, 313(9)：926–935.

第十七章
甲状腺疾病的健康管理

随着医疗技术的发展和人们健康管理意识的增强，国民总体健康水平有了极大的提高。但甲状腺疾病、心血管疾病、骨质疏松症等慢性疾病依然是威胁人们健康的重要因素，给社会和家庭带来了沉重的经济负担。就我国而言，慢性病已然成为危害国民健康的头号杀手。由于环境和个体免疫功能的改变，甲状腺疾病的发病率逐年增高，很多资料及研究显示已接近或超过糖尿病的发病人数。甲状腺疾病相比其他疾病来说比较特殊，其有着生存期长、影响多脏器多系统的慢病特征。对于绝大部分甲状腺术后患者来说，需要终身服药并进行长期规律性的随访，而受限于医疗机构的地理位置、医务人员数量及其他资源，很难做到对术后患者进行有效管理。基于此，目前慢性病患者的管理模式也逐渐发生着变化，更加强调自我管理与医生管理相结合的模式；医生和患者也更多地关注着疾病后期的治疗，更加注重疾病预防与健康促进。甲状腺疾病的健康管理包含甲状腺疾病的早发现、病程中可能存在的并发症、生活饮食方式的干预、特殊人群的健康管理以及患者在长期内科治疗的过程中规范用药和各种注意事项这些方面。

第一节　甲状腺的自我检查

甲状腺是人体最大的内分泌腺，其虽然形态小，但功能强大。正常情况下，甲状腺通过合成甲状腺激素控制机体使用能量的速度并合成蛋白质，从而调节身体对其他激素的敏感性。甲状腺激素维持着机体各个器官、组织的正常功能，调节着全身的新陈代谢。此外，甲状腺激素可以直接作用于心肌，增强心肌的收缩力，加快心率，从而调节心跳、脉搏、血液循环等。一旦甲状腺出现异常，几乎会牵连到全身的各个器官与组织。随着甲状腺疾病发病率的不断攀升，掌握甲状腺的自我检查是非常有必要的，针对甲状腺疾病高危人群，如果能在疾病早期通过自我检查实现早发现，那么甲状腺患者能够及时得到明确诊断，进而采取早期干预和正规治疗，有利于患者早诊早治。甲状腺可以从以下几个方面进行自我检查。

一、形态学检查

甲状腺疾病可能引起甲状腺腺体的肿大或局部出现肿物，患者可能会发现自己“脖子粗”或者颈部有肿块，此时可以按照如下方法进行甲状腺的自我检查，甲状腺疾病的高危人群在日常生活中也可使用此方法。

（一）视诊

正常甲状腺一般不会在颈部看到腺体的轮廓，生理状态下，在青春期时会存在生理性甲状腺肿，较瘦个体可能于体表看到甲状腺轮廓。当头后仰时，能更清楚地观察到甲状腺的轮廓，可观察到其大小和对称性。当存在甲状腺肿或较大甲状腺结节时可以很明显地看到肿大的甲状腺或肿物，有时在进行吞咽动作时，可显现肿大的甲状腺随吞咽动作而上下移动。颈短而粗或体形较胖的患者可将双手置于枕后，头后仰，这样更有利于观察甲状腺。

（二）触诊

患者站在镜子前，颈部放松，头微前屈，两指放在气管前，做吞咽动作，甲状软骨会随吞咽动作上下移动，其两侧即为甲状腺的触诊区域。检查左叶时，头微向左转，左手手指置于左侧胸锁乳突肌后缘向前轻推，右手拇指触摸左叶，右手手指向对侧推移甲状腺，以便于检查。检查右叶时，头微转向右侧，右手手指置于右侧胸锁乳突肌后缘向前轻推，拇指触摸右叶，左手手指向对侧推移甲状腺。检查时注意甲状腺的大小、质地及有无结节、是否对称、有无压痛等情况，检查动作宜轻柔，避免由于重压引起疼痛、咳嗽、憋气。

二、依据症状的自我检查

当存在以下症状时可考虑甲状腺疾病的发生，可结合甲状腺形态的自我检查，及时就医。

（一）情绪异常

甲状腺激素分泌异常会影响人的情绪，分泌过少容易导致情绪低落或抑郁，分泌过多容易造成情绪激动、亢奋或烦躁易怒。当发现无明显诱因的情绪异常时，排除心理因素后，可考虑甲状腺疾病的发生，及时就医，完善甲状腺功能检查及超声检查，初步筛查是否有甲状腺疾病发生。

（二）睡眠异常

如果在日常生活中出现总是感觉睡眠不足或充足睡眠后精力不足等情况，而且经过积极调整后仍不能好转，可能是由于甲状腺激素分泌不足引起的。反之如果出现失眠、难以入睡或者睡眠时间变短的情况，则可能是甲状腺激素分泌过多导致的，容易睡不着或睡眠时间变短，就应该警惕是否有甲亢发生。

（三）反应力异常

甲状腺激素分泌过多，会让人难以集中注意力；而分泌过少，则会出现健忘、反应迟钝等症状。

（四）心跳异常

如果在日常生活中经常出现感觉心脏要从胸腔里跳出来或者感觉心跳不规律等心悸、心慌的不适症状，要尽快去心内科、呼吸科等相关科室就诊，还须随诊内分泌科，争取早发现早干预。

（五）出汗异常

甲状腺激素分泌增多，会让皮肤变得潮湿多汗；而甲状腺分泌减少会导致汗液、皮脂分泌减少，从而出现皮肤干燥、粗糙，指甲脆、头发枯黄干燥等现象。

（六）体重异常

如果发现在饮食和运动习惯都没有改变的情况下，体重骤增或骤减，可能是内分泌系统出现紊乱，需要尽早就诊内分泌科。

（七）食欲异常

甲状腺激素过少会影响味觉和嗅觉，感觉吃到的食物异常，会影响食欲；而激素过多会导致食欲大增，进食量增加但体重不发生变化甚至出现体重降低。

（八）颈部异常

健康的甲状腺非常柔软，基本触摸不到，如果脖颈看起来变粗，能明显摸到肿大，甚至出现发声、吞咽和呼吸困难等症状，就要警惕甲状腺肿大等疾病。

第二节　甲状腺疾病的饮食

饮食是健康的基础和保障，良好的饮食结构不仅能为机体正常活动提供能量支持，而且能够改善因饮食问题造成的疾病问题。

甲状腺作为人体内最大的内分泌腺，与人的健康密切相关，直接或间接地调控机体的活动。由甲状腺分泌的甲状腺激素可调节三大营养素（蛋白质、脂肪、糖）的代谢和热能代谢，当患有甲状腺疾病时，及时做好饮食调整有利于症状的缓解与疾病的预后。

一、微量元素

甲状腺健康和甲状腺疾病的发病机制会受到饮食因素的影响，包括一些关键的微量元素（碘、硒、铁、维生素D）的摄入量及状态。

（一）碘

碘和甲状腺关系密切，甲状腺激素合成的初始步骤涉及通过碘化钠（Na^+/I^-）交联体（NIS）将血浆碘化物（I^-）转运到甲状腺滤泡细胞中，其在甲状腺激素的合成中起关键作用。不同甲状腺疾病的患者在饮食上对碘的需求不同。

1.适碘饮食

适碘饮食即为正常饮食，按照《中国居民膳食营养素参考摄入量（2018）》，成人每天只需摄入不超过6 g的食盐并加之均衡饮食，即可满足日常碘需求，适碘饮食适用于健康人群和甲功正常的甲状腺结节患者。

2.低碘饮食

低碘饮食简单来说就是每日的碘摄入量比正常推荐的摄入量少，即每天摄碘<120 μg。低碘饮食适用于患有桥本甲状腺炎或桥本甲状腺炎伴甲减的患者。低碘饮食对每日碘摄入有一定的控制，日常生活中使用加碘盐，则可通过限制海带、紫菜、海苔、虾皮等含碘量高的海产品来控制碘摄入。此外，也可使用无碘盐，此时可不用过分控制海产品摄入。

3.限碘饮食

限碘饮食需要严格控制碘摄入，但实际生活中，完全不摄入碘的情况极为少见。因此，此处提到的“限碘”，可以理解为严格限制高碘食物，如海带、紫菜、海苔、虾皮等。限碘饮食适用于甲亢、甲状腺结节伴甲亢、各种甲状腺炎伴甲亢以及需要进行^{131}I治疗的甲状腺癌。但限碘饮食具体需要限制到何种程度，还应遵循医嘱。限碘饮食可从以下几个方面进行自我管理。

不吃加碘盐，中国是世界上碘缺乏比较严重的国家之一，曾经一度流行甲状腺肿大，俗称“大脖子病”。为改善全国性碘缺乏症状，政府统一制订并实施加碘盐策略，有效地改善了我国碘缺乏的现状。目前市面上仍以加碘盐为主，也有为特殊人群准备的其他类型的盐，如低钠盐、海盐、竹盐、无碘盐等。因此，在购买时要认真查看成分表，如成分表中没有碘，则是无碘盐，同时无碘盐也会在外包装注明，便于消费者快速识别。

不吃含碘量高的海产品，饭桌上经常见到的海产品包括鱼类、藻类、虾贝类等，尽量避免食用。甲亢患者在治疗后，如甲功恢复正常，并且无明显肿大，可根据病情变化适当食用一些含碘量低的鱼类，但也要注意用量，每次不宜超过100 g，最好选择无碘盐制作。

不吃含加碘盐的加工食品，常见的各种加工食品，如火腿肠、泡菜、薯片、面包、饼干、辣条、豆干等食品，通常含多种食品添加剂和加碘盐，长期食用此类食物，容易造成碘摄入过量，需要限碘饮食的人群应尽量避免且应减少外出就餐，可选择自己动手制作不含碘的食物。

（二）硒

研究显示微量元素硒水平的降低与桥本甲状腺炎（HT）的发病有关，近年来补硒治疗也逐渐开始用于辅助甲状腺疾病治疗并被证明有良好的辅助效果。

硒在自身免疫过程中的作用尚不完全清楚，然而有许多迹象表明这种微量元素具有免疫调节特性。例如，它参与调节一些调节性T细胞。在HT的动物模型中，观察到硒的补充增加了该组淋巴细胞的水平，同时抗甲状腺球蛋白抗体和浸润甲状腺组织的淋巴细胞的浓度下降。与Th细胞相比，Treg细胞对氧化应激不那么敏感，这可能是由于这些淋巴细胞中抗氧化蛋白硫氧还蛋白1的表达增加，其还原是由硒酶硫氧还蛋白还原酶催化的。硒对免疫系统的潜在影响与甲状腺细胞中HLA-DR（人类白细胞抗原-DR同型）抗原的表达减少有关。这种效应可能是由硒的抗氧化特性解释的，因为注意到总的抗氧化状态和HLA-DR在这些细胞中的表达之间存在反比关系。硒也可能抑制甲状腺细胞的凋亡，即使在有刺激因素存在的情况下。基于这些可能的机制，补充硒元素可以一定程度改善桥本甲状腺炎增高的甲状腺抗体，对桥本甲状腺炎有一定的改善作用。多项研究显示优甲乐联合硒酵母片相比优甲乐单药可以更好地改善桥本甲状腺炎患者甲状腺功能及免疫功能，提高患者生活质量，而且药物的安全性有保证，具有临床参考价值。

（三）铁

甲状腺激素的合成需要抗甲状腺过氧化物酶（TPO）的作用，而它的活性中心是铁。因此，甲状腺激素的合成需要充足的铁。自身免疫性甲状腺疾病（AITD）经常合并其他自身免疫性疾病，如乳糜泻和自身免疫性胃炎，经常引起铁缺乏（iron deficiency，ID）。因此，人们并不总是意识到ID在AITD患者中其实也是常见的。研究显示与健康对照组相比，亚临床甲状腺功能减退症或高血压患者经常有较低的血清铁浓度和较高的ID患病率。

研究显示在接受甲状腺功能减退症治疗的妇女患者中，有5%～10%的患者在接受左甲状腺素（L-T_4）治疗后症状仍然存在，当她们接受了6～12个月的口服铁剂治疗后症状消失。这些妇女都没有贫血或红细胞指数超出参考范围，但其血清铁蛋白均<60 μg/L，将血清铁蛋白恢复到100 μg/L以上可以改善2/3妇女的症状。至少有30%～50%的甲状腺功能减退的患者在接受足够

的L-T_4治疗后仍有症状，这一研究提示甲减的患者可能同时存在隐性ID。

对AITD或甲状腺功能减退症患者应进行常规的ID筛查。如果发现ID或血清铁蛋白低于70 μg/L，乳糜泻或自身免疫性胃炎可能是其病因，应予以治疗，故而甲状腺疾病的患者可以注意补充铁。铁含量相对较高的食物包括肉类、鱼类、谷物、豆类、坚果、蛋黄、深绿色蔬菜、马铃薯等。然而，铁的吸收效率很低，不同食物的生物利用率不同，在饮食补充铁的同时应定期复查相关实验室检查。

二、其他

一些食物可能富含影响甲状腺激素合成的物质，食用过多可能同样会影响甲状腺疾病的发生发展，最常见的食物是十字花科蔬菜和豆制品。

（一）十字花科蔬菜

十字花科蔬菜，主要包括西兰花、卷心菜、球芽甘蓝、羽衣甘蓝、萝卜、白菜花、绿甘蓝和白菜等。这类蔬菜富含硫代葡萄糖苷，可产生甲基磺胺甲烷和具有抗癌性能的苯乙基和异硫氰酸酯。但同时硫代葡萄糖苷中的硫氰酸代谢物又可抑制甲状腺激素的合成。因此，尽管食用十字花科蔬菜对健康有益，但长期大量食用这类蔬菜可能会诱发或加重甲减症状。尚无研究统计每日食用多少十字花科蔬菜会对甲状腺功能产生负面影响。在临床实践中，并不要求甲减患者直接停止食用十字花科蔬菜，而是建议患者均衡饮食，合理食用即可。

（二）豆制品

豆浆、豆腐、酱油、豆豉以及味噌等豆制品中含有异黄酮，可抑制甲状腺激素合成所需的甲状腺过氧化物酶。因此，部分学者认为，甲状腺功能正常人群食用豆制品可增加甲减发病风险，而接受甲状腺激素替代治疗的甲减患者在食用豆制品后应增大药物剂量。既往研究显示，在食用碘充足的地区，甲状腺功能正常人群食用豆制品后血清甲状腺功能无异常。在临床实践中，我们并没有充分的理由要求成年甲减患者禁食豆制品，患者正常食用豆制品是合理的。

第三节　健康体检

健康体检以筛选、诊断早期脏器的器质性病变为目的健康检查项目，针对甲状腺的健康体检筛查，以往主要通过医生手部触诊完成，而这种判断的准确率为4%～7%。近年来，随着医疗技术的飞速发展，超声设备与成像技术也在不断完善并且在甲状腺疾病的筛检中发挥了重要的作用。

甲状腺疾病健康体检重点要关注以下几个方面：

①找对科室，明确就诊。甲状腺疾病属于临床上常见的疾病，一般三级医院都开设了甲状腺专科门诊，可以直接去专科门诊就诊检查。如没有开设专科门诊，可去内分泌科、腺体外科、甲状腺外科或普通外科就诊。

②关注自身变化，如实告知病情。在就诊过程中，为详细了解病情，医生会询问各种问题，在这个过程中就诊人要对自己的症状和病情仔细回顾，对之前的就诊史、服药史、治疗史要如实告知，不夸大其词，不刻意隐瞒。

③进行检查，了解相关指标。甲状腺功能检查，也称甲功检查，分为甲功三项、甲功五项和甲功全套检查。超声检查利用超声波接触身体后的反射波进行电脑处理并成像，可以清楚地看到甲状腺的位置、形态、大小、回声、血流等情况，并且大致判断其良性或恶性，对甲状腺癌的确诊意义重大。此外，针对甲状腺癌，还有细胞学检查，即通过穿刺提取细胞来确定良性或恶性。定期参加健康体检是及早发现疾病并先行预防的重要手段，特别是甲状腺高危人群，更要定期安排健康体检，关注甲状腺变化，如有不适，一定要及时就医。

第四节　骨健康管理

甲状腺激素对骨骼发育至关重要，是骨骼发育与维持的重要调节因子。儿童甲状腺功能减退会导致骨骼发育迟缓、线性生长减慢和骨矿物质积累受损，甲状腺激素替代治疗可有较好的疗效，但根据治疗前甲状腺功能减退症的持续时间和严重程度，恢复可能不完全。在成人中，甲状腺毒症会导致严重的骨质疏松症甚至骨折，但一般会得到及时的诊断和治疗，故而病例很少见。此外，最近的数据表明，亚临床甲状腺功能亢进症与低骨密度（BMD）和骨折风险增加有关。人群研究还表明，绝经后妇女甲状腺状态在参考范围内的变化与BMD和骨折风险的改变有关。总之，大量数据表明甲状腺功能的正常状态是维持成人骨骼结构和强度的基础。

软骨细胞、成骨细胞、骨细胞和破骨细胞组成骨骼中的4种主要细胞类型。软骨形成软骨细胞、成骨细胞和终末分化骨细胞来源于间充质，而重吸收多核破骨细胞则与单核或巨噬细胞谱系的前体细胞分化有关。软骨细胞和成骨细胞对甲状腺激素有直接反应，虽然破骨细胞活性对甲状腺状态的变化也很敏感，但仍不确定破骨细胞是否是甲状腺激素的直接靶细胞，或者甲状腺激素对骨吸收的影响是间接的，并且通过其他细胞类型中的主要甲状腺激素作用介导。此外，甲状腺激素对骨细胞功能的其他影响尚不清楚。

一、儿童甲状腺疾病与骨健康

（一）甲状腺功能减退症

儿童期甲状腺功能减退症相对常见，可导致骨骼发育迟缓、生长迟缓和身材矮小并伴有由于软骨内骨化缺陷导致的骨成熟受损。膜内骨化受损导致囟门闭合延迟，颅骨缝合线持续未闭，鼻梁通常扁平，面部宽阔。在严重未确诊病例中，存在完全的产后生长停滞和骨骼发育不良，特征性X线特征包括反映骨骺发育不良、先天性髋关节脱位、椎体不成熟、脊柱侧弯、囟门未闭和延迟出牙。及时使用甲状腺激素替代治疗的儿童会出现一段快速“追赶”的生长期，骨骼快速成熟，骨龄增加，最终可以达到正常的成人身高和骨密度（BMD）；但受限于甲状腺功能减退症的严重程度及其开始甲状腺激素替代治疗前的时间，有时可能并不能达到预期身高。

（二）甲状腺功能亢进症

儿童甲状腺毒症相对罕见，可导致膜内和软骨内骨化加速以及线性生长速率增加。但骨龄提前可能导致骨骺过早融合、生长早期停止，从而导致持续性身材矮小。在幼儿的严重甲状腺毒症中，可导致颅缝早闭并伴有神经系统后遗症。妊娠期未经治疗的甲状腺功能亢进也与颅缝早闭症有关，可能是危险的致病因素。故儿童甲亢应该及早治疗，避免产生不可逆转的后果。

总体而言，甲状腺激素以调节膜内和软骨内骨化，并且控制线性生长、骨成熟和骨化的速度。儿童期甲状腺功能减退导致骨骼发育和骨化延迟，但及时用甲状腺激素治疗可启动“追赶”生长并刺激骨骼成熟。相比之下，甲状腺毒症加速骨骼发育和骨矿物质沉积，但也可能导致身材矮小。因此，儿童甲状腺功能减退和甲状腺毒症均需及早治疗，生长期和青春期正常的甲状腺功能状态对于在成年早期建立峰值骨量和强度至关重要。

二、成人甲状腺疾病与骨健康

（一）甲状腺功能减退症

早期组织形态测定分析表明，甲状腺功能减退会导致骨更新率降低，成骨细胞骨形成减少，破骨碎屑细胞骨吸收减少，骨重塑周期延长但骨体积不变。这些变化非常缓慢，需要对未经治疗的甲状腺功能减退患者进行长期前瞻性随访才能通过非侵入性检查证明BMD的临床显著变化。因此，没有良好的临床数据证明成人甲状腺功能减退症存在显著影响骨骼的后果。

（二）甲状腺功能亢进症

相比之下，甲状腺功能亢进会导致骨更新率升高，骨重塑部位的起始频率增加，骨的吸收和形成增加时，重塑时间缩短；吸收与形成失衡时，导致每个重塑周期骨净损失约10%。因此，甲状腺功能亢进是骨周转率高的既定原因，骨质流失加速会导致骨质疏松症和骨折。由于早期诊断和治疗，未经治疗的甲状腺毒症引起的重症骨质疏松症现在很少见。此外，人群研究表明，甲状腺毒症的骨折风险增加，尤其是绝经后的女性。故而甲亢患者应及时治疗，还须监测骨密度等相关指标，如有异常及时干预。

（三）亚临床甲状腺疾病

亚临床甲状腺功能减退症在生化学上被定义为在TSH水平高于其参考范围的情况下，循环中的T_4和T_3的浓度在正常参考范围内。相反，当T_4和T_3水平在其参考范围内，但TSH浓度被抑制在参考范围以下时，会发生亚临床甲状腺功能亢进。亚临床甲状腺功能减退症对骨矿化和骨折易感性的影响尚未得到广泛研究，但最近一项Meta分析纳入了13项前瞻性队列研究，有70298名受试者的数据，结果显示亚临床甲状腺疾病与骨折无关。

越来越多的调查研究了亚临床甲状腺功能亢进与BMD或骨折风险之间的关系，大量人群研究表明，其与骨更新增加、BMD降低和骨折风险增加相关，尤其是在绝经后的女性中，尽管研究之间的异质性限制了一些Meta分析和综述的明确结论，但最近对70298名受试者数据的大型荟萃分析表明，TSH值低于0.01 mU/L分别与髋部和脊柱骨折风险增加2倍和3.5倍相关。总体而言，亚临床甲状腺功能亢进与骨质流失和骨折有关，尤其是内源性疾病患者。此外，一项研究对222138名TSH水平正常的受试者和9217名TSH低的个体进行了长达7.5年的随访，证明了甲状腺毒症的持续时间与骨折之间存在指数关联。在甲状腺功能正常的个体中，TSH每降低1个标准差单位时骨折的风险就随之增加（髋部骨折的风险比为1.45，$P<0.001$，HR=1.32，重性骨质疏松性骨折$P<0.001$）。

三、甲状腺功能正常参考范围内的变化与骨健康

一些研究表明，即使在正常参考范围内，甲状腺状态也可能是与BMD和强度相关的连续变量。已经发表了许多研究来解决这个问题，但数据一直相互矛盾，主要是因为研究间异质性，特别是关于队列的年龄和性别以及研究规模的差异。一项荟萃分析显示参考范围内较低的TSH和较

高的FT_4与髋部骨折风险增加22%～25%相关。

四、甲状腺癌的TSH抑制治疗与骨健康

甲状腺癌细胞表达TSH受体，TSH刺激肿瘤细胞的细胞增殖及碘摄取和甲状腺球蛋白分泌。因此，使用甲状腺激素进行甲状腺癌的TSH抑制治疗是有充分理由的。回顾性研究显示，该治疗可降低复发率和疾病特异性死亡。3项系统文献综述显示在绝经前的女性中，TSH抑制治疗对BMD没有影响，2项Meta分析显示对髋部、腰椎或桡骨的BMD没有影响，此外并没有更多的证据显示甲状腺癌的TSH抑制治疗与骨健康之间的关联。在绝经后的女性中，TSH抑制治疗对BMD的影响存在争议，2项Meta分析显示，TSH抑制治疗对腰椎BMD降低7%（CI 4%～10%），股骨降低5%（CI 2%～8%）相关。尚无前瞻性骨折数据，但TSH<0.05 mU/L的患者因骨折入院的发生率会高出2.5倍。在甲亢患者中，如果TSH被抑制<0.01 mU/L，髋部骨折增加3倍，椎体骨折增加4倍。总体而言，服用抑制剂量T_4的绝经后女性可能有骨质流失和骨质疏松症的风险。

综上，在甲状腺功能正常的人群中，甲状腺激素和TSH参考范围的变化与骨质流失有关，正常参考范围上限的甲状腺状态与BMD下降和脆性骨折风险增加有关。甲状腺毒症是骨更新高骨质疏松症的公认原因，会导致骨折易感性增加，由于及时诊断和治疗，这种并发症现在很少见。亚临床甲状腺功能亢进症也与男性和女性骨折风险增加有关，尤其是那些患有内源性疾病的人。甲状腺癌的TSH抑制治疗可能与绝经后妇女的骨质流失和骨折有关，对于正在接受长期TSH抑制治疗的有骨折风险的绝经后妇女，使用双膦酸盐来预防骨质流失是可行的。该领域尚无前瞻性研究，但服用双膦酸盐患者可能存在心房颤动和心血管意外死亡的风险，故根据最新的治疗指南，理论上可以使用其他抗吸收药物。尽管如此，仍然需要有针对性的前瞻性临床试验，为治疗干预提供明确的证据基础。

总体而言，与甲状腺激素合成代谢并刺激骨骼生长和矿化对幼年骨骼的影响相反，T_3在成年骨骼中发挥分解代谢作用并刺激骨质流失。故对患有甲状腺疾病的患者应常规检查骨密度等相关指标并在治疗原发病的基础上，补充维生素D、钙剂并加强营养，适当进行体育锻炼，同时防止跌倒诱发骨折。

第五节　与生育相关的问题

甲状腺疾病在育龄妇女中相当普遍。约11%的女性有甲状腺自身免疫，2%～3%有甲状腺功能减退，1%～2%有甲状腺功能亢进。近年来甲状腺癌发病率一直在上升，甲状腺癌是20～39岁女性中最常见的癌症。不孕症在患有Graves病与桥本甲状腺炎的女性中也很常见，约50%。迄今为止的数据和一些研究证实了亚临床甲状腺功能减退症和甲状腺过氧化物酶抗体（TPOAb）阳性对生产结局存在不良影响，并且左甲状腺素的应用有降低不良结局方面的益处。美国甲状腺协会妊娠指南建议在妊娠早期女性应检测促甲状腺激素（TSH），若TSH水平在2.5～10 mIU/L之间，应进一步完善抗TPOAbs的检测。对于抗体阳性的女性，且TSH介于妊娠特异性参考范围的上限和10 mIU/L之间，建议及时进行干预治疗，控制TSH水平在2.5 mIU/L和妊娠特异性参考范围的上限之间。对于抗TPO抗体阴性女性，建议考虑对TSH水平在妊娠特异性参考范围上限和10 mIU/L之间进行治疗，如果TSH在2.5 mIU/L和妊娠特异性参考范围的上限之间，则不进行治疗。在通过辅助生殖技术寻求妊娠的女性中，指南建议应使用左甲状腺素治疗亚临床甲状腺功能减退

症，目标为TSH<2.5 mIU/L。对于甲状腺功能正常且具有甲状腺自身免疫但缺乏明确获益证据的女性，鉴于低风险或有潜在获益，指南建议考虑治疗。关于甲状腺癌，指南建议女性在放射性碘（RAI）治疗后等待6个月、男性等待4个月才能怀孕，因为RAI给药后甲状腺激素水平可能控制欠佳且RAI对精子存在不良影响。

最近的两项随机对照试验显示左甲状腺素对甲状腺功能正常、甲状腺自身免疫患者的生育结局没有影响，同时研究关于卵巢中TPO表达和抗TPOAbs对甲状腺和hCG反应的影响的新数据也揭示了甲状腺疾病对生育影响的可能机制。过去曾提出3种关于甲状腺功能正常情况下甲状腺自身免疫与不孕症的关联性的假设。第一种假设，甲状腺自身免疫是一种表象，也就是说，它是广义自身免疫的标志物，其本身并不导致生育力下降；第二种假设，是甲状腺抗体直接致病于卵巢组织；第三种假设，是甲状腺自身免疫导致相对甲状腺功能减退，对生殖组织产生不利影响。因为甲状腺激素在该研究中对降低具有自身免疫的甲状腺功能正常的妇女的流产率和早产率有显著影响。研究还表明，甲状腺自身免疫导致甲状腺对左甲状腺素的反应减弱，这与早产有关。相关检查的结果显示甲状腺激素对甲状腺自身免疫女性的不良产科结局没有影响，与潜在的病理生理学机制一致，与甲状腺激素水平无关，而是与直接自身免疫现象有关。最近发现的成熟颗粒细胞的TPO表达，如果得到证实，将为甲状腺自身免疫对卵巢的潜在直接致病作用提供支持。

hCG通过其与TSH的高同源性，可以刺激甲状腺，以确保怀孕期间有足够的甲状腺激素供应。卵巢、子宫内膜、胎盘和胎儿都表达甲状腺激素转运蛋白、甲状腺脱碘酶和甲状腺激素受体，这些受体在各个繁殖和发育水平上介导甲状腺激素的作用。在自身免疫的早期阶段，或者当抗TPOAb水平较低时，主要影响可能是通过卵巢表面TPO抗原产生影响，此时用甲状腺激素进行干预，可能对生育能力并没有显著影响。在该阶段，降低抗TPOAb滴度（例如应用硒、类固醇或其他免疫调节剂进行治疗）可能是有效的。然而，随着甲状腺自身免疫的进展，它也可能导致甲状腺对hCG刺激的反应受损，在怀孕等额外需求的条件下提供不充分的甲状腺激素支持，最终导致亚临床甲状腺功能减退症。在这种情况下，甲状腺激素治疗也是有效的。

目前研究证实较高的TSH和（或）抗TPOAbs与女性亚群的不孕症和卵巢储备减少有关，但并非所有女性。TSH>4会增加流产率，并且抗TPOAbs与甲状腺功能正常不育妇女流产风险增加有关。最后，有关男性和女性放射碘治疗对生育能力影响的新前瞻性研究正在进行，其结果可能对RAI治疗甲状腺癌的生殖安全性有进一步影响。

第六节　长期服药的相关问题

甲状腺疾病的治疗通常需要一个长期的过程，一般情况下医生会建议服用甲状腺药物来辅助治疗。但长期服药对患者生理和心理均会产生不同程度的影响，长期服药进行治疗，必须进行药物不良反应监测，常见的药物不良反应有以下几方面。

白细胞减少：这种情况一般出现在用药的1～3个月时，严重者可发生粒细胞缺乏症，粒细胞缺乏最快可以在数天内发生。此阶段为患者初用药阶段，需要每2周左右复查1次血常规，重点关注白细胞计数和分类。甲状腺疾病的患者除了需要定期检查血常规关注白细胞计数以外，还需要实时监测患者有无发热、咽痛等情况。如出现白细胞或中性粒细胞明显下降的情况，应及时采取相应措施提升白细胞水平，如若血常规提示白细胞 $<3.0\times10^9/L$ 或者中性粒细胞 $<1.5\times10^9/L$ 时应该选择暂停药物的使用，对于服用药物所引起的白细胞减少或粒细胞缺乏的情况，除了须及时

停药外，还应该每2～3日复查1次白细胞和粒细胞水平，直至指标恢复到正常范围。此外值得注意的是，这类患者即使白细胞恢复正常，也不宜再次选用药物治疗。

过敏性皮肤反应：包括皮疹、瘙痒和风疹等，其发生概率为2%～5%。症状较轻时可以给予抗组胺药物或者换用其他治疗甲状腺疾病的药物，严重药疹反应必须停药并采用激素治疗。

药物性甲状腺功能减退：有时过量服用药物可导致甲状腺功能减退，如有上述情况，应立即减药或停药，严重时可使用左甲状腺素钠制剂。

肝功能异常：甲状腺功能亢进的患者在使用药物期间可能出现不同程度的肝功能异常，同时也可能出现胆汁淤积性黄疸、中毒性肝炎等。故而使用甲状腺药物时每1～2个月应检查1次肝功能，如发现肝功能异常应及时停药并酌情应用保肝药物处理。

依从性是指患者的行为与医疗、指导的一致程度，这些行为包括服药、饮食及生活方式的改变，理想的诊疗依从性是甲状腺相关疾病患者获得良好治疗效果及预后的前提。从心理行为方面来说，长期药物治疗特别容易产生依从性差的问题，进而影响药物治疗的效果。长期的药物治疗也会造成患者不同程度的情绪波动，导致焦虑、烦躁、抑郁等精神问题，需要家属及时关注并予以情感支持和鼓励。此外，甲状腺相关疾病的治疗与日常饮食和健康生活行为习惯息息相关，如在治疗过程中，不能认真遵循医嘱调整饮食和不良生活行为习惯，也会造成较差的预后。另外，无论是甲状腺功能亢进或减退，还是甲状腺癌术后治疗，都需要定期检测甲状腺功能，这也是患者就医依从性的重要体现。特别是在治疗初期，为避免出现严重的药物不良反应，必须严格遵照医嘱按时复查，切记不可擅自用药、减药或停药。

第七节　新药的临床研究

近年来靶向与免疫治疗在甲状腺癌领域进展迅速。相关的新药研发及临床应用也有着喜人的成果。

一、阿帕替尼

作为抗血管小分子多靶点激酶抑制剂，阿帕替尼在甲状腺癌领域已开展多项探索，早期研究成果曾发表于多部业内1区期刊，登上美国甲状腺协会年会、欧洲肿瘤内科学会等国际学术舞台。2021年12月16日，由北京协和医院林岩松教授和南京金陵医院秦叔逵教授共同牵头的全国20余家医院开展的“阿帕替尼治疗局部进展、转移性放射性碘难治性分化型甲状腺癌（RAIR-DTC）”的多中心、随机、双盲、安慰剂对照Ⅲ期临床研究（REALITY）结果显示，在进展性局部晚期或转移性碘难治性分化型甲状腺癌患者中，阿帕替尼能有效延长无进展生存期和总生存期。

二、卡博替尼

卡博替尼同样是多靶点小分子激酶抑制剂。2022年5月3日，欧盟委员会（EC）批准卡博替尼作为单一疗法，用于治疗患有局部晚期或转移性分化型甲状腺癌（DTC）、难治性或不符合放射性碘治疗条件的成年患者在之前的全身治疗期间或之后出现了进展。EC的批准是基于关键的COSMIC-311Ⅲ期试验的结果，在计划的中期分析中，证实该试验符合无进展生存期（PFS）的主要终点，表明与安慰剂相比，疾病进展或死亡的风险显著降低78%。另外，在EC批准之前，卡博替尼已于2021年9月获得美国食品药品监督管理局的批准，用于治疗12岁及以上患有局部晚期或转移性放射性碘难治分化型甲状腺癌（DTC）的成人和儿童患者，这些患者在之前的血管内皮生长因子受体靶向治疗后有疾病进展，并且是放射性碘难治性或不理想的。

三、安罗替尼

安罗替尼是国内首个获批放射性碘难治性分化型甲状腺癌（RAIR-DTC）适应证的国产原研多靶点酪氨酸激酶抑制剂。2021版《中国临床肿瘤学会（CSCO）分化型甲状腺癌诊疗指南》推荐安罗替尼用于复发或转移性RAIR-DTC的系统治疗。指南同时指出：安罗替尼无论疗效和安全性似乎并不逊色于海外原研的靶向药物。在一项关于安罗替尼治疗晚期MTC的双盲、安慰剂对照临床研究中，共91例患者入组。结果显示，安罗替尼可显著延长患者的无进展生存期（PFS）9.6个月（20.67个月 vs 11.07个月），客观缓解率（ORR）及疾病控制率（DCR）分别达48.39%和88.71%，同时安全性良好。

四、赛尔帕替尼

赛尔帕替尼是一个被批准专门用于携带*RET*基因改变的癌症患者的治疗药物，该药是一种选择性*RET*激酶抑制剂，能够阻断*RET*激酶，并阻止癌细胞生长。在一项全球多中心研究中，赛尔帕替尼治疗*RET*突变的甲状腺髓样癌，结果显示无论是否接受过卡博替尼和凡德他尼靶向治疗，治疗效果都是有效且持久的。

五、普拉替尼

作为强效高选择性抑制剂，普拉替尼对于*RET*靶点的抑制性非常之高，并且具有高度选择性，显示出确切的临床活性。在药物研发过程中，通过对药物进行结构改造和优化，改善了渗透性和半衰期，使得药物活性和作用时间大大提升。2022年ASCO更新数据显示，普拉替尼在治疗*RET*变异甲状腺癌患者中持续表现出良好的疗效与可控的安全性。经治*RET*突变MTC人群的PFS达到24.9个月，缓解持续时间（DOR）达到21.7个月，初治人群中位PFS和DOR仍未达到，这提示我们*RET*突变MTC患者一线使用普拉替尼获益会更多。另外，研究中纳入的MTC患者除了*RET M918T*突变，还有半胱氨酸结构域突变、*V804X*等多种类型，瀑布图结果显示，无论何种突变类型，均观察到肿瘤缓解。

对于碘难治*RET*融合甲状腺癌，目前已有报道显示，存在*RET*融合患者预后较差，常与患者发生复发、远处转移密切相关，无疾病生存期（DFS）更短。本次报道*RET*融合患者样本量扩大到21例，并且患者均为经治患者，43%的患者既往为≥3线以上治疗，43%患者伴有脑转移，ORR仍达89.5%，疗效很好；不论*RET*融合类型是哪种，均观察到肿瘤缓解，中位PFS达19.4个月。之前的报道结果显示，普拉替尼治疗*RET*融合患者中位至首次缓解时间为1.9个月，有望为该人群带来快速、持久的疾病缓解。

六、仑伐替尼/乐伐替尼

仑伐替尼与乐伐替尼作为抗血管药物，通过多种途径发挥抗肿瘤作用，可阻断多个信号通路（*FGFR 1-4*、*VEGFR 1-3*、*PDGFRα/β*、*c-KIT*和*RET*）抑制肿瘤生长，是抗甲状腺癌的利刃。SELECT研究探索并验证了仑伐替尼与乐伐替尼治疗RAIR-DTC的疗效和安全性，结果显示，仑伐替尼能够显著延长RAIR-DTC患者的中位PFS至18.3个月（$P<0.001$，HR=0.21），其ORR以及DCR高达64.8%和87.7%。SELECT研究的事后（post-hoc）分析提示：既往未接受过和接受过一次VEGF靶向治疗的患者，仑伐替尼组的中位PFS分别为18.7个月和15.1个月，这意味着仑伐替

尼二线治疗仍旧能为患者带来获益。

七、帕博利珠单抗

帕博利珠单抗作为一种免疫检查点抑制剂即*PD-1*抑制剂，临床研究表明帕博利珠单抗用于未分化型甲状腺癌疗效可期。未分化型甲状腺癌是甲状腺癌中治疗效果最差的类型，手术和放疗效果极差，生存期很短，希望将来能看到对间变性甲状腺癌（ATC）的疗效能够明显提升。

八、Tepezza

Tepezza是美国FDA批准的第一种也是唯一一种治疗甲状腺眼病（TED）的药物，于2020年1月获批上市，该药是一种全人源单克隆抗体（mAb），也是胰岛素样生长因子-1受体的靶向制剂。TED是一种严重的、进行性的、威胁视力的罕见自身免疫性疾病，与突眼、复视、视力模糊、疼痛、炎症和面部缺陷相关。

在美国眼科学会年会上公布了单抗药物Tepezza治疗甲状腺眼病的一项真实世界研究依从性分析结果显示：在医生开具处方Tepezza治疗TED的患者中，超过90%（n=995）持续治疗且完成了全部8次输液，表明在临床实践中患者对Tepezza具有非常高的依从性。该研究评估了1101名TED患者（71%为女性，平均年龄58岁），他们在2020年7月前开始接受Tepezza治疗，非依从性很低，约为1%（n=15）。只有8%（n=84）的患者报告因不良事件（AE）而停药，在因AE停药的患者中，报告的最常见不良事件与Tepezza临床试验中的观察结果一致。OPTIC研究中，接受Tepezza治疗的患者眼球突出发生了前所未有的减少，而这之前只有在活动性疾病结束后才能通过手术治疗。Tepezza的批准上市，为临床医生提供了第一种药物，在活动性TED期间除了治疗其他痛苦的症状之外，主要减少眼球突出。

目前，我国自主研发的创新抗肿瘤靶向药物在甲状腺癌领域的探索中迎难而上，相信随着后续研究的深入，这些新药将为我国甲状腺癌患者带来更好的治疗效果，进一步提高患者的生活质量，延长患者的生存时间。

（宋爱琳、郭梁）

参考文献

[1]单忠艳.关注全生命周期的甲状腺疾病管理[J].中国实用内科杂志, 2021, 41(2): 89-91.

[2]GRUSON D, DABLA P, STANKOVIC S, et al. Artificial intelligence and thyroid disease management: considerations for thyroid function tests [J]. Biochemia Medica, 2022, 32(2): 020601.

[3]NETTORE I C, DE NISCO E, DESIDERIO S, et al. Selenium supplementation modulates apoptotic processes in thyroid follicular cells [J]. BioFactors, 2017, 43(3): 415-423.

[4]PINTO-SANCHEZ M I, BERCIK P, VERDU E F, et al. Extraintestinal manifestations of celiac disease [J]. Digestive Diseases, 2015, 33(2): 147-154.

[5]NEKRASOVA T A, STRONGIN L G, LEDENTSOVA O V. Hematological disturbances in subclinical hypothyroidism and their dynamics during substitution therapy [J]. Klinicheskaia Meditsina, 2013, 91(9): 29-33.

[6]SZCZEPANEK-PARULSKA E, HERNIK A, RUCHAŁA M. Anemia in thyroid diseases [J]. Polish Archives of Internal Medicine, 2017, 127(5): 352-360.

[7]RAYMAN M P. Multiple nutritional factors and thyroid disease, with particular reference to autoimmune thyroid disease [J]. Proceedings of the Nutrition Society, 2019, 78(1): 34-44.

[8]WILLIAMS G R, BASSETT J H D. Thyroid diseases and bone health [J]. Journal of Endocrinological Investigation, 2018, 41(1): 99–109.

[9]DUNCAN BASSETT J H, WILLIAMS G R. Role of Thyroid Hormones in Skeletal Development and Bone Maintenance [J]. Endocrine Reviews, 2016, 37(2): 135–187.

[10]FLYNN R W, BONELLIE S R, JUNG R T, et al. Serum thyroid-stimulating hormone concentration and morbidity from cardiovascular disease and fractures in patients on long-term thyroxine therapy [J].Journal of Clinical Endocrinology and Metabolism, 2010, 95(1): 186–193.

[11]BLUM M R, BAUER D C, COLLET T H, et al. Subclinical thyroid dysfunction and fracture risk: A meta-analysis [J].JAMA: Journal of the American Medical Association , 2015, 313(20): 2055–2065.

[12]YANG R F, YAO L, FANG Y, et al.The relationship between subclinical thyroid dysfunction and the risk of fracture or low bone mineral density: a systematic review and meta-analysis of cohort studies [J]. Journal of Bone and Mineral Metabolism, 2018, 36(2): 209–220.

[13]AUBERT C E, FLORIANI C, BAUER D C, et al. Thyroid function tests in the reference range and fracture: Individual participant analysis of prospective cohorts [J]. The Journal of Clinical Endocrinology and Metabolism, 2017, 102(8): 2719–2728.

[14]ALEXANDER E K, PEARCE E N, BRENT G A, et al. 2017 Guidelines of the american thyroid association for the diagnosis and management of thyroid disease during pregnancy and the postpartum [J]. Thyroid, 2017, 27(3): 315–389.

[15]KOREVAAR T I, STEEGERS E A, POP V J, et al. Thyroid autoimmunity impairs the thyroidal response to human chorionic gonadotropin: two population-based prospective cohort studies [J]. Journal of Clinical Endocrinology & Metabolism, 2017, 102(1): 69–77.

[16]LIN Y, QIN S K, LI Z Y, et al. Apatinib vs placebo in patients with locally advanced or metastatic, radioactive iodine-refractory differentiated thyroid cancer: the reality randomized clinical trial[J]. JAMA Oncology, 2022, 8(2): 242–250.

[17]BROSE M S, ROBINSON B, SHERMAN S I, et al. Cabozantinib for radioiodine-refractory differentiated thyroid cancer (COSMIC–311): a randomised, double-blind, placebo-controlled, phase 3 trial [J]. The Lancet Oncology, 2021, 22(8): 1126–1138.

[18]SUBBIAH V, GAINOR J F, OXNARD G R, et al. Intracranial efficacy of selpercatinib in RET fusion-positive non-small cell lung cancers on the LIBRETTO–001 trial[J]. Clinical cancer research : an official journal of the American Association for Cancer Research, 2021, 27(15): 4160–4167.

[19]SUBBIAH V, HU M I, WIRTH L J, et al.Pralsetinib for patients with advanced or metastatic RET–altered thyroid cancer (ARROW): a multi-cohort, open-label, registrational, phase 1/2 study[J]. The Lancet Diabetes & Endocrinology, 2021, 9(8): 491–501.

[20]JAIN A P, JARU–AMPORNPAN P, DOUGLAS R S. Thyroid eye disease: Redefining its management–A review [J]. Clinical & Experimental Ophthalmology, 2021, 49(2): 203–211.

[21]DOUGLAS R S, KAHALY G J, UGRADAR S, et al. Teprotumumab efficacy, safety, and durability in longer-duration thyroid eye disease and re-treatment: OPTIC–X Study [J]. Ophthalmology, 2022, 129(4): 438–449.

第十八章
甲状腺癌的一级预防

30多年以来，包括我国在内的许多国家和地区甲状腺癌死亡率都呈连续高速增长的情况。2020年世界范围新发甲状腺癌病例总数预计约为58万人，发病率在所有癌症中位列第11，预计2030年前后甲状腺癌将成为发病率第4高的癌症。按照我国恶性肿瘤登记处的统计资料，中国城市地区女性甲状腺癌的发生率在所有女性恶性肿瘤中位居第4位。随着环境污染和人类活动的加剧，我国甲状腺癌发病率每年都在以20%的速度增长。因此，采取一级预防措施，即针对发病原因的预防，以及采取有效的人体防护措施，是十分必要的。这一时期癌症没有出现，但是一些风险因素一直存在，这就会导致癌症出现的风险增加，而在这一时期的风险因素，很多是能够改变的，本章节就甲状腺癌的相关易感因素作一综述。

第一节　甲状腺癌与激素

一、血清促甲状腺激素

腺垂体的功能是促使甲状腺释放甲状腺激素，并且可以刺激甲状腺滤泡上皮的增长。多项国际研究表明，甲状腺激素水平增加会导致甲状腺癌的发生，而且会加速颈部淋巴结的转移。当体重指数增加时，血清促甲状腺激素含量也会增加，两者呈正相关性。

二、雌激素

甲状腺癌的发生率以女性为主。众多的研究资料指出雌激素在甲状腺肿瘤的发展中发挥着关键作用。长期摄入雌激素会导致甲状腺癌风险的增加。国内裘凤黔等医者曾对2002—2017年的上海市黄浦区甲状腺癌的统计资料进行了数据分析，其结果表明，女性腺癌的粗发生率超过男性，与世界卫生组织Freddie Bray等报告结论一致，考虑雌激素的生物学反应在女性与男性的介导途径差异，导致了癌症发病率性别不均匀。有资料指出，女性甲状腺癌发生年龄可能随着雌激素水平的提高而增大。数据表明，中国女性的甲状腺癌发生率随着年龄的增长而呈上升态势，<40岁时出现小峰值，之后又有所回落，而<65岁时，甲状腺癌发生率又迅速下降。妇女绝经期前（50～<55岁）和绝经后（55～65岁）的雌激素水平都较低，而甲状腺癌发生率仍然较高，但雌激素受体水平变化尚不能说明年龄的分层结果。一项日本调查研究表明，早期初潮、晚期绝经、多次妊娠可能会大大增加患甲状腺癌的危险性。

活性氧可以通过氧化还原等机制调控细胞功能，但是当它的产生量超出正常范围时，就可能会导致癌症等病变的发展，同时也会对DNA造成氧化损伤，从而促使甲状腺组织发生恶性变化。

研究表明，雌激素不仅可以有效地调控正常人甲状腺细胞和肿瘤细胞的生长发育，还能够控制多种细胞活性氧形成机制，从而影响机体的功能和生理过程。另一研究表明，成熟雌性大鼠甲状腺内的抗氧化反应能力较高，而过氧化氢复制能力和酶抗氧化物防御能力较低。因此，有人认为女性患甲状腺癌的原因可能是甲状腺内单线态氧含量增加以及DNA损伤的积累，然而有证据表明雌激素也可能控制甲状腺内单线态氧的形成，所以甲状腺癌的发生可能与雌激素有关。根据一些研究，妇女患甲状腺结节病变的比例要高于男子，但绝经期以后，这一比例已开始减少。此外，雌激素可以作为一种有效的促进甲状腺良恶性细胞增殖的因素，这将有助于我们更好地理解甲状腺结节与甲状腺癌发病率之间的年龄差异。尽管已有大量科学研究表明雌激素可能参与妇女甲状腺癌的发生，但是目前人们对其特异性作用的了解还是非常受限。因此，有必要开展更深入的科学研究，以弥补这一不足，从而为未来妇女甲状腺癌的防治带来重大的意义。

第二节　甲状腺癌与辐射

辐射暴露是一种危险的环境因素，它或许会引起细菌坏死、细胞周期障碍、DNA损伤甚至肿瘤，辐射暴露是甲状腺癌最常见的危险因素之一。目前已确定的甲状腺癌发病原因为长期接触放射线，并且与接触射线的时间密切相关。幼儿至青年时期电离辐射接触史和放射粉尘接触史是目前唯一已被证实的人类甲状腺癌的主要致病风险因素。研究发现，切尔诺贝利事故导致污染区域儿童患甲状腺癌的危险性显著增加。因此，他们开展了一个基于儿童的甲状腺癌病例对照研究，结果表明，儿童受到甲状腺辐射暴露剂量越高，患甲状腺癌的危险性也就越大。当辐照暴露剂量超过0.2 Gy时，患甲状腺癌的OR值显著上升，其OR值范围在1 Gy～8.4 Gy之间，而在1.5 Gy～2 Gy、1.5 Gy～2 Gy之间时，则呈现出线性剂量-反应关系，而当暴露剂量>4 Gy时，OR值则趋于稳定。另一项研究表明，诊断性射线与甲状腺癌的危险之间存在正相关性（OR=1.52），特别是在头部、颈部和胸部暴露于诊断性射线的情况下，这种相关性会更加明显。

然而，辐射损伤对甲状腺癌的影响仍然存在争议，尚未有定论可循。CT扫描和口腔X光检测是最常用的医源性射线，尽管它们的使用量较低，但多次使用或许会造成甲状腺积累更多的射线。此外，手机辐射和紫外光照射也与甲状腺癌的发作相关。科学研究表明，当颈部注射性裸露用量超过0.05 Gy～0.1 Gy时，就有可能会引发甲状腺癌。随着年龄的增长，注射性裸露的致癌作用会逐渐减弱，而甲状腺癌的蛰伏期为5～10天，此外，注射性裸露还可以引发基因突变、遗传重排，特别是*RET*/*PTC*重排，从而引发甲状腺癌。相关研究表明，确诊性头颈部CT扫描图和X线检测可能会提高甲状腺癌的发生危险性。在一项调查中，对美国康涅狄格州2010—2011年的462名甲状腺癌患者和496名健康成人进行了调查。结果表明，尽管使用手机不会提高甲状腺癌的患病风险，但如果一天时间超出2小时，就会提高患病风险。如果连续15天，带有易感基因的手机用户患甲状腺微小癌的危险性将会显著增加，这一结论已经被确认。色素痣的数量和城市住宅区的紫外线暴露可能会增加甲状腺癌的发病风险，尤其是那些碘摄入量不足的妇女或者患有功能变态和甲状腺结节（甲状腺肿）病史的人。然而，这种风险与暴露的紫外线强度无关，而是与紫外线水平有关。

科学研究结果显示，甲状腺细胞对射线暴露极为敏感。因此，如果青少年期间暴露于射线，甲状腺癌的发病率将会显著增加，而且年龄越小，甲状腺癌的发病概率也会越高。尽管尚无确凿证据表明成年人接触射线会增加甲状腺癌的风险。但近年来，这一范畴的研究已经取得了长足的进步，但仍有很多不确定的方向有待深入探索，以便更好地理解细胞之间复杂而又相互作用的关系。

第三节　甲状腺癌与碘摄入

一、食盐加碘

近30多年来，癌症的发生率急剧上升，使得甲状腺癌和碘营养问题成为当前社会关注的焦点。“全民食盐加碘”（USI）的实施周期与甲状腺癌发生率的快速增加有着密切的联系。因此，许多居民和专家都认为USI是甲状腺癌发生率增长的主要原因，这也受到了社会各界的关注，并且产生了深刻的反思和探讨。但“恐碘恐盐”的出现导致了社会上的一些问题，部分民众对“食盐加碘”有了质疑，这对我国防治碘短缺病进一步巩固产生负面影响。研究结果表明，碘缺少是甲状腺癌，尤其是滤泡状癌的主要危险因素，尽管尚未有证据表明正常摄入加碘盐会导致甲状腺癌，但高碘摄入量可能会增加乳头状癌的风险。

碘是人类不可或缺的微量元素，但如果摄入量不足以适应机体的需求，就会导致碘缺乏症，从而引发一系列健康问题。20世纪50年代，美国科学家利用Sher-man雌性大鼠制造出了碘缺乏症的甲状腺癌动物模型，结果表明，裸露于碘缺乏环境的大鼠甲状腺滤泡数量显著增加，最后导致甲状腺癌的发生。综合分析，碘缺乏症不仅可能会导致细胞滤泡状癌变，而且还可能是未分化癌的高危因素。然而，目前尚无资料说明正常进食碘盐会引起甲状腺癌；《中国居民补碘指南》中也指出：“尚无资料说明食盐加碘与甲状腺癌高发的症状有联系。”“食盐加碘可致甲状腺癌”的研究表明，补碘可以显著降低滤泡状癌和未分化癌的发生率，但是由于许多国家的食盐加碘与甲状腺疾病诊断、监测技术的提高在时间上基本重合，由于诊断技术改进PTC的确诊率也有所提高，这一现象被误认为是食盐加碘的副作用。

二、碘过量与甲状腺癌

许多居民和专家持“恐碘恐盐”的观点，主要原因是他们把正常摄入碘盐与碘过量混淆，认为摄入加碘盐会导致碘过量，从而忽视了其他可能的危害。按照中国居民的饮食碘参考用量，18周岁及以上居民建议摄入量为120 ug/d，最大允许摄入量则为600 ug/d。全国各省市均按照自身状况，可自主选择盐碘化物浓度范围（20 mg/kg、25 mg/kg或30 mg/kg），波动范围最高不得超过39 mg/kg，我国居民饮食指导中盐的推荐摄入量则为6 g/d，而我国最近调查发现大部分地区人均摄盐量约为10 g/d，考虑到烹调碘损失约为20%，所以即便选择含碘化浓度最高的食盐，通过盐摄入的碘也为321 ug/d，远远达不到最高的允许摄入量。研究指出，高碘地区一般生活在长江溢出地带、渤海湾沿岸、山西晋中盆地以及大同盆地的低洼地带，而一些地方也出现了由于长时间进食海带等高碘食物而导致的碘过量问题。研究表明，碘摄入过量可能是导致甲状腺癌，特别是乳头状癌的高危因素。

李春芳教授等人利用GIS技术分析山东省浅层土壤中碘化物浓度和2011—2015年甲状腺癌患者的数量和空间位置上的关系后认为，碘化物含量较高的地区甲状腺癌患者人数更多，高碘水平可能会对甲状腺癌产生影响。有研究通过不同浓度的碘对甲状腺乳头状癌W3系细菌进行试验，表明适当含量的碘可以显著提高细胞增殖，但同时也表明它还可能促进滤泡状恶性肿瘤细胞Ftc133的生长。一项研究对1023例甲癌患者的*BRAF T1799A*基因突变进行了比较分析，并利用直接DNA测序技术确定了这些突变基因，从而探究了甲状腺乳头状癌与碘摄入人群之间的关联性。在高碘环境中，387例甲状腺乳头状癌患者中出现了*BRAF*突变（69.2%），而在正常人碘含量区内，252例患者中出现了*BRAF*突变（53.3%），OR值为1.97。这表明，在高碘环境中，*BRAF*突变基因的发病率显著高于正常人碘浓度区内。高碘服用可以是导致甲状腺*BRAF*遗传突变产生的主要危险因素，浙江省舟山市疾病控制中心对当地各种甲状腺癌患者的碘摄入量实行了对比，结果认为岱山县患儿尿碘浓度的中位数明显小于另外3个县，而且幼儿和产妇的碘盐需求量也明显小于另外3个县，这或许是低碘饮食和轻微缺碘的原因之一。无论是较低水平的碘摄入量还是极端过量的碘摄入量，都会增加甲状腺癌的发病率，而正常的碘摄入量与甲状腺癌之间没有显著的关联。

综上所述，尽管目前的研究已经表明高碘摄入量与甲状腺癌的发病呈负相关，但是较低或极高的碘摄入会增加患甲状腺癌的风险，尚无证据显示正常食用碘盐与甲状腺癌相关，但其中具体的机制目前仍不明确，有必要进行更详细的研究，这类研究或许对甲状腺癌的早期预防有重大作用。

第四节　甲状腺癌与肥胖

科学研究结果表明，重量指标（BMI）与甲状腺癌的发生率具有显著相关性，超重和肥胖症会显著增加患甲状腺癌的危险。研究报道，腰围越大，患甲状腺癌的危险就越高，而中心性肥胖（男子≥90 cm、女子≥80 cm）更容易患上甲状腺癌。BMI偏高会大大增加患甲状腺癌的危险性，特别是对于55岁以上的患者来说，但这并不会限制甲状腺癌的不良情况和TNM分期，也不会限制治疗和预后。肥胖症是甲状腺癌的一个重要危险因素，它或许会导致甲状腺癌发病危险性增大。这与许多因素有关，包括肌肉组织中分泌过量的肌肉因素，如瘦素和抵抗素，这些因素能够透过*P13K/AKT*信息通道和*MAPK*信息通道刺激甲状腺肿瘤细胞的增生和细胞化。此外，肥胖症还或许会增强肿瘤坏死因子α（*TNF-α*）的表现能力，导致甲状腺癌细菌长时间裸露于*TNF-α*，从而导致免疫力耐受，进而促使癌症的发展。此外，肥胖症还或许会增强白细胞介素6（*IL-6*）等炎性细胞因子的表现能力，这些因素或许都会导致甲状腺癌的发生。*IL-6*能够透过*JAK/STAT3*信号通路和发炎微环境的作用，促使甲状腺癌细菌的生长和分化，同时还能够控制胰岛素的释放作用，提升雌激素水平，提升促甲状腺激素（TSH）的浓度，从而促使甲状腺癌的发展。

研究发现，随着身体质量指数的增长，患甲状腺癌的危险性也会明显增加。韩国延世大学医学院对2003—2008年30多万名医学检查人员的统计数据开展了分析并对未成年人开展了研究，一般随访时间为5.3年。此外，韩国成均馆大学医学院也对代谢性肥胖症与甲状腺癌之间的相互作用开展了研究，并取得了一些有价值的结果。结果表明，不论代谢状况如何，肥胖症男子患甲状腺癌的危险都会明显增加，而过度肥胖本身就是一个独立的危险因素；此外，肥胖症与代谢异常相结合，也会明显增加妇女患甲状腺癌的危险。中年人体型改变与甲状腺乳头状癌之间存在一定的关联，为了更好地评估这一关系，韩国国立大学医学院开展了一项大规模的病例对照研究，共纳入1551名甲状腺乳头状癌患者（男子占19.3%，女子占80.7%），与15510名对照组患者加以比较，以探究35岁之后受试者体型、BMI和体脂比率的年平均变异比值比（OR）。研究表明，35

岁以上的受试者，如果体重增加超过10 kg，就会比体型稳定的受试者更容易患上甲状腺乳头状癌，而且体重和肥胖指数的上升也会大大增加患上甲状腺乳头状癌的风险。一项Meta分析结果表明，除甲状腺髓样癌外，肥胖和其他甲状腺癌的发生率也会伴随年龄增长而升高。

综合来看，肥胖与甲状腺癌的发病率之间存在着密切的联系。然而，一些学者认为，女性体重增加会对甲状腺癌的发病率产生更大的影响，但目前尚无有效的研究证据来支持这一观点。因此，尚不能确定肥胖与甲状腺癌之间的确切关系。肥胖的基因多态性与甲状腺癌的发生存在一定的关联，但是其他因素也可能会对甲状腺癌的发生产生影响。因此，有必要进一步深入探究肥胖与甲状腺癌之间的关系。

第五节　甲状腺癌与慢性疾病

研究表明，高血压是一种典型的心血管疾病，而且它还是甲状腺癌的一种重要危险因素。有研究发现，血压升高、血糖代谢紊乱以及胰岛素抵抗等因素都会增加患甲状腺癌的风险。因此，应该采取有效的措施来预防和治疗高血压。研究表明，高血压和高脂血症之间存在着密切的关系，前者可以调节氧化应激反应，激活核因子KB，提高活性氧族底物一氧化氮，从而促使甲状腺癌的发展。然而，目前尚不了解高血压和高脂血症之间的具体机制，需要进一步的研究来证实它们之间的关联性。研究报道，甲状腺癌患者的血清胆固醇、甘油三酯和低密度脂蛋白质量显然优于身体健康的患者，这表明高血脂可能会导致甲状腺癌的发生和恶化。血脂反常，特别是胆固醇和甘油三酯异常，与甲状腺癌的发生没有明确的关联。然而，临床治疗上仍有许多甲状腺癌患者伴随着高脂血症。研究报道，2型糖尿病患者患甲状腺癌的危险性显然高于健康体检者，特别是妇女和年纪超过45岁的患者，这一现象更加突出。患有2型糖尿病的人更容易患上甲状腺癌，这或许与胰岛素抵抗相关。高胰岛素血症会导致胰岛素样生长因子-1浓度增高，这种因素可以通过*P13k/AKT/mTOR*和*Ras/Raf/MAPK*等途径促进甲状腺肿瘤细胞的生长和分化。此外，高血糖也会导致过氧化应激损害、各种炎症因子积累和肥胖。

第六节　甲状腺癌与甲状腺炎

甲状腺癌和甲状腺炎存在密切联系，具有慢性淋巴细胞性甲状腺炎的患者，其同时罹患偶发的甲状腺乳头状癌的可能性约为不具有慢性淋巴细胞性甲状腺炎患者的1.5倍；而融合了慢性淋巴细胞性甲状腺炎的甲状腺癌患者，其治疗效果优于未合并甲状腺炎者。Graves疾病（GD）患者中甲状腺癌的总患病率为0.15%～15.00%，合并GD的甲状腺结节患者中患甲状腺癌的危险性增大。

第七节 生活方式

一、甲状腺癌与烟酒

最近的研究发现，不抽烟、不喝酒者患甲状腺癌的危险性明显高于抽烟和喝酒者，这一研究与以往的研究结果大相径庭。朝鲜研究者对96855名身体健康未成年人进行了随访，当中有1250个人在5年后患上甲状腺癌，而去除体重指数和促甲状腺激素作用的影响后，认为抽烟者患甲状腺癌的危险性更低，既往抽烟者和目前还在抽烟者患甲状腺癌的比例仅为0.58，这一研究为我们提供了一个新的视角，可以更好地了解甲状腺癌的发病机制，从而更有效地预防和治疗甲状腺癌。调查表明，与吸烟者比较，从不吸烟者患甲状腺癌的危害性比例显著增加，达到0.93。然而，另一研究表明，妇女抽烟者患甲状腺癌的危害性更低，但这种差距并不具有统计意义。在该项调查中，384433名身体健康成人男性和361664名身体健康成年人妇女接受了随访，当中355名男子和668名女子患有甲状腺癌，而抽烟和饮酒者患甲状腺癌的危害性则明显降低。研究表明，吸烟和酗酒可能会提高甲状腺癌的发病危险性，但是这种机制是否存在仍然不清楚。

二、甲状腺癌可能与多种因素有关

（一）微量元素

虽然微量元素在人体内的数量很少，但它对保持人体内环境的稳定至关重要。国内外研究显示，体内血清硒不足、血铜偏高可增加甲状腺癌的患病概率，碘过高或过低均可增加甲状腺肿瘤的患病风险。摄入足量硒元素是维持机体甲状腺功能正常的重要前提，硒元素的缺乏将负向调节免疫细胞的激活、分化及增殖，并通过介导免疫炎性反应增加甲状腺癌的罹患风险。甲状腺癌患者体内血清铜的水平明显高于健康人群，但血清铜增加甲状腺癌发病风险的机制尚不明确。

碘是合成甲状腺激素的主要成分，流行病学研究表明，过度的碘摄入也与甲状腺癌的发生有关。一些研究已经证实，甲状腺结节的发生与碘的摄入数量成“U”形关系，碘过多和过少都会提高甲状腺肿瘤的发生危险性。此外，长期暴露于铅、汞、锰也会增加罹患甲状腺癌的风险。

（二）饮食习惯

一项Meta分析表明，维生素D缺少和错误膳食或许会大大增加患甲状腺癌的危险性。因此，在甲状腺癌患者术前应该定期检测血清25-羟维生素D水平，以确保患者的身体健康。与健康体检者相比，血清25-羟维生素D水平显然低于身体健康群体，这或许是甲状腺癌发生的原因之一。过度食用快餐菜品，如方便面、加工好的肉类等会大大增加患甲状腺癌的风险性。甲状腺癌患者、良性结节患者及健康成人应该多摄食鲜嫩的蔬菜和水果，这样可以大大降低患甲状腺良性和恶性肿瘤的风险。

另一项Meta分析研究了饮食习惯对甲状腺癌的影响。根据碘的可得性，研究人员将数据按地理位置分类。结果表明，不同地区的食物摄入量可能会对甲状腺癌风险产生不同的影响。例如，在碘短缺区域食用大量鱼肉和十字花科蔬果的人群中，甲状腺癌的风险会有所增加。相比之下，在碘充足的地区食用这些食物与甲状腺癌的发生没有显著关系。研究表明，随着鱼类消费的增加，甲状腺癌的风险显著降低。为了探究饮食习惯与甲状腺癌之间的关联，伊朗马什哈德医科大学对309名研究对象的饮食数据进行了比较研究并建立了4种主要的饮食模型：西方传统饮食模型、中国优良传统饮食模型、过渡饮食模型和健康膳食模型。

上述研究成果都讨论了不同类型的饮食方式对甲状腺癌所产生的可能危险性，而上述各种因素间的关系也可能会因地理区域和碘可得性上的差异而有所不同。但是可以肯定的是，食物与环境因素在甲状腺癌发病中起了很大影响，所以有必要建立有关饮食的防治对策，以防止甲状腺癌的出现。为了探讨食物对甲状腺机能的影响以及潜在作用，必须开展更多的科学研究。

第八节　应对措施

一、防辐射

为了保护儿童和青少年的健康，应该尽量避免接触式电离辐射和放射性粉尘，如果有必要，应尽量减少CT和X线检测的次数。对于特种工作者（如放射科医生、放射性核素接触者）或需要进行CT、X线检测的人群，应当采取有效的防辐射措施，如佩戴铅帽、眼镜、护颈、保健服等，并且合理降低照射剂量，以确保他们的安全和健康。为了大大降低甲状腺癌的发生风险，建议患者尽量减少使用手机的时长和次数，并且在接受放射治疗时，应该优先考虑放射野，以保护甲状腺免受损害。此外，临床研究也表明，有些鼻咽癌、乳腺癌和恶性淋巴细胞患者在进行放射性疗法数年后可能会产生甲状腺癌的症状；通过限制运动，我们能够有效地防止高血压症状、急性糖尿病和高血脂的发生；控制体重是预防甲状腺癌的有效方法，它可以降低患癌症的风险；积极控制高血压、糖尿病和血脂水平也是预防甲状腺癌的重要手段，它们可以将血压、血糖和血脂维持在正常范围内。

二、合理运动和健康饮食

通过适度的运动和科学的膳食，不但能够减轻体重，还能增强身体的抵抗力，从而减少患上急性糖尿病、高血脂以及一系列癌症的风险。研究表明，长期参加体育活动的女性，其甲状腺癌的发病率比不参加体育活动的女性低23%，这是根据国际通行的长期身体活动量衡量指数来评估的。为了保持健康，建议定期摄食大量蔬菜和水果，多吃富含硒和维生素D的饮食，并适量摄取含碘的饮食。根据全球健康机构的建议，青少年日均摄食的碘量应在150～300 ug左右，也就是日均摄食6～12 g克的食盐；同时，应尽量避免食用快餐食品。研究表明，橄榄果、柿子、橘子等能够有效降低甲状腺癌的发病率，而十字花科蔬果（如椰菜、青花菜等）则能够抑制雌激素对甲状腺肿瘤细胞的生长和转化。因此，人们应该多吃这些蔬果，以期望能够有效预防甲状腺癌的发生。

三、保持良好心理状态

研究表明，C型性格的人更容易患上恶性肿瘤。然而，在正常情况下，只有10%的早期恶性肿瘤可以被人体免疫细胞清除，并且很少复发。因此，有许多方法可以帮助早期恶性肿瘤自然减轻，如提高身体的抵抗力，保持良好的情绪状态，合理适度地发泄和调整不良情绪。

四、对高危人群加强监测

对于那些曾经接受过颈部注射性暴露的人来说，应该进行检测。对于那些患有肥大症、慢性糖尿病、高血压、高血脂、甲状腺炎、甲状腺功能障碍或者家族史中有甲状腺癌、MEN2型、家族性息肉病或一些甲状腺癌并发症的患者，更应该进行长期观察。定期进行体检和B超检查，在必要时进行遗传学检测，以早期发现、早期确诊和早期治愈，对预防甲状腺癌非常重要。

五、中医整体观理论在甲状腺癌预防中的应用

互相制约强调，身体和精神是生命的两大要素，它们之间相互依存，心灵与生理的有机结合，构成一个完整的有机整体，这是中医整体观的核心思想。《素问·上古天真论》强调“形与神俱”“形神一体”的重要性，认为人的健康状态取决于心理和生理功能的协调，“形神一体”则是对这种统一性的概括，它强调了心理因素对疾病的影响，以及如何保持心灵的平衡。《济生方》指出：“甲状腺癌的发生往往是由于情绪不稳定、过度忧虑、气血循环不畅、调摄失常等原因所导致的，这些因素会使肝郁气滞，血凝为瘤。”《圣济总录》中“妇人多有之，缘忧郁有甚于男性也”的结论表明，女性患甲状腺癌的比例大约是男性的3倍以上，这是由于女性更容易受到情绪的影响，导致内脏气血变化，从而引发甲状腺癌。因此，心理因素对于预防甲状腺癌至关重要。人类的精神压力会引起高度应激，增加肾上腺皮质激素的产生，引起甲状腺激素的过量产生和T淋巴细胞功能失常，进而引发甲状腺癌。重视修身养性、调整心态、保持乐观的情绪对于预防甲状腺癌至关重要。

（安丽娟、刘小康）

参考文献

[1]SEIB C D, SOSA J A. Evolving understanding of the epidemiology of thyroid cancer[J]. Endocrinology and Metabolism Clinics of North America, 2019, 48(1): 23-35.

[2]LIM H, DEVESA S S, SOSA J A, et al. Trends in thyroid cancer incidence and mortality in the united states, 1974-2013[J]. JAMA, 2017, 317(13): 1338-1348.

[3]BRAY F, FERLAY J, SOERJOMATARAM I, et a1.Global cancer statistics 2018: GLOBOCAN estimates of incidence and mortality worldwide for 36 cancers in 185 countries[J].CA Cancer Journal for Clinicians, 2018, 68(6):394-424.

[4]SANGAH S, NORIE S, EIKO S, et a1.Menstrual and reproductive factors in the risk of thyroid cancer in Japanese women: the Japan Public Health Center-Based Prospective Study[J]. European Journal Of Cancer Prevention, 2018, 27(4):361-369.

[5]DERWAHL M, NICULA D. Estrogen and its role in thyroid cancer[J]. Endocrine-Relates Cancer, 2014, 21(5): T273-T283.

[6]HAN M A, KIM J H. Diagnostic x-ray exposure and thyroid cancer risk: systematic review and meta-analysis[J]. Thyroid, 2018, 28(2): 220-228.

[7]LUO J J, DEZIEL N C, HUANG H, et a1.Cell phone use and risk of thyroid cancer: a population-based case-control study in Connecticut[J]. Annals of Epidemiology, 2019, 29:39-45.

[8]LUO J J, LI H , DEZIEL N C, et a1. Genetic susceptibility may modify the association between cell phone use and thyroid cancer: A population-based case-control study in Connecticut[J]. Environ-

mental Research, 2020, 182:109013.

[9]XIANG J, WANG X M, WANG Z Y, et al. Effect of different iodine concentrations on well-differentiated thyroid cancer cell behavior and its inner mechanism [J]. Cell Biochemistry and Biophysics, 2015, 71(1) :299–305.

[10]ZHANG Y L, LI P, LIU Z Y, et al. Does relatively low iodine intake contribute to thyroid cancer? An ecological comparison of epidemiology[J]. Medicine (United States), 2019, 98(41):e17539.

[11]KIM H , KIM N, PARK H, et al. Strong association of relatively low and extremely excessive iodine intakes with thyroid cancer in an iodine-replete area[J]. European Journal of Nutrition, 2017, 56(3): 965–971.

[12]CAO L Z, PENG X D, XIE J P, et al. The relationship between iodine intake and the risk of thyroid cancer: A meta-analysis[J]. Medicine (Baltimore), 2017, 96(20): e6734.

[13]KWON H, CHANG Y, CHO A, et al. Metabolic obesity phenotypes and thyroid cancer risk: A cohort study[J]. Thyroid, 2019, 29(3): 349–358.

[14]HWANG Y, LEE K E, PARK Y J, et al. Annual average changes in adult obesity as a risk factor for papillary thyroid cancer a large-scale case-control study[J]. Medicine , 2016, 95(9): e2893.

[15]HYE J K, HYEONG K P, DONG W B, et a1. Iodine intake as a risk factor for BRAF mutations in papillary thyroid cancer patients from an iodine—replete area[J]. European Journal of Nutrition, 2018, 57(2):809–815.

[16]ZIMMERMANN M B, GALETTI V. Iodine intake as a risk factor for thyroid cancer: a comprehensive review of animal and human studies[J]. Thyroid Research, 2015, 8(1):8.

[17]Cho YA, Kim J. Dietary factors affecting thyroid cancer risk: A Meta-Analysis[J].Nutrition and Cancer, 2015, 67(5): 811–817.

[18]REN Y, LENCE ANTA J J, PEREDA C M, et al. *FOXE1* polymorphism interacts with dietary iodine intake in differentiated thyroid cancer risk in the cuban population[J]. Thyroid, 2016, 26(12): 1752–1760.

第十九章
甲状腺癌的二级预防

癌症二级预防的重要性在于及时发现和防治。通过定时体检可以及早发现疾病或发现可能存在的危险性，以便有效地进行早期干预工作；此外，还可以对肿瘤高危或易感人群实施动态监测，及早发现可能存在的早期肿瘤并尽早采取治疗措施，以提高治愈率，进而实现二级预防。近年来甲状腺癌的发生率显著增加，严重威胁人民群众的健康，所以甲状腺癌的二级预防凸显出其重要性。

第一节　甲状腺癌的二级预防——早发现

国际卫生组织对肿瘤的筛查计划通常基于以下证据：①证明患者确有风险；②证明筛查可在早期阶段发现疾病；③早期诊断对预后有影响，包括复发和生存。

尽管利用高分辨超声结合细针穿刺细胞学检查可早期发现甲状腺恶性肿瘤（TC），但目前无证据表明对无症状人群行TC筛查有明确获益。2020年，复旦大学附属肿瘤医院公布了《居民常见恶性肿瘤筛查和预防推荐》，涵盖了20种常见的恶性肿瘤，其中包括甲状腺癌，为了保护高危人群的健康，特别提出了以下建议：①在儿童时代，曾接触到过头颈部放射线辐射或辐射尘埃；②由于其他疾病，头颈部进行过放疗；③有可能患有分化型甲状腺癌（DTC）、甲状腺髓样癌或多发性内分泌腺瘤病2型（MEN2型）、家族性息肉病以及一些甲状腺癌综合征（如Cowden综合征、Carney综合征、Werner综合征和Gardner综合征等）的病史，或者家族史中存在血缘关系，都可能会对患者的治疗产生影响；④甲状腺结节的大小超过1 cm，而且在短短半年内会迅速增长到1 cm以上；⑤如果甲状腺结节<1 cm，伴有连续性的声音嘶哑、发音障碍、吞食障碍或通气障碍，则可以排查声带疾病；⑥甲状腺结节>1 cm，伴颈部淋巴结肿大；⑦降钙素高于正常范围；⑧*RET*基因突变。

针对高危对象的筛查建议如下：①在甲状腺筛查中，需要一并开展功能和状态检测。②目前，尚无标准试验可用作早期监测或常规检查甲状腺癌。临床颈部体检建议在20～29岁之间每2～3年进行1次，30岁之后逐年进行1次。此外，30岁以上的患者一年还应进行1次颈部超声检查，主要是甲状腺、颈部和锁骨上。③高风险群体应定期进行颈部超声检测，包含甲状腺、颈部和锁骨上的检测，每年至少1次，以确保健康状况良好。④建议女性在怀孕期间和哺乳期结束时，每次都要进行颈部超声检查。

第二节　甲状腺癌的二级预防——早诊断

一、临床表现

多数甲状腺结节患者没有临床症状，通常在体检时通过甲状腺触诊和颈部超声检查发现甲状腺小肿块。合并甲状腺功能异常时可出现相应的临床表现，如甲状腺功能亢进或甲状腺功能减退。晚期肿块可能会引起疼痛，并且可能导致压迫症状，从而使气管和食管发生移位。当恶性肿瘤局部侵袭严重时，可能会发生声音嘶哑、吞食障碍或交感神经系统受压，从而引发霍纳综合征；而当恶性肿瘤侵袭颈丛时，可能会发生耳、枕、肩等酸痛现象。此外，未分化癌的颈部肿块也可能会更早发现。甲状腺髓样癌可能会引起降钙素和5-羟色胺的释放，从而引发腹泻、心悸、面色潮红等现象。此外，它还可能伴随多发性内分泌腺瘤病2型（MEN-2）、家族性息肉病以及一些TC综合征的发生。

甲状腺未分化癌（ATC）可能会产生多种病症，有时会一起发生或交叉发生，有时会以消化系统和呼吸系统的某一病症为明显特点，如声音嘶哑、头颈酸痛等。此外，ATC还可能会在颈前触及板样硬肿物，其发展速度很快，界限不清，活动度差或相对固定。

二、影像学检查

（一）超声检查

超声波检测是一项简单、无创且费用较低的影像学检查手段，它能够清晰地显示甲状腺的边界、形状和内在结构，是甲状腺疾病最常用且最佳的检查手段。因此，建议每个进行临床触诊或机会性筛查等方式发现甲状腺结节的患者均应进行高分辨率颈部超声检查。

通过颈部超声筛查，可以确认甲状腺结节的存在与否，并且评价其大小、多少、部位、囊实性、外形、界限、钙化程度、血流状况及其与周边组织的联系，而且还可以检测颈部是否有特殊淋巴结，包括它们的部位、大小、外形、血流状况和结构特征等。

TC征象中特异性较高的征象，包含微小钙化、边缘不规则、纵横比>1；实性低回声结节、晕圈缺失、甲状腺外侵犯以及伴有头颈淋巴结异常等。

颈淋巴结异常的征象可能表现为：微钙化、囊状变、高回声、周边血流丰富，以及淋巴结病变形状不一、界限不清、体内回声不均、淋巴门消失或皮髓质界限不清等。

超声波医师的临床经验可以帮助他们准确地鉴别甲状腺结节和淋巴结，而TI-RADS技术则可以有效地判断甲状腺结节的恶性情况，从而为甲状腺超声波报道提供更加准确的参考依据，见表19-1。

表19-1　甲状腺超声TI-RADS分级

TI-RADS甲状腺分级				
分级	评价	超声	恶性风险	建议
0	无结节	弥漫性病变	0	结合实验室检查
1	阴性	正常甲状腺或术后	0	不需要随访
2	良性	囊,实性,形态规则,边缘清楚	0	长期随访
3	可能良性	不典型的良性结节	5%	1年后复查
4	可疑恶性	实性、低或低级回声,微钙化微分叶/边缘模糊,纵横比>1	5%～85%	活检或手术,即使是阴性,都要定期随访
4A	—	具有1种恶性征象	5%～10%	6个月复查
4B	—	具有2种恶性征象	10%～50%	活检
4C	—	具有3种或4种恶性征象	50%～85%	手术
5	恶性结节伴淋巴结转移	超过4种恶性征象特别是微钙化或微分叶者	85%～100%	手术切除
6	病理证实恶性	病理证实恶性病变	100%	手术切除

（二）电子计算机断层成像

正常甲状腺含碘量高，与周围组织密度明显不同，电子计算机断层成像扫描可以清晰地显现甲状腺，而且注入对比剂后，其成像效果会更为优异。此外，CT扫描还可以用来评估甲状腺肿瘤的病灶范围，与周围其他主要组织构成（气管、食管、颈血管）的联系，以及是否存在淋巴结转移等信息。CT扫描可以清晰地表现出甲状腺病变的各种形态和大小，尤其是中央组淋巴结、上纵隔组淋巴结和咽后组淋巴结，它们可以更好地观测到胸骨后甲状腺病变、较大病灶及其与附近组织的联系，但是针对最大径≤5 mm结节及弥漫性病灶融合结节的病例，CT扫描并不能满足诊断要求。

（三）磁共振成像

甲状腺磁共振成像检测具有高分辨率和多参数成像能力，可以判断病灶区域和与周边组织内部结构的联系。利用动态增强扫描、DWI等各种功能图像，可以对结节的良恶性做出评价。然而，它对钙化不敏感，检查时间较长，容易受通气和吞咽动作的限制，所以目前在甲状腺的影像检查领域使用不多。

（四）人工智能

基于大量超声图像训练的人工智能模型可以辅助判断DTC的淋巴结转移。研究结果表明，基于卷积神经网络的人工智能模型可以准确识别甲状腺结节的良恶性，其诊断准确性与超声科医师的诊断水平相当。少数研究表明基于卷积神经网络的人工智能模型可以基于TC原发灶超声影像对TC淋巴结转移进行预测，但其准确率相对有限。

综上所述，在TC定性方面，CT和MRI不优于超声。CT和MRI可以帮助我们更准确地评估特殊区域，如上纵隔。还有TC区域的范围和与周围重要结构，如气管、食管和颈血管的关系，这对于制订有效的术后方案设计和预测术中可能会发生的损伤有着重大意义。对复发转移性甲状腺癌，可用增强CT了解肿瘤与周围组织的关系，用增强MRI了解脑转移征象，对怀疑合并有远处转移者，必要时可加做PET-CT以了解全身肿瘤负荷等。然而，仅凭PET-CT显像无法准确诊断甲状腺结节的良恶性影响。

三、细针穿刺活检

由于使用FNAB技术，可以有效地对甲状腺结节实施穿刺，从而获得细胞成分并根据细胞学检查来确定病灶的性质。这种方法不仅可以提高取材的成功率和判断的准确性，还能够有效地保护重要的组织结构，并且可以准确地判断穿刺后是否出现血肿。因此，它被用来确定甲状腺结节的良恶性。

FNAB检验可以包括细针抽吸和无负压细针活检方法，临床工作中可根据需要选用其中一种或组合应用。为了进一步提高FNAB检测的准确性，可以采用多种方法：①在同一个结节的几个位置反复穿刺取材；②在超声检查发现可疑征象的位置取材；③在囊实性结节的实性位置取材，并且可以进行囊液细胞学检测。

（一）超声引导下细针穿刺活检

超声引导下细针穿刺活检（US-FNAB）是一种有效的甲状腺结节诊断方法，它适用于管径>1 cm的甲状腺结节，超声检查（US）有恶性征象者，推荐进行US-FNAB；如果结节直径<1 cm，不建议常规行穿刺活检。但是，如果出现下列情形之一，可以参考超声引导下FNAB：①US显示甲状腺结节有恶性征象；②伴US下观察到有颈部淋巴结异常；③儿童期有颈部放射线照射史或放射污染接触史；④有甲状腺癌家族史或甲状腺癌综合征病史；⑤18F–FDG显像阳性；⑥血清降钙素浓度特异增高。

（二）US-FNAB的排除指征

US-FNAB的排除指征为经甲状腺核素显像证实为有自主摄取功能的热结节，而超声波检测则显示为纯囊性结节。

（三）甲状腺结节US-FNAB的禁忌证

甲状腺结节US-FNAB的禁忌证：①有出血倾向，出血、凝血时间显著延长，凝血酶原活跃程度明显降低；②穿刺针可以损害其他主要脏器；③长时间口服抗凝药；④频频干咳，吞咽无法进行；⑤拒绝接受有创检查；⑥穿刺部位感染；⑦妇女行经期为相对禁忌证。

FNAB细胞学诊断报告多采用甲状腺细胞病理学Bethesda报告系统（TBSRTC），它将细胞学诊断分为六个级别：Ⅰ级，不能诊断或不满意；Ⅱ级，良性；Ⅲ级，意义不明的非典型细胞或滤泡性病变；Ⅳ级，滤泡性肿瘤或可疑滤泡性肿瘤；Ⅴ级，可疑恶性；Ⅵ级，恶性。各诊断分级的恶性风险及临床处理见表19–2。

表 19-2 甲状腺细胞病理学 Bethesda 报告系统（TBSRTC）

甲状腺细胞病理学Bethesda报告系统(TBSRTC)
Ⅰ 不能诊断/不满意 囊液标本 上皮细胞量少 其他(如血液过多遮挡细胞、细胞过度干燥等)
Ⅱ 良性 符合良性滤泡结节(腺瘤样结节和胶质结节) 符合桥本甲状腺炎 符合亚急性甲状腺炎
Ⅲ 意义不明的非典型细胞/意义不明的滤泡性病变 如果是嗜酸细胞肿瘤,则请注明
Ⅳ 滤泡性肿瘤/可疑滤泡性肿瘤
Ⅴ 可疑恶性 可疑甲状腺乳头状癌 可疑甲状腺髓样癌 可疑转移性癌 可疑淋巴瘤
Ⅵ 恶性 甲状腺乳头状癌 甲状腺低分化癌 甲状腺髓样癌 甲状腺未分化癌 鳞状细胞癌 混合成分的癌(注明具体成分) 转移性恶性肿瘤 非霍奇金淋巴瘤 其他

四、实验室检查

（一）甲状腺激素检测

甲状腺激素检测最主要是血液中四碘甲状腺原氨酸（T_4）、三碘甲状腺原氨酸（T_3）、游离T_4（FT_4）和游离T_3（FT_3）及其TSH的测定方法。TSH检测是确诊功能异常的重要手段，它可以帮助医生更准确地识别甲状腺结节，尤其是那些高度疑似或确诊的甲状腺癌患者。因此，对于任何患有甲状腺结节的患者，都应该定时监测出血清TSH水平。甲状腺核素显像是判断甲状腺结节良恶性的重要工具，血清TSH水平的下降则是其中一个指标。在接受TSH控制疗法的甲状腺癌患者中，应定时监测血甲状腺激素水平，并且依照监测结论调节左甲状腺素（$L-T_4$）的用量，以确保疗法的有效性。

（二）检测甲状腺自身抗体

检测甲状腺自身抗体是一项重要的免疫学检测方法，用于检测与自身免疫性甲状腺疾病有关的抗体。抗甲状腺球蛋白抗体（TGAb）、甲状腺过氧化物酶抗体（TPOAb）和TSH受体抗体（TRAb）。在分化型甲状腺癌患者中，TGAb是DTC患者血清甲状腺球蛋白（Tg）检测的重要辅助实验。TGAb可以影响血清Tg水平，当患者血清中存在TGAb时，会导致Tg的化学发光免疫分析结果出现偏差（检测值降低），从而影响Tg监测病情的准确性。因此，在进行血清Tg检测时，应同时检测TGAb水平，以确保检测结果的准确性。甲状腺过氧化物酶（TPO）是甲状腺激素合成途径中不可或缺的酶，甲状腺功紊乱之前在血清中就可以检出甲状腺过氧化物酶抗体，并且在桥本甲状腺炎和萎缩性甲状腺炎的发病过程中促进组织破坏，从而导致患者出现甲状腺减退的现象。结果显示TRAb检测呈阳性，这表明患者机体存在针对抗TSH受体的自身免疫抗体。

（三）甲状腺癌相关的肿瘤标志物

甲状腺癌相关的肿瘤标志物包括甲状腺球蛋白（Tg）、降钙素（Ct）和癌胚抗原（CEA）。Tg是甲状腺细胞生成的一种特异性蛋白，但它在诊断甲状腺疾病方面没有特殊价值。因此，临床上通常不会将血清Tg测定用于诊断甲状腺癌。

（四）其他有助于诊断的分子检测

患者行FNAB术后，无法明确甲状腺结节的良恶性，这时可以对活检组织标本中的一些分子标志物进行检测，如*BRAF*突变、*RAS*突变、*RET/PTC*重排等分子标志物，这样可以进一步提高诊断准确率。通过检测患者术前穿刺标本的*BRAF*突变状态，可以更有效地预测临床预后，从而为个体化的治疗提供依据。

科学研究表明，除*BRAF*突变特点外，*TERT*突变在晚期侵袭性甲状腺癌发生发展中起着重要作用，如果合并*BRAF*突变，则患者肿瘤复发和死亡风险显著高于仅伴有其中一种突变或无突变的患者，这说明*TERT*在判断晚期甲状腺癌的预后中具有重要意义。

术前行*RET*基因筛查和遗传咨询，有助于判定MTC是否为遗传性，从而进行临床评估并指导治疗方案。在临床上，有1%～7%的散发性MTC患者具备遗传性MTC的基因相关背景，所以，对这些患者进行遗传学检查可以更准确地确定疾病类型。此外，遗传性*RET*突变可能给家庭成员带来风险，应当常规对患者进行告知。对于携带*RET*突变的育龄人群，特别是MEN2B型，有必要进行产前或孕前的遗传咨询。

第三节　甲状腺癌的二级预防——早治疗

甲状腺癌属于一种跨学科疾病，其诊断和治疗涉及多个学科领域。多学科整合诊疗（MDT）在甲状腺癌治疗和疾病管理过程中发挥着重要作用。以分化型甲状腺癌为例，核心治疗手段是外科手术，而术后^{131}I治疗和TSH抑制则是重要的辅助性的手段，可以有效改善患者预后；而系统治疗，如放疗、化疗及靶向药物治疗、中医药治疗等在疾病不同阶段发挥重要作用。对于常规

TC治疗，一般参照指南进行规范化诊治，可避免治疗不足或治疗过度。对复杂疑难、难治性TC，有条件的医院应纳入MDT，为患者制定合适的整合治疗方案。MDT团队根据实际情况和需求而定，一般包括各专业治疗专家（如外科、核医学科、内分泌科、肿瘤内科、放疗科、中医科等）、诊断专家（如超声科、影像科、病理科等）以及其他相关的医学专业人员（如营养、护理、心理、康复等）。

一、外科治疗

（一）DTC的外科治疗

DTC患者相关的甲状腺切除手术方法多种多样，分为全/近甲状腺切除术和甲状腺腺叶+峡部切除。在确定DTC手术范围时，应依据cTNM分期、术前评定的肿瘤死亡、复发的危险程度、各类手术方式的利弊以及患者的意愿，综合评估数据分析后制定最佳的外科治疗方案，而不是一概而论。由于DTC患者有多灶性倾向，清甲治疗可以有效地改善随访结果。因此，全/近全甲状腺切除术已成为DTC患者的主要备选术式。

对于肿瘤分级为T1、T2的病变，多数情况下只会影响单侧腺叶。因此，推荐行患侧腺叶及峡部切除术。至于那些具有高危因素的患者，可以选择全甲状腺切除，这部分高危因素包含：多灶癌、淋巴结转移、远处转移、家族史以及幼年电离放射触及史等。针对那些需要术后核素治疗的疾病，全甲状腺切除是一种有效的治疗方式。针对靠近峡部的恶性肿瘤，如果恶性肿瘤较小，可以选择进行扩大峡部切除，而如果恶性肿瘤较大或伴有淋巴结转移，则应该采取全甲状腺切除术。

针对T3期病变，如果早已侵袭了甲状腺被膜外肌肉，建议采取全甲状腺切除手术。然而，针对那些较接近甲状腺被膜的病灶，虽然本身并不大，但是也已侵袭了被膜外组织，就可采取患侧腺叶及峡部切除，同时也要切除受侵袭的被膜外组织者。在制定手术方案时，应当充分考虑术后的收益和风险。

T4期的甲状腺癌已经侵犯甲状腺周围的结构器官，通常行甲状腺全切除术。因此，T4a期在进行全甲状腺切除手术时，必须同时切除受影响的部分器官，如喉部、气管、下咽部和食管等，并且必须制定一个完善的修复方案，以确保患者的安全。一般来说，T4b期病灶无法被彻底摘除，但是依据情况，或许需要血管外科、骨科、神经系统外科等多专业的合作，以确保手术的安全性和有效性。然而，由于T4b期疾病的复杂化，进行接受手术危险性较大，术后不良并发症情况也较多，所以预后不佳。在决定能否接受手术治疗时，应该详细评价疾病并着重考察患者是不是能从接受手术中获益。有时候，也可采取一些姑息性的措施来缓解症状，比如气管切开以减轻呼吸困难。

（二）MTC的外科治疗

对于MTC而言，手术切除是目前唯一可治愈的疗法。对遗传性甲状腺癌来说，第一次手术切除常选择全甲状腺切除术。针对单侧病灶较小的患者，可以选择行患侧腺叶+峡部切除术，但对此仍有争议。针对散发性甲状腺肿瘤，由于病灶常累及双侧且常为多灶，则建议采用全甲状腺切除术作为初次手术方式。

有的MTC的诊断，往往在行甲状腺切除术后才能确定，但是根据个体情况，是否需要补充全甲状腺切除术，应当综合考虑潜在风险和获益，以及随访观察的结果。对于遗传性MTC，应当采取对侧腺叶切除的方式，因为残留腺叶发展为MTC的可能性几乎为100%。但散发性MTC双侧癌灶的发生率低于10%。因此，除非患者出现*RET*基因突变，术后血清降钙素水平显著增高，或者影像学检查发现残留病灶，否则不建议补充进行全甲状腺切除术。

（三）ATC的外科治疗

ATC是一种罕见但高度致命的TC，治疗前应尽快明确诊断并评估严重程度，在MDT团队参与下，充分与患者及家属沟通治疗获益和风险，制定整合治疗方案。外科治疗是可切除ATC治疗的重要组成部分。

少数未分化癌患者在就诊时肿瘤较小，可能有手术的机会，但大多数患者的颈部肿物已经变得较大，病情发展迅速，无法再接受手术。当肿瘤压迫气管导致呼吸困难时，应尽可能减少肿瘤的体积并行气管切开术。

（四）淋巴结的清扫

中央区淋巴结转移是甲状腺癌最常见的部位。对于PTC患者而言，临床评估中央区淋巴结阳性转移行淋巴结清扫术已达成共识。目前对于是否行预防性清扫存在争议，对于中高危PTC患者，预防性中央区淋巴结清扫的争议较小，但是对于低危PTC患者，行预防性中央区淋巴结清扫争议较大，目前一些针对这方面的研究得出的结果并不一致。国内的主流观点认为，需要在有效保护喉返神经和甲状旁腺的前提下，同时行患者中央区淋巴结清扫；而对DTC患者，则提议采取治疗性颈侧淋巴结清扫术，而不推荐采取预防性颈侧淋巴结清扫术。PTC的转移隐匿性较高，大多数情况下不会发展成为临床转移，只有约20%会出现临床转移。同时，隐匿性颈淋巴结转移并不降低患者的生存率。因此，对于cN0的DTC患者，不推荐行预防性颈侧淋巴结清扫，但也有学者提出，对于部分cN1a期患者如合并出现中央区广泛转移、局部晚期、肿瘤位于上极等情况，则颈侧淋巴结清扫术可能是一种更有效的治疗方案。

对于持续性、复发性和远处转移性DTC患者的总治疗策略：①对可能手术治愈者行手术治疗；②对放射性碘（RAI）反应者行术后^{131}I治疗、外放疗或其他定向疗法（热消融）；③对病情稳定或缓慢进行性无症状者行TSH抑制治疗；④对疾病迅速进展的难治性DTC患者给予激酶抑制剂的全身治疗以及参加临床治疗试验，以期望达到最佳治疗效果。持续、复发、远处转移DTC的基础和有效的方法仍是手术。

MTC无论是扩散性还是遗传性，cN1a均应行中央区淋巴结清扫。MTC颈淋巴结转移规律和PTC相同。针对cN0，推荐采用双侧预防性中央区清扫术，以有效控制淋巴结转移。而针对所有MTC，cN1b期行颈侧淋巴结清扫是必不可少的，但是在临床评估颈侧淋巴结阴性时，是不是应该采取预防性颈侧清扫，仍然存有争论。一般情况下，当中央区淋巴结转移数量≥4枚且术中发现肿瘤突破甲状腺被膜，建议行患侧颈侧淋巴结清扫。遗传性甲状腺髓样癌，实为多发性神经内分泌肿瘤（MEN2）。常合并肾上腺嗜铬细胞瘤或甲状旁腺功能亢进，可导致血压及离子代谢异常。在手术前，应进行肾上腺嗜铬细胞瘤和原发性甲状旁腺功能亢进的筛查，如果发现有这两种疾病，应首先进行肾上腺嗜铬细胞瘤的手术治疗，然后再进行甲状腺及旁腺的同期手术治疗。

综上所述，对于低危和部分中危患者，全/近全甲状腺切除术和甲状腺腺叶+峡部切除术的临床疗效相似，但是前者更有利于减少术后并发症的出现，特别是可以有效避免永久性甲状旁腺功能减退和双侧喉返神经损伤等严重并发症的发生。

全/近全甲状腺切除术的手术适应证包括：童年有头颈放射线接触史的患者，原发灶最大径>4 cm；双侧多癌灶、不良病理亚类，如PTC的高细胞型、柱状细胞型、弥漫硬化型、实体亚型、FTC的广泛性浸染型、低分化型TC；有较远移动，术后须^{131}I处理，伴双侧颈淋巴结移动，以及伴肉眼腺外侵犯等症状。对于单侧多癌灶，恶性肿瘤最大径可达4 cm，并且伴有TC高危因素或是同时存在对侧甲状腺结节的患者，全/近全甲状腺切除术是一种比较理想的治疗方式。

甲状腺腺叶+峡部切除术的适用范围包括：仅限于单侧腺叶内的单发DTC，原发灶<1 cm，复发风险低，童年无头颈部放射线接触史，无颈淋巴结或远处移动且对侧腺叶内无可疑不良结节。

甲状腺腺叶+峡部切除术的适用范围包括：仅限于一侧腺叶内的单发性甲状腺癌，原发灶长度≤4 cm，复发风险较低且对侧腺叶内无可疑恶性病变结核，以及轻微浸润型甲状腺癌。

二、DTC的 ^{131}I治疗

（一）^{131}I治疗指征

ATA指南对高危复发危险分层患者强烈推荐 ^{131}I治疗。

对于中危分层患者，^{131}I疗法可能是一种有效的防治方法，但是如果患者存在镜下甲状腺外侵犯，但癌灶较小或淋巴结移转数量少，受累直径小且不伴高侵入性组织类型或血管侵犯等危险因素的中危患者经 ^{131}I治疗后未能改善总体预后，可不行 ^{131}I治疗。对低危分层患者，不推荐行 ^{131}I治疗。

ATA指南中对于淋巴结受累≤5个的低危群体，不建议行 ^{131}I治疗。但若从便于通过监测血清Tg水平及 ^{131}I全身显像后续随访的角度来看，可行 ^{131}I清甲治疗。

（二）术后死亡风险及复发风险分层

ATA指南在2009年第一次明确提出了复发风险分层的定义，并在2015年版的ATA指南中作出了修改。该分层方法基于术中病变特点，如病灶残留情况、恶性肿瘤体积、病理类型、包膜侵犯、毛细血管损害情况、淋巴结转移特征、分子病理特点以及术后刺激性Tg（sTg）标准和 ^{131}I处理后全身显像（Rx-WBS）等权重因子，将患者分类为低危、中危和高危3种风险等级。通过这一分层系统，可以更好地指导临床医生选择对DTC患者进行 ^{131}I治疗。

1. 低风险分层

低风险分层符合以下全部：

①无远处转移。

②所有肉眼所见肿瘤均被彻底切除。

③肿瘤未侵犯周围组织。

④肿瘤不是侵袭性的组织学亚型及肿瘤未侵犯血管。

⑤在 ^{131}I治疗后，全身显像结果甲状腺外未发现任何碘转移灶的影像特征。

⑥有少量淋巴结转移（如cN0，转移灶最大直径均≤0.2 cm且不超过5枚）。

⑦甲状腺内的滤泡亚型甲状腺乳头状癌；甲状腺内的分化型甲状腺滤泡癌合并被膜侵犯及伴或不伴轻微血管侵犯（<4处）；甲状腺内微小乳头状癌不论是否多灶、是否伴有*BRAF V600E*突变阳性，都属于低风险分层。

2. 中风险分层

中风险分层符合以下任意1项：

①镜下观察到肿瘤已经侵犯甲状腺外组织。

②侵袭性高的病理学类型：高细胞型、靴钉样、柱状细胞癌等。

③伴血管侵犯的甲状腺乳头状癌。

④行 ^{131}I治疗后全身显像，可以显示颈部摄碘转移灶的影像特征。

⑤病理学证实淋巴结转移（cN1，淋巴结转移灶数量超过5个，并且转移灶最大直径均<3 cm）。

⑥甲状腺腺内乳头状癌合并*BRAF V600E*突变，病灶直径为1～4 cm。

⑦多灶性甲状腺小微癌合并腺体外浸润和*BRAF V600E*突变。

3. **高风险分层**

高风险分层符合以下任意1项：

①明显的腺外浸润。

②癌肿未完整切除。

③证实存在远处转移。

④术后高Tg水平提示远处转移。

⑤存在较大的淋巴结转移（任何淋巴结转移灶直径≥3 cm）。

⑥甲状腺滤泡癌侵犯血管（侵犯广泛，>4处）。

4. **TSH抑制治疗**

TSH抑制治疗包括：

①对于高危患者，初始TSH应控制在<0.1 mU/L。

②中危患者的初始TSH水平应控制在0.1～0.5 mU/L。

③针对未检测到血清Tg的低危患者，无论有无接受^{131}I清甲疗法，TSH水平应该被控制在0.5～2 mU/L。

④针对那些已经接受了^{131}I清甲治疗，但Tg检测水平较低的低危患者，以及那些未接受^{131}I清甲治疗，Tg技术水平稍高的低危患者，TSH应该被控制在0.1～0.5 mU/L。

⑤在腺叶切除术患者中，TSH水平应保持在0.5～2mU/L。

⑥针对那些影像学评估疗效不理想（SIR）的患者，在没有特殊禁忌证的情况下，TSH应该被无限制期地控制在<0.1 mU/L。

⑦针对血清学效果不理想（BIR）的患者，应依据最初的ATA危险分级、血清Tg水平、Tg变化趋势以及TSH抑制治疗的副作用，将TSH水平限制在0.1～0.5 mU/L。

⑧对于初始评估为高危的患者，如果治疗效果满意（临床或血清学检查无疾病状态），应将TSH水平控制在0.1～0.5 mU/L，最多持续5年并逐渐降低TSH抑制水平。

⑨对于治疗反应为满意（临床或血清学无疾病状态）或疗效不明确的患者，特别是复发危险为低危者，TSH控制在0.5～2 mU/L。

⑩针对未接受^{131}I清甲治疗或辅助治疗，或者效果不明确的患者，满足以下几项：颈部超声检查结果阴性，直接抑制Tg水平较低或未检出，Tg或TGAb浓度未呈进行性升高，TSH浓度可以控制在0.5～2 mU/L。

三、甲状腺癌的全身治疗

对于放射性碘治疗不敏感合并出现远处转移的患者，甲状腺未分化癌患者内科治疗有效。分化型甲状腺癌对化疗不敏感，故靶向治疗显得尤为重要。化疗是目前针对未分化癌的主要治疗手段。

（一）分子靶向治疗

分化型甲状腺癌患者存在血管内皮生长因子（*VEGF*）及其自身受体（*VEGFR*）的高表达并且可能合并*RET*异位、*BRAF V600E*突变、*RAS*点突变等变异。因此，针对上述靶点的多激酶抑制物可以显著延长患者的中位无进展生存期，并使部分患者的肿瘤缩小。

对那些发展快速、有明显症状的晚期放射性碘难治性分化型甲状腺癌（乳头状癌、滤泡状癌和Hürthle细胞癌）患者，可以选择使用多激酶抑制剂索拉非尼。该药物在我国获得批准的适应证包括：局部复发或转移的进展放射性碘难治性（RAI）分化型甲状腺癌。

针对那些病情进展快速，伴有明显症状的晚期甲状腺髓样癌患者，国外指南推荐凡德他尼和卡博替尼。

（二）化学治疗

对于ⅣA期和ⅣB期甲状腺未分化癌患者，可以考虑在放疗基础上加用化疗。可进行同步放化疗，也可以在放疗后给予辅助化疗，常用药物包括紫杉类、蒽环类还有铂类药物。建议在同步化放疗期间，采用每周1次的化疗方案。

对于ⅣC期甲状腺未分化癌患者，全身化疗是一种有效的治疗方案，其中包含紫杉醇联合铂类、多西紫杉醇结合多柔比星、紫杉醇单药和多柔比星单药等多种治疗方案，对改善病情有一定效果。

（三）甲状腺癌的多学科综合诊疗模式

MDT诊疗模式是一种基于循证医学基础上的现代化新型诊疗模式，是不同于传统的普通会诊，具有严格的制度和规范化的组织形式。甲状腺癌MDT和其他疾病MDT类似，主要针对特定的患者，组织相对固定的多学科专家团队（如甲状腺外科、核医学科、内分泌科、超声科、影像科、麻醉科、放疗科、ICU、病理科等），通过定期、定时、定员、定点的多学科讨论会形式，汇集多学科最新的发展动态，提供诊疗意见，以实现与疾病诊治密切相关的学科的无缝连接，进而制定更为科学、合理、有效的诊疗策略，实现个体化、精准治疗，实现患者受益最大化。多学科专家除了参与方案制定，还应在整个诊治过程中密切配合，从而使MDT决策能够得到具体落实。

MDT诊疗模式目前已经在全球范围内用于全身多种肿瘤的综合治疗并取得良好的疗效。甲状腺癌的MDT诊疗模式也不例外。对于复杂的、疑难的甲状腺癌，其诊断检查手段多样，病期评估复杂，手术治疗风险高，术中和术后并发症发生率高。因此，科学的围手术期管理和制定合理的治疗策略极为重要。MDT应该贯穿复杂疑难甲状腺癌的诊疗全程。

复杂疑难的甲状腺癌往往肿瘤巨大、肿瘤压迫气管、肿瘤位于胸骨后，而且肿瘤侵犯周围组织和器官，患者会有声带麻痹的症状和多次手术史等。这种情况下，通过MDT模式评估肿瘤局部侵犯喉、气管、喉返神经、咽部和食管、大血管情况以及颈部淋巴结转移情况，进而综合评估外科手术切除肿瘤的可行性，包括手术方式和手术时机。通过评估气管受压情况、声带麻痹情况、心肺功能状态进而评估手术麻醉风险。对于失去手术机会的患者或姑息性手术治疗的患者，评估^{131}I治疗、内分泌治疗、放疗、靶向治疗等治疗方法的价值和意义。通过MDT模式应用，多学科通力协作，可提高疾病的治愈率、减少术后并发症，加速患者康复，提高整体预后和生活质量。

（党建中）

参考文献

[1]CAO W, CHEN H D, YU Y W, et al. Changing profiles of cancer burden worldwide and in China: a secondary analysis of the global cancer statistics 2020[J]. Chinese Medicine Journal, 2021, 134(7):783-791.

[2]MILLER K D, FIDLER-BENAOUDIA M, KEEGAN T H, et al. Cancer statistics for adolescents and young adults, 2020[J]. CA: a Cancer Journal for Clinicians, 2020, 70(6):443-459.

[3]中国临床肿瘤学会指南工作委员会甲状腺癌专家委员会.中国临床肿瘤学会(CSCO)持续/复发及转移性分化型甲状腺癌诊疗指南-2019[J].肿瘤预防与治疗,2019,32(12):1051-1080.

[4]林岩松.有关分化型甲状腺癌核医学相关诊治的指南更新[J].中华核医学与分子影像杂志,2018,38(3):172-177.

[5]田文,孙辉,贺青卿.超声引导下甲状腺结节细针穿刺活检专家共识及操作指南(2018版)[J].中国实用外科杂志,2018,38(3):241-244.

[6]中国临床肿瘤学会指南工作委员会.中国临床肿瘤学会(CSCO)分化型甲状腺癌诊疗指南2021[J].肿瘤预防与治疗,2021,34(12):1164-1201.

[7]李小毅.2015年美国甲状腺学会《成人甲状腺结节与分化型甲状腺癌诊治指南》解读:外科部分[J].中国癌症杂志,2016,26(1):13-18.

[8]中国超声医学工程学会浅表器官及外周血管专业委员会.甲状腺及相关颈部淋巴结超声若干临床常见问题专家共识(2018版)[J].中国超声医学杂志,2019,35(3):193-204.

[9]中国抗癌协会家族遗传性肿瘤专业委员会.中国家族遗传性肿瘤临床诊疗专家共识(2021年版)(5)——家族遗传性甲状腺癌[J].中国肿瘤临床,2022,49(1):6-11.

[10]中华人民共和国国家卫生健康委员会.甲状腺癌诊疗规范(2018年版)[J].中华普通外科学文献(电子版),2019,13(1):1-15.

第二十章
甲状腺癌的三级预防

癌症的三级预防是指在已经诊断出癌症的个体中采取干预和治疗措施，以防止癌症复发或进一步恶化。这可能包括手术切除肿瘤、放疗、化疗、靶向治疗和免疫疗法等多种治疗方法。通过合理的治疗和护理，可以延长患者的生存时间并且能够提高生活质量。

第一节　甲状腺癌个体化治疗方案

在甲状腺癌的诊断和随访过程中，外科医生应该是主导者。为了更好地满足患者的需求，我们应该与核医学科、内分泌科、放疗科、影像科、肿瘤内科等相关科室合作，提供个性化的综合治疗方法，以确保患者的良好医疗结果。具体有以下几点：

①对于低危分化型甲状腺癌患者，外科手术和术后的外源性甲状腺激素治疗可以有效地改善病情或选择TSH抑制治疗。

②目前针对高危分化型甲状腺癌合并远处转移的患者，手术+术后^{131}I治疗+术后TSH抑制治疗是最主要的综合治疗手段，可以有效地改善病情。

③对于无法通过手术切除的局部病灶，可以考虑采用射频消融技术或外照射技术来治疗。

④治疗甲状腺髓样癌的最佳方法是外科手术，而不需要使用TSH抑制剂。然而，补充甲状腺激素仍然是必不可少的。

⑤对于甲状腺未分化癌，如果无远处转移和气道梗阻，首选治疗措施包括外照射+手术/手术+外照射。外科手术除了能够有效地缓解气道梗阻，如条件允许，应该尽量切除肿瘤，以达到最佳的治愈效果。

一、分化型甲状腺癌

分化型甲状腺癌（DTC）的治疗应该由多学科专家共同协作，包括外科医生、内分泌专家和核医学专家，肿瘤学专家也应该参与其中。这样，DTC患者才能获得最佳治疗效果。

（一）手术治疗

1.原发灶的治疗

确定DTC手术切除范围需要考虑的因素包括以下方面：患者的年龄和性别，是否有甲状腺癌家族史、是否有颈部放疗史（尤其是青少年时期）；术前的肿瘤大小、是否多灶、肿瘤位于一侧腺叶还是累及双侧腺叶；术前评估是否有甲状腺包膜外软组织被侵犯的可能（影像学征象或声音嘶哑、吞咽困难等）、是否有临床可疑淋巴结转移、是否为特殊类型的DTC；肿瘤是否合并*BRAF*、*RAS*突变和（或）*TERT*融合等分子改变；是否合并有其他基础疾病，以及患者由于职业、性格、意愿等原因作出的倾向性选择等。权衡各种术式的利弊和患者意愿等细化外科处理原则，不可一概而论。

甲状腺全切或近全切除术不仅有利于提高生存率，降低复发风险和尽可能减少残留病灶，也便于术后^{131}I治疗和血清Tg水平监测的实施；而单侧腺叶（加峡部）切除可以减少低危患者的过度治疗以及手术相关并发症的风险。由于缺乏前瞻性随机对照临床研究，对于DTC的手术切除范围仍存在较多争论，尤其是针对直径为1～4 cm的肿瘤，但目前对于DTC手术治疗的最小范围为患侧腺叶（加峡部）切除已达成广泛共识。

对于无任何高危因素（如青少年头颈部放疗史、甲状腺癌家族史、多灶、甲状腺外侵犯、临床可疑转移淋巴结、血管侵犯、远处转移等）的最大径<1 cm的DTC，单侧腺叶（加峡部）切除与甲状腺全切在提高生存和降低复发风险上无明显差异，已得到广泛的循证医学的证据支持。

对于以下几类PTC亚型的患者均推荐行甲状腺全切术：①双侧甲状腺均有可疑病灶，有明显的甲状腺包膜外侵犯；②一级亲属有非髓样甲状腺癌史，青少年时头颈部有放疗史；③临床淋巴结转移（数目≥5枚或直径≥3 cm），肿瘤无法完整切除；④术中即可明确术后需要^{131}I治疗，属于高危复发风险组且预后不良。行甲状腺全切术不仅可以显著改善患者生存，而且可以降低复发风险。

2. 区域淋巴结的处理

颈部淋巴结转移是PTC主要的转移方式，其中中央区淋巴结是PTC颈部淋巴结常见的转移区域。文献报道，甲状腺乳头状微小癌（PTMC）中央区淋巴结的转移率为24.1%～64.1%，临床病理学及超声影像学特征的分析有助于临床医师对中央区淋巴结转移情况作出判定。

清扫中央区淋巴结所带来的担忧主要是术后并发症，主要包括甲状旁腺功能减退和喉返神经损伤，可以通过对医师加强培训、提高医师手术技能和增加经验来减少并发症。由于甲状腺术后不可避免会带来组织粘连、手术瘢痕等问题，再次手术时在彻底地清除病变和降低术后并发症方面的困难将极大增加，尤其是避免喉返神经损伤和保留甲状旁腺的功能，并且肿瘤复发对患者的生活及心理会造成不良影响。因此，基于中央区淋巴结转移率高、再次手术难度及风险大，建议DTC术中在有效保护甲状旁腺和喉返神经的情况下再行病灶同侧中央区淋巴结清扫术。

DTC患者的颈部淋巴结转移也可累及颈侧部淋巴结（Ⅱ～Ⅴ区）和上纵隔，罕见情况下还可出现于Ⅰ区。手术切除这些转移的淋巴结可降低肿瘤复发率和患者死亡率，按分区整体切除优于仅切除受累淋巴结。

（二）手术后辅助治疗

1. 放射性碘治疗

手术后行放射性碘治疗是一种有效的治疗方法，可以有效地消除甲状腺组织内或局部淋巴结转移的微小疾病，同时也可以清除残余的甲状腺组织（也可称为消融）。放射性碘治疗的效果与患者的准备（治疗前血清TSH水平）、肿瘤的特异性、发病部位或者注射后放射性碘的用量等因素有很大关系。

2. 甲状腺激素

为了治疗手术后甲状腺功能减退和抑制TSH水平，从而缓解肿瘤生长，患者一般需要终身服用甲状腺激素。应用甲状腺激素控制TSH的治疗方法，能够显著提高患者的综合存活率和无瘤存活率，特别是TNM分期或者美国甲状腺癌治疗协作研究组（NT-CTCS）分期中Ⅲ～Ⅳ期的患者。轻度抑制治疗能够显著提高Ⅰ～Ⅱ期患者的总生存率，但是过量的甲状腺激素抑制治疗或许会导致一些副作用，包含骨质疏松、心房纤颤、心肌肥厚和心脏功能障碍等，这些副作用或许会严重影响患者的生活质量。因此，甲状腺激素抑制治疗时应注意观察不良反应，及时调整用药剂量以确保患者的安全和有效的治疗结果。

3. 体外照射

体外放射照射治疗（EBRT）也是一个有效的辅助治疗，用于预防老年患者局部浸润性乳头状癌的复发。在有肉眼看到的甲状腺外侵犯或者怀疑镜下残留肿瘤时，并且不能完全切除邻近呼吸系统、消化系统的组织结构时，通常建议采用40～50 Gy的EBRT治疗来进行治疗。

4. 消融治疗

消融治疗是在超声引导下经皮穿刺，通过物理性质或化学方法对肿瘤细胞进行原位灭活，肿瘤组织发生凝固型坏死，最后坏死组织自然溶解被机体吸收，从而达到根除或对恶性肿瘤病灶进行毁损的目的。超声引导下经皮穿刺消融治疗有多种治疗方式，分别为热消融、冰冻消融、化学消融和放射性消融。其中，热消融可以采用射频、微波、激光和聚焦超声等多种方式进行处理；常用的化学消融为无水乙醇消融。消融治疗技术操作简单、定位准确、安全可靠、高效，具备损伤小、恢复快、并发症少以及不影响患者外观美感等优点，可以有效地减轻DCT患者对外科手术的焦虑。

二、甲状腺髓样癌

（一）手术治疗

对于患有甲状腺髓样癌（MTC）的患者，甲状腺全切除术可以显著改善生存状况，尤其是那些患有散发性疾病或家族性疾病的双侧多发肿瘤患者。即使临床检查未出现淋巴结转移，但仍建议所有患者都应该行颈部中央区淋巴结清扫，特别是当原发恶性肿瘤超过1 cm或中央区有淋巴结移动时，强烈推荐行同侧颈淋巴结和（或）纵隔淋巴结清扫，以确保治疗的有效性。不推荐根治性淋巴结清扫，因为该术式对患者创伤大且并发症多，不能改善预后。

（二）手术后辅助治疗

1. 放射治疗

对于手术切除了绝大部分肿瘤的患者以及有高危复发倾向的患者，EBRT是一种有效的治疗方法，微型残留病灶、腺体外侵犯或淋巴结转移的患者经过EBRT治疗后，10年局部无复发率达86 %，而未接受辅助治疗的患者仅为52%。EBRT治疗可以有效地减少复发率，提高治疗效果。

2. 降钙素持续升高

术后3个月，需要经常监测血清降钙素和CEA水平，尽管有时其最低值出现会在几个月之后。MTC患者接受根治性手术后，如果术后可测到血清降钙素，提示有肿瘤残余，血清降钙素水平低于150 pg/mL，应该通过颈部超声随访；如果血清降钙素水平高于150 pg/mL，则考虑是否存在残余的可切除肿瘤或者存在远处转移。

3. 肿瘤基因携带者的预防性手术

部分MTC病例确诊时年龄仅6岁，高危家族中，确诊为家族性*RET*基因突变携带者，建议在5岁时就行预防性甲状腺切除术。研究发现，50名*RET*基因突变者在接受预防性甲状腺切除术后，88%的患者血清降钙素恢复到正常。针对家庭史中显示肿瘤浸润性较弱，而且*RET*基因突变存在于密码子768、790、791、804和891的患儿，降钙素监测、甲状腺超声检查以及术前准备，是一种有效的诊断方案，可以有效地帮助患儿获得更好的治疗效果。

4. 转移的治疗

据报道，MTC患者合并肝脏、肺或骨转移时，全身化疗对30%的患者有效。推荐的化疗方案主要包括达卡巴嗪与其他药物组合，这是最常用的方案；其他药物包括长春新碱、5-氟尿嘧啶、环磷酰胺和阿柔比星等，这几种组合的效果相当，也可以改善患者的病情。

三、甲状腺未分化癌

除非患者的肿瘤非常小且仅局限于甲状腺，否则即使采取完整的甲状腺切除术也不能延长患者的生存期。传统剂量的EBRT医疗也无法改善患者的生存率，尽管有40%的患者可以对放射治疗产生反应，但大多数患者仍会出现局部复发的情况。超分割的放射治疗联合放疗敏感性剂量的阿柔比星，可以显著提高局部反应率，达到80%，延长中位生存期1年；远处移动则是导致死亡的主因，先给予超分割的放射治疗联合阿柔比星，然后在有治疗反应的患者中行减瘤手术，同样能够改善局部治疗的效果，但加大化疗药物的剂量并不能改善生存率。紫杉醇在少数患者中可以使病情达到短期的稳定，可以提供姑息治疗。

四、甲状腺癌的中医中药治疗

传统中医学说认为甲状腺癌是“瘿瘤”中的一个重要病症。现代研究表明，情感原因可能是造成这种病症发展的主因，但也与虚、痰、瘀、热、毒、饮食等原因有着密切的关系，临床上常见的情况是虚实兼杂，各种因素联合影响导致甲状腺癌的发生。

中医在治疗甲状腺癌方面发挥着重要作用，一是可以配合手术、化疗和放疗。可以减轻患者化疗、放疗以及术后的负荷，增强体力、促进食欲、控制病情、抑制肿瘤发展，还可以作为终末期支持治疗的辅助手段，从而缓解患者的病情。二是不接受手术、放化疗，选择纯中医治疗。本治疗方案适用于：围手术期、放化疗期、靶向治疗期、治愈后康复期及晚期患者。可采用口服汤剂、中药饮片、中成药制剂以及一些中医治疗（外敷、针灸）等多种治疗方式。

第二节　定期复查方案

一、分化型甲状腺癌的术后复查

分化型甲状腺癌（DTC）患者的长期随访复查非常重要，其目的在于：①对已经治愈的患者实行监测，以及早发现肿瘤复发和转化；②对已复发DTC或带瘤生存的患者，动态观察病情的变化，及时调整治疗方案；③监测TSH抑制疗法的有效性；④对DTC患者伴有其他疾病病变（如心肌病变、其他恶性肿瘤等），进行动态病情观察。

分化型甲状腺癌（DTC）术后复查方案如下：

①DTC术后给予外源性甲状腺激素抑制治疗，应依据术后复发危险度来决定TSH抑制的程度。每次调整服用外源性甲状腺激素的药量后，应定期（4～6周）进行随访检查，以确保患者的甲状腺功能到达合理的平衡点，并可依据情况适当延长随访时间间隔。

②对于已经完成全甲状腺切除和^{131}I清甲治疗的DTC患者，建议定期检测血清Tg水平，同时测TGAb，并使用相同的检测试剂。长期随访应从^{131}I甲状腺清除治疗后的6个月开始，在此期间监测基础Tg或sTg水平。在^{131}I治疗后12个月，应定期复查基础Tg，以评估治疗效果。对于中、

高危患者，建议在甲状腺清除治疗后3年内定期复查sTg。

③DTC患者应定期进行颈部超声检查，以评价甲状腺床、中央区和颈侧部淋巴结的状况，术后首次超声检查推荐时间：高危患者术后3个月，中、低危患者则可以延长至6个月。如果发现可疑的病灶，应尽量缩短检查时间。至于可疑的淋巴结，可以通过超声引导下的穿刺活检或者穿刺洗脱液Tg检测来确定。

④DTC患者在手术和^{131}I清甲后，应根据复发风险程度，选择性地应用Dx-WBS进行随访。

A：中、低危复发风险度的DTC患者，如果Dx-WBS检查未显示甲状腺床以外的^{131}I摄取，而且颈部超声检查结果正常，基础血清Tg浓度（TSH抑制情况下）也不高，则可以不必接受Dx-WBS检查。

B：高危复发危险度的DTC患者，长期随访中应用Dx-WBS对发现肿瘤病灶可能有价值，建议检查间隔6～12个月。如果患者在随访中发现Tg水平逐渐升高，或者疑似DTC复发，可行Dx-WBS检查。

⑤CT和MRI并非DTC随访中的常规检查，在下述情况时，应该进行颈胸部CT或MRI检测。淋巴结广泛复发，彩超不能准确描述范围；转移病灶可能侵及上呼吸道，需要进一步评估受侵范围；高危患者中血清Tg水平增高（>10 ng/mL）或者TGAb升高；而Dx-WBS阴性时进行后续^{131}I治疗，检查时应避免使用含碘对比剂。若行含碘对比剂的增强CT扫描，建议在检查后4～8周行^{131}I治疗。

⑥18F-FDGPET不建议在DTC随访中经常应用，但在以下情形下可以选择应用：血清Tg浓度>10 ng/mL而Dx-WBS未见异常时，可以帮助查找和确定病灶；对于不摄碘的病灶，可以判断和监测症状；对于侵入性或转化性DTC患者，可以判断和监测症状。

长时间跟踪DTC患者应考虑下列因素：疗法的安全，主要是对继发性肿瘤和生殖系统功能的威胁，但应防止过分筛查和检测。TSH抑制治疗的结果，包含TSH抑制治疗能否完成，医疗的副作用等。患有DTC的患者或许会伴有其他疾病，如心肌疾病或一些癌症，这些病证或许比DTC本身更为重要。因此，在长期随访中，我们需要密切关注伴随病情的变化情况。

二、甲状腺髓样癌的术后复查

在甲状腺手术后，甲状腺髓样癌（MTC）患者的随访结果与DTC相同，但不必须使用TSH控制疗法。血清降钙素和癌胚抗原（CEA）是MTC的重要生化指标，应在随访复查时进行检测。如果血清降钙素和CEA水平恢复正常，患者可以参照低危DTC的随访；如果血清降钙素和CEA水平未降至正常范围，但仍处在较低水平，患者可以参照高危DTC的随访。针对那些生化指标仍处在较高水平的患者，应采取更为严格的随访措施，以确保术后甲状腺功能的正常化。建议定期进行超声检查，并且依据血清降钙素和CEA水平的变化，综合CT或MRI检测，以明确恶性肿瘤的范围，必要时还可以进行PET-CT检测。

三、甲状原未分化癌的术后复查

根据甲状原未分化癌（ATC）患者的临床情况，我们采取了多种监测方法来评估医疗效果。最佳的结果是，ATC患者能够顺利地实现原发恶性肿瘤的切除，而且采用全程外照射疗法，以获得最佳的医疗效果。在放射治疗（XRT）期间，术前分期结果显示没有远处转移。因此，应该每2周执行1次CT扫描，并且在接近结束XRT之时执行FDG-PET/CT检测，以确定病情的发展情况。此外，患者还应该采用合理周期的化疗，可能使用紫杉类药物来处理病情，以达到最佳疗效。在接受化疗期间，每周使用一次紫杉醇，连续3周，第4周进行诊断性重新分期，以确保治疗效果达到最佳状态。在ACK毫无病变症状的情形下，经过一定时间的常规化疗后，分期研究的时间得以延续。针对第一次治疗手术后无瘤存活6个月以上的患者，这一时间可能延续至术后6个月以上，并且每2个月接受1次CT扫描，以重新诊断分期，每4个月接受PET-CT检查，以确保患者的医疗效果。CT扫描和PET-CT扫描的间隔时间应当改为3个月或6个月，以确保患者在1年以上的无瘤生存。假如第一次手术后2年仍未发现恶性肿瘤，应当考虑是否存在基础的分化型乳头状或滤泡状癌，并且继续接受放射碘扫描和放射性碘处理以确保患者的安全。

第三节 预防癌症的复发与转移

甲状腺癌术后复发率的高低与其特殊的剖解学、病理学、病因学以及外科手术技术有着密切的联系，这一点不容忽视。甲状腺的毛细血管、神经系统和淋巴结构复杂，是术后恢复的关键。肿瘤的程度、术前是不是有淋巴结转移以及是否存在多发病灶都会影响术后复发与转移。此外，不同的手术方式和术后管理也会导致复发情况。

一、预防分化型甲状腺癌术后复发和转化

手术是防治甲状腺癌的最有效方法，虽然DTC患者的预后较好，但仍有30%的患者会导致再次复发或转化。因此，终身规范化的跟踪和监测显得尤为重要。促甲状腺激素（TSH）控制疗法可以有效减少概率，而影像学检查和甲状腺球蛋白等生化检验成果可以帮助确定DTC患者的预后。颈部超声检查则是监测甲状腺残留复发和转移性淋巴结病变的最佳影像学手段，CT检验也可以有效定位颈部转移淋巴结。《分化型甲状腺癌术后管理工作中国专家共识（2020版）》为术后随访期提供了一套完善的指导原则，极大地提高了甲状腺癌患者的疗效，有效提高了患者的生活质量。正规的操作是治愈DTC的关键，而术后的精心护理和定期随访则是有效减少患者复发率和延长生存期的关键保障。按照中国专家共识（2020版），分化型甲状腺癌术后恢复危害风险度可以划分为低危组、中危组和高危组。因此，应当按照这一分层结构，制定出有效的治疗和随访方案，以达到最佳的治疗效果。

对于未行根除手术但术后病变被确诊为DTC的患者，应依据已获取的临床病理资源，通过AJCC TNM分期和初始复发危险度分级，以确定最佳的治疗方案，并且考虑到继续进行手术的危险性、随访是否方便以及患者的意愿，以确保最佳的治疗效果。如果首次术后治疗已经切除了患侧腺叶，并且术后没有发现任何残留病灶或转移淋巴结，可以继续进行随访；但是，首次术后治疗的范围小于一定的限度，则不能继续进行随访。

如果患侧腺叶未见肿瘤残余，提议暂时不接受二次手术并密切监测，一旦发现异常状况，立即实施二次手术。但如果出现残留病灶，建议在患者自身条件许可的状况下尽早实施二次手术，或者等待术区水肿消失后（3个月后）再实施二次手术。

（一）促甲状腺激素抑制治疗

促甲状腺激素（TSH）控制疗法是一种依赖于TSH受体的药物，它可以促使正常人甲状腺细菌和DTC细菌表达TSH受体，从而使得残存的正常组织和癌组织发生特殊增殖，进而增大DTC恢复的风险。所以，TSH控制疗法是DTC术后的关键一步，即通过使用甲状腺激素来控制TSH水平，使其低于正常水平或接近正常水平。这不但可以弥补DTC患者缺少的甲状腺激素，还能够控制DTC细菌的增长。L-T_4口服制剂是抑制TSH的最主要方案。

研究表明，术后TSH水平与DTC的恢复、转化和肿瘤之间存在显著的相关性，尤其是针对高危DTC患者而言，这些相关性更为明显。循证医学研究也证实，术后TSH<2 mU/L者比>2 mU/L者更有可能降低DTC相关性致死和恢复的风险。TSH控制疗法旨在降低DTC的复发率、转化发病率和肿瘤特异性病死率，同时尽量减少外源性亚临床甲状腺毒症引起的副作用。依据2015版ATA指导和2012版国家指导，本研究建议按照患者术后一年内的恢复危险程度制订相应的TSH控制目标，以达到最佳的医疗效果。依据动态风险评估，TSH抑制治疗的强度应当适当调节，以确保患者的复发风险低于正常水平，并且疗效满意。在调节L-T_4药物后的4～6周，应定期检查血清TSH水平，以确保其保持在目标范围内。

（二）^{131}I治疗

^{131}I疗法是DTC术后的重要医疗方法之一，其目标是去除甲状腺组织、协助诊断和消除疾病。基于ATA的介绍、国内外的实际和临床治疗经验，主张对DTC患者实行动态评价并依据TNM分期、复发风险度分层及其术后碘治疗前评价，制订个体化的^{131}I医疗方案。针对没有疾病残留或恢复、转化的低危患者，如果甲状腺球蛋白水平没有可疑升高，可以不接受^{131}I疗法。如果这部分患者有残留甲状腺组织，为了方便后期随访，可以考虑接受^{131}I清甲疗法。针对那些有高入侵性组织类型、中枢神经血管损害或者血清Tg可疑升高等危险因素的患者，^{131}I辅助治疗可以有效降低肿瘤复发和死亡风险。此外，针对那些具有局部残留或远处转移病灶的高危患者，应该采取^{131}I疗法，同时兼顾清甲和清灶的目标，以达到最佳的治愈效果。

二、甲状腺髓样癌术后复发与转移的预防

甲状腺髓样癌（MTC）是一种常见的甲状腺癌，它有可能在初次治疗后出现局部细胞再生、区域淋巴结侵袭和肺、骨等远距离转移。因此，预后相对而言欠佳。为了更好地评估MTC患者的治疗成效和术后复发转移风险，应该根据患者初次确诊时的肿瘤分期和手术切除疗效，包括患者的年龄、基因突变位点和术后降钙素（Ctn）水平倍增时间等，制定出更加精准的随访计划，以确保患者的良好预后。

2013年建立了MTC的动态复发危险分级，将MTC初次术后的患者划分为4类：①生化治疗，即恶性肿瘤完全切除，Ctn水平降至检测标准之下，这是预后的关键因素；②Ctn水平和CEA浓度增高，但未能显示出明显的病灶；③解剖残余，持续存在的病灶或较远移动，以及不可预知的病变状况；④其他可能的影像学特殊、生化异常或不能探测到的解剖残余。生化治疗的患者10年内的存活率可达95%～97%，而Ctn水平继续增高的患者5年内的存活率则可达80%～86%，甚至更高。

（一）手术治疗

当前，国内外关于原发性甲状腺癌的治疗方案已经趋向一致。不论是不是具有远处转移病灶，所有可能接受手术治疗的患者都应该首先考虑全甲状腺切除术。然而，针对散发性MTC患者，由于其多灶和双侧发病的风险较高，所以仍然建议将全甲状腺切除术作为首选的治疗方案。一些中心研究认为，针对单侧病灶较小的散发性患者，术前彩超和影像学检查可能不够准确，所以建议行患侧腺叶加峡部切除术以取得更好的效果。

无论是散发性淋巴结炎（HMTC）还是cN1a，都应该进行诊断性的中心区淋巴结检查，以确保患者的健康。CN0患者应在全甲状腺切除术的技术基础上，根据外国各大指南的建议，采取双侧预防性中央区清除（PCND）的方式，从而有效地改善病情。根据以下结论：MTC患者中央区淋巴结迁移的概率在50%～75%，而术前和术中关于中央区淋巴结评价的准确性却不尽如人意。

回顾性分析表明，PCND可以显著改变患者的预后。

针对MTC患者，cN1b指出必须进行防治性颈侧淋巴结清扫，但是针对cN0患者，预防性颈侧清除仍然存有争论。科学研究证明，颈侧淋巴结转移率与颈中心区淋巴结转移多少有着紧密的关系，当≥4枚中心区淋巴结转移时，同侧颈侧淋巴结转移率最大可超过98%。在手术前，Ctn水平可以作为一个重要指标，用来反映淋巴结转移的程度。

（二）术后激素替代治疗

在全甲状腺切除术后，为了缓解患者的症状，应当给予甲状腺激素代替药物治疗。然而，由于滤泡旁细胞恶性肿瘤不需要促甲状腺激素，而且尚无依据表明TSH抑制疗法可以显著减少MTC患者术后复发率或增加存活率。因此，MTC患者在术后不必过分控制TSH水平。

（三）术后放射性碘治疗

科学研究表明，MTC病灶不摄碘，术后^{131}I能够通过间接放射功能除去残存的甲状腺组织来减少再次复发的机会。然而，近期的研究发现，MTC患者接受术后^{131}I疗法未能显著降低其病变的特异性死亡风险，所以不建议MTC患者接受术后^{131}I疗法。

针对MTC伴有DTC的患者，应根据其DTC阶段的临床病理特点，综合考虑后确定能否采用^{131}I疗法，以获得最佳的治疗效果。对于晚期局部慢性肾脏疾病患者，如果无法手术治疗，可能会出现远处转移性肾病。

1.局部晚期不可手术MTC的治疗

MTC的侵袭性明显高于DTC，在初次就诊时，许多MTC患者的原发灶或区域淋巴结已经发展到晚期，R0切除术的可能性极低。近年来，随着靶向药物的发展，许多小分子酪氨酸激酶抑制剂已被证明能够有效治疗不可移除的局部晚期MTC，当中以凡德他尼和卡博替尼最为突出，它们已被欧美国家准许用来治疗远处转移性MTC，这大大改善了传统外科/放疗/化疗模式在预后方面的局限性。尽管目前尚无关于靶向药物治疗晚期不可移除病灶的研究结果，但是国内外和欧美的各大肿瘤管理中心正在积极开展相关的临床试验，以期望能够提高有效率、无病存活率或总存活率，从而降低原有病灶的手术风险，或者在原先手术范围的基础上提高器官保留率。

2.全身系统治疗

尽管转移性MTC尚无法完全治愈，但我们仍然致力于提升局部整体控制率，减轻体征和移动灶症状，以及避免病情相关性致死。因为部分晚期患者疾病进展较慢，所以目前不建议无病症且无明显病灶的患者接受诊治。当发现明显的肿瘤时，医生需要评估肿瘤的生长速度、患者的生活质量以及治疗的效果，还应选择合适的治疗方案来研究毒性之间的关系。

三、甲状腺未分化癌术后复发与转移的预防

甲状腺未分化癌（ATC）是一种恶性疾病，其临床进展迅速，容易导致局部细胞侵袭和远处转移。一旦确诊，应立即采取措施。针对那些局限性病灶，术前评价能够实现R0或R1切除术的ATC患者，术后切断结合放化疗能够显著改善病情。针对那些局部细胞侵袭严重的ATC患者，术前评价可能无法直接切除。因此，建议采用新的辅助疗法（如放化疗或*BRAF*/*MEK*控制剂结合）来减小癌细胞容积，以便达到最佳的术后切断效果。此外，为了确保患者的安全，建议进行基因检测。达拉非尼结合曲美替尼能够显著改善*BRAF V600E*突变患者的症状，而当*PD-L1*表达水平较高时，应该考虑使用免疫检查点抑制剂来改善这种情况。针对晚期ATC患者，为了减少疼痛并改善生存品质，建议采取姑息疗法以控制局部症状，而不是采用常规的治疗方法。

2021年，美国甲状腺学会对第一版《甲状腺未分化癌病人管理指南》进行了全面的修订和

改进，以满足患者的需求。新版指南强调了*BRAF V600E*分子检测在诊断和治疗ATC患者中的重要性，并且提出了更多的靶向治疗方案，以帮助晚期ATC患者获得最佳治疗效果，而化疗则被更多地用于临时诊断和长期治疗。另外，新版指南还大力提升了对患者的人文关怀，使其更加完整和贴心。

（一）预后风险指数评估

经过评估和分组，将ATC患者划分为三组：50岁以下、50～70岁和70岁以上，平均生存期分别为174.3、50.2和30.0周，这对于准确预测ATC的预后及指导临床治疗具有重要意义。研究表明，年龄是威胁预后的一个因素，而不仅仅是治疗。特别是超过70岁的患者，其生存期明显缩短，这一结论得到了广泛的认可和证实。科学研究结果表明，首次就诊时白细胞数低于1.0×10^{10}/L的患者的存活期为11.3±2.8月，而白细胞数高于1.0×10^{9}/L的患者的存活期则为3.6±0.7月（$P<0.05$）。此外，另一项调查也认为，326例白细胞≥1.0×10^{9}/L及181例白细胞<1.0×10^{9}/L的ATC患者的生存期均较长，这一结果与以往的研究结果一致，调查结果指出，恶性肿瘤程度是直接危害预后的因素，有学者认为，肿瘤直径≥5 cm的癌症患者半年及一年存活率依次为30%和14%，而肿瘤直径<5 cm的癌症患者半年及一年存活率则依次为49%和26%，这些数据均显示出，恶性肿瘤程度对预后有显著影响（$P<0.001$）。然而，淋巴结移动和早期临床病变并不会危害患者的预后，但如果存在远处转移，则或许会对预后产生不利。

（二）手术切除

ATC的发展速度非常快，在手术前尽快确定肿瘤是否可以摘除，并且摘除术的程度非常关键。指南都强烈建议针对那些预计可以做到R0或R1切除术的局限性ATC（ⅳA、ⅳB期）患者实行外科摘除，并且摘除术程度保持一致。针对ATC患者，推荐行甲状腺全切术或近全切术，并开展诊断性中心区和颈侧区淋巴结检查。假如存在气管或食管侵犯，可选择行部分区域性摘除术以实现有效治疗。然而，新指南明确指出，一般来说不推荐实行根治性切除术，包含喉切除术、气管切除术、食管切除术和（或）关键的大血管或纵隔切除术。因此，在确定是否实行根治性切除时，必须多学科综合治疗协作组（MDT）全面考察病变的严重程度、技术的根治性、气管和食管的重建及其对预定术后治疗（如放化疗）的作用等因素，才能做出最终决策。

（三）放疗

外放疗是一种有效的治疗ATC的方法，它不仅可以帮助那些已失去手术机会的患者恢复健康，而且还可以作为术后的辅助治疗手段。

（四）化疗

ATC的化疗敏感度较低，临床治疗受益也相对较少。因此，目前应用于ATC的化疗药物也相对较少，但仍可用作术后或放疗的补助。目前ATC一般用于阿霉素、紫杉醇类、博来霉素和多柔比星等治疗，当中阿霉素的效果最为精确，常常与顺铂联合使用，以达到最佳的治疗效果。

（五）靶向治疗

使用分子靶向癌症药物，能够有效地控制癌症细菌的繁殖、入侵和转化，这些药物能够透过调控基因组、酶和信号转导等方面的异常来实现有效地杀灭癌症细菌，并且又能够降低对健康细菌的负面影响。ATC分子靶向治疗目前被广泛应用于抑制肿瘤细胞的生长发育和繁殖，以减小其对免疫系统的影响。

第四节　并发症的预防

一、术中出血的预防

在手术前，应详细询问患者的病史，并且仔细检查是否存在可能导致凝固功能反常的病因，比如，服用可能导致大出血的药品，如阿司匹林、华法林等，应停药最少一个月；妇女应避开月经期；对于结合甲状腺功能亢进症的患者，可以口服使用复方碘溶液作为术前备用；如果患者出现干咳或其他肺部表现，应立即采取措施限制，以确保手术顺利实施。

在手术过程中，Ligasure和超声刀能够有效地减少术后时间，并且不会增加并发症的危险性。然而，对于接近喉返神经或管径较大的血管，缝扎止血是最佳的方式，以确保术中的准确性和细致性。在甲状腺内镜术中，超声刀的利用率非常高，所以术者必须熟练掌握超声刀的操作技巧，以保证毛细血管的完全凝固。为了更有效地凝固毛细血管，可以采取多次、多点的移行凝闭方法，以达到最佳的效果。如果发现刀头焦痂过重或出现故障，应尽快清除或换上新的刀头。由于可能会误伤喉返神经，在术中会主动减少超声刀的使用时间和功率，从而导致止血效果不够理想，甚至无法完全止血。对于残留的甲状腺创伤，应当缝扎止血，一旦切除颈前带状肌也需要缝扎止血。为了避免小血管渗血和血清凝聚，可以在皮肤局部放入氧化纤维素或一些外用生物止血药剂，以达到有效的止血效果。大多数迟发性出血是由静脉引起的，所以麻醉师应该建议患者采取头低体位并进行Valsalva动作，增加肺内压力，以便有效地阻止出血。

在治疗过程中，医生应该严密检查是否有大脑流动性出血或可能的大出血点。在封闭颈前肌群时，应该避免缝合过紧，而且缝2～3针以保证肌腱紧紧贴合。如果出现较重的深度流出，液体可能会流入浅层。设置引流管能够有效地减轻患者的不适感，并且能够快速引流出血，从而使医生能够及时发现情况，并通过观察引流液的量及色泽来进行判断。尽管预留引流管可以降低大出血的危险性，但仅仅通过引流量来确定大出血的可能性是不够的，因为凝固块或许会堵塞导管，从而导致出血量不足，从而延误治疗时机。因此，更加重要的是要严密检查患者的生存症状、通气状况和切口状况。在手术结束后，应该检查是不是仍有活动性出血，因为压力或许会挤压静脉，导致暂时性的大出血。

二、术后出血的预防

预防甲状腺术后出血至关重要，应定期测量血压，每2小时测量1次，至少3次，如果条件允许，可以进行24小时的血压监测。高血压是术后出血的一个重要危险因素，应及时服用降压药物。为了防止动脉和静脉压力升高导致出血，应该给予治疗，在床旁应该配有气管切开包和无菌手套，以确保患者安全。

三、甲状旁腺损伤的预防

在甲状腺手术中，保存甲状旁腺和防止损害是首要任务。为了避免误切和保障甲状旁腺的血液供应，我们应该尽量采取措施。

（一）避免误切甲状旁腺

在进行甲状腺手术时，术者必须具有扎实的解剖学理论知识，了解甲状腺及其周围组织的解剖变化。在游离甲状腺时，应该紧贴甲状腺的被囊，并且要特别小心，以防止甲状旁腺可以置于甲状腺外表层或被囊下，仔细检查并保存，尽量避免甲状旁腺与甲状腺一起被切除。

学会辨别甲状旁腺与脂肪组织和淋巴结的不同之处，甲状旁腺的颜色更偏向棕色或深棕色，这种颜色可以更好地区分它们。当甲状腺被分离出来后，脂肪组织的颜色通常不会有太大的变化，但是甲状旁腺的颜色可能会变得更深，甚至变为棕色或褐色。甲状旁腺与淋巴结之间的关系更为密切，但它们的耐受缺血能力较差。因此，在分离后，甲状旁腺的颜色会明显加深，而且质地也更软，对于这些颜色加深的组织，我们需要特别注意保护，以免在接下来的手术过程中再次误伤。

在切断甲状腺后，应当仔细检查，一旦出现有误切甲状旁腺的情况，应立即采用挽救方法，将被误切的甲状旁腺游离出来，放入温生理盐水中并进行自体甲状旁腺细胞内转移。

（二）注意事项

为了保护甲状旁腺的功能，我们应该尽可能地减少血液供应受损，特别注意以下几点：

①在游离时，应尽量贴近甲状腺的被膜，以保证腺体后被膜的整体性，防止过度游离；②应尽量避免对甲状旁腺实施各种解剖和探查，以免暴露出甲状旁腺的解剖范围；③在甲状腺全切除手术中，应尽可能细致地辨认和分离上下甲状旁腺，因为它们的部位相对固定，易于保留，但是由于位置变异较大，必须特别注意血供的保存；④在操作时，应尽量避免盲目钳夹，并且在甲状旁腺周围应用电凝及引导器，以免损坏质地柔软的甲状旁腺和血管。

甲状旁腺的血液供应来源于下动脉分支及其周围组织，保护它们的健康至关重要。在结扎血管时，应尽量避免结扎下血管，或者将其结扎在甲状腺的分支上，以确保血液的安全供应。如果没有需要，最好不必解剖气管和食管沟，以免破坏向甲状旁腺供血的血管分支。在进行甲状腺全切除术时，腺周组织的血液供应可能会受到一定程度的损害。因此，保留下极动脉的血液供应尤为重要，这样才能在保留甲状旁腺组织的同时，尽可能地保护甲状旁腺的血液供应，将影响降至最低。

在进行甲状腺非全切除术时，缝合残留腺体及被膜应避免过深的缝扎，以免导致缺血性坏死的发生。在手术中和完成前，应密切观察甲状旁腺的血液供应情况。甲状旁腺的色泽变得苍白或褐色，表明严重缺血，必须进行肌肉内自体移植；甲状旁腺发黑，则表明静脉损伤，引起瘀血，必须在甲状旁腺被膜上做小切口减压，以防止因被膜紧张而引起坏死。

四、喉返神经损伤的预防及保护要点

喉返神经的保护需要仔细观察解剖学标志，并且应谨慎处理神经系统变异。同时应该清楚地区分解剖学层面，保证手术视野的整洁。此外，还应该根据个体情况分析喉返神经可能发生的走行及变异，例如巨大恶性肿瘤压力推移、甲状腺癌腺外侵袭、胸骨后甲状腺肿、Graves病以及术后引起的解剖学层面转变、疤痕粘连和组织弹力差等。

在解剖喉返神经时，将甲状腺组织向对侧牵拉，使其完全暴露出气管食道沟，可以看到上面横行隆起的甲状腺下血管，而喉返神经则位于气管食道沟内，可以用食指轻轻触摸，感受到它的上下纵向走行，左右稍有推动。在甲状腺下方的气管和食管沟处，将颈内筋膜分开0.1～1.0 cm，暴露出银白色神经细胞，然后用蚊式钳沿着神经细胞表层与腺体之间的缝隙分开，并且根据神经细胞形态和走行，进一步确认喉返神经的位置。在直视下，紧靠甲状腺下血管的分支，将甲状旁腺和甲状腺分离开来；在解剖喉返神经时，应该轻柔、精细，尽量避免强行牵拉腺体，以免造成神经系统损害。

解剖层面要清晰，当见到喉返神经时，应尽量避免接触神经，使用蚊式钳在甲状腺腺体与外侧韧带间隙进行分离，贴近被膜外，全程分开解剖喉返神经及其分支，直至甲状软骨下角环甲膜入喉部。在进行喉返神经解剖学和切除甲状腺的手术时，应特别注意喉返神经及其分支的解剖学变化，以确保手术过程中不会损伤喉返神经水平下方的组织和营养喉返神经的细小血管。侧支小血管出血时，应尽量避免不当的止血、缝合和扎针操作。毛细血管止血时，应尽量避免采用电切、电凝等方法，如果必须采用电凝止血，应采用双极电凝，以减少热传递。同时，应尽量避免采用纱布止血，以免采用引导器而引发内脏水肿等钝性损伤。术中应完全止血，以免术后部分积血、水肿导致喉返神经暂时性损伤。对于神经系统周围不易处置的渗血，可适当应用止血材料。

通过使用手术显微镜，外科医生可以更加清晰地观察和分辨细小的血管和神经系统分支。这种技术的优势在于，它能够提供准确的解剖层次，并且能够有效地降低对神经系统和甲状旁腺组织的损伤，从而有效地保存喉返神经及其分支并完整地切除恶性肿瘤。对于需要多次手术的患者，以及恶性肿瘤较大但没有明显声音嘶哑症状的患者，这种治疗方法尤为适宜。

在甲状腺手术中，神经系统检测是一种有效的方法，可以鉴别喉返神经，可以帮助我们认识和保护喉返神经，这可以大大降低术后声带松弛的风险。因此，我们建议将神经系统检测作为术中使用的金标准。即便在精细操作的情况下，术后仍有机会出现永久性声带麻痹，其发生率为2%～10%，暂时性声带麻痹的发生率为5%～6%。

五、喉上神经损伤的预防及保护要点

通过仔细分离环甲肌间隙，可以准确地识别出喉上神经的外侧支，这是实现这一目标的关键。拉伸甲状腺上极，可以发现一个菱形的无血管间隙，由疏松的结缔组织填充而成。在这个间隙内，可以观察到喉上神经外侧支的变异，并且可以清楚地看到它们的走行路径。胸骨甲状肌与喉部三角内的喉上神经系统外旁支通常沿着胸骨甲状肌的上界延伸，咽下缩肌和环甲肌的侧界被限制在甲状腺上极的下界。当向外牵拉胸骨舌骨肌时，能够在接近甲状软骨的位置断开胸骨甲状肌，从而更为清晰地暴露出甲状腺上极的血管，使得喉上神经系统外旁支的显示变得更为简单。将甲状腺上极毛细血管与腺体内部的筋膜分离，仔细观察双极电凝技术下，从甲状腺上动脉向腺体发送的几个细小分支，以及覆盖其中的筋膜，在这些分支的内侧或背侧，都能够看到喉上神经系统喉外支从外向内穿过，通常相距甲状腺上极3～15 mm，也有靠近甲状腺上极或接近上极水平的情况。在某些患者中，喉上神经系统可能位于较高的位置，以至于很难被发现。为了确定它的位置，应该采用蚊式钳将其向上分离，并将其定位到肌腱深部，随后分别与甲状腺上极骨骼化游离，最后用单支钳夹断甲状腺上极毛细血管，其间应当谨慎防止过分拉扯和应用能量器具，以免引起热损伤。

在手术过程中，神经监测是一种有效的辅助工具，可以帮助医生更精细地操作。探测喉上神经外侧支会导致环甲肌收缩。有研究者通过对喉上神经分型的总结，发现在手术中可以使用2 mA电流来精确定位喉上神经系统外侧支穿入环甲肌的部位，从而提高手术效率和安全性。在检查前，应先检查环甲肌，以确定它是否与神经系统相连，并观察肌腱的反射。其次，检查咽下缩肌与环甲肌之间的连接，以确定喉上神经系统外旁支的部位。一旦检查出现吞咽缩肌表面有喉上神经系统外旁支，则应该逆行查找，以达到确定和防护工作。经检查Ⅰ型喉上神经系统外旁支处于甲状腺上极顶端1 cm以内，具有危险性，需要通过解剖确定。另外，当在甲状腺上极水平将甲状腺上动、静脉骨质化游离后，准备离断钳夹前，或者是在游离附近疏松结缔组织之间出现疑似神经组织时，要用神经系统检查判断，确保未出现环甲肌收缩，从而确保安全操作。一旦能够去除喉上神经外侧支的出现，那么离断技术将会更加安全，但是也会导致治疗时间延长。

六、淋巴漏的预防

淋巴漏和乳糜漏是甲状腺癌患者行颈侧或中心区淋巴结清扫术后常见的并发症，它们可能导致血液循环不良、电解质失衡、局部感染和皮瓣损伤，从而延长患者的入院治疗时间，加重社会经济压力。由于甲状腺癌淋巴结清扫范围的规范化，淋巴漏的发病率却显著增加，应引起重视。侧颈淋巴漏的发病率为1%～3%，而中央区淋巴漏的发病率则几乎为零，应当加以重视，以防止发生更多的病例。由于胸乳管和右淋巴导管管壁薄、透亮、解剖学变化较多且可由多处汇流点灌注血液系统，所以在术中极易产生意外伤害。尤其是Ⅳ区淋巴结移动较多的患者，应采取分束结扎的方法，认真处置锁骨上区近颈内静脉交界处，以确保术后安全。在清扫中央区时，对于位置较深的气管食管沟淋巴结，应切除淋巴结后结扎近端淋巴管。在缝合切口前，应当请麻醉师进行加压通气，以增强胸腔内压力，同时观察创面是否有透明清亮血液外流，以有效减小淋巴漏的发生率。

（杜志兴）

参考文献

[1]中华人民共和国国家卫生健康委员会医疗管理局，医院管理局．甲状腺癌诊疗指南(2022年版)[J]．中国实用外科杂志，2022，42(12)：1343-1357.

[2]樊友本，郑起．甲状腺和甲状旁腺内镜手术学[M]．上海：上海科学技术出版社，2014：288.

[3]GREGORY W．甲状腺和甲状旁腺外科学[M]．田文，姜可伟，译．北京：北京大学医学出版社，2016：927.

[4]黄洁夫，孙燕，石远凯．癌症医学[J]．中国临床医生，2014，5：47.

[5]JOHN E N．临床肿瘤学[M]．孙燕，译．5版．北京：人民军医出版社，2016：1168.

[6]中国临床肿瘤学会指导方针工作委员会．中国临床肿瘤学会(CSCO)分化型甲状腺癌诊疗指南2021[J]．肿瘤预防与治疗，2021，34(12)：1164-1201.

[7]田文，郗洪庆，王冰．重视甲状腺癌术后规范化长期随访[J]．中国实用外科杂志，2017，37(9)：937-940.

[8]中国临床肿瘤学会甲状腺癌专业委员会，中国研究型医院学会分子诊断专业委员会甲状腺癌学组，医促会甲状腺疾病专业委员会核医学组，等．分化型甲状腺癌术后131I治疗前评估专家共识[J]．中国癌症杂志，2019，29(10)：832-840.

[9]TUTTLE R M, GANLY I. Risk stratification in medullary thyroid cancer: Moving beyond static anatomic staging[J]. Oral Oncology, 2013, 49(7): 695-701.

[10]ESSIGJR G F, PORTER K, SCHNEIDER D, et al. Multifocality in sporadic medullary thyroid carcinoma: An international multicenter study[J]. Thyroid, 2016, 26(11): 1563-1572.

[11]AKAISHI J, SUGINO K, KITAGAWA W, et al. Prognostic factors and treatment outcomes of 100 cases of anaplastic thyroid carcinoma[J]. Thyroid, 2011, 21(11): 1183-1189.

[12]SUGITANI I, MIYAUCHI A, SUGINO K, et al. Prognostic factors and treatment outcomes for anaplastic thyroid carcinoma: ATC research consortium of japan cohort study of 677 patients[J]. World journal of surgery, 2012, 36(6): 1247-1254.

[13]SUGITANI I, HASEGAWA Y, SUGASAWA M, et al. Super-radical surgery for anaplastic thyroid carcinoma: A large cohort study using the anaplastic thyroid carcinoma research consortium of japan database[J]. Head And Neck-Journal For The Sciences And Specialties Of The Head And Neck, 2014, 36(3): 328-333.

第二十一章
甲状腺癌早筛的分子生物学研究进展

在过去的10多年中，甲状腺癌的死亡率每年增加4.5%左右，是发病率增长最高的恶性肿瘤之一，但其患者死亡率却未见显著改变，同时其绝大部分患者预后良好，5年生存率高达98.1%。甲状腺癌属于典型的内分泌恶性肿瘤，经手术和（或）^{131}I治疗后其30年生存率超过90%。甲状腺癌的常见病变类型还有分化型甲状腺癌（DTC）、甲状腺髓样癌（MTC）和未分化型甲状腺癌（ATC），同时DTC又分为甲状腺乳头状癌（PTC）和甲状腺滤泡状癌（FTC）。甲状腺癌的类型也各有不同，其恶性程度也各有不同，诊断方法和预后等方面都具有明显区别。

目前，彩色多普勒超声检测技术由于无创、手术简单、价格合理等优点，现已成为对甲状腺癌最主要的影像学检查方式之一。甲状腺细针穿刺活检方式（FNAB）是先用细针甲状腺结节开展的穿刺检测，再利用细胞学检查方式对目标病灶性质加以确定，进而从细胞学的视角为甲状腺癌的检测提供可靠基础。同时，在中国甲状腺癌检测规范（2018年版）中指出，当采用FNAB检查后仍无法确定甲状腺结节的良恶性时，仍可根据反复穿刺点标本进行与甲状腺癌相关的分子标志物的检测，如*BRAF*突变率、*RAS*突变、*RET*/*PTC*重排等，以提高诊断率。所以为了比较确切地诊断甲状腺结节的良恶性，从生理学角度、癌症的遗传学角度来了解甲状腺癌的发生机理，更精确地辨别低风险甲状腺癌和高风险甲状腺癌，从而确定有效治疗和科学管理，防止盲目治疗，形成精准化、规范化、个体化的管理模式。

甲状腺癌相关的分子标记研究，主要是通过对在外周血或者FNAB等可以提取DNA 、RNA、蛋白组织进行探讨，DNA相关标记主要涉及*BRAF*、*RAS*、*RET*/*PTC*和*Pax-8*、*PPARγ*等，而RNA相关标志物则主要涉及高迁移率族蛋白A2（*HMGA2*）、端粒酶逆转录酶（*hTERT*）、*TFF3*和*miRNA*等，二者存在的主要区别就在于DNA中存在着丰富的编码和非编码区，而RNA常常在修饰的过程中被移除。因此，某些基因突变目前还不能通过检测RNA而被找到。但蛋白组学通常可以作为分析一些肿瘤标志物的一个手段，这些标志物包含*Galectin-3*、*HBME-1*和*CK19*等。甲状腺癌相关的分子学发生机理包括许多信号通路的特异活性，其中由丝裂原所产生的蛋白激酶（*MAPK*）、磷脂酚肌醇-3-羟激酶/蛋白激酶B（*PI3k/AKT*）、核因子*KB*（*NF-KB*）、*RAS*相关区域家族/巨噬细胞激活因子1/叉形头转录因子 O3（rASSF/MST1/FOXO3>）、黑腹果蝇wNT同源基因/B-连锁基因（*wNT/B-catenin*）、低氧诱导因子1α（*hIF1α*）和促甲状腺激素/促甲状腺激素受体信号通路。

一项汇总了美国2002—2010年11项大型研究的Meta分析表明，甲状腺结节细针穿刺检查中，72%为良性，5%为恶性，17%无法明确，6%无法诊断；同时在无法明确结节性质的患者中约34%在术后证实为恶性。在实际医学操作中，FNAB的准确性、可行性也相对欠缺，但是有时术前快速冷冻病理检测同样并不能提供准确判断，一旦术中冷冻病理检测不能诊断，如何选择手术切除方式就成了外科医生的难题。

分子检查技术的适应证：因为分子检查的出现，其好处是明显增加了甲状腺癌的检出率，同时也大大降低了部分不必要的甲状腺结节切除术，但是它相对于常规的肿瘤检查技术，其弊端是明显地提高了检查的复杂性和费用。所以针对普通人群来说，是否真的必须借助分子学检查，才能确定诊断要综合考虑的各种原因。在进行甲状腺癌FNAB细胞学诊断检测时，其假阴性发生率不足3%，所以大多数患者在此时都不必再进行分子诊断检查，而一旦通过前期细胞学确诊检查就可以确诊为甲状腺癌，那么也就无须分子检查。所以只有在通过FNAB细胞学诊断检测后不能确诊，或者怀疑恶性的患者才必须进行分子检查，尽管它相当昂贵和复杂。

分子识别有一定的意义与作用，理想的甲状腺癌分子标志物需要满足以下几个特点：①可以有效地区别良恶性甲状腺结节，尤其是在FNAB无法确诊的情况下；②可以获得各个研究组的一致认可；③可以利用FNAB所得组织加以测试，便于使用；④对甲状腺癌的预后有预期作用，有利于查找到新的治疗靶点。因此，在相关研究总结了同类型资料之后，根据对甲状腺结节处置的新标准以及目前最新的分子学标志物，进而给出了对甲状腺结节最新的处理流程见图21-1。

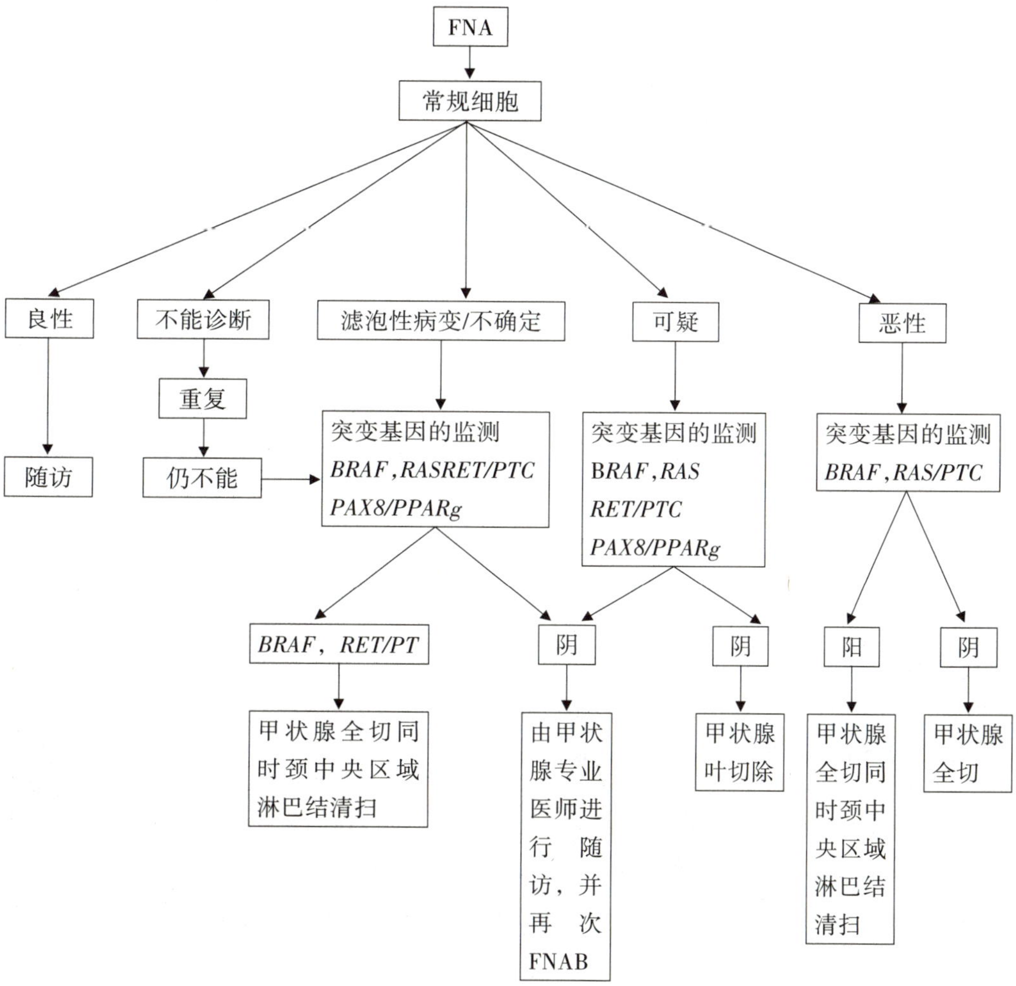

图21-1　结合分子诊断后甲状腺结节的处理流程

第一节　甲状腺癌的相关标志物

体细胞基因突变一直是导致甲状腺癌发生的一个重要原因，目前常见的突变基因有*BRAF*、*RAS*、*AKT1*、*PIK3CA*、*PTEN*、*TP53*，或者*RET/PTC*和*PAX8/PPARG*基因重组等。有研究者分析了人体的基因组图像，以及中国人对PTC的基因图谱，研究后认为许多PTC患者的启动基因组也出现了变化，最常见的是*BRAF V600E*基因突变，而其中包括了45%的经典型PTC，以及81%～100%的多细胞亚型PTC，而其他类PTC最常见的基因突变则包括了*RAS*、*Eif1AX*和*RET/PTC*基因重组等。相反在FTC上比较普遍的遗传突变，还有*RAS*、*DICER1*、*PAX8/PPARG*基因重组等。在甲状腺结节中未分离的肿瘤细胞（ATC）中，以*TERT*遗传突变发生的现象更为常见，其发生概率为55.56%；74.07%的ATC患者出现了抑癌基因突变，其中以*TP53*基因突变为主，为48.15%。甲状腺结节髓样癌的主要致病基因为*RET*，其突变途径主要是以节点型突变为主。与此同时，如miRNA基因变异、甲基化等的基因突变，也被证实与甲状腺癌的同时发病、发展联系密切。

一、DNA相关标志物

（一）*BRAF*基因

*BRAF*在人类甲状腺FNA细胞病理检查中研究的内容最多。*BRAF*基因是一种原癌基因，位于人类第7号染色体的长臂上，同时也是丝裂原活性蛋白激酶（*MAPK*）RAS-RAF-MEK-ERK通路中重要的组成部分。编码的*BRAF*蛋白属于丝氨酸-苏氨酸蛋白激酶，对细胞的生长发育、分化以及凋亡等各领域均具有重要的意义。

在甲状腺癌的各种类型中，*BRAF*基因的突变情况也多种多样，在FTC中，突变比较罕见；在良性甲状腺结节中则不出现突变；相反在PTC中，由于*BRAF*基因的突变数量较多，因此可以说对于PTC而言是一个独特的基因标记。现有很多研究表明，*BRAF*基因突变相对罕见假阳性，因而在检查甲状腺结节的过程中找到*BRAF*突变基因，基本可以确定是恶性。据实验结果表明，由于*BRAF*基因突变在传统型PTC以及高细胞型PTC中，具有较高的表现，而二者与滤泡变异型相比更为富有侵袭性，并且也比较易发生向颈部淋巴结转移，所以*BRAF*突变和PTC的发生和向远处侵袭之间也具有必然联系。尽管*BRAF*基因突变有很多种，但在其中最常见的是*BRAF V600E*突变，即在第1799位的胸腺嘧啶中突变并合成了腺嘌呤，进而使得由600位密码子编码的缬氨酸转化为谷氨酸；*BRAF V600E*的突变会产生*BRAF*激酶产生的活性结构，进而使得*MAPK*通路中下游的信息物质不断活化，与此同时也可抑制抑癌基因的产生，进而使得细胞继续分化、生长并产生癌症细胞。

PTC患者的*BRAF*基因突变率超过了80%，尤其在亚洲患者中，其突变率更高；但*BRAF*突变在FTC患者中很少见且在良性肿瘤中很少突变，故*BRAF*对于PTC是非常关键的肿瘤信号。近年的调查资料也证实，*BRAF V600E*突变率在我国的PTC患者中已达到80.7%，而且对确诊乳头状癌的特异度和阳性预测值均为100%。虽然*BRAF V600E*突变是PTC的一种特有标记，在良性病变中不存在，但并不是在全部的乳头状癌中都发生了*BRAF V600E*突变，即使没有检出*BRAF V600E*突变，也并不能完全排除乳头状癌。基于良好的特异性和阳性预测价值，*BRAF V600E*在PTC的诊断中可提供有价值的诊断信息。一项Meta分析表明，使用常规FNA获得的材料进行

*BRAF V600E*分析可以提高诊断准确性，*BRAF V600E*突变与包括淋巴结转移、复发性在内的侵袭性肿瘤存在一定的关系。还有一些多中心的研究报告报道表明，*BRAF V600E*突变与侵袭性临床病理特性相关，并可预测PTC患者的复发率和死亡率。因此，在治疗*BRAF V600E*突变阳性的甲状腺癌时，临床医生应选择积极的手术治疗方案，并且在术中应预防性地清扫中央淋巴结，同时术后应更密切地随访。

*BRAF*突变还与患者的各种临床因素相关，如年龄、甲状腺恶性肿瘤腺体外迁移、淋巴结转移、癌症分期和复发、再手术等。通过对*BRAF*突变的早期诊断干预并逐步控制该突变，也将会对甲状腺癌的有效预防、判断预后及预防转移都产生一定积极的作用。目前为止，多种分子靶向疗法均已经取得了不错的疗效。索拉非尼是一款多激酶抑制剂，可抑制*VEGFR*、*RET*、*BRAF*等多激酶，目前可以用作放射性碘疗法无效的分化型甲状腺癌的进一步疗法。人们认为在不远的将来，分子靶向药物联合疗法可能成为甲状腺癌的常规治疗方法。

（二）*RAS*基因

甲状腺癌中存在第二常见的基因突变是*RAS*基因突变，它编号为p21，能被细胞生长因子、非受体酪氨酸激酶和G蛋白偶联受体激活，并参与信息传递，以控制肿瘤细胞生长发育、分离和凋亡的过程。当该基因发生突变时，可使*Ras-p21*长时间与GTP结合，使*Ras-p21*持续活化，从而使*MAPK*通路信号持续释放，最终导致甲状腺细胞癌变。*RAS*基因主要包含以下3个种类（*HRAS*、*NRAS*、*KRAS*），它通过调控*MAPK*和*PI3K-AKT*等途径，进而控制细胞的繁殖、分化。

*RAS*在DTC中的突变率为40%～50%、在PTC中为10%～20%，而在滤泡变异型甲状腺乳头状癌中（fvPTC）的突变率最高，为60%左右，在有乳突状细胞核特点的非浸润性甲状腺滤泡性肿瘤中（NIFTP）的突变率为20%～40%，与此同时，*RAS*突变在甲状腺良性结节中也有出现。因此，*RAS*对于甲状腺结节确定性治疗也存在着一定的临床局限性。有研究证实，*RAS*突变在分化差及未分化的甲状腺癌中发生的频率更高，表明其更倾向于肿瘤的进展而不是起源。另外，*RAS*抑制剂洛伐他汀已被证实在*RAS*突变的甲状腺肿瘤内具有抗肿瘤效果，对*RAS*突变的甲状腺肿瘤提供了新的治疗方案，其具有体内抑制肿瘤生长的效果，但具体作用机制目前仍须临床的进一步研究。

（三）*RET/PTC*

*RET*基因定位于人10号染色体上，是当前研究的相对特异的人甲状腺细胞癌基因组之一，其编码跨膜的酪氨酸蛋白质酶受体，隶属酪氨酸蛋白激酶受体家族。在有关PTC所有方面的基因突变中，*RET/PTC*重排是最常见的，占10%～40%。科学家最早于1985年在由小鼠所转化的NIH小细胞中发现了*RET*基因，因其是存在于其他遗传重排与活化的过程中，故而称之为*RET*原癌基因。在*RET*重排之后主要出现在*RET*酪氨酸激酶受体基因组的3′端和多个非相关基因的5′端之间，随之启动*MAPK*和磷脂酰肌醇3激酶通道。

*RET*基因重排在甲状腺癌的形成机制中，发挥着很关键的作用，其变异与人种、地域差异有关，尤其是与放射史等密切相关，如在切尔诺贝利事件中射线暴露致使幼儿和青少年中PTC的发病比率上升。国外专家根据研究，在年幼时有过放射线暴露病史的PTC患者中*RET/PTC*重排的发病率远远超过了没有受到过照射的PTC患者，虽然PTC细胞的*RET/PTC*基因的重排现象普遍存在，但是在一般甲状腺结节组织以及良性甲状腺结节病变中则极少表现或者根本就不能显示，所以*RET/PTC*的重排现象也可作为测定PTC细胞功能较为特异性的手段。另有研究表明，*RET*基因突变会和遗传性MTC的相关病变（如多发型泌尿腺瘤病2A型、多发型内分泌腺瘤病2B型、家庭

型MTC等）有关。有研究指出了*RET*基因突变检测的主要价值，即在于检测其存在或失去影像诊治的措施，包括对预防性甲状腺切除术机会的筛选及其对术后切除的作用等。故在早期可采用家系分析法，早期对*RET*突变基因带有者实施临床治疗干预，以降低感染概率，而且对家系中非突变基因组带有者也可降低心理压力。一项荟萃研究分析的结果表明，在甲状腺癌中，*RET/PTC*重排具有较高的特异性（18%）和阳性预测值（87%）。关于有无*RET/PCT*重排以及与PTC的临床应用特点间的关系，目前临床认为具有*RET/PTC*重排的PTC患者的TNM分期更晚，也较容易显示出甲状腺结节在被膜外侵犯及复发。

（四）配对核转录基因（*Pax8*）/过氧化物酶增殖物激活受体γ（*PPARγ*）转录基因

*Pax-8/γ*基因组重建后，形成的第2、3对染色体易位t细胞（2：3）（q13：P25）引起了*Pax-8*和*PPARγ*基因组结合，并增强了*PPARγ*基因的表达，阻碍细胞分化凋亡，进而促进了恶性肿瘤血管形成，并引起上皮细胞的异常增殖而造成了癌症。*Pax-8/PPARγ*的基因组重构好发于美国FTC患者中，一些学者则认为，FTC患者中*Pax-8/PPARγ*的阳性率仅有11.1%。与此同时，日本的一些研究者也指出，在日本的FTC患者中*Pax-8/PPARγ*的阳性比率仅为4%，而且阳性比率也远远不及世界其他国家9%～63%的阳性比率。鉴于统计学结果的变化，我们推测*Pax-8/PPARγ*阳性率可能与患者的分布区域相关，将该融合基因的分子遗传标记运用在某些地区的FTC的检测与研究上有着很大的发展前景。与*Pax-8/PPARγ*基因重组相关的甲状腺癌通常多见于青壮年人群，其癌细胞体积较小，呈实性及局灶性增殖，通常伴有血管浸润，可能与癌细胞的侵袭、转移及进展密切相关。

（五）*P53*基因

*P53*基因定位于17q31，包括了11个外显子，它所编码的物质为由393个氨基酸构成的核磷酸蛋白，这种蛋白在保证细胞正常发育的进程中起到了关键作用，也可抑制细胞不良生长的过程。当*P53*基因突变之后，编码结构异常蛋白，这种基因能和入侵细胞的各种病毒蛋白、热休克蛋白等进行结合进而产生结构稳定复合物，而这种基因的突变及其特异表现存在于人体各类肿瘤中。在甲状腺癌中，*P53*基因的表现也与其病变类型有关，即在分化良好的癌细胞中，其表现较差；相反在间变性或低分化的癌细胞中有高表现，表明了*P53*基因突变几乎完全出现在恶性程度很高的间变性癌症或低分化的甲状腺癌上，其突变往往提示预后不良。有人利用PCR方法，检查了66例的韩国PTC患者，发现*P53*基因突变的阳性率高达78.8%，并且在淋巴系统转移的PTC患者中的表现率比较好。根据27例PDTC和ATC患者进行RT-PCR检查，表明绝大部分基因组突变是*P53*基因，在ATC患者中*P53*基因突变阳性率高达42%，相反在PDTC患者中*P53*基因突变阳性率较低，为27%，两者之间的差异无统计价值（P=0.368）。另外，该实验也表明*P53*基因的失活是ATC和PDTC病变发展过程中关键的事件，其突变对DTC向PDTC和ATC的转化都有一定促进作用，这在甲状腺癌病变发展中有着关键的意义。研究发现*RB*基因和*P53*基因联合对MTC有一定的抑制作用，而产生抑制作用的具体机制尚不清楚。有研究使用IHC测试法，研究了我国的68例PTC患者，结果显示发现*P53*基因的阳性表现与PTC临床分型和淋巴结转移密切相关（P<0.05），而此结论也与日本研究成果相一致。综上，*P53*基因与甲状腺癌的产生、转移和影响程度都有关，对甲状腺癌的治疗和预后都有着关键的意义。

（六）*PTEN*基因

*PTEN*基因是一种抑癌基因，具有高磷酸酶活性，能够保护细胞正常的代谢过程和内环境稳定并诱导恶性细胞周期停滞和程式化凋亡，从而控制细胞层的粘连、迁移和分离。*PTEN*基因的

低表达或缺失与人类肿瘤的发病水平及其恶化预后有关。实验表明，*PTEN*基因表现的低程度与人类甲状腺癌的TNM分期、淋巴结转移的程度呈负相关，而与此同时在许多不同细胞来源的人体癌细胞中，都有*PTEN*基因的突变。刘志春、赵亮等国内专家使用RT-PCR技术和免疫组织学生化SP法检测了40例甲状腺癌患者，测定结果表明癌组中*PTEN*基因表达阳性，降低其在的相关癌旁组织中的表达（35% vs 60%，$P<0.05$）。相关的试验采用了PCR法对259例DTC患者进行了检测，其结果是*PTEN*基因突变阳性率约为4.8%，进而证明了该基因突变与甲状腺癌的发病率密切相关。有其他研究使用FISH法在欧洲1040例PTC患者中开展序列分析，分析结果表明*PTEN*蛋白失活率为24.5%，其缺失率为4.8%，然而二者之间并无联系（$P>0.05$），由此推断诱导剂的甲基化程度或许是造成*PTEN*蛋白在PTC患者中出现去活性的重要因素，*PTEN*基因过低表现的问题大多与基因突变、失败或者启动子甲基化问题密切相关。由于目前涉及*PTEN*基因在甲状腺癌中的变形、失败的资料相对较少，同时启动子甲基化的相应问题也一直是目前关于*PTEN*基因突变问题中的一个焦点，同时随着对*PTEN*基因甲基化问题的进一步深入，将有利于开展对甲状腺癌的诊断应用工作。

（七）*TERT*基因

*TERT*基因的端粒酶逆转录酶是具有重要预后意义的基因，特别是如果和*BRAF*基因突变同时存在，则往往说明患者预后较差。*TERT*基因突变在ATC群体中也比较常见，发生率高达55.56%。一旦发生了*BRAF*和*TERT*双重的突变事件，则预示着PTC患者的死亡概率将会提高9.34倍，并且复发的可能性将提高8.51倍。所以同时检测*BRAF*和*TERT*突变对于评估患者远期预后具有重要的意义。

据报道，*TERT*基因突变在DTC中的发生率仅为10%～15%，在PDTC和ATC中为0%～45%，在良性甲状腺结节中比较罕见。*TERT*基因启动子突变，对于甲状腺癌的产生、失分化和迁移等方面都具有关键性影响，尤其是当与*BRAF*基因突变共同出现后，对PTC的侵袭力和复发可能性都将提高。因此，*TERT*基因是对甲状腺癌发现和侵袭力评价的关键标志物。

2013年端粒酶逆转录酶启动子（*TERTp*）突变首次在黑色素瘤中被发现，同时甲状腺癌中也产生了*TERTp*变异，并与其的恶劣预后有关。*TERTp*突变在甲状腺癌中发生的频率最高，它也与甲状腺癌的病变类型直接相关，利用在Pubmed数据库上收集的大量关于*TERTp*突变的研究数据，统计分析其在不同甲状腺癌中，主要是PTC、滤泡癌（FTC）、许特尔氏细胞腺癌（HCC）、低分化癌（PDTC）、未分化癌（ATC）、髓样癌（MTC）等良性结节中出现的最高频率，而数据分析结果也表明*TERTp*突变在PTC中占10.4%，在PDTC中则为29.8%，在ATC中的比率最大，为51%。近年来，有调查显示，甲状腺癌患者中*TERTp*发生突变的次数与其年龄、肿瘤大小及侵袭性密切相关。

相关研究首次结合了*TERTp*和*BRAF*的突变现象，来推测甲状腺癌出现复发的可能性，表明同时出现*BRAF V600E*和*TERTp*突变的患者向远处转移、复发和致死的机会可能性更高。*TERTp*突变也和癌症的恶性程度有关，这也就给对甲状腺癌的分子诊断方法带来了一条崭新的思想和线索。*TERTp*突变检测技术对甲状腺癌的术前筛查以及风险分层方面都具有巨大的作用，也对促进甲状腺癌的个体化精确诊断具有重大的意义，不过至于选择性独立监测*TERTp*突变或是共同监测*BRAF/RAS*突变，有待经过大规模的患者临床调研进一步研究来证明。

二、RNA相关标志物

RNA是各种生物蛋白质的关键遗传信息介质，对细胞生物学流程有着至关重要的控制功能，在这里mRNA主要参加了正常细胞的转录与翻译流程。当mRNA在翻译、甲基化的过程中紊乱时，以及和miRNA相互作用失调时都促进了癌细胞的生长形成。目前的研究表明lncRNA可通过干扰染色质修饰反应，控制mRNA的形成和控制基因活性，进而控制癌细胞的形成与发展。另外，也有学者认为mRNA、miRNA、lncRNA和circRNA都能够和竞争性的内源性RNA（ceRNA）相互作用，并且因此建立起了一种ceRNA的调节系统，调控着肿瘤发生发展等过程。lncRNA和circRNA可以作为ceRNA分子可以通过竞争性整合在miRNA家族中的RNA以及结合蛋白质位点，干扰了基因体转录、翻译的进程，在癌症的发病进程中产生着重要作用。因此，各类RNA都在肿瘤发生、繁殖和侵袭转化的基础上，具有主要控制功能。随着甲状腺癌的高发病率，学者们已经对mRNA、miRNA、lncRNA，以及circRNA在甲状腺癌发病中的作用机理等开展了深入研究，并对甲状腺癌的临床发现与处理方法提出了新思路、新技术。

（一）miRNA

miRNA是一个非常短小的、没有编码的RNA，长度只有19～25碱基对，可以看作是基因表达的负调控作用，是一种高度保守的内源型无编码的RNA。但近年来更多的miRNA家族已被报道参与了癌症的发生发展过程，miRNA家族的表现模式很可能代表着癌症的恶性程度，其特异表现也是恶性的主要标志。和正常甲状腺组织相比，甲状腺癌细胞的某些miRNAs异常表现，可能在甲状腺癌的发生中起着关键作用。这些研究都已经证明目前有很多种不同的miRNAs在PTC中的表达上调，而miRNA的家族基因和*BRAF*突变、淋巴结转移、肿瘤分化、细胞有无外侵性以及癌症分期等都具有很大的关联。有研究组织了106例PTC患者、99例良性结节病患者以及44例健康成人，并运用了Solexa测定技术和定量PCR方法，对甲状腺结节细胞的血清中miRNA家族开展了测试，结果显示相比于良性结节的健康成人，PTC患者血清中*Let-7e*、*miR-151-5p*以及*miR-222*的表现都大幅增多。

实验研究中的126个PTC标本中，共发现了248个miRNAs中的3631个基因的表达，基因研究的发现有：*miR-206*相应目标基因组的MET，*miR-299-3p*相应目标基因组的ITGAV，*miR-101*相应目标基因组的ITGA3，*miR-103*相应目标基因组的ITGA2，*miR-222*相应目标基因AXIN2，*miR-15a*相应目标基因组的*AXIN*和*FOXO1*和*miR-221*相应的目标遗传KIT，综合了对其他目标基因组的研究，更加深刻阐述了miRNAs在PTC中的致癌作用。表明miRNA家族是PTC的潜在的发现和预后的标志物，为将来基于miRNA家族的癌症诊断技术奠定了基石。

另外，按照资料的说明，在FTC中*miR-885-5p*均呈高表达，而在MTC中*miR-10a*和*miR-375*均为高表达，所以当miRNA应用于对甲状腺癌的检查和诊断时，可以起到很大的效果。

今天对LncRNA的研究已经受到了人类重视，因为它可以进行经过调控基因体印记、染色质修饰、转录激活干扰、核内转移等许多关键的生命调控活动，而失调的LncRNA则能够进行调控DNA甲基化、组蛋白修饰、染料质重构，并且成为miRNA的前体，在癌症的产生、进展过程中起到关键性作用。有关LncRNA在人类甲状腺恶性肿瘤上的研究目前正处在探索时期，它如何作为早期治疗的重要分子标记、检测预后和靶向治疗的有效靶点等相关课题，都值得通过研究得出结论。

目前许多研究机构致力于建立独特的miRNA检测试剂盒，用来增强对甲状腺结节良恶性结节的检测特异性和敏感度。有学者计算了各种甲状腺癌的miRNA表达图谱，并提出了一种可用来区分不同甲状腺癌类型的miRNA家族，依次是*miRNA-146b*、*miRNA-155*、*miRNA-187*、*miRNA-197*、*miRNA-221*、*miRNA-222*和*miRNA-224*。在62例细针穿刺活体检测标本DNA中，对其中选定的miRNA家族通过定性分析后表明，当其中有一种miRNA家族的基因组水平上调2倍以上后，对肿瘤检测的敏感性将超过100%，同时其特异性和准确度将分别为94%和95%；如果有3个以上的miRNA基因上调之后，那么对肿瘤检测的特异性将达到100%，并且准确率将提高至98%。通过利用该组miRNA对141个细针的穿刺后切片检查标本的实验，结果通过对*miRNA146b*、*miRNA-155*和*miRNA-221*表达的决策模型所得到的阳性表达确定度高达97.7%（其中59%的结节性质在细胞学水平不能判定），而其准确性则为78.4%。

甲状腺癌患者的特异性基因失调的miRNA，可以分泌入血液循环，使它可以作为一个非侵袭性的癌症标记。一项研究分析了在血液循环中被广泛应用的肿瘤中所测出的*miRNA-146b*、*miRNA-155*、*miRNA-221*和*miRNA-222*的表现特点，研究结果表明和良性患者比较，在PTC试验组中*miRNA-146b*和*miRNA-155*的表现效果比较好；*miRNA-146b*检查PTC的敏感性和特异度分别为61.4%和57.9%，而*miRNA-155*检查PTC的敏感性和特异度分别为74.3%和63.2%；另外，研究还表明，*miRNA-146b*、*miRNA-155*以及*miRNA-222*的表达程度与肿瘤大小都有正相关性。在*Gal-3*的miRNAs水平及其对甲状腺癌的影响的研究中，确定了*miR-322*水平与Gal-3基因水平之间呈正相关，其中*miR-322*水平能够明显控制*Gal-3*在野生型肿瘤细胞内的萤光素酶表达水平，它也是*Gal-3*的关键靶基因，*miR-322*定位于14号染色体上的短臂21区，与肿瘤细胞的生长、凋亡、侵袭、转化等过程有关。可通过实时的荧光作用定性检测，显示*miR-322*对PTC有中高表达且对检测PTC的灵敏度超过了85.6%，检测效果也与*Gal-3*一致，有机会和*Gal-3*一样作为PTC的辅助检测标志物，但目前该研究只研究到了*miR-322*和*Gal-3*之间可能的靶向调控相互作用，还有待细胞学进一步验证。

因为miRNA表达失调在甲状腺癌的发病过程中必不可少，所以它对于成为甲状腺癌的诊断和预后评价标志物有着潜在的使用价值，而特异性miRNA的测定则能够大大提高对甲状腺癌检测的敏感度和准确性，虽然目前还没有见到将miRNA运用于甲状腺癌诊断的临床研究，但是通过大量的功能性研究和临床前研究已发现了miRNA作为甲状腺癌检测与诊疗的潜在价值。

（二）*HMGA2*

*HMGA2*是非组蛋白的染色质相关基因组，本身并无调节基因组的功能，主要是由于与染色物质融合后的染色质结构，制约着该基因组的转录。因此，*HMGA2*在正常人细胞中表现较低甚至完全不表现，但在胎儿期和恶性肿瘤细胞内的表现显著升高。有研究使用了RT-PCR技术对120例标本进行了检查，共包括64例甲状腺恶性病灶，包含了56例的甲状腺良性疾病，*HMGA2*细胞在所有恶性病灶中的表现水平均显著优于良性病变，区别良恶性甲状腺肿瘤的敏感度和特异性比率也分别达到了90.2%和97.1%。所以，*HMGA2*也是区分甲状腺良恶性肿瘤的主要标志物。

（三）*hTERT*

*hTERT*是端粒蛋白质酶一类核糖核蛋白酶，它是以自己RNA为模板扩增端粒，从而实现对DNA的连续性拷贝，其活化程度、表现程度也与细胞的生长水平有关。在许多罕见疾病中端粒酶的活性明显提高，故其活力对甲状腺结节良恶性病变有着十分关键的鉴别价值。其中*hTERT*是端粒酶的活性催化部分，它在永生细胞和癌细胞中的高表现，被视为与罕见疾病的产生、传播有关。因此，*hTERT*的高表达率已成为甲状腺结节发育不良的潜在标志物，而且其灵敏度已经超出了端粒酶的活力检测阈值。在研究中表明，*hTERT*在FTC的阳性率上显著高于甲状腺滤泡型腺瘤。科学研究已证实了*hTERT*在甲状腺癌中的表现，或许是一种特异性较好的甲状腺癌生物标记，并且有助于对良恶性甲状腺肿瘤鉴别判断。

（四）*TFF3*

*TFF3*又称肠三叶因子，属于三叶肽家族的成员，其主要是在大肠和小肠中的杯状细胞中表达。有研究表明，*TFF3*是甲状腺滤泡型瘤中的滤泡型腺瘤和滤泡型PTC、FTC、PTC的标志物，

*TFF3*表达成为诊断 FTC 的可信标志物。

（五）lncRNA

lncRNA通常存在于细胞核或细胞质中，是一种超过200个核苷酸长度无编码能力的转录物。在过去，lncRNA的基因功能一直被看作是一种转录噪声。然而最近又有科学家认为，在细胞核上的lncRNA，可以引导基因功能复合物从染色体组型上到特定的基因组重排位点上，并经由其染色体组型修饰来控制基因载体的表达。在细胞核lncRNA上，还可以实现对mRNA和miRNA的加工，而且它还可以与其转录因子形成高度特异性的功能复合体，进而可以直接控制基因载体的表达能力；在细胞内的lncRNA也能实现对mRNA稳定性的控制，并具备控制miRNA和海绵的功能，进而可以直接调控基因的表达。因此，lncRNA还可能成为在转录、mRNA处理前或者转录后等生物学过程中最主要的调控因子。有研究人员证明，lncRNA还可能形成信息分子，广泛存在于外泌体中，可以调节细胞间的讯息传导；lncRNA同时也是癌症发生机理中主要的调节物质，并且参与了癌症细胞的凋亡、侵袭与转化。

近年来不少研究人员已经证明，lncRNA能够调控相关基因的表现，进而诱发并控制了膀胱癌、胃癌、甲状腺癌等病变的产生、进展。在组织中或细胞内有关lncRNA基因体的测定，也可以作为肿瘤治疗与预后的标志物。lncRNA的基因体在甲状腺癌发病机制中扮演了关键的角色，当中最常用的与甲状腺癌有关的lncRNA有：生长停滞特异性基因组5（*GAS5*）、肺腺癌转移相关转录子1（*MALAT1*）还有甲状腺乳头状癌易感候选基因组3（*PTCSC3*）。

*GAS5*是一个长度为650个碱基的lncRNA，在生长停滞期间高水平表达。这种lncRNA最初是在1998年利用减法杂交从*NIH3T3*细胞系中分离出来的。到目前为止已经检测到至少4个*GAS5*的剪接变异体，许多专家也证实*lncRNA GAS5*直接影响着恶性细胞的生长、增殖进程，在直肠癌、膀胱癌、乳腺癌等恶性肿瘤中的表现也失常，从而证明了这些物质在恶性肿瘤中的作用。有研究使用定量实时聚合酶链反应（qRT-PCR）测量了甲状腺癌和良性组织中*lncRNA GAS5*的表达程度，并表明了在甲状腺结节癌细胞中的*lncRNA GAS5*表达程度比在良性组织中明显下降。此外，*lncRNA GAS5*的表达程度，还与癌症分期、淋巴结转移程度，以及肿瘤的多发癌灶等相关联。但目前对于*lncRNA GAS5*在甲状腺癌中的表达程度以及功能机制都还不清楚，值得深入探讨。

*MALAT1*又称为核富集丰富转录子2（*NEAT 2*），是位于人类染色体11q13上的长链非编号RNA。有学者在早期非小细胞肺癌（NSCLC）中找到了*MALAT1*，并已被确认其为NSCLC的唯一预后生物标记。经过大量实验的研究证明，*MALAT 1*表达上调，促进了乳腺癌、肝癌等癌细胞的发展、侵袭及转移能力。*MALAT 1*也是PTC的潜在检测标记，通过对*MALAT 1*在甲状腺结节中的作用机制的研究，可以探索其对甲状腺癌的新型检测方法和处理手段。

甲状腺乳头状癌易感候选基因组3（*PTCSC 3*），最初是在人类甲状腺内发现的长链非编码RNA之一。相关学者由于使用了实时的PCR技术和蛋白质印迹方式测定人类基因组，以及利用萤光素酶报告基因的实验方式等，研究结果证明了*PTCSC 3/miR-574-5p*，并通过SCAI控制了*Wnt/β-catenin*的过度表达，从而介导了PTC细胞的增殖与迁移，并利用人体内实验结果证实了过度表达*PTCSC 3*，抑制了肿瘤细胞的增殖。一系列研究结果都证实，lncRNA在甲状腺癌中起到重要的调控作用。通过对甲状腺癌中相关lncRNA水平的研究，将推动新标记的发现，并因此能够更有效地减少过量检测和治疗，为甲状腺癌的分子靶向治疗提供了物质基础。

（六）circRNA

circRNA代表着一种新型的内源型非编码RNA，但它们并不是5′或3′的末端，而是仅仅通过共价键相互联系构成了一种完全闭合的环状结构。因为没有能够接近的末端，circRNA对核酸外切酶产生了耐药性，从而导致了circRNA的线性RNA亚型更稳定。而近年来的研究成果也已经表明，circRNA已经可以通过竞争性进入到miRNA家族中的RNA的结合位点，破坏了被竞争性的内源性RNA（ceRNA）网络控制的某些基因的正常表达，进而引起了癌症的出现。越来越多的研究证实，circRNA在癌症的产生、侵袭与转化机制中扮演关键性角色，这种特性使得circRNA成为许多癌症的潜在分子生物标记。

第二节　甲状腺癌的肿瘤标志物

在甲状腺结节中存在着许多以甲状腺结节的滤泡胞内及其附近的特异蛋白质为靶点的抗体，包括了甲状腺过氧化物酶（TPO）、促甲状腺激素免疫受体、甲状腺球蛋白（Tg），以及少见的碳酸酐酶2、巨蛋白Megalin、T_3、T_4、Pendrin蛋白等。

一、血清甲状腺球蛋白

血清甲状腺球蛋白（Tg）是由人类甲状腺结节滤泡上皮细胞所产生的糖蛋白，在血浆中的含量主要由下列3种因素所决定：甲状腺结节的数量多少、甲状腺损伤的程度和激素作用。Tg值的测定可有效提示DTC患者术后转移或有组织残留，但对Tg值在术中预后上的意义则尚存在争论。人类血清中的甲状腺球蛋白抗体水平高，也可用作检查细胞分化过程中的甲状腺癌的肿瘤标志物，并且受到Tg抗体（TGAb）及促甲状腺激素（TSH）的干扰，但在甲状腺良性疾病患者中有时候也能检出甲状腺球蛋白抗体浓度的升高。甲状腺球蛋白抗体值易受多种因素干扰，如恶性肿瘤类型、肿瘤大小、血管侵犯、淋巴结转移、初始或较远迁移等，这些都能导致甲状腺球蛋白抗体值的升高。

TGAb为阴性的PTC患者，血清中甲状腺球蛋白抗体水平升高说明肿瘤细胞具有形成甲状腺球蛋白抗体的能力，对甲状腺癌的测定有着很重要的价值，尤其是在对甲状腺结节行全切除术或行^{131}I的清除治疗之后；在甲状腺球蛋白抗体阳性表现的患者中，血清Tg的检查结果通常是不可靠的。但Tg mRNA仅在甲状腺外组织中表现，而Tg mRNA的定量水平对于鉴定分化型甲状腺癌转移有很大的实用价值，而且不受TGAb的水平影响。有学者认为，采用细针穿刺细胞学检查和联合Tg的检查，对PTC颈淋巴结转移的检查有更高的灵敏度和特异性，尤其是对颈部小淋巴结的转移有更大的治疗意义。所以甲状腺球蛋白不但可以作为对甲状腺结节良恶性的鉴定，同时也对预后具有很大意义。不过当DTC细胞的分化水平还不够高时，无法合成或产生新的甲状腺球蛋白，或者是产生的甲状腺球蛋白存在缺陷时，将不能用Tg细胞作为随访。对于在超声检查中无法诊断的良恶性的甲状腺结节，宜采取反复穿刺活检并测定穿刺针洗脱液（含有囊实性结节的囊液）中的甲状腺球蛋白抗体浓度，可有助于提高诊断率；对查体可触及的用超声检查出现的可疑头颈淋巴结，淋巴结的穿刺针洗脱液的Tg水平变化等，这些均可增加对出现DTC转移的敏感性。

二、TPOAb、TGAb

甲状腺过氧化物蛋白酶（TPO）在甲状腺上皮细胞的顶端细胞壁上，直接参加甲状腺蛋白质中的抗氧化、酪氨酸的碘化及其与酪氨酸的偶联等，主要是由甲状腺激素所构成的重要蛋白酶。而TPO则是一类糖基化血红蛋白，主要由甲状腺滤泡蛋白质所组成，主要分布于甲状腺结节的细胞内质网、核周层和顶膜，同时也是组成甲状腺激素的重要部分。研究人员还证实，TPO在正常人体的甲状腺组织和良性甲状腺疾病细胞中均可表达，而在甲状腺的恶性病变中则表现低下甚至不足。相关研究证实了，TPO在30例PTC中的阳性表现率为13.3%，而在30例良性乳腺增生中的阳性表现率则高达100%，并指出对某些在病理检验中无法定性的人类甲状腺乳头状病变的疾病中，可辅以免疫组化检查组织中TPO的表现状况，对判断TPO阴性者的PTC是相当可信的。如果应用免疫组化研究法测定病灶组织者中TPO蛋白的表达状况，对阴性者有利于明确PTC。

甲状腺过氧化物酶抗体（TPOAb）、甲状腺球蛋白抗体（TGAb）都可从桥本甲状腺炎患者血清中检出，术前的检查也比较稳定，其中TPOAb在90%～95%的患者中出现，而甲状腺球蛋白抗体则在70%～80%的患者中出现，二者均可作为检测桥本甲状腺炎和甲状腺自身免疫疾病的一项敏感标志物。在许多早期的研究资料中，都提及TPOAb和（或）TGAb阳性表达的患者在细胞学诊断中显示出（可疑）恶性的发生率（18.8%）高出抗体阴性的患者（9.28%），而且在甲状腺全切的患者中，抗体阳性患者的PTC发生率也更高。手术前的TPOAb阳性，被认为可以成为PTC患者在术后关于癌症复发以及肿瘤继续生存问题的一种独立预后因素。

三、TSH和TSHR

促甲状腺激素（TSH）是一类细胞生长发育作用因子，能提高碘泵和过氧化物酶的活力，从而促使甲状腺上皮细胞的正常代谢和蛋白质的生成。TSH参加了甲状腺系统的调节，例如，可产生甲状腺激素，并且促使甲状腺上皮细胞、滤泡细胞等的增殖，维持腺体的生长，包括甲状腺特有的基因表达。TSH检查是确定甲状腺功能的关键初筛检验，临床上通常把TSH标准视为诊断甲状腺功能障碍的最主要依据。所有的甲状腺结节患者，特别是具有高度怀疑或确诊甲状腺癌的患者，都必须检测患者血清的TSH含量。在需要通过甲状腺核素显像鉴别检测证实甲状腺外结节的良恶性时，血清TSH含量减少也将是最主要的指征。在接受过TSH控制疗法的甲状腺癌患者中，还必须经常监测血浆的甲状腺激素浓度，并依据监测结果调节左甲状腺素（L-T_4），而L-T_4具体用量的决定则依赖于对血清TSH的检测。与良性病例相比较来说，在PTC中的TSH有轻度的增加，但同时随着TSH含量的增加，PTC的发病率也随之提高，因为TSH含量和PTC之间有明确的独立关联。有学者对比了甲状腺全切术后的患者在甲状腺抗体与TSH浓度不同时的细胞学分类与组织学数据后认为，抗体、TSH与甲状腺不良疾病的发生率有明显相关性，证明了TSH浓度升高（>1.0 μU/mL）是PTC的独立影响因子，同时也发现，抗体阳性患者的TSH含量显然超过了抗体阴性患者，这已被一些科研机构证实。

之后有研究分析出TSH水平在PTC中较高的原因并不是由于PTC能引起的TSH水平升高，而是由于良性病变中的TSH水平降低，并推测这与甲状腺结节的自主性有关。高TSH水平的患者比低TSH水平的患者患DTC的概率显著升高。TSH水平的升高进一步增大了甲状腺疾病癌变危险性，可见TSH的水平与临床表现、超声结果以及细胞学检测紧密结合，这对甲状腺癌疾病治疗策略的制订提供了必要的理论支持。

TSH作用于TSH受体（TSHR），但随着产生TSH能力的增强，如果长期过度兴奋就会导致甲状腺滤泡细胞过量生长，而引起癌。TSHR广泛分布于甲状腺结节内滤泡细胞的基底外侧膜上，尽管在各种类型的甲状腺结节罕见细胞上都具有TSHR，但对于细胞分化良好的甲状腺癌如PTC、FTC，往往保留着对TSH的应答。TSHR在甲状腺癌中有促进细胞生长、增殖的功能，但是在医学上对于甲状腺癌晚期的患者，特别是细胞类型分化能力较差的患者，TSHR的表达能力降低。

四、血管内皮生长因子

血管内皮生长因子（*VEGF*）又称血管通透性因子，是一类亲肝素的蛋白质多肽类物质家族，其对血管内皮细胞强烈促进有丝分裂活性，与甲状腺癌的生长与转移关系密切。而*VEGF-C*又称为淋巴管生长因子，可以促进淋巴管生长，在罕见患者的淋巴结侵犯中可以发挥一定的功能。有资料表明在76个PTC的患者中，都有*VEGF*的表现，但各个年龄段PTC患者*VEGF*的表现量也有所不同，而在甲状腺癌的早期也有*VEGF*的表现。另外的一些研究者则认为，*VEGF*、*VEGF-C*在不同种类甲状腺癌中的表现数量是有所不同的，尽管*VEGF*在PTC中的阳性表现数量小于FTC、MTC和ATC，但是*VEGF-C*在PTC中的表现数量却高于其余所有甲状腺癌种类，这很可能与FTC更易于产生血行转移，而PTC则更易于产生淋巴结转移的生物现象有关，而在有淋巴结侵犯的甲状腺癌患者中，*VEGF-C*的表现明显增强，这表明*VEGF*的过度表达与癌细胞的侵袭与转移具有紧密的关系。有研究通过对104个甲状腺结节患者的检查表明，*VEGF*在甲状腺癌和存在侵及淋巴结的患者中的表达概率明显上升，所以*VEGF*也可以用作判断甲状腺癌的预后并指导后续治疗。

五、半乳糖凝集素-3

半乳糖凝集素-3（*Galectin-3*）属于凝集素蛋白家族，是一种与β-半乳糖苷产生较高亲和力的糖结合蛋白，具备多种生理学功能，如对细胞的黏附及调控细胞的生长、炎症反应、凋亡等。近年研究成果已表明*Galectin-3*和恶性肿瘤的产生、转化和转移直接相关，已被视为是鉴定甲状腺良恶性肿瘤的最有意义的分子标记之一，在甲状腺PTC和FTC中高度表达，而在MTC、ATC中表达较弱或不表达。而根据一些研究结果指出，*Galectin-3*型在PTC中较多表达，在其他正常的或良恶性病变的甲状腺中则较少表达。此外，*Galecdn-3*对甲状腺微小乳头状癌（PTMC）的标记与PTMC的转移无关。有学者对22个甲状腺结节的滤泡增殖性组织中的*Galectin-3*表达程度展开了调查，包括滤泡样腺瘤12例，FTC 3例，滤泡突变型PTC 7例，*Galectin-3*在后两者中阳性，在良性患者中则为阴性，因此提出了利用*Galectin-3*也可以区分滤泡样结节的良恶性。有实验观察的结果分析后证实，*Galectin-3*在甲状腺恶性疾病中的表达显著高于甲状腺良性疾病，而*Galectin-3*对鉴别良恶性肿瘤的敏感度为86%，特异性为85%，阳性预测值为89.66%，阴性预测值为89.5%，但在PTC等其他甲状腺不良疾病中*Galectin-3*表达水平差异并没有统计学价值。

但不同于以上意见，有研究中采用ELISA法，分别计算出了PTC患者与良性甲状旁腺结节患者的血清*Galectin-3*水平，两种患者的平均值分别是7.07 ng/mL、6.6 ng/mL，但二者水平相差并不明显。虽然*Galectin-3*在恶性肿瘤细胞内被广泛表达，但在正常血清中的良恶性改变中却没有明显特征，所以并无法区别良恶性，*Galectin-3*在良恶性方面的意义仍需更多的研究加以证实。

六、基质金属蛋白酶

基质金属蛋白酶（*MMPs*）是一种炎性细胞介质因子，隶属于锌离子依赖的蛋白水解酶家族，主要在恶性肿瘤细胞的侵袭、转移等活动中产生，为诱导宿主细胞所形成。*MMP-9*是金属蛋白酶中分子量最高的金属蛋白酶，主要定位于恶性肿瘤细胞质内，其激活后能打破细胞内的基质成分和细胞外的基质障碍。当恶性肿瘤细胞自原发肿瘤脱落时，必须破坏由细胞外基质与血管基底层所形成的屏障结构，而*MMPs*则能打破这种屏障结构，进而促进恶性肿瘤细胞的侵袭与转化。

七、降钙素

降钙素由甲状腺滤泡旁细胞合成与分泌，是MTC较敏感且特异的肿瘤标志物，在未经刺激时血清降钙素>100 pg/mL，则表明可能出现MTC。相比于乳头状癌和滤泡状癌，目前应用PCR技术进行髓样癌术前检查研究相对较少。病因通常是经过一般细胞学诊断以及血清降钙素检测，就可以对髓样癌做出判断。有研究共检测了5817个甲状腺结节中的降钙素含量，表明其对MTC术前检查的阳性预测值分别为：≥20 pg/mL且<50 pg/mL时为8.3%，≥50 pg/mL且<100 pg/mL时为25%，>100 pg/mL时均为100%，这也说明了通过对甲状腺结节病患者的血清降钙素检测就能帮助早期确诊MTC。降钙素是早期检测MTC的有益并值得推广的方法。降钙素水平与癌胚抗原倍增时间（CEAdt）是对人类甲状腺结节髓样癌的防治方法，荟萃研究认为降钙素水平和CEAdt均是MTC细胞复发和凋亡过程中的主要监测因素，但CEAdt的作用大于降钙素。血清降钙素的水平通常和肿瘤负荷水平有关，但也有<1%的患者是非分泌型的。血清癌胚抗原（CEA）的检测结果也是髓样癌诊断流程中的重要依据，尤其是当降钙素基本应用后。

八、细胞角蛋白

细胞角蛋白（cytokeratin，CK）是形成表皮细胞中的角质蛋白，同时*CK19*也是指一类低分子量角蛋白，主要出现在对正常的上皮细胞以及各种上皮细胞起源的癌细胞中，而对于各种上皮细胞起源的恶性细胞，*CK19*则表现出较高的灵敏度以及相对较低的特异性。甲状腺结节的良恶性的不同，*CK19*的表达程度也有所不同，但CKl9在正常甲状腺恶性结节中的表达程度明显地超过了良性结节。经近期试验研究的结论表明，*CK19*在正常甲状腺结节滤泡中为局灶的现象，在PTC中则呈现强表达，而在甲状腺结节良性病灶中则不表达或弱表达。研究者们对甲状腺结节的病灶标本DNA通过免疫组织化学检查后证实，*CK19*在细胞质内的弥漫性表现，有助于鉴定甲状腺乳头状癌。同样有研究显示，*CK19*在PTC的阳性表达率为100%（22/22），甲状腺腺瘤中为75%（6/8），结节性甲状腺肿中为50%（4/8）；在试验中发现，由于*CK19*几乎在全部恶性甲状腺结节中均表现出了很强的弥漫性表达，而仅有39.6%的在良性结节中呈弱或中等表达。因此，中等程度的表达无法确定结节良恶性，所以*CK19*对恶性病变的检测还存在一定局限。同时经研究证实，CKl9的表现与患者的性别、年龄、肿瘤分化程度、局部淋巴结浸润以及淋巴结远处转移等均无关联，而*CK19*在甲状腺乳头状癌和滤泡性腺瘤的鉴定中特异性最低，与*HBME-1*的结合则能增强其特异性。

综上所述，虽然*CK19*在甲状腺良恶性疾病的检测中敏感度较高，但是由于*CK19*在某些良性的甲状腺疾病中的表现，造成了其特异性降低，使其与*HBME-1*的结合可增加特异性。有学者对66个国家关于*CK19*、*Galectin-3*和*HBME-1*在已分离的患者甲状腺癌细胞中表达的报道开展了Meta分析，并采用了免疫组化检测，结果确定*Galectin-3*敏感性和特异性分别为82%、81%，而*HBME-1*敏感性和特异性分别为77%、83%，*CK19*敏感性和特异性分别为81%、73%，三者所组合的敏感性和特异性分别为85%、97%。表明将3项该分子标志物联合检测，对良恶性鉴定的敏感度和特异性均明显提高，但仍出现假阴性和假阳性，因而必须进一步研究其他标志物以加强检测的正确性。

九、人骨髓内皮细胞标志物

人骨髓内皮细胞标志物（*HBME-1*）为人骨髓内皮细胞标志物，也是最近使用在人类甲状腺疾病诊断中的一类单克隆抗体，主要表现在细胞壁上，是间皮细胞的微绒毛表面上特殊的标志物，在肿瘤毛细血管的生成、肿瘤细胞的生长以及癌细胞的转化等过程中都发挥了功能。许多科学研究表明，*HBME-1*在DTC中为较高表达，但在结节性甲状腺肿大和乳头状良性细胞增殖疾病中为阴性或仅部分表达，表明*HBME-1*可用作甲状腺癌的检测及鉴别疾病中特殊的标志物。研究结果也指出，*HBME-1*一般可以在恶性组和一定范围的良性疾病中表达；与*Gal-3*、*CK19*比较，*HBME-1*在区分甲状腺乳头状癌和滤泡状腺瘤方面的特异性最大；但同样研究结果还指出，*HBME-1*也可用来区别FTC和PTC。有学者经过对所搜集的66篇资料加以分析后，亦证明在良恶性甲状腺疾病的鉴定中，*HBME-1*的科学性（83%）要优于*CK19*（73%）和*Gal-3*（81%）；而且其与*CK19*和*Gal-3*结合使用，能明显提高对甲状腺良恶性疾病识别的敏感度和特异性。有研究已对242例存档的人类甲状腺组织标本开展了免疫组化测试，*Galectin-3*、*CK19*、*HBME-1*、TPO这4种标志物的表达水平均可以检出PTC，其灵敏度范围为66.5%～82.2%，但在鉴定嗜酸型腺瘤和癌症时缺乏灵敏度和特异性，因为*Galectin-3*和*HBME-1*已分别在检验滤泡型腺癌和腺瘤时发挥了主要功效，故相较而言*HBME-1*的灵敏度和可靠度都较好。

结合应用后可以明显提高灵敏度，*HBME-1*和TPO的结合检验中，对鉴定滤泡型腺瘤和滤泡型PTC的灵敏度为92.6%，对鉴定良恶性甲状腺癌为89.1%，而且结合应用TPO检验也可明显提高检出甲状腺癌的准确率。总之，*HBME-1*在识别甲状腺外良恶性疾病中的特异性指数相对较高，与其他癌症标志物结合使用能更好地检测甲状腺乳头状癌。

十、端粒酶

端粒酶是一类核糖核蛋白酶，作用是增长端粒，使DNA不断地复制。随着端粒酶的减少，染色体不稳定，提前凋亡。端粒酶活性在大多数恶性肿瘤患者中明显增加，而端粒酶活动以及端粒的变化也对甲状腺肿瘤的生长有关键性影响，端粒酶的激活、表现都与肿瘤细胞的无限生长相关。有研究指出，端粒酶活力是在病理学上非常容易混淆的甲状腺腺瘤与甲状腺滤泡癌之间的关键区分物，因为端粒酶活力不仅在甲状腺癌中有较高水平表达，并且还与恶性的甲状腺结节向外侵犯及低分化程度有关。因此，端粒酶活性测定在评估癌症的预后上具有重要价值，由于端粒酶活性检测的高特异性与敏感度，对于细针穿刺的诊断意义有着更重大的作用。

端粒酶逆转录酶（*hTERT*）是端粒酶的催化亚单元，是调控端粒活性的主要端粒酶有关基因。试验结果表明，对甲状腺癌*hTERT*阳性表达明显地高于甲状腺肿瘤、结节性甲状腺肿以及发育完善的甲状腺结节和正常的细胞，表明了*hTERT*在甲状腺癌中的较高水平表达，证明这是一个临床应用特异性比较好的甲状腺癌生物标志物，更有助于对良恶性甲状腺肿瘤的区分。

十一、环氧合酶-2

环氧合酶-2（*COX-2*）也是前列腺素合成的重要酶，在正常人体细胞内较少出现，但也可由炎症、恶性肿瘤等多种或单一的原因而导致，进而影响许多细胞病理、生物活动等，而现阶段的研究也证实了*COX-2*和在各种恶性肿瘤细胞的生长、抗凋亡，还与肿瘤血管形成等方面有关。据相关的试验结果表明，*COX-2*在96例PTC患者的表现率达71.88%，远远高于甲状腺结节的良性病灶；国内外的学者也做出了类似的研究结果，即在PTC组中*COX-2*的表达量明显超过甲状腺肿组，而在PTC患者中出现除包膜、血管以及甲状腺外组织的浸润，并且伴淋巴结转移时，*COX-2*阳性的表达量明显超过无浸润或无淋巴结转移，这表明*COX-2*与PTC组的恶性转移、浸润、转化有关，可应用于PTC的预后评估中。

十二、*CD56*

*CD56*是主要表现在人类自然杀伤细胞、肌细胞以及浆液黏液腺的第一类免疫球蛋白，是一个无钙依赖细胞黏附分子，隶属于免疫球蛋白家族，是介导细胞内和细胞、细胞和细胞外基质作用的关键蛋白，对癌细胞的浸润和增殖等方面均起着一定的作用，其表达能力还与恶性肿瘤细胞迁移功能及其与恶性细胞之间的相关淋巴管的调节功能密切相关。有研究结果证明，*CD56*是确诊PTC和甲状腺结节等一些良性或滤泡性病变较好的免疫组织标记。相关研究中应用免疫组化技术对185例甲状腺结节患者研究后发现，尽管*CD56*在所有的甲状腺恶性患者中都失表达，但在所有的良性甲状腺患者中却有较高表达，说明了*CD56*的失表达是甲状腺恶性结节患者的典型特点。有学者采用了免疫组化分析的方法，证实了*CD56*是筛选PTC的有用指标，并且因为*CD56*的

基因缺失也可以区分PTC和其他滤泡的甲状腺肿瘤，所以*CD56*也可以作为筛选PTC的有用标志物，并和其他甲状腺结节加以区分。在对185个甲状腺结节的患者所开展的*CD56*染色实验中，根据该实验结果显示，*CD56*细胞对正常人甲状腺结节、甲状腺腺瘤、中毒性甲状腺肿大和淋巴细胞性甲状腺炎等均呈弥漫性的阳性表达，而对FTC和滤泡类的PTC等却均为阴性反应。通过使用对*CD56*免疫组化的检测，就能够把PTC从其他甲状腺滤泡的病变中区别出来，其灵敏度和特异性均超过了90%，从而指出*CD56*的检测在对PTC尤其是滤泡类PTC与其他甲状腺结节以外良性病变的鉴别诊断方面十分有价值。

十三、白细胞介素-17

白细胞介素-17（*IL-17*）是一类促炎症细胞因子，通常是由CD4+T细胞的亚型-辅助T细胞17所形成，也可以是由CD3+稳定的自然杀伤型T细胞、中性粒细胞以及恶性肿瘤的巨噬细菌、嗜酸性细胞等产生。因为*IL-17*在炎症反应中有着非常关键的意义，所以受到了很多生物学家的重视。当病菌进入体内时，*IL-17*就承担了引起并维持炎症反应的主要功能，而炎症反应又和癌症的形成、进展有着重要的联系，同时长期的慢性炎症还能够诱发和促使癌症细胞的产生。此外，*IL-17*还能够通过控制各种发炎性细胞对甲状腺癌的产生和扩散产生了影响。国内外的专家与学者们还使用了PCR、基因印迹、免疫组化等创新技术，并利用统计学研究，结果表明了人类甲状腺乳头状癌的*IL-17*型的表达量远远高于对照组，同时它的表达量和癌症细胞的大小、直径、淋巴转移与否以及恶性的分期等都存在着很重要的联系。另一部分研究者则指出，*IL-17*与甲状腺癌之间存在着不可分割的关联，在甲状腺癌的成长途径中与其蛋白质的共同表达，以及与*IL-17R*结合，共同推动了癌细胞生长发育并推动了肿瘤的进展发生。可以看出*IL-17*在甲状腺乳头状癌中的独特表现，也和淋巴结转移以及肿瘤的恶性转移有关，并且*IL-17*也能够控制多细胞激素、炎症性细胞以及甲状腺乳头状癌的形成、转移、演变及转归。*IL-17*和如上所述的*Gal-3*，两者不但在人类甲状腺乳头状癌组织中都呈现特殊的高表达状况，在某些恶性癌症中也有高表达，但两者在血清中水平的高低与良恶性程度之间并无显著关联。

第三节　分子生物学技术的应用

甲状腺癌是一种多基因突变的疾病，在产生的过程中，驱动基因突变发挥着很大作用。部分学者指出，甲状腺癌并不是来源于甲状腺良性结节，而是在甲状腺良性结节与甲状腺癌的突变背景下存在差异。绝大多甲状腺癌都被视作“惰性”的肿瘤，但仍有小部分患者面临着不良预后。甲状腺癌的形成、进展和预后受自身原因、社会遗传因素（如家庭遗传性、免疫性缺陷等）、免疫组织学标志物、分子生物学等诸多因素的共同影响，所以综合分析影响甲状腺癌预后的各种因素，并且针对预后原因的差异选用最适宜的个性化综合诊治方法，以减少发病率，增加临床医疗效率，延长生存期。

甲状腺FNAB是术前诊断结节良恶性最典型的方式，该技术是在超声下，将细针穿刺入病灶组织中，用负压方式抽出细胞，再将吸收物涂片染色后在显微镜下观测细胞外形，再通过Bethesda报告系统作出细胞学判断。

目前，关于甲状腺癌的分子标志物、诊断靶点以及采用分子水平的诊治策略的研究都正快速进展。甲状腺癌中关键分子标志物的研究将有利于对甲状腺癌的诊治，并且为手术方法的选用提供了依据。而随着分子水平研究的不断进步，和各种新型的分子标志物不断出现，将为对甲状腺癌的诊治、处理决策以及预后评估提出全新的思路。与此同时，精准医学是临床科研应用的必然趋势，它要求精确度高和检测速度快，以便有效地减少传统医学的重复试验和错误。同时临床医生、病理医师和检查医生都应当清楚，所有试验结果均具有优点和缺点，而针对不确定的甲状腺结节，还需要综合考察各种临床资料和实验室结果才能作出最后判断。尽管分子学检查为甲状腺良恶性结节的手术前治疗提供了有效的手段，但在取材失败、费用高昂、缺失有效信号的风险分层标志物等方面，极大影响了它被广泛应用。在取材方面，尽管甲状腺结节有特殊的解剖学位置，医生可利用细针直接穿刺取组织，但FNAB的穿刺取样方法亦有其特殊性，如样本的滤泡中细胞量太少，则不能取得准确的生物分子检测结果。

现代医学将进一步向精准医疗方向发展，而精准医疗也分为精准诊断与精准治疗，同样对于甲状腺结节的分子诊断来说，也将是发展趋势。手术前分子诊断将能够减少对一定数量的甲状腺结节患者进行不必要的手术，这体现了通过分子诊断预测甲状腺结节患者预后的意义。分子检测标准化、流程化运作，包括对数据分析质控与报表关系结论的正确性，都必须建立规范化准则来保障。在未来的研究与应用中，仍应寻求检验精度更高的方式，正确地选用诊断方法并且衡量效果和判断预后，促进准确的个体诊断，进而提高患者的生活质量。

（张军强）

参考文献

[1]KIRSTEN B D, CURRY S J, BARRY M J, et al. Screening for Thyroid Cancer US Preventive Services Task Force Recommendation Statement[J]. JAMA, 2017, 317(18):1882-1887.

[2]MARKOVINA S, GRIGSBY P W, SCHWARZ J K, et al. Treatment approach, surveillance, and outcome of well-differentiated thyroid cancer in childhood and adolescence[J].Thyroid : Official Journal of the American Thyroid Association, 2014, 24(7):1121-1126.

[3]CIBAS E S, ALI S Z. The 2017 bethesda system for reporting thyroid cytopathology[J]. Thyroid: Official Journal Of The American Thyroid Association, 2017, 27(11):1341-1346.

[4]MAYSON S E, HAUGEN B R. Molecular diagnostic evaluation of thyroid nodules[J].Endocrinology and metabolism clinics of North America, 2019, 48(1): 85-97.

[5]XING M Z, ALZAHRANI A S, CARSON K A, et al. Association between BRAF V600E mutation and recurrence of papillary thyroid cancer[J]. Journal of Clinical Oncology, 2015, 33(1):42-50.

[6]GUO L J, ZHANG S, GAO B, et al.Low expression of long non-coding RNA GAS5 is associated with poor prognosis of patients with thyroid cancer[J]. Experimental and Molecular Pathology, 2017, 102(3): 500-504.

[7]MAYSON S E, HAUGEN B R. Molecular diagnostic evaluation of thyroid nodules[J]. Endocrinology and Metabolism Clinics of North America, 2019, 48(1): 85-97.

[8]FALLAHI P, MAZZI V, VITA R, et al. New therapies for dedifferentiated papillary thyroid cancer[J]. International Journal of Molecular Science, 2015, 16(3):6153-6182.

[9]AKENO N, MILLER A L, MA X, et al. P53 suppresses carcinoma progression by inhibiting mTOR pathway activation[J]. Oncogene, 2015, 34(5):589-599.

[10]XING M Z. Molecular pathogenesis and mechanisms of thyroid cancer[J]. Nature Reviews Cancer, 2013, 13(3):184-199.

[11]YOO S K, SONG Y S, LEE E K, et al. Integrative analysis of genomic and transcriptomic charac-

teristics associated with progression of aggressive thyroid cancer[J]. Nature Communications, 2019, 10(1):1-12.

[12]WANG X M, LIU Y, FAN Y X, et al.LncRNA PTCSC3 affects drug resistance of anaplastic thyroid cancer through STAT3/INO80 pathway[J]. Cancer Biology and Therapy, 2018, 19(7):590-597.

[13]LI X N, WANG Z J, YE C X, et al. RNA sequencing reveals the expression profiles of circRNA and indicates that circDDX17 acts as a tumor suppressor in colorectal cancer[J]. Journal of Experimental & Clinical Cancer Research, 2018, 37(1): 1-14.

[14]SONG E, OH H S, JEON M J, et al.The value of preoperative antithyroidperoxidase antibody as a novel predictor of recurrence in papillary thyroid carcinoma[J]. International Journal of Cancer, 2019, 144(6):1414-1420.

[15]DUCCINI K, LEITÃO DE SOUZA M D, DELFIM R, et al.High Serum thyrotropin concentrations within the reference range: A predictor of malignancy in nodular thyroid disease[J]. Medical Principles & Practice, 2018, 27(3):272-277.

[16]ROWE C W, PAUL J W, GEDYE C, et al.Targeting the TSH receptor in thyroid cancer[J]. Endocrine-Related Cancer, 2017, 24(6):R191-R202.

附 录

缩略词简表

英文缩略词	英文全称	中文全称
AAPC	average annual percentage change	平均年度变化百分比
ADC	apparent diffusion coefficient	弥散系数
AITD	autoimmune Thyroid disease	自身免疫性甲状腺疾病
ALP	alkaline phosphatase	碱性磷酸酶
APS-1	autoimmune polyendocrinopathy syndrome 1	自身免疫性多发性内分泌腺病
ATD	antithyroid drug	抗甲状腺药物
ATC	anaplastic thyroid carcinoma	甲状腺未分化癌
BMI	body mass index	体重指数
CAS	clinical activity score	甲亢眼病活动的评分方法
CD	cluster of differentiation	白细胞分化抗原
CEA	carcinoembryonic antigen	癌胚抗原
CEUS	contrast enhanced ultrasound	超声造影
CK	cytokeratin	细胞角蛋白
CK19	cytokeratin 19	细胞角蛋白 19
CKD	classic ketogenic diet	经典生酮饮食
DJVS	differential jugular venous sampling	颈静脉分类取样
EBRT	external beam radiation therapy	体外照射放射治疗
FA	follicular adenoma	滤泡腺瘤
FNA	fine needle aspiration	细针穿刺活检
FNAB	fine needle aspiration biopsy	甲状腺结节细针穿刺活检
FNAC	fine needle aspiration cytology	甲状腺结节细针抽吸细胞学

续表

英文缩略词	英文全称	中文全称
FTC	follicular thyroid carcinoma	甲状腺滤泡状癌
fvPTC	follicular variant of papillary thyroid carcinoma	滤泡变异型甲状腺癌
Gal-3	galectin-3	半乳糖凝集素3
GD	Graves' disease	毒性弥漫性甲状腺肿
GO	Graves' orbitopathy	Graves眼病
HCC	Hürthle cell carcinoma of the thyroid	甲状腺Hürthle细胞癌
hCG	human chorionic gonadotropin	人绒毛膜促性腺激素
HLA	human leukocyte antigen	人类白细胞抗原
HP	hypoparathyroidism	甲状旁腺功能减退症
HT	Hashimoto thyroiditis	桥本甲状腺炎
hTERT	human telomerase reverse transcriptase	人类端粒酶逆转录酶
ID	iron deficiency	铁缺乏
IONM	intraoperative neurophysiological monitoring	脊髓脊柱术中神经电生理监测
iPTH	intact parathyroid hormone	全段甲状旁腺激素
KD	ketogenic diet	生酮饮食
LCD	low-carbohydrate diet	低碳水化合物膳食
LGIT	low glycemic index treatment	低血糖指数治疗饮食
$L-T_4$	levo thyroxine	左甲状腺素
MAD	modified Atkins diet	改良阿特金斯饮食
MCT-KD	medium-chain triglyceride ketogenic diet	中链甘油三酯饮食
MMPs	matrix metalloproteinases	基质金属蛋白酶
MTC	medullary thyroid carcinoma	甲状腺髓样癌
NIS	sodium iodide symporter	钠碘同向转运体
NMTC	non medullary thyroid carcinoma	甲状腺非髓样癌
N-tPTX	near total parathyroidectomy	甲状旁腺近全切除术
PCNA	proliferating cell nuclear antigen	增殖细胞核抗原
PCND	prophylactic central neck dissection	预防性颈中央清扫术

续表

英文缩略词	英文全称	中文全称
PDTC	poorly differentiated thyroid cancer	低分化型甲状腺癌
PET	positron emission computed tomography	正电子发射型计算机断层显像
PHP	pseudo hypoparathyroidism	假性甲状旁腺功能减退症
PHPT	primary hyperparathyroidism	原发性甲状旁腺功能亢进症
PTC	papillary thyroid carcinoma	甲状腺乳头状癌
PTH	parathyroid hormone	甲状旁腺激素
Rx-WBS	post-treatment whole body scan	治疗后全身扫描
SHPT	secondary hyperpara thyroidism	继发性甲状旁腺功能亢进症
sPTx	subtotal parathyroidectomy	甲状旁腺次全切除术
TA	thyroid adenoma	甲状腺腺瘤
TBG	thyroxine binding globulin	甲状腺素结合球蛋白
Tg	thyroglobulin	甲状腺球蛋白
TGAb	anti-thyroglobulin antibodies	抗甲状腺球蛋白抗体
TH	thyroid hormone	甲状腺激素
TIC	time intensity curve	时间强度曲线
TI-RADS	Hyroid Imaging Reporting and Data System	甲状腺影像报告和数据系统
TMG	toxic multinodular goiter	毒性多结节性甲状腺肿
TPOAb	thyroid peroxidase antibody	抗甲状腺过氧化物酶抗体
tPTx	total parathyroidectomy	甲状旁腺全切除术
tPTx+AT	total parathyroidectomy with autotransplantation	甲状旁腺全切除术联合自体移植
TRAb	TSH receptor antibody	促甲状腺激素受体抗体
TRH	thyrotropin-releasing hormone	促甲状腺激素释放激素
TSAb	thyroid stimulating antibody	甲状腺刺激性抗体
TSH	thyroid stimulating hormone	促甲状腺激素
UV	ultraviolet	紫外光
4DCT	four dimensional computed tomography	四维 CT